Fernando Moreno Muñoz

ANATOMOFISIOLOGÍA Y PATOLOGÍAS BÁSICAS

[2ª EDICIÓN]

FORMACIÓN ALCALÁ

Autor:

Fernando Moreno Muñoz

Se terminó de imprimir en los talleres gráficos de Editorial Zumaque en
Polígono Industrial El Retamal,12, de Alcalá la Real (Jaén)
en noviembre de dos mil veintiuno.

Su opinión es importante. En futuras ediciones, estaremos encantados de recoger sus comentarios sobre este libro. Por favor, háganosla llegar a través de la web: www.faeditorial.es

Pol. Ind. El Retamal. Parcela 12
23680 ALCALÁ LA REAL (JAÉN)
info@formacionalcala.es - www.formacionalcala.es
info@faeditorial.es - www.faeditorial.es
Maquetación: Georgia Delena - Maquetacionlibros.com
info@maquetacionlibros.com

1ª Edición: Noviembre 2015
2ª Edición: Noviembre 2021
ISBN: 978-84-18418-99-0
D.L.: J631-2021
Imp.: Editorial Zumaque, S.L.

ÍNDICE

1.

ESTRUCTURA Y ORGANIZACIÓN GENERAL DEL ORGANISMO HUMANO

ÍNDICE:

1. Introducción

En la mayor parte de los aspectos biológicos el ser humano es idéntico al resto de los organismos, se constituye por células las cuales tienen una composición química igual a la de los diferentes seres vivos, estas células se asocian dando lugar a los órganos, reproduciéndose de las misma forma y su material genético es de la misma clase.

Al igual que otros organismos complejos el ser humano es de características variables ya sean por su tamaño, peso, color de la piel, etc.

Para poder comprender el funcionamiento del organismo, es necesario saber cómo se forma, cuál es su objetivo, qué estructuras lo conforman, etc.

2. La materia viva

La materia viva se organiza a diferentes *niveles* en los cuales podemos distinguir:

- *Células*: Unidad anatómica y funcional de los seres vivos con vida propia.
- *Tejidos*: Unión de células con características con las misma especialización y que desempeñan análoga misión.
- *Órganos*: Resultado de la agrupación de tejidos que forman una estructura especializada con una función determinada.
- *Sistemas*: Agrupación de órganos, que se coordinan para realizar una función amplia en el individuo.

Los **elementos biogénicos** o bioelementos son aquellos elementos químicos que forman parte de los seres vivos. Atendiendo a su abundancia se pueden agrupar en tres categorías:

- *Bioelementos primarios:* Carbono, hidrógeno, oxígeno y nitrógeno.

Son los más mayoritarios en cuanto a la materia viva (glúcidos, lípidos, proteínas y ácidos nucleicos), constituyen el 95% de la masa total y son imprescindibles para formar las biomoléculas.

- *Bioelementos secundarios:* Azufre, fósforo, magnesio, calcio, sodio, potasio y cloro.

Forman parte de todos los seres vivos con una presencia en la materia viva del 4,5%. Realizan funciones vitales en el organismo.

- *Oligoelementos:* Hierro, manganeso, cobre, zinc, flúor, iodo, boro, silicio, vanadio, cromo, cobalto, selenio, molibdeno y estaño.

Están presentes en los organismos aunque hayan perdido su función, pero siguen siendo indispensables para la armonía del organismo. Constituyen el 0,5

Principios inmediatos: Son los alimentos que necesita el ser humano para poder regenerar sus estructuras celulares y obtener energía. Desempeñan varias *funciones:*

Las sustancias nutritivas contenidas en los alimentos reciben el nombre de principios inmediatos y pueden ser orgánicos o inorgánicos.

Los seres vivos obtienen sus principios inmediatos inorgánicos del medio inerte que los rodea.

Sin embargo no todos los seres vivos obtienen sus principios inmediatos inorgánicos de la misma manera.

Principios inmediatos orgánicos: Son las sustancias que no se encuentran en los seres vivos y las cuales tiene que ingerir.

Función estructural: Las proteínas así como algunos lípidos (colesterol), son moléculas constituyentes de las estructuras celulares básicas para construir nuevas células (crecimiento) o para reparar las ya existentes.

Función energética: Las moléculas energéticas son los azúcares y las grasas, que se encargan de aportar la energía necesaria para el funcionamiento del organismo.

Función reguladora. Las vitaminas son las encargadas de controlar la mayoría de las reacciones químicas que se producen en el metabolismo celular. Debemos ingerirlas con los alimentos, ya que nuestro organismo es incapaz de sintetizarlas a partir de otras moléculas orgánicas.

Principios inmediatos inorgánicos: El agua es el componente más abundante de nuestro cuerpo. Resulta fundamental para el correcto funcionamiento del organismo, por lo que debemos reponer las pérdidas que se producen diariamente por la orina, el sudor, la respiración y las heces. La regulación entre las ganancias y las pérdidas de agua se denominan equilibrio hídrico. Las *sales minerales* proporcionan elementos químicos indispensables para el organismo:

- El sodio es importante para el funcionamiento del sistema nervioso.
- El calcio participa en la composición de huesos y dientes.
- El hierro se encuentra en el interior de los glóbulos rojos, formando parte de las moléculas de hemoglobina, y se une al oxígeno para transportarlo hasta las células.

3. Histología

3.1 La célula

Es la unidad morfológica y funcional de menor tamaño que puede considerarse viva. Puede clasificarse a los organismos vivos según el número de células que posean: se les denomina *unicelulares* si solo poseen una célula (como pueden ser los protozoos o las bacterias, organismos microscópicos); si poseen más, se les llama *pluricelulares.*

3.1.1. Características de la célula

Tienen elementos estructurales y funcionales comunes que posibilitan su supervivencia; los distintos tipos celulares existentes, presentan modificaciones de características comunes que permiten su especialización funcional y, es por ello, la diferencia de complejidad. De este modo, las células permanecen altamente organizadas a costa de incrementar la entropía del entorno, uno de los requisitos de la vida.

3.1.2. Características estructurales de la célula

Individualidad: Todas las células están rodeadas de una envoltura (que puede ser una bicapa lipídica desnuda, en células animales; una pared de polisacárido, en hongos y vegetales; una membrana externa y otros elementos que definen una pared compleja, en bacterias Gram negativas; una pared de peptidoglicano, en bacterias Gram positivas; o una pared de variada composición, en arqueas) que las separa y comunica con el exterior, que controla los movimientos celulares y que mantiene el potencial de membrana.

Contienen un medio interno acuoso, llamado *citosol*, que forma la mayor parte del volumen celular y en el que están inmersos los orgánulos celulares.

Poseen material genético en el interior del núcleo en forma de ADN, siendo este el material hereditario de los genes y que contiene las instrucciones para el funcionamiento celular, así como ARN, a fin de que el primero se exprese.

Tienen enzimas y otras proteínas, que sustentan, junto con otras biomoléculas, un metabolismo activo.

3.1.3. Características funcionales

Las células son un sistema bioquímico de características complejas, que permiten diferenciar las células de los sistemas químicos no vivos.

Nutrición: Las células cogen las sustancias del medio, las transforman para liberar la energía y eliminan productos de desecho, mediante el metabolismo.

Crecimiento y multiplicación. Mediante los procesos nutricionales, una célula crece y se divide, formando de una célula (diploide), dos células original (haploides), mediante la división celular.

Diferenciación. La mayoría de las células pueden sufrir cambios de forma o función a este proceso se le conoce como *diferenciación celular*. Cuando una célula se diferencia, se forman algunas sustancias o estructuras que no estaban previamente formadas y dejan de formarse otras que ya estaban formadas. La diferenciación es a menudo parte del ciclo celular en que las células forman estructuras especializadas relacionadas con la reproducción, la dispersión o la supervivencia

Señalización. Las células responden a estímulos químicos y físicos tanto del medio externo como de su interior y, en el caso de células móviles, hacia determinados estímulos ambientales o en dirección opuesta mediante un proceso que se denomina *quimiotaxis* por el cual las células son reconocidas por sus receptores. Frecuentemente las células pueden interaccionar o comunicar con otras células, produciendo señales o mensajeros químicos, como hormonas neurotransmisores, factores del crecimiento en seres pluricelulares en complicados procesos de comunicación celular y traducción de señales.

Evolución. Los organismos unicelulares y pluricelulares evolución no siendo así en estructuras inanimadas. Esto quiere decir que hay cambios hereditarios (que ocurren a baja frecuencia en todas las células de modo regular) que pueden influir en la adaptación global de la célula o del organismo superior de modo positivo o negativo. La conclusión de la evolución se basa en escoger los organismos mejor adaptados a vivir en un medio particular.

Las propiedades celulares no tienen por qué ser constantes a lo largo de su desarrollo en el organismo: evidentemente, el patrón de expresión de los genes varía en función de la respuesta a los estímulos externos, además de los factores endógenos. Un aspecto importante a controlar es la *pluripotencialidad*, es una característica de algunas células que les permite dirigir su desarrollo hacia un abanico de posibles tipos celulares. En metazoos, la expresión de determinados factores de transcripción específicos del linaje celular al cual va a pertenecer, así como a modificaciones epigenéticas. Además, la introducción de otro tipo de factores de transcripción mediante ingeniería genética en células somáticas basta para inducir la mencionada pluripotencialidad, luego este es uno de sus fundamentos moleculares.

3.2 Células procariotas

Las células procariotas son pequeñas y menos complejas que las eucariotas. Contienen ribosomas pero carecen de sistemas de endomembranas (orgánulos delimitados por membranas biológicas, como puede ser el núcleo celular). Por ello no poseen núcleo y su material

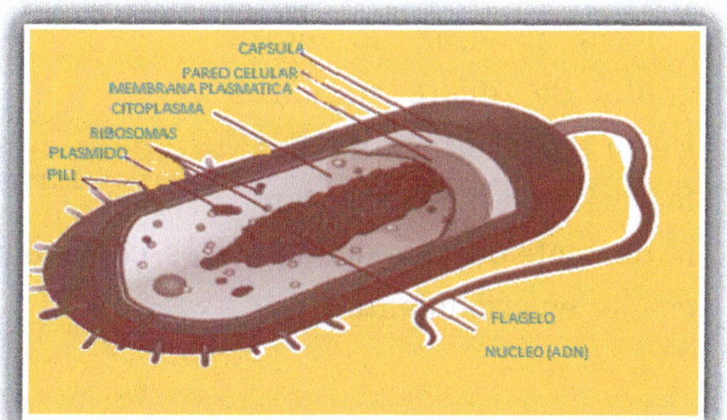

Estructura de la célula procariota

genético se encuentra en el citosol. Sin embargo, existen excepciones: algunas bacterias fotosintéticas poseen sistemas de membranas internos.

Por lo general podría decirse que los procariotas carecen de citoesqueleto. Sin embargo se ha observado que algunas bacterias, como *Bacillus subtilis*, poseen proteínas que actúan de un modo similar a la actina y son importantes en la morfología celular.

Las procariotas sustentan un metabolismo extraordinariamente complejo, en algunos casos exclusivo de ciertos grupos de bacterias, lo que incide en su versatilidad ecológica.

3.3 Células eucariotas

Las células eucariotas son el máximo exponente de la complejidad celular actual. Presentan una estructura básica relativamente estable que se caracteriza por la presencia de distintos tipos de orgánulos especializados en el interior del citoplasma, entre los cuales podemos destacar el núcleo, que alberga en su interior el material genético. Especialmente en los organismos pluricelulares, las células pueden alcanzar un alto grado de diferenciación. Dicha especialización o diferenciación puede ser tan importante que, en algunos casos, compromete la propia viabilidad del tipo celular en aislamiento.

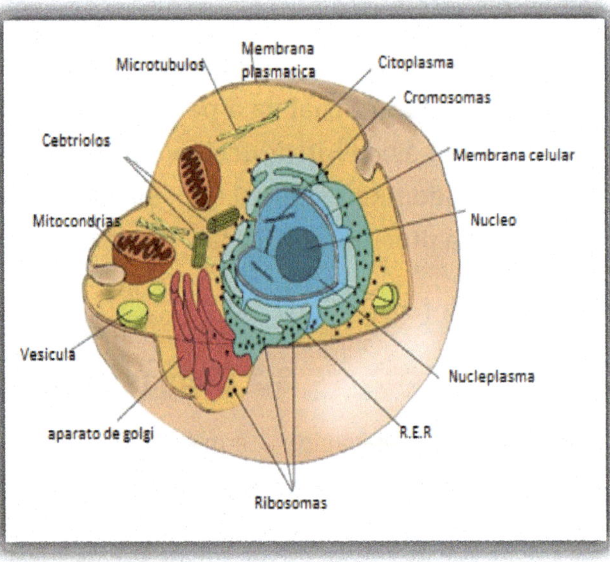

Estructura de la célula eucariota

3.4 Principios de la teoría celular

Todos los seres vivos están constituidos por células o por sus productos de secreción. La célula es la unidad estructural y morfológica de la materia viva, y una célula puede ser suficiente para constituir un organismo.

Las funciones vitales de los organismos ocurren dentro de las células, controladas por sustancias que ellas mismas secretan. Cada célula es un sistema abierto, que intercambia materia y energía con su medio. En una célula caben todas las funciones vitales, de manera que con una sola célula es suficiente para tener un ser vivo (que será un ser vivo unicelular). Todas las células proceden de células ya existentes, por división de éstas *(Omnis cellula e cellula)*. Cada célula contiene en su interior toda la información hereditaria necesaria para el control de su propio ciclo y del desarrollo y el funcionamiento de un organismo de su especie, así como para la transmisión de los caracteres que posee en su interior a la siguiente generación celular. Así que la célula también es la unidad genética.

3.5 Forma y tamaño de la célula

La célula es una estructura constituida por tres elementos básicos: membrana plasmática, citoplasma y material genético (ADN). Posee la capacidad de realizar tres funciones vitales: nutrición, relación y reproducción.

La célula es la unidad más simple conocida, lleva a cabo esas tres funciones vitales por sí misma.

3.5.1 Estructura de la célula

Las estructuras de las células de forma común podemos distinguir: membrana plasmática, citoplasma y ADN o material genético y los orgánulos o estructuras que las hacen diferentes según sean procariotas, eucariotas, animales y vegetales.

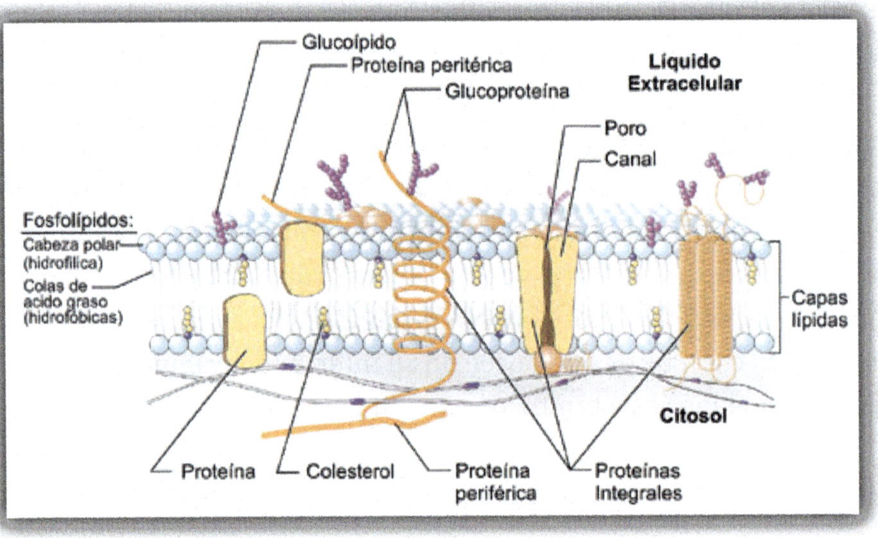

Estructura de las membranas celulares o de la membrana citoplasmática

El citoplasma: Se constituye de orgánulos con distintas funciones. Entre los orgánulos más importantes se encuentran los ribosomas, las vacuolas y mitocondrias. Cada orgánulo tiene una función específica en la célula y en el citoplasma. En el citoplasma podemos encontrar una parte del genoma del organismo. A pesar de que la mayor parte se encuentre en el núcleo, algunos orgánulos, entre ellos las mitocondrias o los cloroplastos, poseen una cierta cantidad de ADN.

Ribosomas: Son gránulos citoplasmáticos que podemos encontrar en todas las células. Son portadores, además, de ARN ribosómico. La síntesis de proteínas tiene lugar en los ribosomas del citoplasma. El ARN ribosómico (ARNr) entra en el citoplasma en forma de una subunidad ribosomal.

Los ribosomas activos pueden estar suspendidos en el citoplasma o unidos al retículo endoplásmico rugoso. Son los ribosomas suspendidos en el citoplasma los que tienen la función principal de sintetizar las siguientes *proteínas*:

- Proteínas que formarán parte del citosol.
- Proteínas que construirán los elementos estructurales.
- Proteínas que componen elementos móviles en el citoplasma

Lisosomas: Son vesículas esféricas. Contienen alrededor de 50 enzimas, generalmente hidrolíticas, en solución ácida; las enzimas necesitan esta solución ácida para un funcionamiento óptimo.

Los lisosomas son orgánulos cuya función es autótrofa por lo que utilizan sus enzimas para reciclar los diferentes orgánulos de la célula, englobándolas, digiriéndolas y liberando sus componentes en el citosol.

En la endocitosis los materiales son recogidos del espacio extracelular y englobados mediante endocitosis por la membrana plasmática, lo que forma un fagosoma.

Los lisosomas también vierten sus enzimas hacia afuera de la célula (exocitosis). Sabiendo sus funciones, podemos decir que su presencia es elevada en glóbulos blancos, debido a que estos tienen la función de degradar cuerpos invasores.

Vacuolas: En la célula vegetal, la vacuola es una sola y de tamaño mayor; en cambio, en la célula animal, son varias y de tamaño reducido. La membrana que la rodea se denomina *tonoplasto*. La vacuola de la célula vegetal tiene una solución de sales minerales, azúcares, aminoácidos y a veces pigmentos como la antocianina.

La *vacuola vegetal* tiene diversas funciones:

- Los azúcares y aminoácidos pueden actuar como un depósito temporal de alimento.
- Las antocianinas tienen pigmentación que da color a los pétalos.
- Generalmente poseen enzimas y pueden tomar la función de los lisosomas.
- La función de las vacuolas en la célula animal es la de almacenar proteínas; estas proteínas son guardadas para su uso posterior, o más bien para su exportación fuera de la célula mediante el proceso

de exocitosis. La vacuola, además, puede ser usada para el proceso de endocitosis.

Retículo endoplasmático: El retículo endoplasmático es un complejo sistema y conjunto de membranas conectadas entre sí, forma un esqueleto citoplásmico. Forman un extenso sistema de canales y mantienen unidos a los ribosomas. Su forma puede variar, en función de la organización de la célula.

Sus principales *funciones* incluyen:

- Circulación de sustancias que no se liberan al citoplasma.
- Servir como área para reacciones químicas.
- Síntesis y transporte de proteínas producidas por los ribosomas adosados a sus membranas (RER únicamente).
- Producción de lípidos y esteroides (REL únicamente).
- Proveer como un esqueleto estructural para mantener la forma celular.

Retículo endoplasmático rugoso (RER): Cuando la membrana está rodeada de ribosomas, se le denomina RER. El RER tiene como función principal la síntesis de proteínas, por lo que se da más en células en crecimiento o que segregan enzimas.

Retículo endoplasmático liso (REL): Por la ausencia de ribosomas, se le denomina retículo endoplasmático liso (REL). Su función principal es la de producir los lípidos de la célula, concretamente fosfolípidos y colesterol, que luego pasan a formar parte de las membranas celulares.

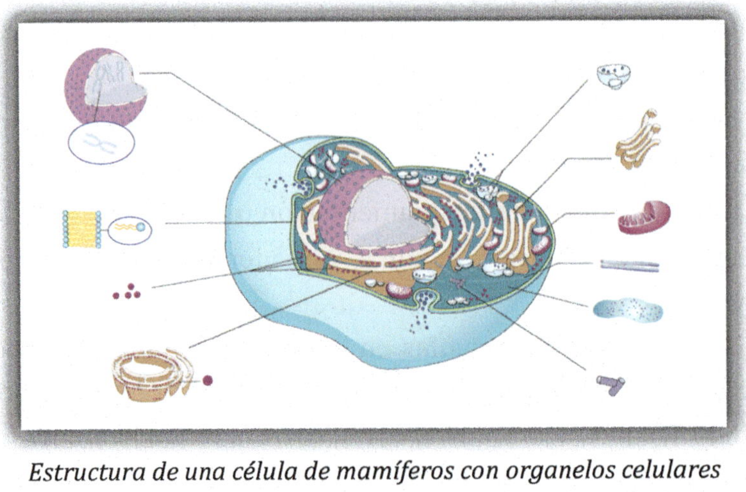

Estructura de una célula de mamíferos con organelos celulares

Aparato de Golgi: Está formado por una o más series de cisternas ligeramente curvas y aplanadas limitadas por membranas, y a este conjunto se conoce como *apilamiento de Golgi o dictiosoma*.

Sus *funciones* son variadas:

- Modificación de sustancias que son sintetizadas en el RER.
- Transporta ciertas sustancias como nucleótidos y azúcares al interior del orgánulo desde el citoplasma.
- Producir glicoproteínas requeridas en la secreción al añadir un carbohidrato a la proteína.
- Producir enzimas secretoras, como enzimas digestivas del páncreas: cuando llegan a la cara detrás del dictiosoma, en forma de vesículas de secreción, son transportadas a su destino fuera de la célula, atravesando la membrana citoplasmática por exocitosis.
- Segregar carbohidratos como los usados para restaurar la pared celular.
- Transportar y almacenar lípidos.
- Formar lisosomas primarios.

Mitocondrias: Es un orgánulo que puede ser hallado en todas las células eucariotas, aunque en células muy especializadas pueden estar ausentes.

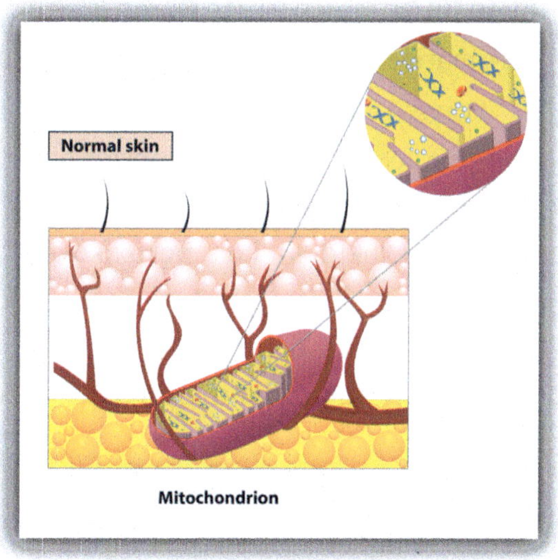

Estructura de mitocondria debajo de piel normal

Las membranas de la mitocondria se constituyen de fosfolípidos y proteínas. Ambos materiales se unen formando un retículo lípido constituido por proteínas. Las mitocondrias tienen distintas *funciones*:

- Oxidación-reducción que permite el sustento energético de la célula.
- Utilización de la energía almacenada en el gradiente electroquímico de protones para la síntesis de ATP.

- Su función principal es ser principalmente el área donde los procesos respiratorios tienen lugar.

El espacio entre ambas membranas es el *espacio intermembranoso*. El resto de la mitocondria es la matriz. Es un material semirígido que contiene proteínas, lípidos y escaso ADN.

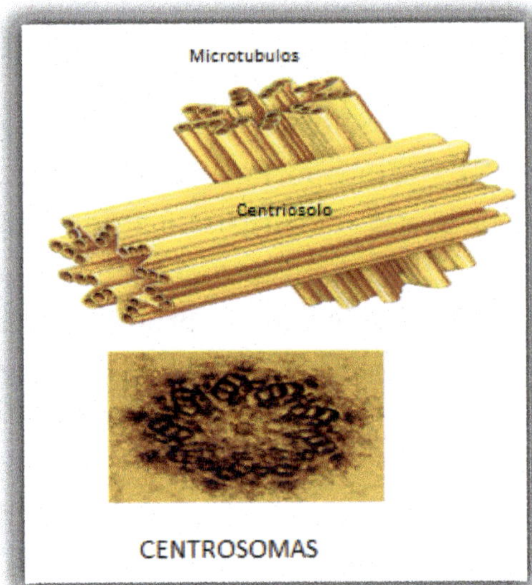

Los centriosolos de los centrosomas están compuestos por microtúbulos

Centríolos: Son unas estructuras que forman parte del citoesqueleto semejantes a cilindros huecos, formando una pareja de centriolos un diplosoma. Se ubican próximos al núcleo y están presentes en las células de animales y en las de algunos vegetales inferiores. La función principal de los centríolos es la formación y organización de los filamentos que constituyen el huso acromático cuando ocurre la división del núcleo celular.

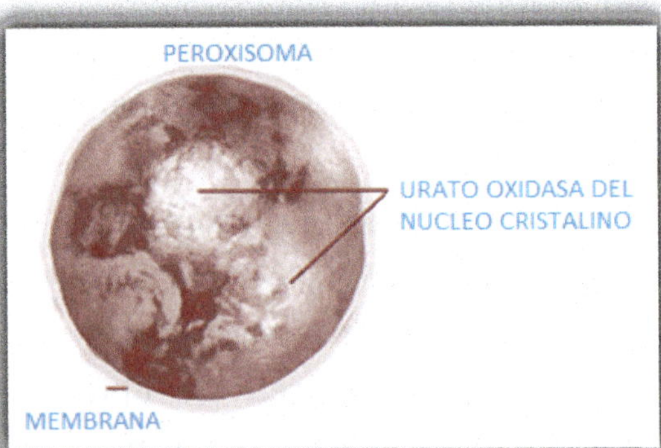

Los peroxisomas son orgánulos citoplasmáticos bastantes comunes en forma de vesículas

Peroxisomas: Son más pequeños que los lisosomas y contiene una enzima especial capaz de degradar peróxidos. Los peroxisomas participan en el control de los radicales libres descomponían el peróxido de hidrógeno en agua y oxígeno.

Sistema endomembranoso: Es el sistema de membranas internas de las células eucariotas que divide la célula en compartimientos funcionales y estructurales, denominados orgánulos. Los procariontes no tienen un sistema endomembranoso y así carecen de la mayoría de los orgánulos.

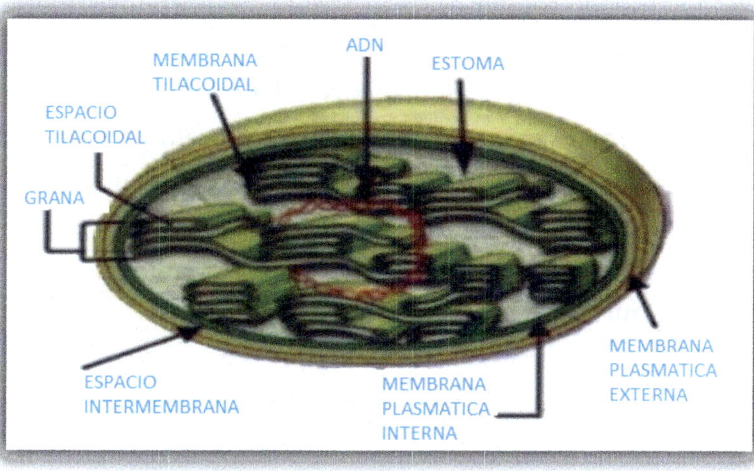

Sistema de membranas internas

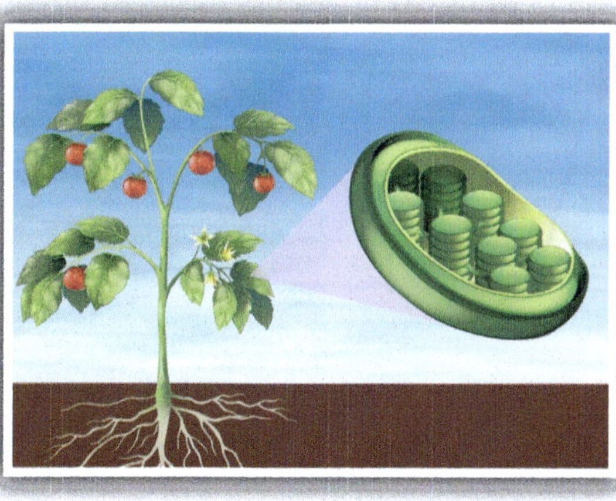

Los cloroplastos se encuentran en plantas y algas.

El sistema endomembranoso también proporciona un sistema de transporte para las moléculas móviles a través del interior de la célula, así como superficies interactivas para la síntesis de lípidos y de proteínas. Las membranas que componen el sistema endomembranosos se construyen a partir de una bicapa lípida, con las proteínas unidas a cada lado o atravesándolas.

Órganos productores de energía: La mitocondrias y los cloroplastos son los órganos encargados de la producción de la energía a partir de la oxidación de la materia orgánica.

El núcleo: El núcleo celular es un orgánulo membranoso que se encuentra en las células eucariotas. Contiene la mayor parte del material genético celular, organizado en múltiples moléculas lineales de ADN de gran longitud formando complejos con una gran variedad de proteínas como las histonas para formar los cromosomas. El conjunto de genes que encontramos en los cromosomas se denomina genoma nuclear. La función del núcleo es mantener la integridad de esos genes y controlar las actividades celulares regulando la expresión génica.

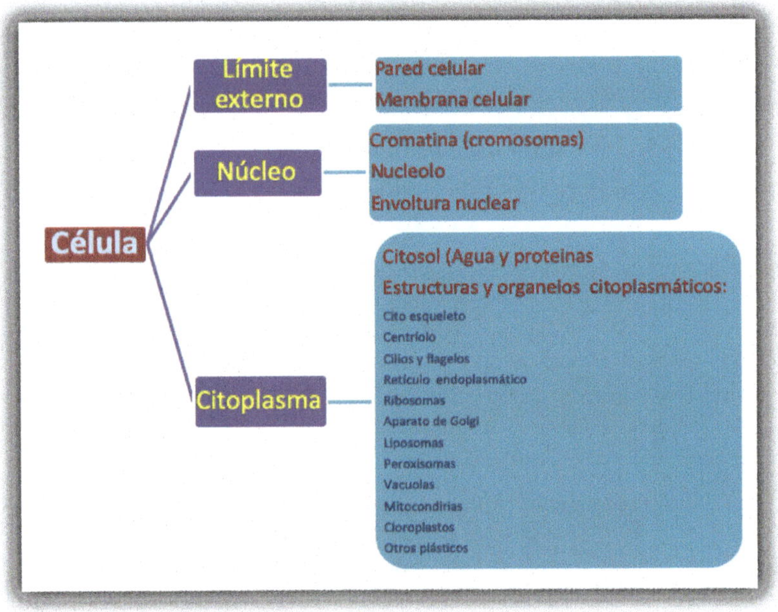

Organelos y estructuras celulares

3.6 Tipos de tejido celular

3.6.1 Tejido epitelial

El epitelio es el tejido formado por una o varias capas de células unidas entre sí, que puestas recubren todas las superficies libres del organismo, y constituyen el revestimiento interno de las cavidades, órganos, huecos, conductos del cuerpo y que también forman las mucosas y las glándulas. Los epitelios también forman el parénquima de muchos de los órganos, como el hígado. Ciertos tipos de células epiteliales tienen vellos diminutos denominados *cilios*, los cuales ayudan a eliminar sustancias extrañas.

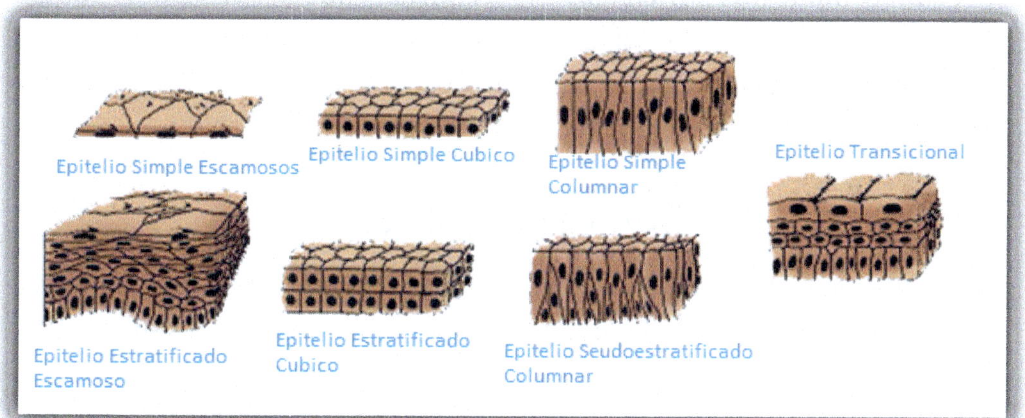

Tipos de epitelios celulares.

3.6.1.1 Epitelio monoestratificado

- **Epitelio simple pavimentado:** Posee una sola capa de células planas (riñones pleura).
- **Epitelio simple cúbico:** Posee una sola capa de células cubicas (ovarios, algunas glándulas).
- **Epitelio simple prismático:** Posee una solo capa de células con forma prismática (fosas nasales).

3.6.1.2 Epitelio pseudoestratificado

Todas las células se unen en la misma lámina basal, pero no todas llegan a la superficie del epitelio.

Están presentes en la mucosa pituitaria, bronquios, regiones uretrales, etc.

3.6.1.3 Epitelio pluriestratificado

Se encuentran constituidos por numerosas *capas* celulares superpuestas, en función del tipo de célula por la que estén constituidos pueden ser:

- Epitelios pluriestratificados planos.
- Epitelios pluriestratificados cúbicos.
- Epitelios pluriestratificados prismáticos.

3.6.1.4 Epitelios glandulares

Están compuestos por células especializadas que producen una secreción líquida. Es un proceso en general que viene acompañado de la síntesis intracelular de macromoléculas que poseen una composición química variable.

3.7 Tejido conectivo

Su función es de relleno, ocupando espacios entre tejidos y entre órganos, y tiene función de sostén del organismo, constituyendo el soporte material del cuerpo. Están *formados por*:

- Células que se encuentran muy separadas o alejadas entre sí. Se conocen con la terminación "*-blasto*" cuando tienen capacidad de división y fabrican la matriz intercelular y con la terminación "*-cito*" cuando no tienen esa capacidad de división.
- Fibras de colágeno (aportan resistencia a la tracción), de elastina (dan elasticidad) y de reticulina (unión a las demás estructuras).
- Matriz intercelular de consistencia variable que completa los espacios entre células y fibras y formada mayoritariamente por agua, sales minerales, polipéptidos y azúcares. La consistencia de la matriz determina la clasificación de los tejidos conectivos.

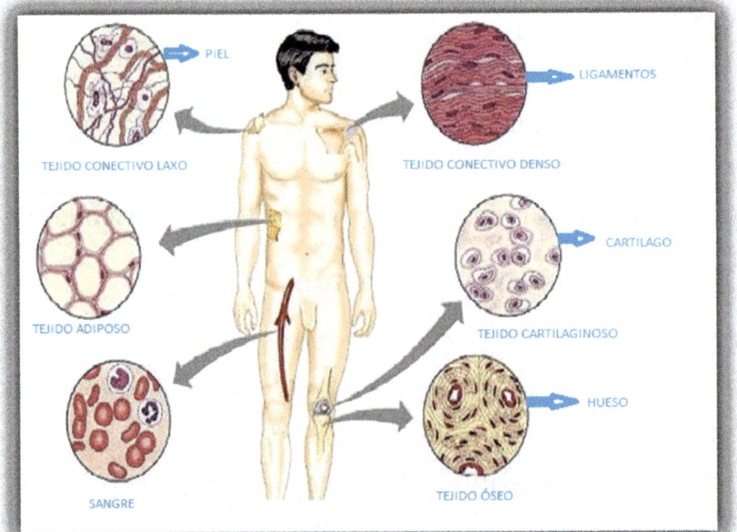

Tipos de tejido celular

3.7.1 Tejido conjuntivo

Su matriz es de consistencia gelatinosa, sus células características son los fibroblastos (presenta además macrófagos, linfocitos y mastocitos). La función principal es de sostén e integración sistémica del organismo. De esta forma, el TC participa de la separación de los diferentes elementos tisulares que componen los órganos y sistemas; y también es un medio logístico a través del cual se distribuyen las estructuras vásculonerviosas.

Según el tipo y densidad de fibras que presenta podemos encontrar: *Dermis*, con abundantes fibras de elastina, *tejido conjuntivo laxo.* Tendones y ligamentos, predominio de fibras colágenas, *tejido conjuntivo fibroso.* Vasos sanguíneos, muchas más fibras elásticas que en la dermis, *tejido conjuntivo elástico.* Amígdalas, ganglios, bazo, predomina la reticulina, *tejido conjuntivo reticular.*

3.7.2 Tejido cartilaginoso

Su función principal es la de servir como tejido de sostén, formado por células, fibras y sustancias fundamentales, en función de la distribución de elementos que lo componen distinguimos tres *tipos* de tejidos cartilaginosos:

Cartílago hialino: Constituido principalmente por fibrillas de colágeno tipo II. Posee condrocitos dispuestos en grupos. Es el más abundante del cuerpo. Tiene un aspecto blanquecino azuloso. Se encuentra en el esqueleto nasal, la laringe, la tráquea, los bronquios, los arcos costales y los extremos articulares de los huesos, es avascular, nutriéndose por medio del líquido sinovial.

Cartílago fibroso o fibrocartílago: Es un tejido intermedio entre el tejido conectivo denso y el cartílago hialino, con fibras de colágeno tipo I. Se encuentra en los discos intervertebrales, bordes articulares, discos articulares y meniscos, así como en los sitios de inserción de los ligamentos y tendones.

Cartílago elástico: Compuesto por colágeno tipo II, tiene fibras elásticas. Forma la epiglotis, cartílago corniculado o de Santorini, cuneiforme o de Wrisberg, en la laringe, el oído externo (meato acústico) y en las paredes del conducto auditivo externo y la trompa de Eustaquio. Es amarillento y tiene mayor elasticidad y flexibilidad que el hialino. Forma el pabellón auricular.

3.7.3 Tejido óseo

El tejido óseo es un tejido conectivo especializado, está compuesto por células y sustancia intercelular mineralizada.

El hueso cumple muchas *funciones* entre las que podemos destacar, las de sostén, protección, almacenamiento de minerales y hematopoyesis, en los extremos y cubiertos por cartílago especializado hace que se forme la articulación permitiendo el movimiento.

Funciones

Sostén: Constituye un armazón que denominamos esqueleto, donde se insertan los músculos.

Protección: De tejidos blandos y órganos. Protege a órganos vitales (cráneo: encéfalo y tronco del encéfalo, de la columna vertebral a la médula espinal y el tórax al corazón y pulmones).

Brazo de palanca: Son los componentes rígidos de los sistemas de palanca, aumenta la fuerza producida por la contracción muscular, permitiendo el desplazamiento.

Almacenamiento: El tejido óseo es el sitio de almacenamiento de ciertos iones.

Los niveles sanguíneos de calcio se regulan con precisión. El hueso libera o capta calcio de la sangre según las necesidades, para poder regular las necesidades se genera las siguientes *hormonas*:

- La *parathormona* (hormona paratiroidea) aumenta los niveles de calcio en sangre por estimulación de la degeneración de la matriz ósea a cargo de los osteoclastos y osteocitos. La osteólisis solo afecta a una capa delgada de matriz adyacente, pero su efecto acumulativo tiene importancia fisiológica.

- La *calcitonina* es una hormona que inhibe los osteoclastos disminuyendo así las concentraciones sanguíneas de calcio.

- Los *iones de calcio* también se desplazan de manera continua entre el tejido intersticial y los cristales de hidroxiapatita en las laminillas neoformadas (y menos mineralizadas).

3.7.4 Tejido muscular

El tejido muscular está formado por las fibras musculares o miocitos. Constituye aproximadamente entre el 40 y 45% de la totalidad de la masa muscular de los seres humanos y está especializado en la contracción, lo que permite la deambulación de los seres vivos.

El músculo está compuesto por diferentes *tipos de fibras*:

- Fibras estriadas de carácter voluntario.
- Fibras estriadas de carácter involuntario.
- Fibras lisas de carácter involuntario.

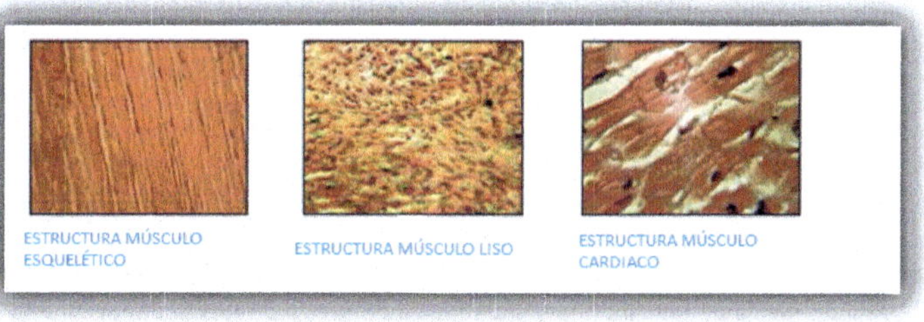

Estructuras del tejido muscular

3.7.4.1 Muscular esquelético

Conforma los músculos que se fijan al esqueleto óseo y lo recubren. Cada músculo esquelético es un órgano separado compuesto por cientos o miles de fibra musculares. En la zona exterior de los músculos esqueléticos se observan células satélites dispersas en forma aleatoria. Estas células representan una fuente de mioblastos indiferenciados que pueden contribuir a la capacidad que tiene de regeneración el músculo esquelético, también se observa una cantidad importante de tejido conectivo, vasos sanguíneos y fibras nerviosas.

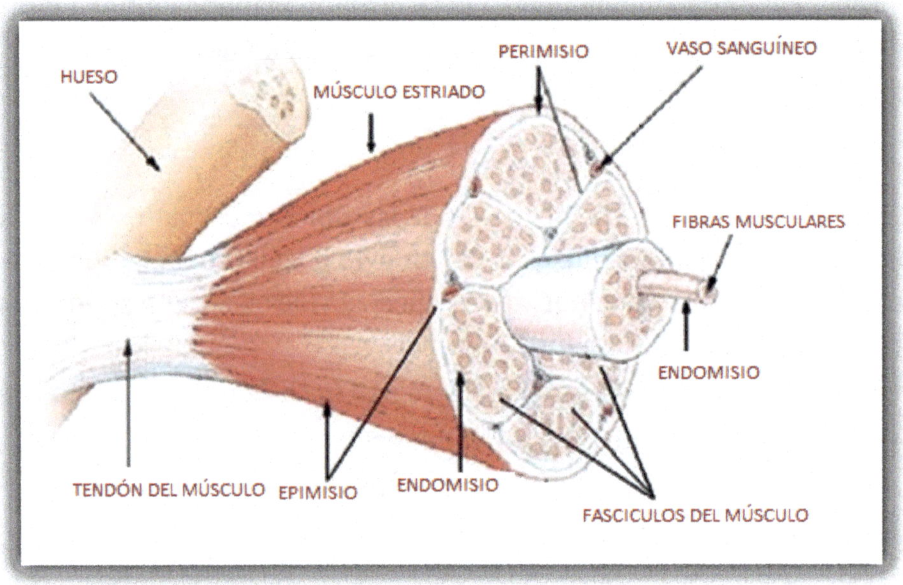

Estructura del musculo esquelético estriado

3.7.4.2 Miocárdico

Las células de miocardio tienen la capacidad de transmitir los impulsos eléctricos; se distinguen dos tipos de células, las *células miocárdicas*, más numerosas y cuya función es la contracción, y *células del tejido nodal* cuya función es la de transmitir las excitaciones desde un punto del corazón a otra:

- Nódulo seno auricular
- Nódulo aurículo-ventricular
- Fascículo de Hiss
- Red de Purkinje

3.7.4.3 Músculo liso

El tejido muscular liso conforma una de las *estructuras* más importantes del organismo, ya que forma la parte contráctil de la pared de:

- El tracto digestivo, desde la pared media del esófago hasta el esfínter del ano, y las glándulas anexas al tubo digestivo.
- Las vías respiratorias, desde la tráquea hasta los alveolos.

- Conductos urogenitales.
- Arterias, venas y troncos linfáticos.

3.7.5 Tejido nervioso

El tejido nervioso es uno de los tejidos más especializados que podemos encontrar, está integrado por dos tipos de células: las neuronas y las células de la glía. Estas células pueden formar diferentes estructuras: fibras nerviosas, nervios, ganglios y centros nerviosos.

Las *neuronas* son la unidad anatómica y funcional del tejido nervioso. Son células especializadas en la recepción y transmisión de señales. Las señales que transmiten se las denomina de tipo eléctrico y constituyen el impulso nervioso. Suelen formar redes muy complejas por todo el organismo.

Las *células de la glía* las podemos encontrar entremezcladas con las neuronas. Entre estas destacan: los astrocitos (se ocupan de proveer de nutrientes a las neuronas y sostenerlas), los oligodendrocitos y las células de Schawnn (envuelven a los axones de las neuronas, formando alrededor de ellos una vaina de mielina) y las células de la microglía (limpian el territorio ocupado por el tejido nervioso, fagocitando desechos).

En las neuronas encontramos tres *partes* claramente diferenciadas: las dendritas, el cuerpo celular y el axón.

Las *dendritas* son citoplasmáticas cortas, y muy ramificadas, que tienen como función la de conducir el impulso nervioso hacia el cuerpo celular. El *cuerpo celular o soma* es la parte más ensanchada de la neurona. En ella se distinguen el núcleo y la mayoría de los orgánulos celulares.

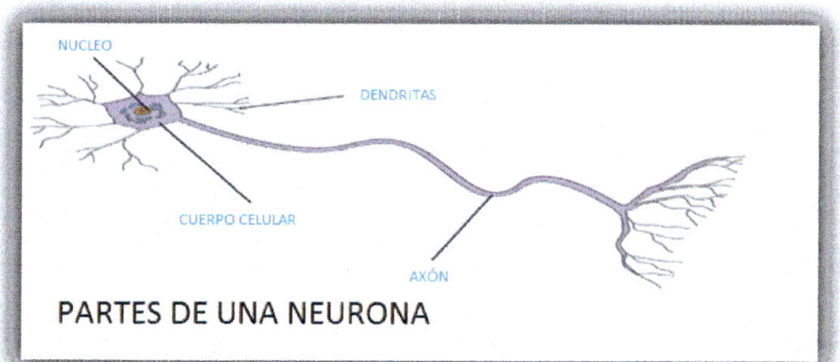

La neurona es el componente principal del sistema nervioso

El *axón o cilindroeje* es una larga prolongación que puede llegar a tener varios metros de longitud y que parte del cuerpo celular, ramificándose en su extremo. Transmite el impulso nervioso desde el cuerpo celular hacia otra neurona.

4. El medio interno

Los organismos pluricelulares, necesitan de un medio interno, para el transporte de los nutrientes. Este medio está formado por una serie de líquidos que son los encargados de facilitar el transporte de los nutrientes y el oxígeno así como la retirada de los desechos que genera el metabolismo. Identificamos como el más importante la sangre, la cual tiene como medio acuoso el plasma, que se encuentra compuesto, entre otras, de las células.

4.1 La sangre

Es un tejido fluido compuesto en su mayoría por el plasma que circula por capilares, venas y arterias de todos los vertebrados. Su color rojo característico es debido a la presencia del pigmento hemoglobínico contenido en los eritrocitos.

Es un tipo de tejido conjuntivo especializado, con una matriz coloidal líquida y una constitución compleja. Tiene una parte sólida (elementos formes, que incluye a los en la que distinguimos: Leucocitos (o glóbulos blancos), los eritrocitos (o glóbulos rojos) y las plaquetas y una fase líquida, identificada como el plasma sanguíneo.

Su función principal es la de transporte de nutrientes y oxígeno y, cuya contención en los vasos sanguíneos (espacio vascular) admite su distribución (circulación sanguínea) hacia casi todo el cuerpo.

4.1.1 Glóbulos rojos

Los glóbulos rojos, hematíes o eritrocitos constituyen aproximadamente el 96% de los elementos figurados. Se distinguen en la mujer un promedio de alrededor de 4.800.000, y en el varón, de aproximadamente 5.400.000 hematíes por mm^3 (o microlitro).

Estos carecen de núcleo y orgánulos (solo en mamíferos), por lo cual no se les considera estrictamente células. Contienen algunas vías enzimáticas y su citoplasma está compuesto casi en su totalidad por la hemoglobina, una proteína encargada de transportar oxígeno. El dióxido de carbono, es transportado en la sangre (libre disuelto 8%, como compuestos carbodinámicos 27%, y como bicarbonato, este último regula el pH en la sangre). En la membrana plasmática de los eritrocitos están las glucoproteínas (CDs) que definen a los distintos grupos sanguíneos y otros identificadores celulares.

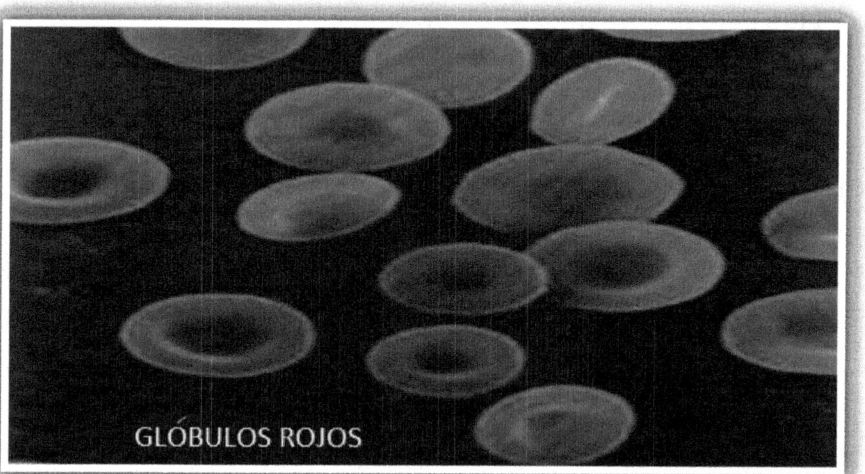

Los glóbulos rojos contienen hemoglobina, una proteína que transporta el oxigeno.

Los eritrocitos tienen forma de disco, bicóncavo y deprimido en el centro; esta forma aumenta la superficie efectiva de la membrana. Los glóbulos rojos maduros no tienen núcleo, porque lo expulsan en la médula ósea antes de entrar en el torrente sanguíneo. Los eritrocitos en humanos adultos se forman en la médula ósea roja.

4.1.2 Hemoglobina

La hemoglobina se encuentra contenida exclusivamente en los glóbulos rojos, es una proteína conjugada que contiene el grupo *hemo*. Se encarga de transportar el dióxido de carbono, la mayor parte del cual se encuentra disuelto en el eritrocito y en menor proporción en el plasma.

Los niveles normales de hemoglobina están entre los 12 y 18 g/dl de sangre, y esta cantidad es proporcional a la cantidad y calidad de hematíes. Constituye el 90% de los eritrocitos y, como pigmento, otorga su color característico, rojo, el cual ocurre cuando el glóbulo rojo contiene niveles óptimos de oxígeno.

La vida media es de aproximadamente 120 días, después de ese periodo los eritrocitos son destruidos y extraídos de la sangre por el bazo, el hígado y la médula ósea, donde la hemoglobina se degrada en bilirrubina y el hierro es reciclado para formar nueva hemoglobina.

4.1.3 Glóbulos blancos

Los glóbulos blancos o leucocitos forman parte de las células que componen el sistema inmunitario, y son células que tiene la capacidad migratoria que utilizan la sangre como vehículo para tener acceso a diferentes partes de la anatomía. Los leucocitos son los encargados de destruir los agentes infecciosos y las células infectadas, y también segregan sustancias protectoras como los anticuerpos, que combaten a las infecciones.

El conteo normal de leucocitos está dentro de un rango de 4.500 y 11.500 células por mm^3 (o microlitro) de sangre, variable según las condiciones fisiológicas (embarazo, estrés, deporte, edad, etc.) y patológicas (infección, cáncer, inmunosupresión, aplasia, etc.). El recuento porcentual de los diferentes tipos de leucocitos se conoce como *fórmula leucocitaria*.

Según las características microscópicas de su citoplasma y su núcleo, *se dividen en*:

- *Granulocitos o células polimorfonucleares*: Entre los que podemos distinguir los neutrófilos, basófilos y eosinófilos; poseen un núcleo polimorfo y numerosos gránulos en su citoplasma, con tinción diferencial según los tipos celulares.
- *Agranulocitos o células monomorfonucleares*: Estos son los linfocitos y los monocitos; los cuales carecen de gránulos en el citoplasma y tienen un núcleo redondeado.

4.1.3.1 Granulocitos o células polimorfonucleares

Neutrófilos: Se encuentran presentes en sangre entre 2.500 y 7.500 células por mm^3. Son los más numerosos, ocupando entre un 55% y un 70% de los leucocitos. Se encargan de fagocitar sustancias extrañas (bacterias, agentes externos, etc.) que entran en el organismo. Su número en la sangre aumenta con las infecciones. Su núcleo característico posee de 3 a 5 lóbulos separados por finas hebras de cromatina, por lo cual antes se los denominaba *polimorfonucleares* o simplemente *polinucleares*.

Basófilos: Se cuentan de 0,1 a 1,5 células por mm^3 en sangre, comprendiendo un 0,2-1,2% de los glóbulos blancos. Segregan sustancias como la heparina, de propiedades anticoagulantes, y la histamina que contribuyen con el proceso de la inflamación. Poseen un núcleo a menudo cubierto por los gránulos de secreción.

Eosinófilos: Presentes en la sangre de 50 a 500 células por mm^3 (1-4% de los leucocitos) Aumentan en enfermedades producidas por parásitos, en las alergias y en el asma. Su núcleo, característico, posee dos lóbulos unidos por una fina hebra de cromatina, y por ello también se las llama *células en forma de antifaz.*

4.1.3.2 Agranulocitos o monomorfonucleares

Monocitos: Conteo normal entre 150 y 900 células por mm^3 (2% a 8% del total de glóbulos blancos). Con las infecciones originadas por virus o parásitos aumenta el número de estos. También en algunos tumores o leucemias. Son células con núcleo definido y con forma de riñón. En los tejidos se diferencian hacia macrófagos o histiocitos.

Linfocitos: Valor normal entre 1.300 y 4000 por mm^3 (24% a 32% del total de glóbulos blancos). Reaccionan aumentando su número sobre todo en infecciones virales, aunque también en enfermedades neoplásicas (cáncer) y pueden disminuir en inmunodeficiencias. Los linfocitos son los efectores específicos del sistema inmunitario, ejerciendo la inmunidad adquirida celular y humoral. Hay dos tipos de linfocitos, los linfocitos B y los linfocitos T.

- *Linfocitos B*: Encargados de la inmunidad humoral, secreción de anticuerpos como respuesta ante sustancias como las bacterias (reconocen las bacterias y se unen a ellas y permiten su fagocitosis y destrucción). Los granulocitos y los monocitos pueden reconocer mejor y destruir a las bacterias cuando los anticuerpos están unidos a estas (opsonización). Son también las células encargadas de la producción de unos componentes del suero de la sangre, denominados *inmunoglobulinas.*
- *Linfocitos T:* Tienen la capacidad *de* reconocen a las células infectadas por los virus y las destruyen con ayuda de los macrófagos. Estos linfocitos amplifican o suprimen la respuesta inmunológica global, regulando a los otros componentes del sistema inmunitario, y segregan gran variedad de citoquinas. Constituyen el 70% de todos los linfocitos.

Tanto los linfocitos T como los B tienen la capacidad de *recordar* una exposición previa a un antígeno específico, así cuando haya una nueva exposición a él, la acción del sistema inmunitario será más eficaz.

4.1.4 Plaquetas

Las plaquetas (trombocitos) son fragmentos celulares pequeños (2-3 μm de diámetro), ovales y sin núcleo. Se producen en la médula ósea a partir de la fragmentación del citoplasma de los megacariocitos quedando libres en la circulación sanguínea. Normalmente se encuentra entre 150.000 y 450.000 plaquetas por mm^3.

Las plaquetas contribuyen en el proceso de coagulación (hemostasia), las plaquetas contribuyen a la formación de los coágulos (trombos), así son las responsables del cierre de las heridas vasculares. Una gota de sangre contiene alrededor de 250.000 plaquetas.

Su función es coagular la sangre, las plaquetas son las células más pequeñas de la sangre, cuando se rompe un vaso circulatorio ellas vienen y rodean la herida para disminuir el tamaño para evitar el sangrado.

El fibrinógeno se transforma en unos hilos pegajosos y con las plaquetas forman una red para atrapar los glóbulos rojos que se coagula y forma una costra para evitar la hemorragia.

4.1.5 Plasma sanguíneo

El plasma sanguíneo es la parte líquida de la sangre en la que están inmersos los diferentes elementos. Es el mayor componente de la sangre, siendo un 55% del volumen total de la misma, con unos 40-50 ml/kg peso. Su estructura es salada y de color amarillento traslúcido. Además de transportar las células de la sangre, lleva los alimentos y las sustancias de desecho recogidas de las células.

El plasma sanguíneo es principalmente una solución acuosa, ligeramente más denso que el agua, con un 91% agua, un 8% de proteínas y algunas trazas de otros materiales. El plasma es una mezcla de muchas proteínas vitales, aminoácidos, glúcidos, lípidos, sales, hormonas, enzimas, anticuerpos, urea, gases en disolución y sustancias inorgánicas como sodio, potasio, cloruro de calcio, carbonato y bicarbonato.

Entre estas *proteínas* están: Fibrinógeno (para la coagulación), globulinas (regulan el contenido del agua en la célula, forman anticuerpos contra enfermedades infecciosas), albúminas (ejercen presión osmótica para distribuir el agua entre el plasma y los líquidos del cuerpo) y lipoproteínas (amortiguan los cambios de pH de la sangre y de las células y hacen que la sangre sea más viscosa que el agua). Otras proteínas plasmáticas importantes actúan como transportadores hasta los tejidos de nutrientes esenciales como el cobre, el hierro, otros metales y diversas hormonas. Los componentes del plasma se forman en el hígado (albúmina y fibrógeno), las glándulas endocrinas (hormonas) y otros en el intestino.

4.1.6 Características físico-químicas

La sangre suele tener un pH entre 7,36 y 7,44 (valores presentes en sangre arterial). Se denomina *alcalosis*, cuando el pH es demasiado básico, y *acidosis*, cuando el pH es demasiado ácido.

Una persona adulta tiene alrededor de 4-5 litros de sangre (7% de peso corporal), a razón de unos 65 a 71 ml de sangre por kg de peso corporal.

4.1.6.1 Tipos de sangre

Hay *4 grupos sanguíneos básicos:*

- *Grupo A* con antígenos A en los glóbulos rojos y anticuerpos anti-B en el plasma.
- *Grupo B* con antígenos B en los glóbulos rojos y anticuerpos anti-A en el plasma.
- *Grupo AB* con antígenos A y B en los glóbulos rojos y sin los anticuerpos anti-A ni anti-B en el plasma. Este grupo se conoce como *receptor universal de sangre*, ya que puede recibir sangre de cualquier grupo pero no puede donar más que a los de su propio tipo.
- *Grupo O* sin antígenos A ni B en los glóbulos rojos y con los anticuerpos anti-A y anti-B en el plasma. Este grupo se conoce como *donador universal de sangre*, ya que puede donar sangre a cualquier grupo pero no puede recibir más que de su propio tipo.

4.2 Aparato digestivo

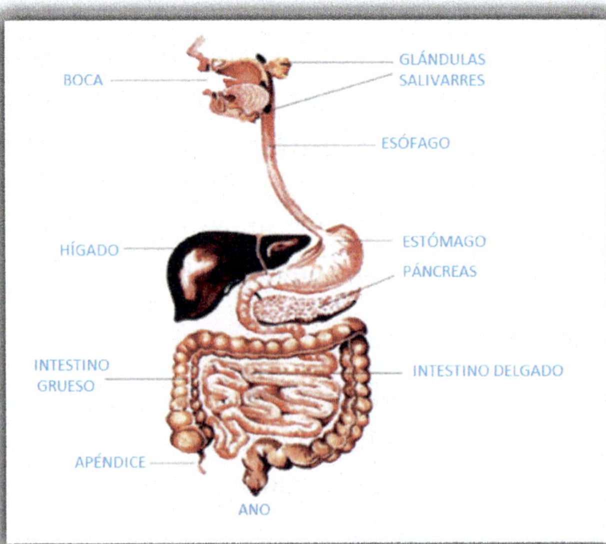

Partes del aparato digestivo

El aparato digestivo es el conjunto de órganos (boca, faringe, esófago, estómago, intestino delgado e intestino grueso) encargados del proceso de la digestión, es decir, la degeneración de los alimentos para que puedan ser absorbidos y utilizados por las células del organismo. La función que realiza es la de transporte (alimentos), secreción (jugos digestivos), absorción (nutrientes) y excreción (mediante el proceso de defecación).

El proceso de la digestión consiste en transformar los glúcidos, lípidos y proteínas en unidades más sencillas, gracias a las enzimas digestivas, para que puedan ser absorbidas y transportadas por la sangre.

4.2.1 Tubo digestivo

El tubo digestivo o conducto alimentario comienza en la boca y se extiende hasta el ano. Su longitud en el hombre es de aproximadamente 10 a 12 metros, siendo seis o siete veces la longitud total del cuerpo. En su trayecto a lo largo del tronco del cuerpo, discurre por delante de la columna vertebral. Comienza en la cara, desciende luego por el cuello, atraviesa las tres grandes cavidades del cuerpo: torácica, abdominal y pélvica. En el cuello está en relación con el conducto respiratorio, en el tórax se sitúa en el mediastino posterior entre los dos pulmones y el corazón, y en el abdomen y pelvis se relaciona con los diferentes órganos del aparato genitourinario.

Histológicamente está formado por tres *capas* concéntricas que son:

- Capa interna o mucosa.
- Capa media o celular.
- Capa externa o muscular, que a su vez contiene fibras circulares y longitudinales.

Por debajo del diafragma, existe una cuarta capa llamada serosa, formada por el peritoneo.

El tubo digestivo está formado topográficamente por siete *partes*: Boca, faringe, esófago, estómago, intestino delgado, intestino grueso y ano.

4.2.2 Glándulas digestivas

Son órganos que se encargan de segregar los líquidos digestivos que son capaces de transformar los alimentos en moléculas más sencillas para facilitar su digestión. Estos líquidos contienen sustancias llamadas enzimas, que son los encargados de simplificar los alimentos.

Las principales *glándulas anexas de la digestión* son:

- Salivales: Secretan la saliva (parótida, submaxilares, sublinguales).
- Hígado: Secreta la bilis (hepatocitos: capaces de sintetizar todas las proteínas).
- Páncreas: Secreta el jugo pancreático, y elaboran hormonas.

4.2.3 Glándulas intestinales

Son órganos especializados para la elaboración de productos de secreción externa (enzimas digestivas) y hormonas (productos de secreción interna) que se encuentran ubicadas en la mucosa intestinal del duodeno (primera porción del intestino delgado). Forman el anexo del sistema digestivo al igual que las glándulas salivales, hígado, glándulas gástricas y páncreas. Las glándulas intestinales se las denomina glándulas mixtas (endocrinas y exocrinas), ya que la parte endocrina elabora hormonas que son vertidas directamente al torrente sanguíneo, entre las hormonas que secreta podemos destacan la secretina, que se encarga de estimular la secreción de un líquido alcalino por parte del páncreas y del hígado y colestoquina o *pancreoenzima*, esta hormona actúa sobre el páncreas estimulando la secreción de enzimas digestivas y que desencadena el vaciado de la vesícula biliar, entre los productos de secreción externa se destacan las enzimas maltasa, sucrasa, lactasa que desencadena la degradación de los disacáridos en unidades simples o monosacáridos terminando la degradación química de estos grupos de nutrientes, además se destacan las enzimas aminopeptidasa quien termina por degradar las cadenas polipeptídicas de las proteínas en aminoácidos simples.

4.2.4 Fisiología del aparato digestivo: Digestión

El aparato digestivo comienza en la boca y se extiende hasta el ano. Su función consiste en recibir los alimentos, fraccionarlos en sus nutrientes (digestión), absorber dichos nutrientes hacia el flujo sanguíneo y eliminar del organismo los restos de los alimentos o desechos. El aparato digestivo se compone del tracto gastrointestinal, que se encuentra formado por la boca, la garganta, el esófago, el estómago, el intestino delgado, el intestino grueso, el recto y el ano, y también incluye órganos que se encuentran fuera del tracto gastrointestinal, como el hígado, la vesícula biliar y el páncreas.

4.3 Constitución del aparato respiratorio

El aparato respiratorio es el encargado de captar oxígeno (O_2) y eliminar el dióxido de carbono (CO_2) procedente del metabolismo celular, está *constituido por*:

- **Fosas nasales:** Consiste en dos amplias cavidades cuya función es permitir la entrada del aire, el cual se humedece, filtra y calienta a una determinada temperatura a través de unas estructuras llamadas *cornetes*.
- **Faringe:** Es un conducto muscular, membranoso que ayuda a que el aire se vierta hacia las vías aéreas inferiores.
- **Laringe:** Es un conducto cuya función principal es la filtración del aire inspirado. Permite el paso de aire hacia la tráquea y los pulmones y funciona como una válvula que se cierra para no permitir el paso de comida durante la deglución y tiene la función de órgano fonador.
- **Tráquea:** Permite el paso como una vía abierta al aire inhalado y exhalado desde los pulmones.
- **Bronquios:** Conduce el aire que va desde los bronquios pasando por los bronquiolos y terminando en los alvéolos.
- **Alveolos:** Donde se produce la hematosis (permite el intercambio gaseoso, es decir, en su interior la sangre elimina el dióxido de carbono y recoge oxígeno).

➢ **Pulmones:** Son dos sacos cuya función es realizar el intercambio gaseoso con la sangre, por ello los alvéolos están en estrecho contacto con capilares.

4.3.1 Fisiología del aparato respiratorio

Fenómenos de tipo mecánico: Conforma lo que denominamos *ventilación pulmonar*, el número de respiraciones por minuto en un adulto oscila entre 12 y 16.

Fenómenos de tipo fisicoquímico: Es un proceso que tiene lugar en los alveolos para garantizar el intercambio gaseoso.

Fonación: La laringe tiene la función como un órgano del sonido. El aire choca contra las cuerdas bucales produciendo los sonidos.

4.4 Constitución del aparato circulatorio

El aparato circulatorio se encarga de distribuir el oxígeno y los nutrientes por todo el cuerpo, y de recoger el dióxido de carbono y los productos de desecho procedentes de las células. Está formato por la sangre, el corazón, vasos sanguíneos y vasos linfáticos.

4.4.1. La sangre y su composición

- Plasma: Formado básicamente por agua y por sustancias disueltas (sales minerales, glucosa, lípidos y proteínas).
- Glóbulos rojos o eritrocitos son células sin núcleo y llenas de hemoglobina, que es una proteína capaz de captar y liberar oxígeno.
- Glóbulos blancos o leucocitos pueden tener función fagocítica (neutrófilos, eosinófilos y monocitos), producción de anticuerpos (linfocitos) o productora de vaso dilatadores (basófilos).
- Plaquetas son fragmentos de citoplasma que contienen una sustancia que inicia la coagulación de la sangre.

4.4.2. El corazón funciona como una bomba aspirante e impelente, sin él no sería posible la circulación sanguínea ni sus funciones.

Realiza movimientos de relajación *(diástole)* seguidos de movimientos de contracción *(sístole)*. Presenta cuatro cámaras: dos que reciben sangre, las aurículas, y dos que expulsan sangre, los ventrículos.

4.4.3. Los vasos sanguíneos.

Se diferencian tres tipos:

- *Arterias.* Son los vasos que llevan sangre desde el corazón a otras partes del cuerpo. Se caracterizan por su elasticidad al tener una gruesa capa muscular intermedia. Todas ellas, menos la arteria pulmonar, conducen sangre rica en oxígeno.
- *Venas.* Son los vasos que llevan sangre hacia el corazón. Son muy poco elásticas y por ello presentan unas válvulas internas para evitar el regreso de la sangre. Todas ellas, menos la vena pulmonar, llevan sangre pobre en oxígeno.
- *Capilares sanguíneos.* Son unos vasos extremadamente delgados, originados por las sucesivas ramificaciones de arterias y venas, unen el final de las arterias con el principio de las venas. Sus paredes son muy delgadas por lo que es posible permitir el intercambio de gases en los pulmones, el traspaso de nutrientes al intestino y la salida de los productos de excreción en los riñones.

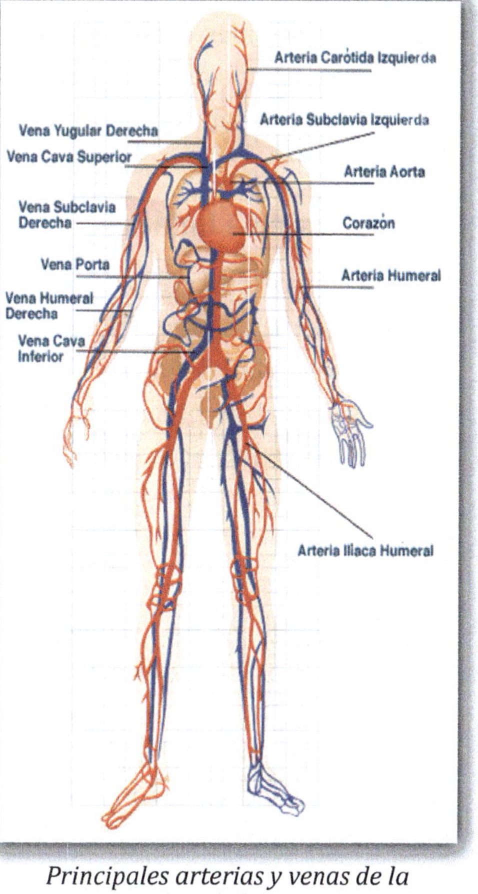

Principales arterias y venas de la anatomía humana

El conjunto de todos los vasos sanguíneos constituyen un aparato circulatorio doble porque posee dos circuitos que son el pulmonar y el general y completo, porqué en el corazón no hay mezcla de sangre oxigenada (que pasa por la parte izquierda del corazón) y no oxigenada (que pasa por la parte derecha).

Las principales venas son las venas pulmonares que llevan sangre procedente de los pulmones hasta la aurícula izquierda, y las venas cavas superior e inferior, que llevan sangre desde el resto del cuerpo hasta la aurícula derecha. Las principales arterias son las arterias pulmonares que llevan sangre desde el ventrículo derecho del corazón a los pulmones y la arteria aorta que es por donde se conduce la sangre desde el ventrículo izquierdo al resto del cuerpo.

4.4.4. El sistema linfático.

Está constituido por los vasos linfáticos y por los ganglios linfáticos distribuidos por todo el cuerpo. El líquido que contiene se denomina linfa. Realiza tres *funciones:* devolver a la sangre una gran parte del plasma, transportar las grasas absorbidas en el intestino y producir anticuerpos. Los principales ganglios linfáticos se encuentran en el cuello, las axilas y en las ingles.

4.5 Aparato urinario

Es un conjunto de órganos encargados de la producción de orina mediante la cual se eliminan los desechos nitrogenados del metabolismo, urea, creatinina y ácido úrico. Se compone de estructuras que filtran los fluidos corporales (líquido celomático, hemolinfa, sangre). En los invertebrados la unidad básica de filtración es el nefridio, mientras que en los vertebrados es la nefrona o nefrón.

Órganos secretores: Los riñones (corteza renal, médula renal, pelvis renal), que son los encargados de la producción de la orina y la vía excretora, que recoge la orina y la expulsa al exterior, está formado por un conjunto de *conductos* que son:

- Los *uréteres*, que conducen la orina desde los riñones a la vejiga urinaria.

- La *vejiga urinaria*, que recibe la orina y se acumula.
- La *uretra*, es el conducto por el que sale la orina hacia el exterior, siendo de corta longitud en la mujer y más larga en el hombre denominada *uretra peneana*.

4.6 Aparato locomotor

Está formado por el sistema osteoarticular (huesos, articulaciones y ligamentos) y el sistema muscular (músculos y tendones que unen los huesos). Permite al ser humano o a los animales en general relacionarse con el medio que le rodea mediante el movimiento o locomoción y sirve de sostén y protección al resto de órganos del cuerpo.

Se fundamenta en tres *elementos*:

- Huesos
- Articulaciones
- Músculos

El aparato locomotor está formado por las estructuras encargadas de sostener y originar los movimientos del cuerpo y lo constituyen dos sistemas.

Sistema óseo: es el elemento pasivo y de sostén, está formado por los huesos, los cartílagos y los ligamentos articulares.

Sistema muscular: formado por los músculos los cuales se insertan en los huesos y por lo tanto al contraerse provocan el movimiento del cuerpo.

Además de estos, hay que contar con el sistema nervioso, que es el encargado de la coordinación y la estimulación de los músculos para producir el movimiento.

4.6.1 Sistema esquelético

El número de huesos en personas adultas es de aproximadamente 206, pero debemos recordar que esta cifra varía en los niños pequeños y más aún en los recién nacidos. Esto se debe a que los recién nacidos nacen con algunos huesos separados para facilitar su salida desde el canal de parto.

Huesos

- *Articulaciones*: Son estructuras complejas que las conforman las uniones de varios huesos permitiendo hacer movimientos de flexión-extensión.
- *Esqueleto de la cabeza*: Podemos distinguir dos partes: cráneo y cara.
- *Esqueleto del tronco*: Columna vertebral, tórax con 12 pares de costillas y el esternón.
- *Esqueleto de las extremidades superiores:* Cintura escapular, antebrazo, brazo, mano y dedos.
- *Esqueleto de las extremidades inferiores:* Cintura pélvica, huesos del muslo, pierna, pie y dedos.

4.6.2 Sistema muscular

Formado por los músculos que tiene la capacidad de contraerse y de relajarse. Son órganos activos del movimiento. Por su *situación* tendremos:

- Músculos de la cabeza
- Músculo del cuello
- Músculos del tronco
- Músculos de la extremidad superior
- Músculos de la extremidad inferior

4.7 Sistema nervioso

El sistema nervioso, junto con el sistema endocrino, son los encargados de relacionar al organismo con el exterior y de interrelacionar las distintas partes de nuestro propio organismo, regulando todas sus actividades.

Dentro de la unidad funcional que supone el sistema nervioso se puede *distinguir*:

- ➢ Sistema nervioso cerebroespinal: SNC, SNP
- ➢ Sistema nervioso vegetativo: Sistema nervioso simpático y sistema nervioso parasimpático.

4.7.1 Sistema nervioso cerebroespinal

El sistema nervioso se constituye por neuronas (axones y dendritas). Los cuerpos neuronales forman, por su coloración oscura, la sustancia gris (encéfalo y médula espinal); las prolongaciones contienen la sustancia blanca.

Encéfalo y médula se están recubiertos por una membrana o meninge (duramadre, piamadre y aracnoides) dado que son estructuras muy delicadas y se localizan entre el cráneo y la columna vertebral. Otra protección con la que también contamos es con el líquido cefalorraquídeo, localizado entre la aracnoides y la piamadre.

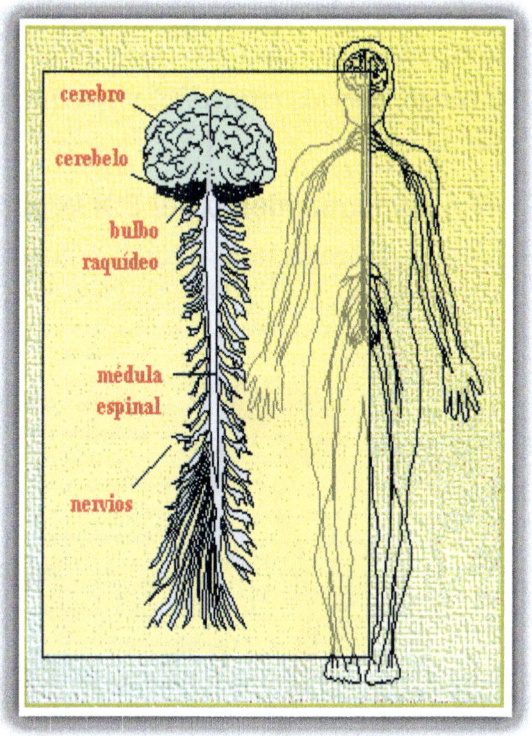

El sistema nervioso central es una de las porciones del sistema nervioso

4.7.2 Sistema nervioso central

Formado por el encéfalo y la médula espinal:

- **Encéfalo:** Se encarga de albergar y proteger toda la información recogida por el SNP y elabora respuestas adecuadas. Se encuentra alojado en la cavidad craneal unido a través del conducto raquídeo, con la médula espinal.
- **Médula espinal:** Se localiza por el interior de la columna vertebral, desde el bulbo raquídeo hasta la 2ª vértebra lumbar, terminando en un delgado filamento llamada *cola de caballo.*

4.7.3 Sistema nervioso periférico

Constituido por agrupaciones de varias fibras nerviosas. Dependiendo de su origen, existen dos tipos de nervios, los que nacen directamente del encéfalo, *nervios craneales*, y los que nacen de la médula espinal, *nervios raquídeos.*

4.7.4 Funcionamiento del S.N Vegetativo

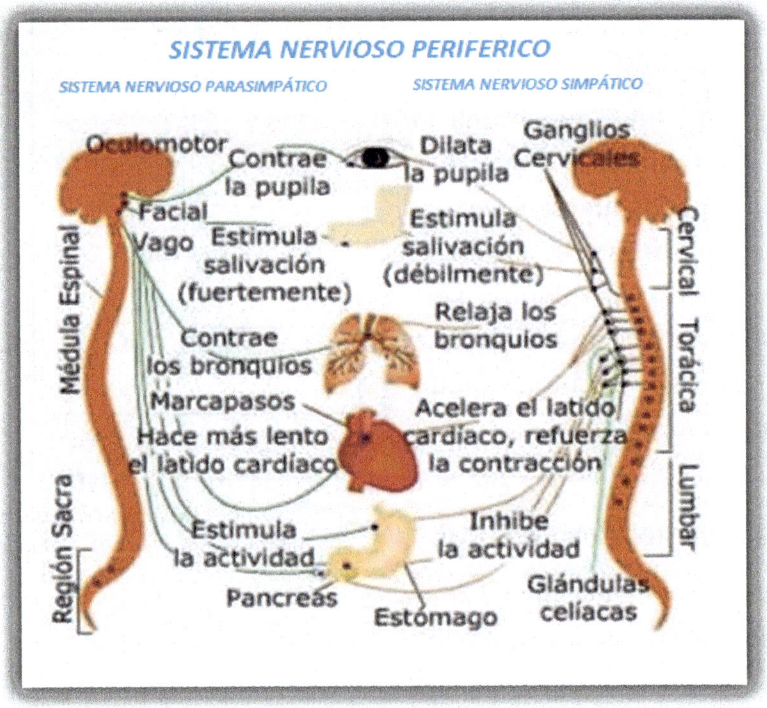

El sistema nervioso periférico

Este *se subdivide* en dos: Simpático y parasimpático. Todas las vísceras de nuestro organismo reciben fibras simpáticas y parasimpáticas, con funciones antagónicas; es decir, si uno de ellos actúa aumentando la actividad de un órgano, el otro actúa disminuyéndola y viceversa. De esta manera logran el equilibrio adecuado en cada momento.

4.8 Órganos de los sentidos

Los receptores nerviosos son las vías de comunicación que tiene el cerebro tanto con el mundo exterior como con el interior. Algunos de estos *receptores* se han especializado tanto que dan lugar a los órganos de los sentidos:

- Olfato: Parte superior cavidad nasal
- Gusto: Faringe, paladar y lengua
- Tacto: Piel y mucosas
- Vista
- Oído
- Equilibrio

4.8.1 Órgano de la vista

Presenta un órgano principal (globo ocular) rodeado de órganos anejos que sirven para proteger (ceja, pestaña, párpados, aparato lagrimal) y otros que sirven para dar movimiento (músculos oculares). La pared está constituida por tres *capas* que, de fuera a dentro, son:

- **Esclerótica:** Blanco del ojo (córnea).
- **Coroides:** Parte de color negro (tiene melanina) esta capa nutre al ojo y el tejido conectivo gracias a sus vasos sanguíneos entre la esclerótica y la retina. Se continúa por una membrana en forma de disco vertical (iris) y perforado en su centro por un orificio llamado pupila.
- **Retina:** Es la membrana más profunda del ojo y recubre a la coloides. Es muy fina y formada por células nerviosas es el verdadero receptor visual (conos y bastones).

El contenido del globo ocular queda dividido en dos partes, por un órgano translúcido en forma de lente biconvexa, que recibe el nombre de *cristalino.* La cavidad anterior (córnea y cristalino) está rellena de una sustancia líquida llamada *humor acuoso* y la posterior (cristalino y retina) contiene un sustancia viscosa denominada *humor vitrio o cuerpo vitrio.*

4.8.2 Sentido de la audición y el equilibrio: Órganos auditivos

Se encuentran a ambos lados de la cabeza, alojados y protegidos en su interior de los huesos temporales del cráneo. Constan de tres *partes:*

- **Oído externo:** Evita la entrada de partículas del exterior, recoge las ondas sonoras. Está formado por el pabellón de la oreja y el conductor auditivo externo.
- **Oído medio:** Se encuentra en una pequeña cavidad del hueso temporal llamada *caja timpánica*. Su función principal es la de recoger y transmitir al oído interno las vibraciones sonoras aumentadas en intensidad, a la vez que protege de los efectos perjudiciales de los sonidos intensos. Se comunica mediante unos conductos llamados *trompa de Eustaquio* que van a conectar con la faringe (martillo, yunque y estribo).
- **Oído interno:** Constituido por el laberinto óseo y el membranoso (líquido llamado *endolinfa*). En el espacio existente entre ambos laberintos existe un líquido llamado *perilinfa*. Se distinguen tres partes: Vestíbulo, conducto semicircular y caracol.

4.9 Sistema endocrino

Sistema que funciona mediante compuestos químicos y hormonas. Se encuentra íntimamente coordinado con el sistema nervioso, lo que nos permite hablar de sistema neuroendocrino, cuyo eje funcional está representado por hipotálamo-hipófisis. Compuesto por *glándulas endocrinas*:

- Glándulas propiamente dichas (hipófisis, tiroides, etc).
- Acúmulos celulares en forma de orgánulos (páncreas).
- Tejidos (tejido intersticial del testículo).
- Células aisladas (mucosa intestinal).

4.9.1 Principales glándulas endocrinas

- **Hipófisis:** Situada en la silla turca.
- **Tiroides:** Cuello delante de la tráquea y que secreta hormonas tiroideas.

- **Paratiroides:** 4 pequeñas glándulas localizadas sobre el tiroides y cuya función es el metabolismo del calcio.
- **Páncreas:** Función mixta, por un lado función digestiva y por otro función endocrina a través de los islotes de Langerhans (glucagón e insulina).
- **Cápsulas suprarrenales:** Corteza y la médula. Su función se relaciona con la adrenalina, corticotropina y cortisol.
- **Glándulas sexuales:** Hormonas propias del sexo pero pueden segregar pequeñas cantidades de hormonas del sexo contrario.

4.10 Aparato reproductor masculino

Está constituido por los testículos, conductos seminales, uretra y el pene, a los que se añaden diferentes *glándulas:* Vesículas seminales, próstata, glándulas bulbouretrales.

- **Testículos:** Se localizan fuera de la cavidad abdominal, alojados en el interior de las bolsas escrotales o escroto.
- **Conductos seminíferos:** A continuación de los conductos deferentes. Tiene una longitud de 2 cm y desembocan en la uretra.
- **Uretra:** Conducto que nace en la vejiga urinaria por el que expulsan líquidos seminales y la orina.
- **Pene:** Podemos diferenciar dos partes *cuerpos carnosos*, que son los responsables de la erección, y por un *cuerpo esponjoso*, que conduce y protege la última porción de la uretra.
- **Glándulas anejas:** Segregan una serie de sustancias que al mezclarse con los espermatozoides forman el líquido seminal.
- **Vesícula seminal.**
- **Próstata.**

4.11 Aparato reproductor femenino

Interviene en la formación y expulsión de las células reproductoras femeninas, u óvulos, y también sirve para dar alojamiento a los embriones que se desarrollen en su interior. Los *órganos* que lo constituyen son:

- **Ovarios:** Son gónadas que se encargan de formar los óvulos, también segregan hormonas sexuales que ellos elaboran.
- **Trompas de Falopio:** Son dos tubos de unos 10 a 12 cm que comunican los ovarios y el útero. Es en el tercio proximal a los ovarios donde se produce la fecundación.
- **Útero o matriz:** Su misión es la de albergar y proteger al feto que se desarrolla durante la gestación. Está constituido por dos porciones diferentes: cuello y cuerpo uterino. El cuerpo uterino está formado por el endometrio que posee la propiedad de descamarse produciendo la menstruación.
- **Vagina:** Conducto musculoso y elástico que comunica el útero con el interior, es el canal de salida que utiliza el feto durante el parto.
- **Vulva:** Representa lo que se conoce como genitales externos de la mujer.

4.11.1 Gametogénesis

Consiste en la formación de los gametos: *espermatogénesis* cuando los gametos que se forma son masculinos y *ovogénesis* cuando se forman los gametos femeninos. El fenómeno fundamental que ocurre en este proceso es la reducción del número de cromosomas a la mitad, por medio de un proceso llamado *meiosis.*

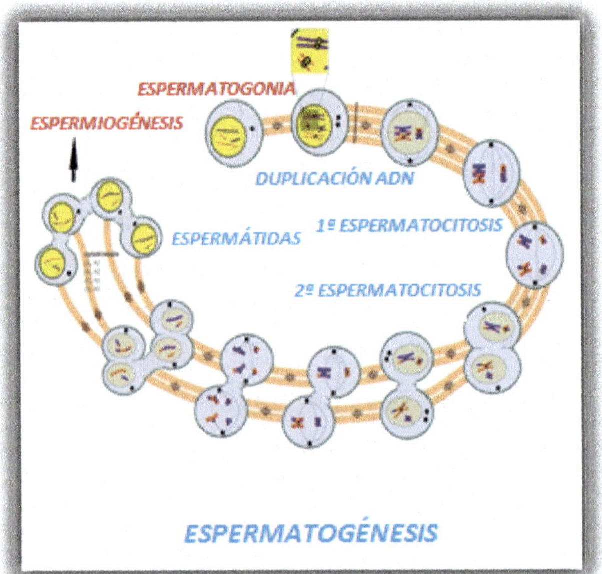

Proceso de formación de los espermatozoides

4.11.2 Ciclo menstrual

Representa una madurez sexual de la mujer y se caracteriza por una pérdida de sangre y mucus proveniente del útero, de 3 a 5 días de duración y que se repite en ciclos de cada 28 a 32 días cuando no se produce fecundación del óvulo. Es un proceso evolutivo controlado hormonalmente, con una primera fase proliferativa, en la que el endometrio se prepara para recibir el óvulo fecundado.

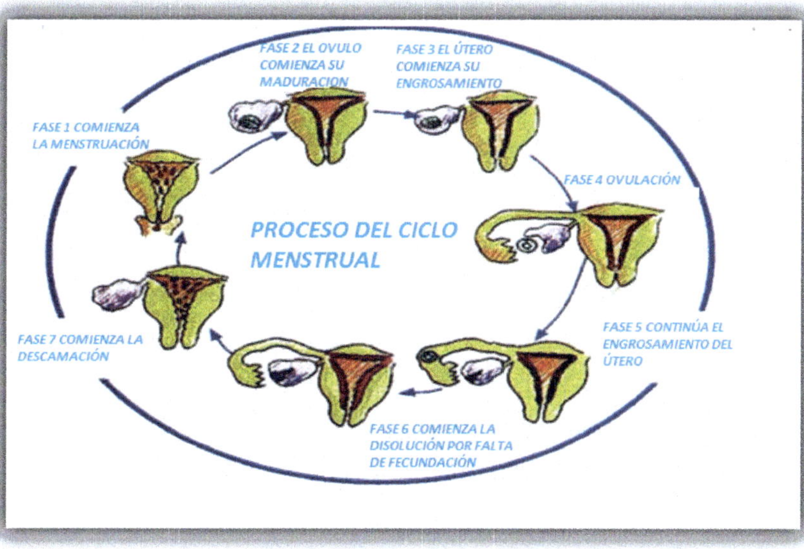

Las siete fases del ciclo menstrual

BIBLIOGRAFÍA RECOMENDADA

1) Cox MM, Nelson DL. Lehninger. Principios de bioquímica. 7ª Edición; Editorial artmed, 2018.
2) Klark M. El cuerpo humano. Madrid. Ediciones San Pablo; 2008.
3) Rodríguez García S. Anatomía de los órganos de los sentidos. Ediciones Aula Magna; 2004.
4) Sepúlveda Saavedra J. Histología, biología celular y tisular. Ediciones McGraw-Hill; 2008.
5) Carol Mattson Port. Fisiopatología, salud enfermedad un enfoque conceptual. 9ª Edición, Editorial Médica Panamericana; 2014; P69-155.
6) Alba Villaseñor, Vanessa; Ramos de Robles, Silvia Lizette. «Modelización científica escolar para explorar el sistema circulatorio en Educación Infantil». Enseñanza de las ciencias: revista de investigación y experiencias didácticas, 2020, Vol. 38, n.º 1, pp. 105-2, https://www.raco.cat/index.php/Ensenanza/article/view/373735
7) Rodríguez L., Macarena, Pérez C., Nury (2021). Manual de anatomía humana normal, 2ª Edición. Chile: Universidad Andrés Bello. 2021.

2.

LOCALIZACIÓN DE LAS ESTRUCTURAS ANATÓMICAS

ÍNDICE

1. Introducción

En el estudio de la anatomía humana, la planimetría engloba las diversas formas en que puede observarse y analizarse la estructura del cuerpo mediante distintos mecanismos los cuales pueden describir la anatomía interna o externa del cuerpo así como todos las estructuras, órganos y tejidos que en él se encuentran.

2. Posiciones anatómicas

Para una mejor comprensión de las descripciones anatómicas todas ellas se realizan considerando que el cuerpo se encuentra en posición de pie, erguido, con las extremidades superiores colgando ambos lados del tronco y las palmas de las manos hacia delante. Esta es la denominada *posición anatómica.*

3. Planos anatómicos

Colocando al individuo en posición anatómica se describen unos planos imaginarios que atraviesan el cuerpo dividiendo este en dos mitades. Se emplean para describir los movimientos y para comprender mejor los términos de relación y comparación. También son importantes para interpretar imágenes resultantes de técnicas como la tomografía computarizada (TC) o la resonancia magnética (RM).

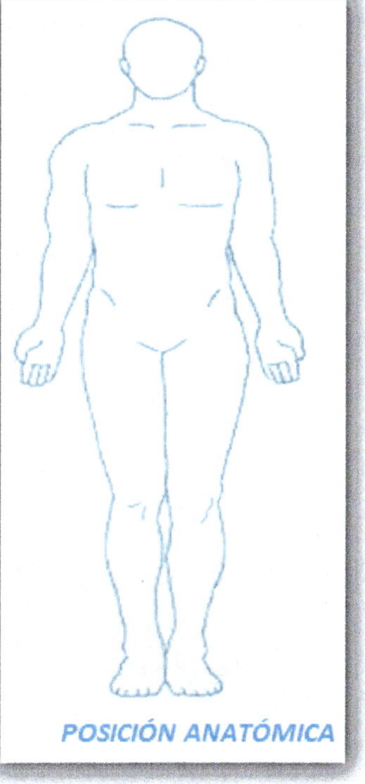

La posición anatómica es una posición de referencia

Plano sagital medio: Es el plano vertical que atraviesa por las líneas media anterior y posterior del cuerpo y divide al individuo en dos mitades iguales, derecha e izquierda.

- **Planos sagitales:** Son los planos verticales paralelos al sagital medio.

- **Planos frontales o coronales:** Son planos verticales, perpendiculares a los planos sagitales y en el que se pueden distinguir una porción anterior y otra posterior.

- **Planos horizontales:** Son planos transversales, paralelos al suelo y que transcurren perpendiculares a los planos sagitales y frontales. Dividiendo el cuerpo en una porción superior y otra inferior.

Se emplean tres *ejes* de referencia situados en la intersección de los planos anatómicos. Estos son:

- **Eje vertical o longitudinal:** Se encuentra es perpendicular al suelo y se sitúa en la intersección de los planos frontal y sagital.
- **Eje sagital:** Se dirige de delante hacia atrás. Se sitúa en la intersección de los planos sagital y transversal.
- **Eje transversal u horizontal:** Divide de derecha a izquierda el cuerpo. Se sitúa en la intersección de los planos frontal y transversal.

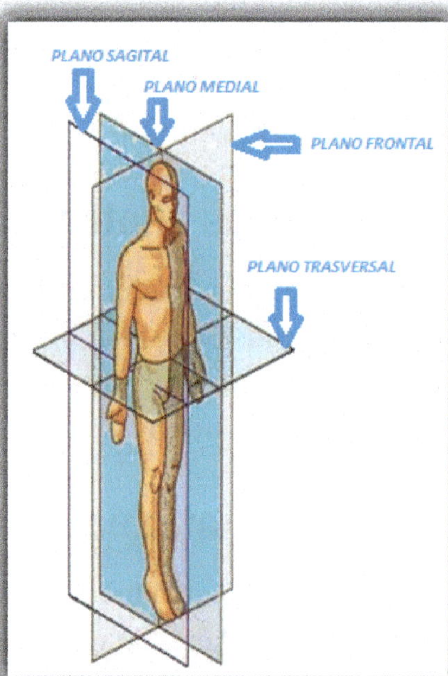

Los planos anatómicos son superficies imaginarias que dividen al cuerpo

4. Terminología de posición y dirección

Para mejor comprensión de la terminología se describen las posiciones de las estructuras anatómicas se emplean términos colocados en forma de parejas de antónimos, son términos relativos que comparan la posición de dos *elementos*:

- **Medial/lateral:** Son estructuras mediales las que se encuentran más próximas al plano sagital medio, y laterales las más alejadas de este plano. Por ejemplo el corazón tiene una posición medial y los pulmones tienen una posición lateral.
- **Anterior/posterior:** Se establece como una estructura anterior aquella que se acerca a la superficie anterior del cuerpo y poste-

rior la que se encuentra más próxima a la superficie posterior del cuerpo. Por ejemplo el estómago es anterior y los riñones son posteriores.

- **Superior/inferior:** Cuando nos referimos a órganos situados en el tronco, describimos como superiores aquellos que se encuentran por encima de la línea media o están más cerca de la cabeza e inferiores los más alejados a este punto. Por ejemplo: El hígado es superior y la vesícula biliar inferior.
- **Proximal/distal:** Cuando hablamos de las extremidades proximales nos referimos a las estructuras más cercanas al punto de unión de la extremidad con el tronco. Siendo distales aquellas que se localizan en la parte más lejana. Por ejemplo: El codo es una articulación proximal en relación a la muñeca que es distal.
- **Superficial/profundo:** Son superficiales aquellas estructuras que se encuentra más cerca de la superficie del cuerpo, a la piel, y profundas las más alejadas. Por ejemplo: El músculo de los gemelos es superficial, y el músculo sóleo es profundo.

Bilaterales/Unilaterales

Bilaterales: Son las estructuras que se encuentran situadas a ambos lados del cuerpo (por ej. los riñones). *Unilaterales*: Solo podemos encontrarlas en un solo lado (por ej. el hígado).

Contralateral/Ipsilateral

Contralateral se refiere a algo que encuentra al lado opuesto del cuerpo en relación con otra estructura. *Ipsilateral* está colocado en el mismo lado del cuerpo que otra estructura.

5. Terminología del movimiento

Los movimientos que se realizan en las articulaciones, son consecuencia de la unión de dos o más huesos. Los *términos* que describen los movimientos son:

Flexión/Extensión

Se realizan alrededor de un eje transversal. En la *flexión* podemos apreciar como una parte del cuerpo se dobla, o disminuye el ángulo entre dos segmentos corporales. El movimiento de *extensión* se realiza de forma contraria al anterior, una parte del cuerpo se estira, o bien aumenta el ángulo entre dos segmentos corporales.

Abducción/Aducción

Tienen lugar alrededor de un eje sagital. La *abducción* es el movimiento de alejamiento de una extremidad del plano medio sagital. La *aducción* consiste en acercamiento al plano medio sagital. Para los movimientos de los dedos de mano y pie se establece como referencia la línea media de mano o pie respectivamente.

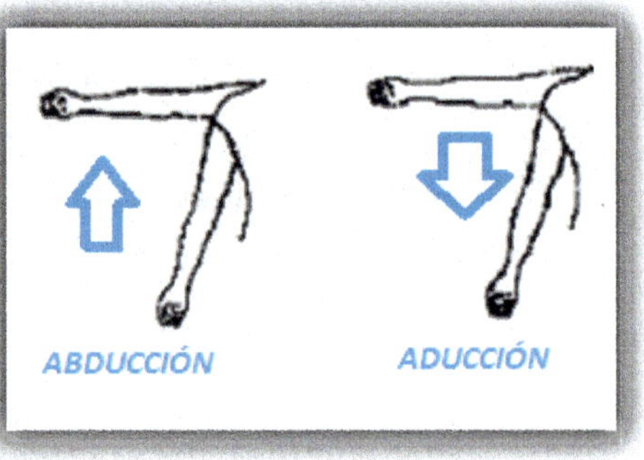

Movimientos opuestos que alejar o acercan

Rotación

Es el desplazamiento que realiza una parte del cuerpo alrededor de su eje longitudinal. Diferenciamos una rotación medial en la que distinguimos que gira la cara anterior medialmente y una rotación lateral que gira esta cara lateralmente.

Circunducción

Es un movimiento que se describe como de origen circular que está combinado con la flexión, extensión, abducción y aducción de manera que se describe un círculo.

Pronación/Supinación

La *pronación* es el movimiento de desplazamiento creando una rotación medial del antebrazo de tal forma que el dorso de la mano queda orientado hacia delante. El movimiento del antebrazo que dirige la palma de la mano hacia delante, o movimiento de rotación lateral se denomina *supinación*.

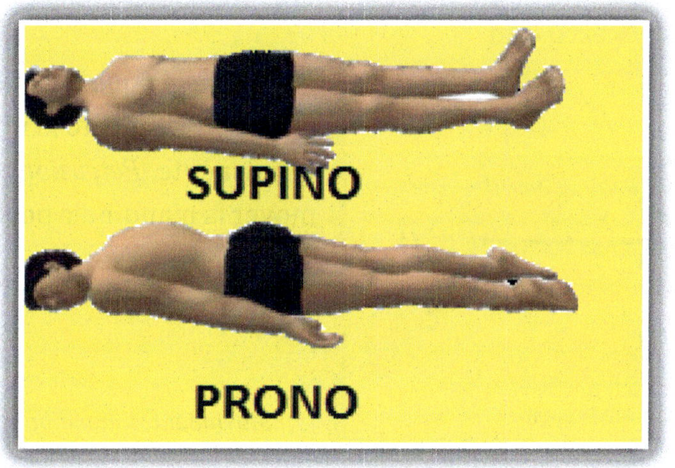

Decúbito supino y decúbito prono

Oposición/Reposición

Oposición es el movimiento por el que la yema del dedo pulgar toca las otras yemas de los diferentes dedos de la mano. *Reposición* es el movimiento que realiza de retorno desde la posición de oposición a la posición anatómica.

Elevación/Descenso

En la *elevación* se levanta una parte superiormente. En el *descenso* se mueve una parte inferiormente.

Eversión/Inversión

Son movimientos del pie. *Eversión* significa desplazar la planta del pie hacia el exterior. *Inversión* significa girar la planta del pie hacia dentro.

Flexión dorsal/Flexión plantar

Estos movimientos se realizan en la articulación del tobillo. En la *flexión dorsal* el dorso del pie se eleva en dirección a la cara anterior de la pierna. La *flexión plantar* es el movimiento de ponerse *de puntillas.*

Protusión/Retrusión

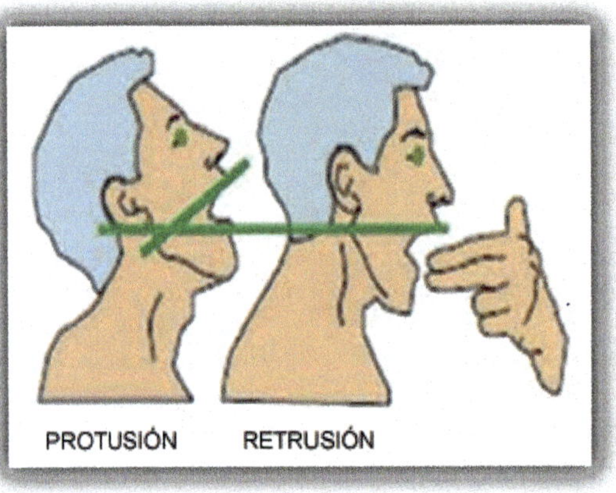

Protusión que significa desplazar con un movimiento la mandíbula anteriormente. *Retrusión* que significa mover la mandíbula posteriormente.

Movimientos mandibulares

6. Ubicación de regiones y cavidades corporales

En el cuerpo humano se pueden distinguir grandes regiones y cavidades: cabeza, cuello, tronco (tórax, abdomen, columna vertebral), extremidades superiores y extremidades inferiores. Cada una de ellas, a su vez se divide en subregiones. Cada región está organizada en distintas partes; y tres grandes cavidades: cavidad craneal, cavidad torácica y cavidad abdominal.

6.1 Cabeza

Cara: Parte anterior de la cabeza, se divide en varias *zonas*:

- **Zona orbicular:** Alrededor del ojo
- **Zona nasal:** Cubre la nariz
- **Zona oral:** Alrededor de la hendidura bucal
- **Zona mentoniana:** Barbilla
- **Zona infraorbicular:** Por debajo de la órbita del ojo
- **Zona zigomática:** Sobre la zona hueso zigomático o pómulo

6.2 Cráneo

Es una estructura ósea que protege y contiene al encéfalo principalmente. El cráneo humano está constituido por la articulación de 8 huesos, que forman una cavidad abierta y ovoide de espesor variable, con una capacidad aproximada de 1.450 ml.

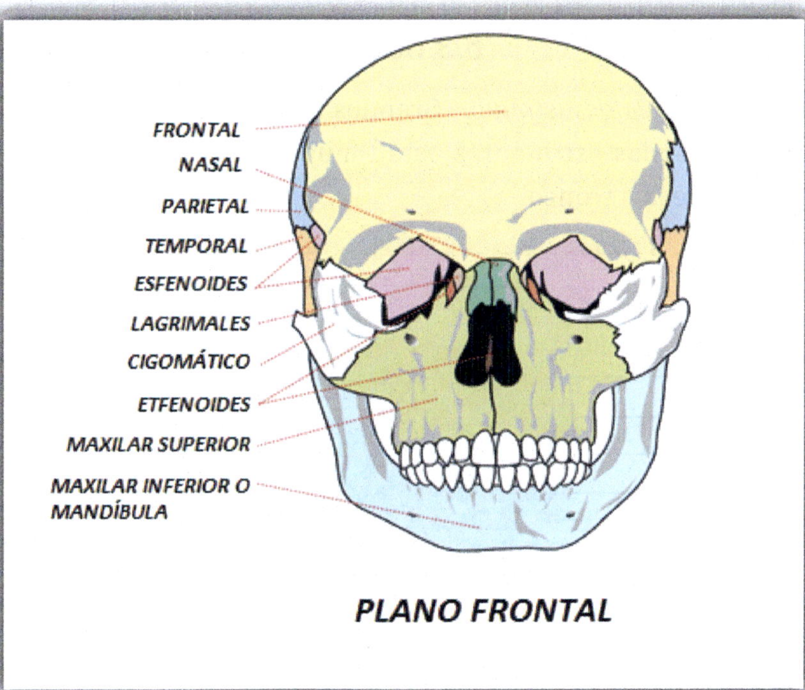

Plano frontal de los huesos de la cabeza

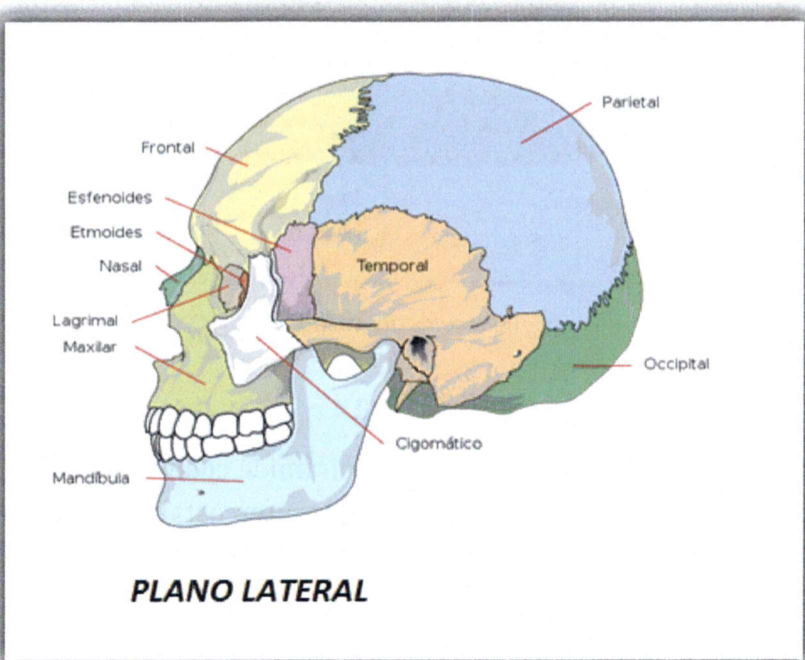

Plano lateral de los huesos de la cabeza

6.3 Cuello

En el cuello *podemos distinguir:* Grandes vasos, tráquea, esófago y columna cervical. Todas las estructuras están muy superficiales. Es el punto de enlace entre cabeza y tronco.

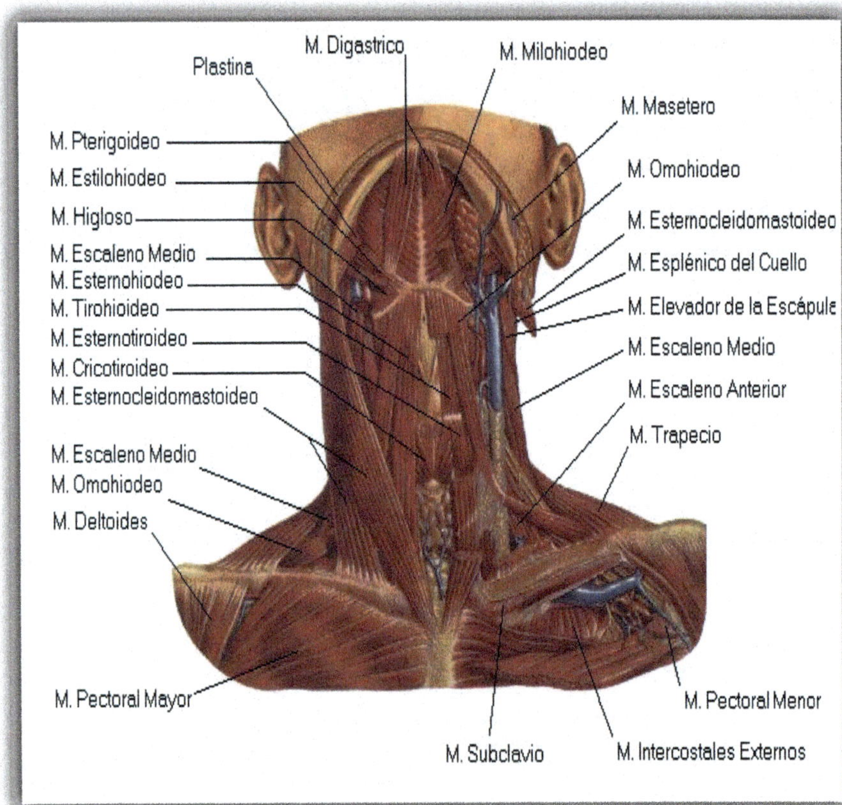

Músculos del cuello

6.4 Tórax

Tiene la forma de un cono truncado o pirámide cuadrangular y su pared está formada por las costillas y los músculos intercostales por los lados, se une por su parte delantera al hueso del esternón por medio de los cartílagos costales, y en la parte posterior a la columna vertebral dorsal. La función de esta *caja* es la de mantener protegido los órganos internos de traumatismos mecánicos que de otra manera podrían lesionarlos (cavidad pulmonar izquierda y derecha).

La caja torácica tiene la particularidad de ensancharse gracias a las articulaciones esterno-costal y vértebro-costal para poder permitir la inspiración. Además, el último par de costillas es denominado *flotante*, ya que solo está unido a las vértebras en la parte posterior, lo que permite su ensanchamiento en el embarazo.

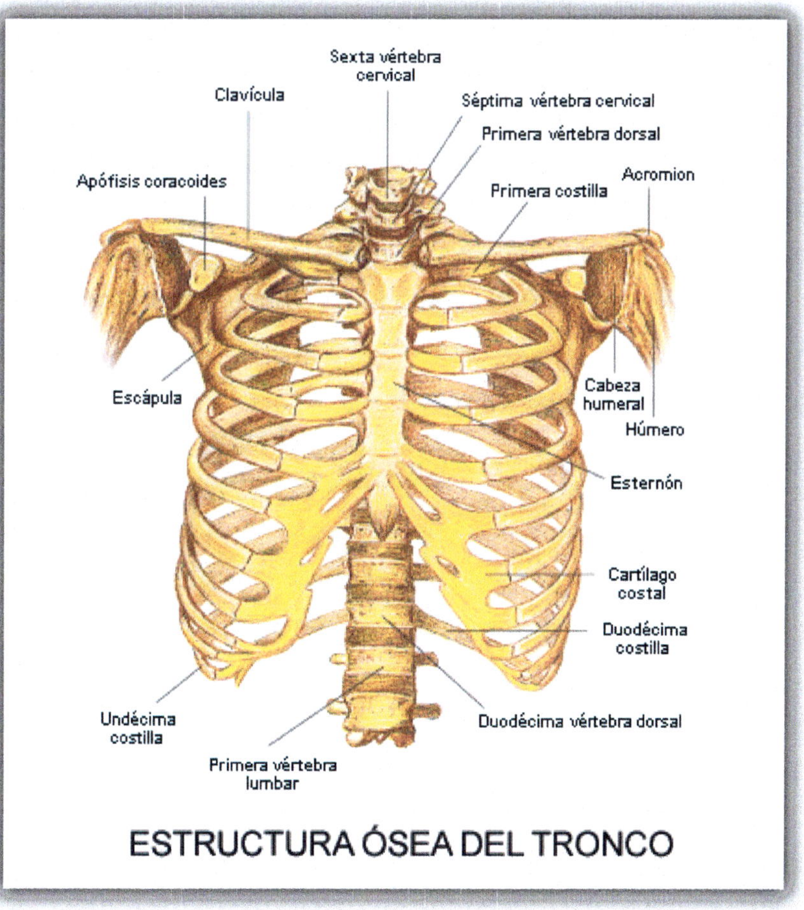

En cuerpo humano de un adulto existen entre cuello y tronco 51 huesos

6.5 Abdomen

Es una cavidad del cuerpo humano situado entre la cara inferior del tórax, por la zona inferior del músculo diafragmático y la cara superior de la pelvis y extremidades inferiores. Básicamente todas las vísceras que contiene la cavidad abdominal pertenecen al aparato digestivo, se encuentran localizadas en los 2/3 frontales del abdomen. Otros órganos como el riñón, la glándula suprarrenal y el aparato genital femenino son órganos situados en la zona intra-abdominal. El 1/3 posterior del abdomen se distinguen las vértebras lumbares, el sacro-coccígeo y los huesos ilíacos.

En la cavidad abdominal se distinguen dos partes, una recubierta interiormente por una membrana de tipo seroso llamada *peritoneo* la cual forma una cavidad virtual denominada *cavidad peritoneal* la cual comunica con la *cavidad pélvica* y en la que encontramos alojados a los órganos del sistema digestivo; la otra se denomina *cavidad retroperitoneal* o simplemente retroperitoneo y recoge los riñones y glándulas suprarrenales.

La zona del ombligo se localiza en el centro del abdomen, el cual es una importante referencia anatómica para la división topográfica superficial del mismo.

6.5.1 Abdomen: Regiones anatómicas

La cavidad abdominal se encuentra ocupando toda la región del abdomen. Se divide para su estudio por líneas transversales y sagitales o verticales en 9 cuadrantes. Estos cuadrantes y los principales órganos que se localizan en ellos son:

Tres *cuadrantes superiores:*

- *Hipocondrio derecho:* Hígado, vesícula biliar, ángulo hepático del colon, glándula suprarrenal y riñón derecho.
- *Epigastrio:* Estómago, duodeno, páncreas y plexo solar.

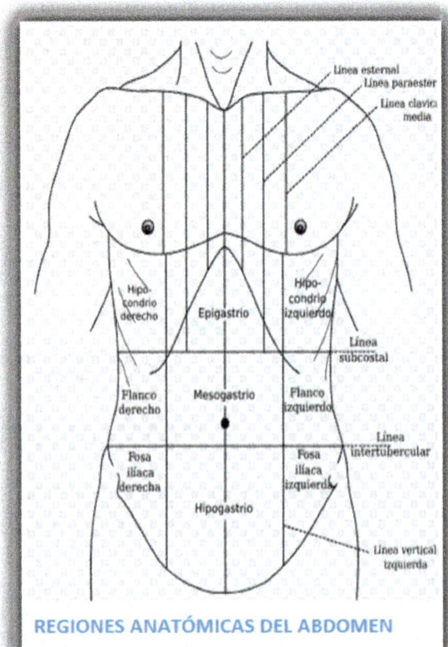

En el abdomen distinguimos 9 cuadrantes o zonas anatómicas

- *Hipocondrio izquierdo:* Cola del páncreas, bazo, ángulo esplénico del colon, páncreas, glándula suprarrenal y riñón izquierdo.

Tres *cuadrantes intermedios:*

- *Flanco derecho:* Colon ascendente, uréter derecho, asas delgadas.
- *Mesogastrio o región umbilical:* Asas delgadas, colon transverso.
- *Flanco derecho:* Colon descendente, uréter izquierdo, asas delgadas.

Tres cuadrantes inferiores:

- *Fosa ilíaca derecha:* Ciego, apéndice cecal, anexos femeninos (trompa y ovario)
- *Hipogastrio:* Epiplón mayor, asas delgadas, vejiga urinaria y útero en la mujer.
- *Fosa ilíaca izquierda:* Colon sigmoides, anexos izquierdos en la mujer.

6.6 Columna cervical

La columna vertebral, raquis o espina dorsal es una compleja estructura osteofibrocartilaginosa articulada y resistente, en forma de tallo longitudinal, que constituye la porción posterior e inferior del esqueleto axial. La columna vertebral es un órgano situado en la parte media y posterior del tronco; cefalocaudalmente distinguimos que comienza en la cabeza (a la cual sostiene), pasando por el cuello y la espalda, hasta la pelvis a la cual le da soporte.

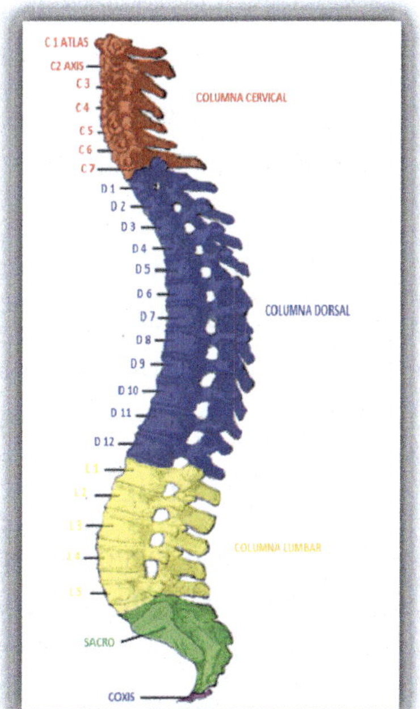

En la columna vertebral distinguimos varias partes: cervical, dorsal, lumbar, sacra y coxis

6.7 Extremidad superior

En el cuerpo humano, son aquellas partes que se fijan a la parte superior del tronco. Se compone de cuatro segmentos: cintura escapular, brazo, antebrazo y mano. Se caracteriza por la capacidad de movilidad así como la capacidad para manipular y sujetar. Tiene en total 32 huesos y 42 músculos; su vascularización principalmente proviene de las ramas de la arteria axilar, sus principales venas son las cefálica, basílica y axilar; la mayor parte de su inervación está a cargo del plexo braquial.

6.7.1 Cintura escapular

La cintura escapular está compuesta por los huesos clavícula y escápula, dos a cada lado, que fijan los miembros superiores a la parte superior del tronco -tórax- a nivel de los hombros.

6.7.1.1 Escápula

Se distinguen tres *fosas*: Subescapular, supraespinosa e infraespinosa. La *fosa subescapular* tiene una posición anterior y es el lugar de inserción del músculo subescapular. La *fosa supraespinosa* está situada posterior superiormente por encima de la espina y es el lugar de inserción del músculo supraespinoso. La *fosa infraespinosa* está colocada más posterior inferior a la espina y es el lugar de inserción del músculo infraespinoso. La fosa supraespinosa y la infraespinosa se encuentran divididas por la espina, que se encuentra situado en el acromión.

Posee tres *bordes*: Axilar o lateral, vertebral o medial y cervical o superior. En el borde vertebral se localizan insertados los músculos romboides mayor y el romboides menor; en el axilar, los redondos. Tiene una apófisis, la coracoides, donde se originan los músculos: el coracobraquial, bíceps (porción corta) y se inserta el músculo pectoral menor. El acromion es la extensión de la espina y es el lugar de articulación con la clavícula.

6.7.1.2 Clavícula.

- Hueso largo con una estructura en forma de "S" que se encuentra en la parte anterosuperior de la caja torácica. Presenta dos caras: Superior e inferior, dos bordes: anterior y posterior, y dos extremos: medial o esternal (porque se articula con el esternón) y el borde lateral o acromial porque se articula con el acromión de la escápula.

- Su cara superior es lisa, en su cara inferior se distinguen dos accidentes anatómicos importantes, las impresiones del ligamento costoclavicular en su extremo medial que es el lugar donde se inserta el ligamento costoclavicular y el tubérculo conoideo en su extremo lateral que es el lugar donde inserta el ligamento del mismo nombre.
- Su extremo medial presenta una forma redondeada a veces con una forma triangular, mientras su extremo distal es aplanado.
- Forma las articulaciones: Esternoclavicular (con el manubrio del esternón en su extremo medial), y la articulacion acromioclavicular (cuando se articula con el acromion en su extremo distal.

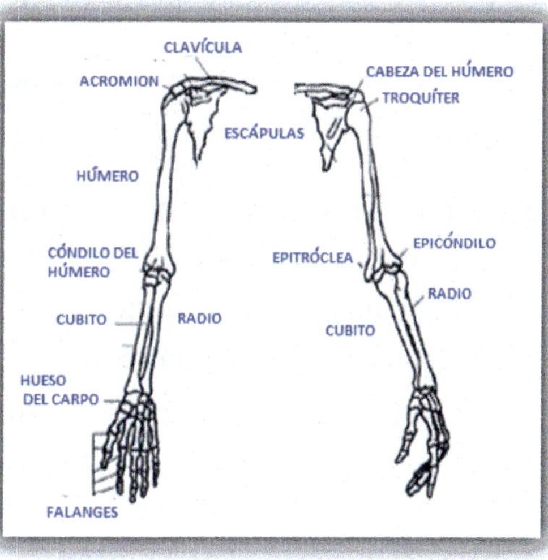

Principales huesos de las extremidades superiores

6.7.1.3 Brazo, codo, antebrazo y mano

- **Brazo:** Es la región comprendida entre el hombro y el codo. Se subdivide en cara braquial anterior y posterior.
- **Codo:** Se encarga de unir el brazo con el antebrazo constituyendo la articulación que permite a esta extremidad su movimiento. Presenta una cara ventral o cubital anterior y una cara dorsal o cubital posterior.
- **Antebrazo:** Comprende desde el codo a la mano. Su cara anterior, se denomina antebraquial anterior y la cara dorsal ante braquial posterior. Su zona más alejada o distal es la muñeca y corresponde al carpo.

- **Mano:** Podemos distinguir su cara palmar y dorsal, el metacarpo y los dedos con sus falanges. En la palma encontramos la eminencia tenar, de donde comienza el primer dedo y opuesta a ella, la eminencia hipotenar que es la base de la muñeca.

6.8 Extremidad inferior

En anatomía humana miembro inferior o *pelviano* es cada una de las 2 extremidades que se encuentran unidas al tronco mediante la región pélvica formando la articulación de la cadera. Tienen la función de sustentar el peso del cuerpo en la posición bípeda y hacer posible los desplazamientos por medio de la contracción de su musculatura.

La cintura pelviana o pelvis es un anillo óseo que está constituido por el hueso sacro en la región posterior y los huesos coxales derecho e izquierdo, ambos se unen por delante en la sínfisis del pubis la cual cierra el anillo pélvico.

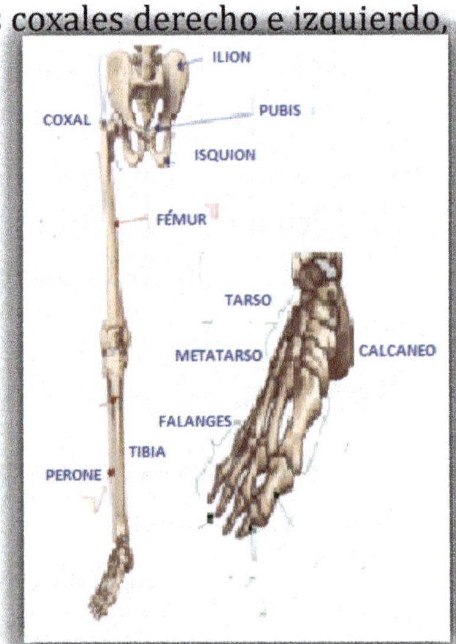

Principales huesos de la extremidad inferior

- **Muslo:** Formado por su esqueleto el hueso del fémur, siendo este el más largo de la estructura ósea.
- **Rodilla.** Es la articulación por donde forma la unión entre el muslo y la pierna. Cara anterior rotula, cara posterior hueco poplíteo.
- **Pierna:** Formada por la tibia y el peroné o fíbula.
- **Tobillo:** Región en la que se une la pierna con el pie, donde distinguimos el maléolo peroneal y el maléolo tibial que junto con el hueso astrágalo forman la articulación del pie.
- **Pie:** Formado por tres segmentos: tarso, metatarso y falanges (distal, medial y proximal).

BIBLIOGRAFÍA RECOMENDADA

1) Acuña M. Sinagra A, Pérez M. Acerca de la terminología anatómica. Rev Neurocirugía 2007; 11 (4): 114-7.
2) Feneis H, Dauber W. Nomenclatura anatómica ilustrada. Terminología genética. 4ª ed. Masson; 2005.
3) Le Vay D. Anatomía y fisiología humana. 2ª ed. Editorial Paidotribo; 2004.
4) Reinhard P, Reinhard P. Sobotta. Atlas de anatomía Humana. Tomos 1 y 2. 23ª ed. Editorial Médica Panamericana; 2012.
5) Llorenç Guilera Aguëra. Anatomía de la creatividad. 2ª edición 2020. Edita Marge Books.

3.

IDENTIFICACIÓN DE LOS ASPECTOS GENERALES DE LA PATOLOGÍA

ÍNDICE

1. Introducción

La salud así como la enfermedad forma un continuo, es por ello que mantenemos un grado óptimo de salud, encontrándonos un periodo intermedio que se conoce como zona neutra o de paso. Entre los diferentes estados que podemos encontrar entre la zona neutra y la muerte, se pueden identificar varios grados de salud o enfermedad, estos grados quedan diferenciados por los estilos de vida.

2. Salud y enfermedad

La Organización Mundial de la Salud (OMS) en su Constitución de 1948, define salud como el estado de completo bienestar físico, mental, espiritual, emocional y social, y no solamente la ausencia de afecciones o enfermedades. La salud implica que todas las necesidades fundamentales de las personas estén cubiertas: afectivas, sanitarias, nutricionales, sociales y culturales.

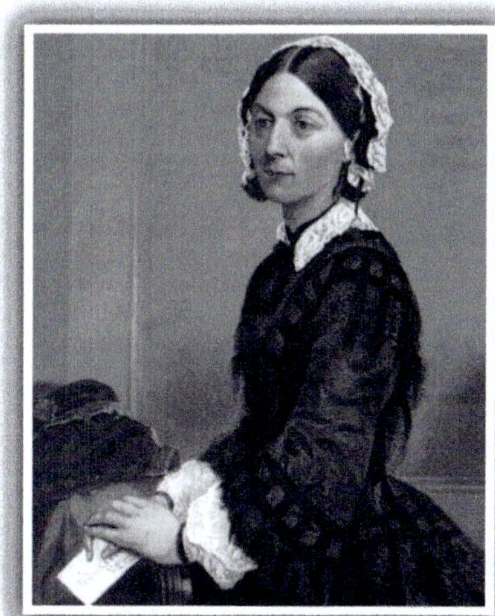

Florence Nightingale

2.1. Concepto de salud

- Hasta el siglo XX, el concepto que se tenía de la salud era negativo, se decía que se poseía salud cuando no se estaba enfermo.
- Hipócrates es conocido como el padre de la medicina, afirmaba que la salud está relacionada con la vida de sus habitantes (bebedores, glotones, sedentarios, etc.) dejando entre ver lo que posteriormente se conocería como los *factores determinantes de la salud.*

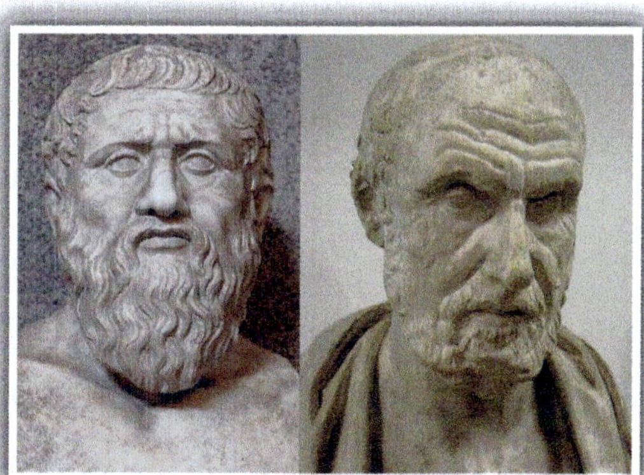

Hipócrates y Aristóteles

- Dubos, ecologista francés, define la salud como el estado de adaptación al medio y la capacidad de funcionar en las mejores condiciones dentro de este medio.

2.2. Concepto de enfermedad

- A lo largo de la historia, al igual que el concepto de salud, el concepto de enfermedad ha sufrido cambios importantes.
- En la era primitiva se veía en la enfermedad un concepto demoniaco, mágico, castigo divino, por lo tanto la solución pasaba por el tratamiento del hechicero.
- En la época medieval la enfermedad estaba influenciada por la religión, manteniendo en muchos casos la idea del castigo divino, brujería, etc.

Desde ese mismo momento se plantean nuevos conocimientos y conceptos más avanzados como biologista – unicasual (la enfermedad tenía una única causa específica) o biologista – multicasual (en la enfermedad contribuyen factores endógenos y ambientales).

2.3. Determinantes de salud

- En 1974 en Canadá, se analizaron los llamados *condicionantes o determinantes de la salud*, constituyendo un modelo que hoy en día se considera como un clásico en salud pública.
- Determina que el nivel de salud de una comunidad viene dado por:
    - La biología humana (genética y envejecimiento).
    - Medio ambiente (contaminación, factores biológicos, factores físicos, factores químicos, factores psicosociales y socioculturales). Para adaptarse al ser humano y a la naturaleza, se ponen en marcha unos mecanismos de adaptación que van cambiando y modificándose. Por ejemplo: el efecto invernadero.

- El estilo de vida, las denominadas conductas insanas (drogas, alcohol).
- El sistema de asistencia sanitaria (cobertura, acceso, gratuidad).

3. Fases y evolución de la enfermedad

La evolución de las diferentes enfermedades viene representada por unos periodos más o menos bien definidos, que se conocen como *historia natural de la enfermedad o curso* que sigue la enfermedad a lo largo del tiempo en ausencia de tratamiento.

- *Periodo prepatogénico*: Puede decir que abarcar desde el nacimiento hasta el comienzo de la enfermedad.
- *Periodo patogénico*: Comienza al mismo tiempo que lo hace la enfermedad y se mantiene hasta la resolución de esta, comprende dos estados: Presintomático y enfermedad clínica establecida.
- *Periodo de resultado*: El proceso termina bien por la neutralización de la enfermedad y recuperación del enfermo, bien con la presencia de secuelas e invalideces o con la muerte.

3.1. Enfermedad

Es la consecución y evolución de acontecimientos que ocurren en un organismo, desde que se origina la acción secuencial de las *causas* componentes, hasta que se desarrolla la enfermedad y ocurre el desenlace, se divide en:

- *Periodo de inducción*: Donde actúan las causas componentes y donde se puede aplicar una prevención primaria.
- *Periodo latente*: Desde que empieza la enfermedad hasta que aparecen los signos y síntomas. Prevención secundaria.
- *Periodo de expresión*: Comienza con el inicio de los síntomas hasta el desenlace final.

3.2. Prevención

Cualquier acción destinada bien a reducir la aparición de una afección o enfermedad, o bien a interrumpir su progresión. Se puede distinguir tres diferentes *niveles* en función de las necesidades:

- Prevención primaria
- Prevención secundaria
- Prevención terciaria

3.2.1 Prevención primaria

Son un conjunto de actividades sanitarias que se realizan tanto por el conjunto de la comunidad o los gobiernos como por el personal sanitario para prevenir que aparezca una determinada enfermedad. *Comprende:*

- La *promoción de la salud*, que es el proceso de fomentar y defender la salud de cara a la población mediante acciones que conciencien a los individuos de una comunidad, como por ejemplo las campañas antitabaco para prevenir el cáncer de pulmón y otras enfermedades asociadas al tabaco.
- La *protección* específica de la salud está más centrada en acciones concretas como por ejemplo la sanidad ambiental y la higiene alimentaria. Las actividades de promoción y protección de la salud que inciden sobre el medio ambiente no las ejecuta el personal médico ni de enfermería, sino que las realizan otros profesionales de la salud pública, mientras que la vacunación sí son llevadas a cabo por personal médico y de enfermería.
- La *quimioprofilaxis*, que es la acción que consiste consiste en la administración de fármacos para prevenir enfermedades como por ejemplo la administración de estrógenos en mujeres menopáusicas para prevenir la osteoporosis.

Según la OMS, uno de los instrumentos de la promoción de la salud y de la acción preventiva es la *educación para la salud*, que aborda además de la transmisión de la información, el fomento de la motivación, las habilidades personales y la autoestima, que son necesarias para adoptar medidas destinadas a mejorar la salud. La educación para la salud incluye no solo la información relativa a las condiciones sociales, económicas y ambientales subyacentes que influyen en la salud, sino también las que se refieren a los factores, estilos de vida y comportamientos de riesgo, además del uso del sistema de asistencia sanitario.

3.2.2 Prevención secundaria

Consiste en realizar un diagnóstico precoz, cribado o *screening*. Es un programa de detección precoz de un estudio epidemiológico de aplicación sistemática o universal, para detectar de forma precoz en una población determinada y asintomática, una enfermedad grave en fase inicial, con el objetivo de disminuir la tasa de mortalidad y puede estar asociada a un tratamiento eficaz o curativo.

La prevención secundaria se basa reducir mediante cribados poblacionales y de esa manera para poder aplicar estos han de darse unas condiciones predeterminadas definidas. En 1975 por Frame y Carslon para justificar el *screening de una patología* determinaron:

- Que la enfermedad represente un problema de salud importante con un marcado efecto en la calidad y duración del tiempo de vida.
- Que la enfermedad tenga una etapa inicial asintomática prolongada y se conozca su historia natural.
- Que se disponga de un tratamiento eficaz y aceptado por la población en caso de encontrar la enfermedad en estado inicial.
- Que se disponga de una prueba de cribado rápida, segura, fácil de realizar, con alta sensibilidad, especificidad, alto valor predictivo positivo, y bien aceptada por médicos y pacientes.
- Que la prueba de cribado tenga una buena relación coste-efectividad.
- Que la detección precoz de la enfermedad y su tratamiento en el periodo asintomático, disminuya la morbilidad y mortalidad global o cada una de ellas, por separado.

3.2.3 Prevención terciaria

Es el restablecimiento de la salud una vez que ha aparecido la enfermedad. El concepto es aplicar un tratamiento para intentar curar o paliar una enfermedad o unos síntomas determinados. El restablecimiento de la salud se realiza tanto en atención primaria como en atención hospitalaria.

También se encuentra dentro de *prevención terciaria* cuando una persona o individuo, con la experiencias, por haber sufrido anteriormente una enfermedad o contagio, evita de forma premeditada las causas iniciales de aquella enfermedad, por lo que lograría evitar un nuevo contagio basándose en las experiencias previamente adquiridas.

4. Factores que influyen en la salud según las etapas de la vida

La edad es una de las características principales que regulan su influencia sobre su estado de salud. Teniendo en cuenta las diferentes etapas de la vida en el ser humano destacamos los siguientes *datos*:

- Tras la primera semana de vida las principales causas de muerte son las anomalías congénitas.
- Durante el primer año de vida y durante toda la infancia las enfermedades más frecuentes son las propias de la infancia, infecciones respiratorias, digestivas, caídas.
- Adulto joven: están muy presentes las enfermedades mentales, venéreas, cardiopatías, obesidad, cáncer, etc.
- Edad madura: las enfermedades crónicas son las principales causas de muerte e incapacidad (diabetes, HTA, coronarias).
- Ancianidad: cáncer, demencia, están muy presentes, precisan de cuidados sociosanitarios.

4.1. Principales problemas de salud en España

La población española no difiere mucho del resto poblacional por lo que presentan los mismos problemas que los países de su entorno tanto los relacionados con la edad, el sexo, etc. Las principales *causas de muerte* son:

- Enfermedades cardiovasculares.
- Enfermedades cancerígenas.
- Enfermedades respiratorias.

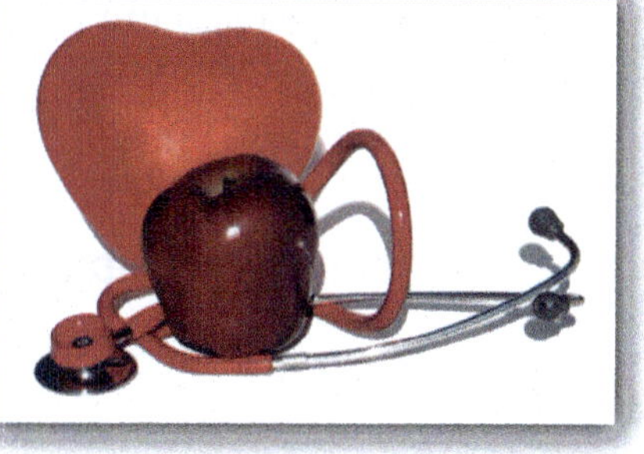

Las enfermedades cardiovasculares se deben a trastornos del corazón y de los vasos sanguíneos

4.2 Niveles de atención sanitaria

Se puede definir como la ciencia que se emplea para evitar enfermedades y prolongar la vida mediante el esfuerzo de la comunidad, así fomentar y promocionar el bienestar de la población sana y restaurando el bienestar cuando este se haya perdido, así como rehabilitar al enfermo y la reinserción social.

- Primaria: Prevención y educación sanitaria.
- Secundaria: Diagnóstico y tratamiento de las patologías dentro de la atención primaria.
- Terciaria: Diagnóstico y tratamiento así como la rehabilitación del enfermo.
- Cuaternaria: Técnicas avanzadas y modernas así como personal especializado.

4.3. El sistema de salud

Un sistema de salud engloba todos los modelos de organizaciones, instituciones y recursos cuyo principal objetivo es llevar a cabo actividades que estén encaminadas a mejorar la salud. Existen varios *modelos*:

- Modelo liberal
- Modelo de los servicios nacionales de salud
- Modelo mixto

4.3.1 Modelo liberal

En el marco del *ámbito privado*, comprende:

- Libre elección de médico por parte del paciente
- Libre prescripción por parte del médico
- Acuerdo entre paciente y médico de honor
- Pago directo del paciente al médico.

4.3.2 Modelo del Servicio Nacional de Salud

- Modelo público que optimiza el empleo de los recursos para reducir gastos. La evaluación del sistema la realiza en base a los estudios sobre los problemas de la población.

Se *caracteriza* por:

- *Universalidad*: Da cobertura a toda la población. Su acción no es exclusiva, se dirige a la curación, rehabilitación, reinserción social, etc.
- *Solidaridad*: La financiación es pública por la que no se realiza otro tipo de paga por el usuario.

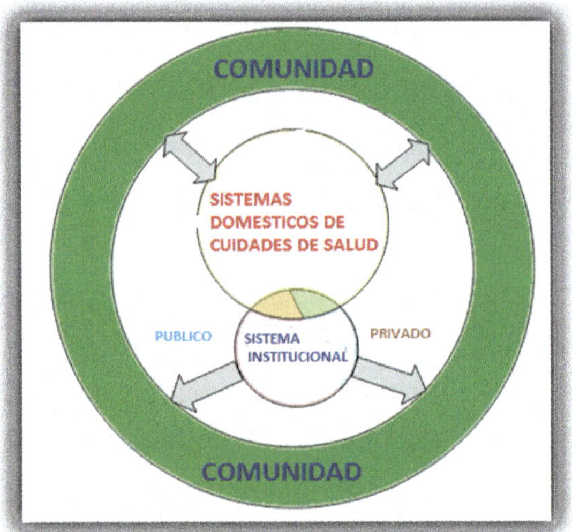

Modelo mixto

4.3.3 Modelo mixto

Es un compendio de los otros dos, *caracterizado por*:

- Variedad de financiación: pública y privada.
- Dificultad para la normalización central.
- Irracionalidad en la distribución de los recursos.
- Mayor coste global para la sociedad.

BIBLIOGRAFÍA RECOMENDADA

1) Diccionario Mosby de medicina y ciencias de la salud. 5ª Edic. Harcourt; 2000.
2) Kozier B. Enfermería fundamental. Madrid: Editorial McGraw-Hill Interamericana; 1990.
3) Marín V, García M. Salud pública y educación para la salud. En: Educación para la salud. Barcelona: Ediciones Javaloyes, SEMFYC y SEMERGEN; 2000: 79-120.
4) Martín Zurro A. Atención primaria. Conceptos, organización y prácticas clínicas. Madrid: Editorial Mosby/Doyma libros; 2014.
5) Piédrola Gil G. Medicina preventiva y salud pública. Duodécima edición (1 tomo) ; Editorial Elsevier Masson; 2015.
6) Vaquero JL. Manual de medicina preventiva y salud pública. Madrid: Editorial pirámide; 2013.
7) Carol Mattson Port. Fisiopatología, salud enfermedad un enfoque conceptual. 7ª Edición, Editorial Médica Panamericana; 2007: P3-47.

4.

RECONOCIMIENTO DE LA ESTRUCTURA, FUNCIONAMIENTO Y ENFERMEDADES DEL APARATO LOCOMOTOR

ÍNDICE

1. Introducción

El aparato locomotor está formado por el llamado sistema osteoarticular y el sistema muscular. Sirve de sostén y protección al resto de las diferentes órganos, gracias a él producimos el movimiento de forma voluntaria mediante una serie de órdenes y respuesta que se genera a través del sistema nervioso. El sistema esquelético es el medio que nos sirve como sostén siendo este el denominado sistema pasivo, y los músculos los que nos sirven para realizar el movimiento y conocido como sistema activo.

2. Reconocimiento de estructuras y funciones del aparato locomotor

Los huesos que forman el esqueleto son tejidos que están vivos, crecen y cambian con el tiempo, como otras partes del cuerpo. Los huesos están *constituidos por*:

- Tejido óseo.
- Medula ósea.
- Periostio.

1. **Tejido óseo:** Está formado por células y componentes extracelular calcificado que forman la matriz ósea. Se caracteriza por su rigidez y su gran resistencia tanto a la tracción como a la compresión. Macroscópicamente se pueden distinguir dos zonas óseas con características diferentes, estas representan dos *formas* diferentes de estructuración del tejido óseo:

➢ **Tejido esponjoso:** Está constituido por una serie de láminas entre cruzadas, tiene forma de red y entre las cavidades se encuentra la médula ósea. Está recubierta por el tejido compacto.

➢ **Tejido compacto:** Sus componentes se encuentran muy fusionados y es lo que le da el aspecto duro y uniforme al hueso. Son abundantes en huesos largos como el fémur y el húmero. Consta de una membrana que lo recubre (periostio), una cavidad medular y de endostio (membrana que recubre la cavidad medular).

- **Tejido areolar:** Se encuentra en la cavidad de la médula ósea de los huesos largos, en forma de delgadas láminas, y se encuentra desde una pared a la otra entrecruzándose.

2. **Médula ósea:** Es un tipo de tejido que se encuentra en el interior de los huesos largos, vértebras, costillas, esternón, huesos del cráneo, cintura escapular y pelvis. Todas las células sanguíneas derivan de una sola célula madre hematopoyética pluripotencial ubicada en la médula ósea.

Hay 2 *tipos de médula ósea*:

- **Médula ósea roja**, que ocupa el tejido esponjoso de los huesos planos, como el esternón, las vértebras, la pelvis y las costillas; es la que tiene las funciones hematopoyéticas. La médula ósea roja, es el lugar donde se produce la sangre (hematopoyesis), porque es el lugar donde están contenidas las células madre que originan los tres tipos de células sanguíneas que son los leucocitos, hematíes y plaquetas.
- **Médula ósea amarilla**, que es lo que conocemos como tejido adiposo y se localiza en los canales medulares de los huesos largos.

3. **Periostio:** Es la membrana fibrosa que cubre los huesos, la cual está irrigada por los vasos sanguíneos y nervios que nutren y le dan sensibilidad al hueso. El periostio posee terminaciones nerviosas nociceptivas, haciéndolo muy sensible a la manipulación. Además mediante la irrigación sanguínea provee nutrición al hueso. Se encuentra unido al hueso por fuertes fibras de colágeno llamadas *fibras de Sharpey.*

2.1 Sistema osteoarticular

2.1.1 Esqueleto

Es el conjunto de la totalidad de las piezas óseas que proporciona al cuerpo humano una firme estructura multifuncional (locomoción, protección, contención, sustento, etc.). A excepción del hueso hioides, el cual se halla separado del esqueleto, todos los huesos están articulados entre sí formando un *continuum*, soportados por estructuras conectivas complementarias que los unen como ligamentos, tendones, músculos y cartílagos. El esqueleto de un ser humano adulto tiene, aproximadamente, 206 huesos, sin contar las piezas dentarias, los huesos suturales o wormianos (supernumerarios del cráneo) y los huesos sesamoideos. Los huesos, según la zona en la que encuentren o la misión que tengan que desempeñar *pueden ser*:

- Largos
- Cortos
- Planos

2.1.1.1 Huesos largos

Presentan una forma cilíndrica, predomina la longitud sobre el ancho y grosor, se pueden distinguir tres porciones, un cuerpo (diáfisis) y dos extremos o epífisis (proximal y distal) y la metáfisis (unión de epífisis y diáfisis), generalmente se encuentran en los miembros locomotores. Ejemplo: húmero, fémur, metacarpos, etc.

2.1.1.2 Huesos cortos y planos

Huesos cortos. Presentan una forma cuboide, donde ninguna de sus dimensiones predomina, su función es de amortiguamiento. Ejemplos: Huesos del carpo y tarso.

Huesos planos. Su principal característica es que son más anchos y largos que gruesos, su función es la de proteger tejidos blandos e inserción de grandes masas musculares. Ejemplos: Escápula u omóplato, huesos del cráneo y coxal.

2.1.2 Cabeza

En la región ántero-inferior de la cabeza, es donde se encuentran los ojos, nariz y boca, la región superior a esta la frente, y el mentón en el extremo inferior. Una vez quitada la cabeza de las partes blandas, queda su esqueleto, la cabeza ósea, la cual forma la articulación con la conjunción de la primera y segunda vértebra del raquis (atlas y axis), mediante el occipital. Los huesos de la cabeza se organizan en dos grupos claramente diferenciados: Cráneo y cara.

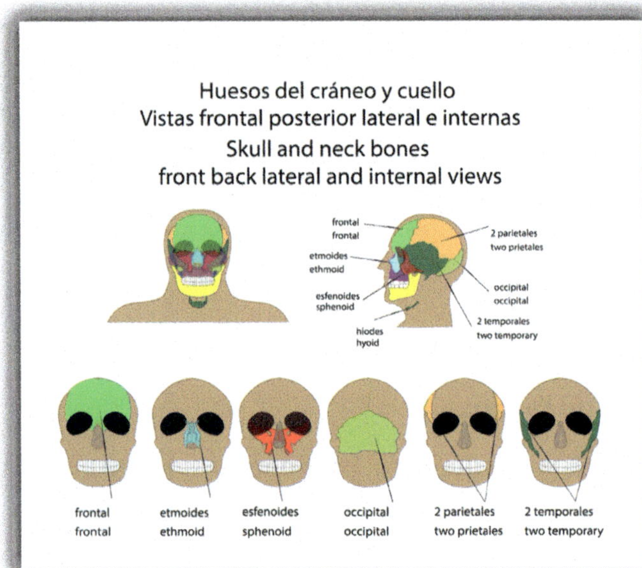

Huesos de la cara y cuello.

Cráneo: Su función es la de protección del encéfalo, y aloja el oído.

Cara: En ella se localiza el aparato de la masticación, mandíbulas, dientes, músculos masticadores. Además, en ella se fijan los músculos de la mímica, y se alojan órganos de los sentidos o sus anexos: ojos, fosas nasales, lengua.

Los huesos que conforman el cráneo son ocho, cuatro son impares y de situación media, y los otros cuatro son dos pares y de situación lateral simétrica. Frontal, parietal, temporal, occipital, esfenoides, etmoides, huesos suturales.

Los huesos que forman la cara, junto con los de la base del cráneo, forman las diferentes cavidades como: las cavidades orbitarias, las nasales y la bucal, donde se alojan, respectivamente, el globo ocular, la mucosa pituitaria y la lengua con las terminaciones gustativas.

Huesos de la cara: Palatinos, vómer, lagrimal, cornetes inferiores, hueso cigomático, maxilar superior e inferior, huesos propios de la nariz.

2.1.3 Columna vertebral

Las funciones que desempeña la columna vertebral son varias, principalmente interviene como elemento de sostén estático y dinámico, proporciona protección a la médula espinal envolviéndola, y es uno de los factores que en conjunto con el oído, etc. participan en mantener el centro de gravedad de los vertebrados.

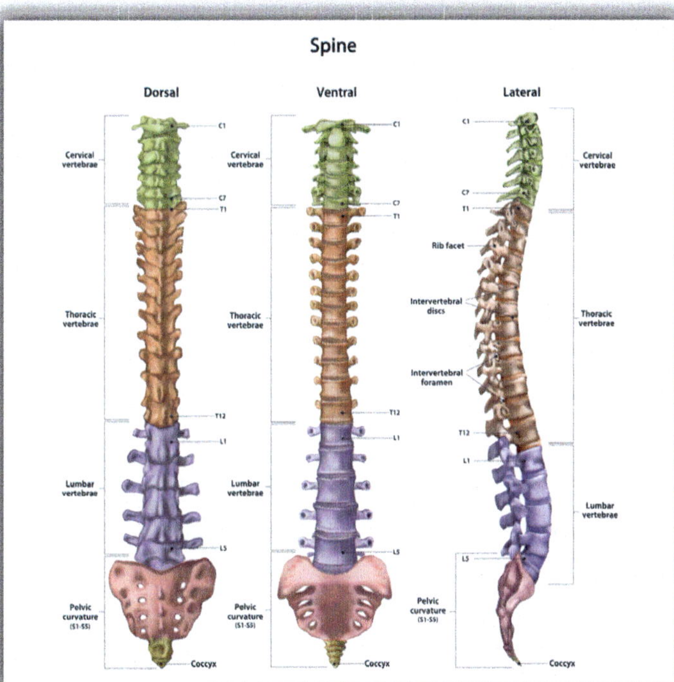

Vista dorsal, lateral y ventral de la columna vertebral

La columna vertebral es la estructura principal del esqueleto que protege la médula espinal y permite al ser humano realizar los desplazamientos en posición *de bipedestación*, sin llegar a perder el equilibrio. La columna vertebral está constituida por siete vértebras cervicales, doce torácicas o dorsales, cinco lumbares inferiores soldadas al sacro, y tres a cinco vértebras soldadas a la *cola* o cóccix. Entre las vértebras también podemos encontrar unos tejidos llamados *discos intervertebrales* que dan mayor flexibilidad.

La columna vertebral está dividida por piezas óseas superpuestas y articuladas entre sí, llamadas *vértebras*, cuyo número es de 33 piezas aproximadamente. Las vértebras están conformadas de tal manera que la columna puede mantener una flexibilidad, estabilidad y amortiguación de los impactos durante la locomoción normal del organismo. La columna vertebral de un humano adulto mide entorno a los 75 cm.

2.1.3.1 Curvaturas de la columna vertebral

Las curvaturas fisiológicas que presenta la columna vertebral, no son solo debido a la forma de las vértebras, sino también, a la forma de los discos intervertebrales. En la columna podemos distinguir dos *tipos de curvaturas*: anteroposteriores (ventro-dorsales) y látero-laterales:

Curvaturas antero-posteriores

Se describen dos tipos de curvaturas: cifosis y lordosis. La *cifosis* es la curvatura que dispone al segmento vertebral con una concavidad anterior o ventral y una convexidad posterior o dorsal. La *lordosis*, al contrario, dispone al segmento vertebral con una convexidad anterior o ventral y una concavidad posterior o dorsal. La columna vertebral humana se divide en cuatro *regiones*, cada una con un tipo de curvatura característica:

- Cervical: Lordosis.
- Torácica: Cifosis.
- Lumbar: Lordosis.
- Sacro-coccígea: Cifosis.

Cuando nos referimos al recién nacido humano, podemos observar que la columna cervical solo cuenta con una gran cifosis. La lordosis lumbar y cervical, aparecen luego.

Curvaturas látero-laterales

La columna vertebral presenta una curvatura torácica fundamental, de convexidad contra-lateral al lado funcional del cuerpo. Debido al predominio de la condición fundamentalmente diestra en la población, la mayoría presenta una curvatura lateral torácica de convexidad izquierda.

2.1.4 Caja torácica

Su forma es la de un cono truncado o pirámide cuadrangular y su pared está formada por las costillas en conjunto con los músculos intercostales por los lados, que se unen por delante al hueso del esternón por medio de los cartílagos costales, y por detrás a la columna vertebral dorsal. Su principal función es la de proteger los órganos que alberga de poder sufrir traumatismos mecánicos que de no ser de esta manera podrían ser lesionados.

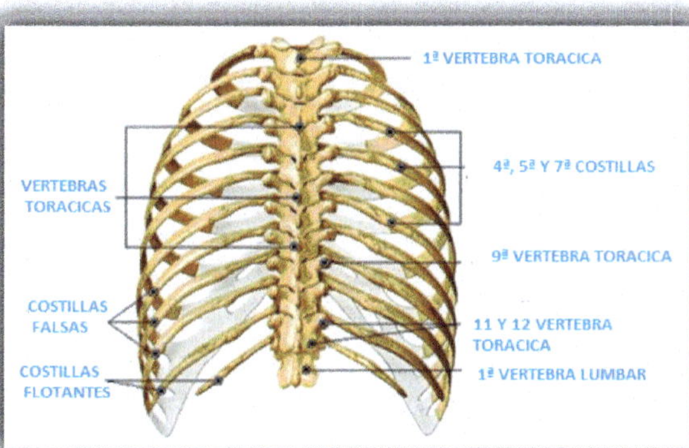

Huesos torácicos

La caja torácica tiene la particularidad de ensancharse para permitir la inspiración gracias a sus articulaciones esterno costal y vértebro costal. También podemos distinguir que las últimas costillas que reciben el nombre de flotantes, ya que solo está unido a las vértebras en la parte posterior, lo que permite su ensanchamiento en el embarazo.

2.1.5 Extremidades superiores

Son cada una de las extremidades que se fijan a la parte superior del tronco. Se distinguen cuatro *segmentos*: Cintura escapular, brazo, antebrazo y mano. Su principal característica es la movilidad y capacidad para manipular y sujetar. Tiene un total 32 huesos y 42 músculos; su vascularización está regida principalmente por las ramas de la arteria axial, sus principales venas son las cefálicas, basílica y axilar; la mayor parte de su inervación provienen del plexo braquial.

La cintura escapular está constituida por los huesos de la clavícula y escápula, dos a cada lado, que fijan los miembros superiores a la parte superior del tronco tórax a nivel de los hombros.

Escápula: Presenta tres fosas: Subescapular, supraespinosa e infraespinosa.

Clavícula: Se trata de un hueso largo con forma de "S" que se localiza en la parte anterosuperior de la caja torácica. Tiene dos caras: Superior e inferior, dos bordes: Anterior y posterior, y dos extremos: Medial o esternal y el borde lateral o acromial es donde se articula con el acromion de la escápula.

Brazo: Su esqueleto está formado por un solo hueso: El húmero.

Antebrazo: Está formado por el cúbito y radio.

Mano: Tiene un esqueleto complejo, formado por: Carpo, metacarpo, falanges. Entre el antebrazo y la mano podemos distinguir 8 huesecitos (trapecio, trapezoide, escafoides, semilunar, grande, piramidal, pisiforme y ganchoso).

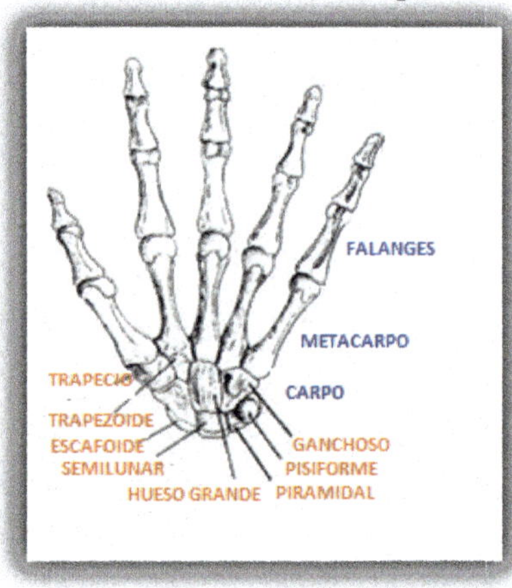

Huesos de la mano

2.1.6 Extremidades inferiores

En la anatomía humana el miembro inferior o *pelviano* es cada una de las 2 extremidades que se encuentran unidas al tronco a través de la pelvis mediante la articulación de la cadera. Tienen la función de sustentar el peso del cuerpo en la posición bípeda y hacer posible la deambulación mediante la contracción de su musculatura. Cada miembro inferior se compone de varios segmentos principales:

La **cintura pelviana o pelvis** es un anillo óseo que está constituido por el hueso sacro en la región posterior y los huesos coxales derecho e izquierdo, ambos se unen por delante formando la sínfisis del pubis donde se cierra el anillo.

- Muslo: Su esqueleto es un solo huso, el fémur.
- Rodilla: Es la zona de unión entre el muslo y la pierna.
- Pierna: Formada por la tibia y el peroné o fíbula.
- Tobillo: Región en la que se une la pierna con el pie.
- Pie: A su vez formado por tres segmentos: tarso, metatarso y falanges y que constituyen la articulación con la conjunción del maléolo tibial, maléolo peroneal y el hueso astrágalo.

Los **huesos que componen el miembro inferior** son los siguientes:

- Muslo: Coxal, fémur, rótula.
- Pierna: Tibia, peroné.

- Pie: Astrágalo, calcáneo, escafoides (tarso), cuboides, primer cuneiforme, segundo cuneiforme, tercer cuneiforme, falanges.

2.1.7 Cartílagos

El tejido cartilaginoso o simplemente cartílago, es un tipo de tejido conectivo altamente especializado, formados por células condrógenas (condrocitos y condroblastos), fibras colágenas, elásticas y matriz extracelular. Se define como *cartílago* a las piezas formadas por tejido cartilaginoso. Es un tejido que no está compuesto por vasos sanguíneos, nervios ni vasos linfáticos.

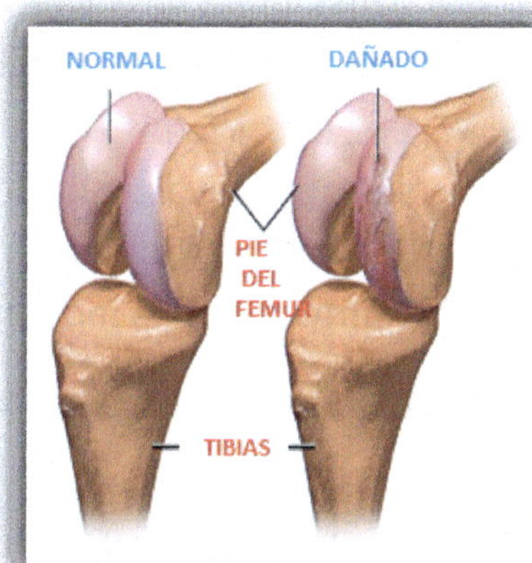

Cóndilos normales dañado

Los cartílagos conforman las superficies de los cóndilos femorales a las cavidades glenoideas de la tibia, para de esta manera amortiguar los golpes al caminar y los saltos, para prevenir el desgaste que pudieran sufrir por rozamiento y, por lo tanto, para permitir los movimientos de la articulación. Es una estructura de soporte y da cierta movilidad a las articulaciones. El cartílago también cubre las terminaciones óseas de las articulaciones.

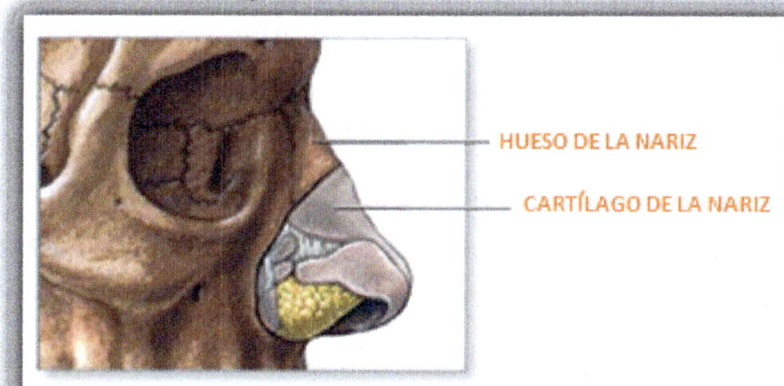

Hueso y cartílago nasal

2.2 Articulaciones

Una articulación está formada por la unión entre dos o más huesos, un hueso y cartílago o un hueso y los dientes. Las funciones que desempeñan las articulaciones son las de formar puntos de unión entre los componentes del esqueleto (huesos, cartílagos y dientes) y de esa manera facilitar movimientos mecánicos (en el caso de las articulaciones móviles). Las articulaciones pueden clasificarse en dos enormes *clases*:

- **Por su estructura (morfológicamente):** Los diferentes tipos de articulaciones se clasifican según el tejido que las une en varias categorías: Fibrosas, cartilaginosas, sinoviales o diartrodias.
- **Por su función (fisiológicamente):** El cuerpo humano tiene diversos tipos de articulaciones, como la sinartrosis (no móvil), anfiartrosis (con movimiento muy limitado) y diartrosis (mayor amplitud o complejidad de movimiento).

2.2.1 Articulaciones sinoviales

Permiten realizar una amplia gama de movimientos. Las sinoviales a su vez se dividen en *subarticulaciones*:

Articulaciones uniaxiales permiten movimiento en un solo eje:

- *Articulaciones en bisagra, gínglimo o troclear*: Las articulaciones en bisagra son también articulaciones sinoviales en las que las superficies articulares están adaptadas de manera que solo permiten los movimientos en el eje lateral (plano mediano o sagital) y solo son capaces de realizar dos tipos de movimientos flexión y extensión. Por ejemplo, el codo, articulación húmero-cubital (húmero-ulnar), la rodilla, fémur, tibial y en los dedos, en la articulación entre las falanges proximales y medias y las falanges medias y distales.
- *Articulaciones en pivote o trocoides o trochus*: Son articulaciones sinoviales donde las superficies articulares tienen forma parecida a un pivote y solo permiten movimientos en el eje longitudinal y los únicos movimientos permitidos son los movimientos de rotación lateral y rotación medial. Por ejemplo la del cuello, atlantoaxial o también llamada atlantoaxil (atlas-axis), del codo (radio-cubital o radio-ulnar proximal). La pivotante del cuello permite voltear la cabeza y la del codo permite torcer el antebrazo.

Articulaciones biaxiales permiten movimiento alrededor de 2 ejes:

- *Articulaciones planas, deslizantes o artrodias*: Son articulaciones sinoviales que se caracterizan porque sus superficies articulares son planas y solo permiten movimientos de deslizamiento. Ej: articulación acromioclavicular, articulaciones intercarpianas.

- *Articulaciones en silla de montar selar o de encaje recíproco*: Reciben su nombre porque su forma es similar a la de una silla de montar. Por ejemplo, la que está entre el primer metacarpiano y el hueso del carpo (articulación carpometacarpiana del pulgar).
- *Articulaciones condiloideas o elipsoidales*: Se forma por la conjunción de dos huesos que se encuentran unidos de forma irregular y un hueso es cóncavo y otro convexo. Ejemplos son la articulación temporomaxilar y la occipitoatloidea.

Articulaciones multiaxiales permiten los movimientos en 3 o más ejes o planos:

- *Articulaciones esféricas o enartrosis*: Tienen forma de bola y receptáculo y se caracterizan por el libre movimiento en cualquier dirección, como por ejemplo, la coxofemoral y el hombro-humeroescapular.

2.2.2. Articulaciones fibrosas

Estas articulaciones son uniones de huesos en las que contribuye un tejido fibroso, uniéndolos. La movilidad de estas articulaciones queda reducida por la longitud de las fibras del tejido. A modo de ejemplo cabe citar las articulaciones de la espalda, las del sacro, las del cráneo las partes de la unión entre el parietal, occipital, frontal y temporal, algunas del tobillo y las de la pelvis. Pero las articulaciones de la columna no son del todo inmóviles, ya que son lo suficientemente flexibles como para permitir algún movimiento y mantener su papel de soporte de la columna vertebral. Hay 3 *tipos* de articulaciones fibrosas:

- ➢ **Sindesmosis:** Articulación fibrosa que une huesos con una amplia distancia de separación mediante una lámina de tejido fibroso, ya sea un ligamento o una membrana fibrosa.
- ➢ **Suturas:** Pueden ser planas, dentadas o escamosas (se encuentran principalmente en el cráneo).

- **Gónfosis:** Articulaciones de las raíces de los dientes con el alveolo (cavidad receptora) del maxilar y la mandíbula.

2.2.3 Articulaciones cartilaginosas

Este tipo de articulaciones están compuestas por cartílago y hueso, no permiten tanto movimiento como las móviles. Pueden ser *sincondrosis* cuando están hechas de cartílago hialino o *sínfisis* cuando son de fibrocartílago; son de dos *tipos*:

- **Articulaciones cartilaginosas primarias o sincondrosis**, son uniones pasajeras entre huesos por medio de cartílagos como las uniones entre partes de un mismo hueso en crecimiento.
- **Articulaciones cartilaginosas secundarias o sínfisis**, que son uniones cartilaginosas entre dos huesos por un cartílago muy robusto muy poco movibles y definitivas. Ejemplo: sínfisis púbica.

2.3 Sistema muscular

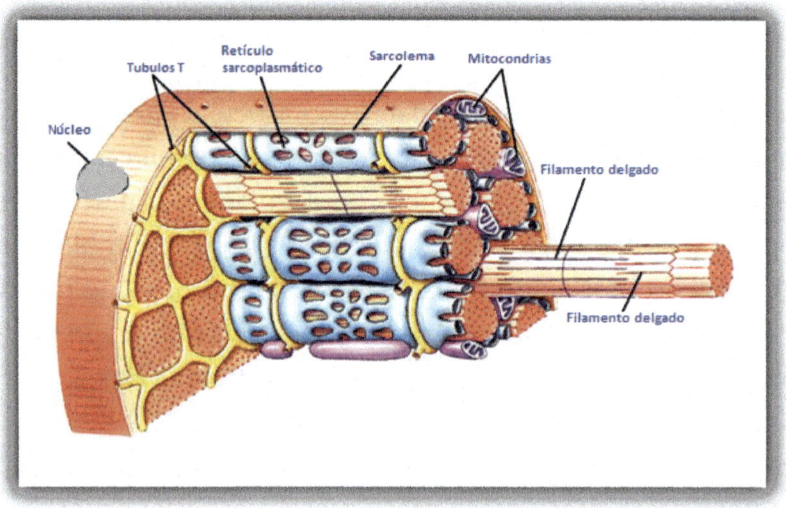

Organización de la fibra muscular

Son órganos que se encuentran formados por tejido muscular y que son capaces de contraerse y relajarse. Esta función permite que los músculos tengan una rica irrigación sanguínea y una importante inervación. Los músculos esqueléticos o estriados se insertan a los huesos por medio de tendones o aponeurosis. La gran mayoría de estas estructuras tienen un punto de origen y otro de inserción. No obstante hay músculos que están formados por dos, tres o cuatro orígenes o cabezas, y se denominan *bíceps, tríceps y cuádriceps*, respectivamente. Normalmente, los puntos de origen y el punto de inserción se unen a huesos diferentes, incluyendo en este grupo a las articulaciones que ayudan al movimiento. Los músculos se clasifican de acuerdo a su ubicación, a la forma que presentan, al tipo de fibra muscular y a la función que desempeñan.

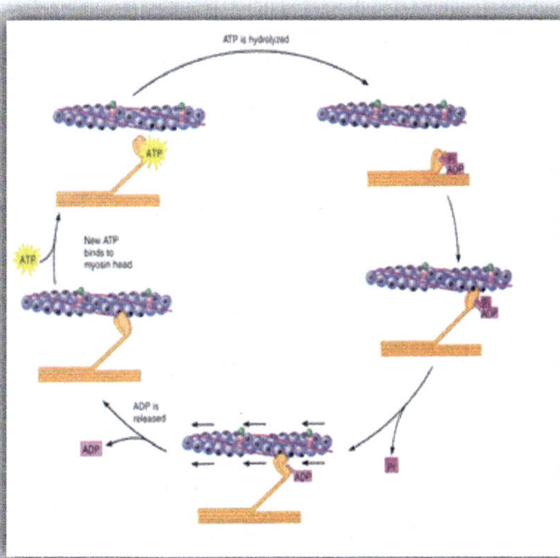

Contracción muscular

2.3.1 Gestación del movimiento

Las fibras musculares de los músculos estriados esqueléticos se contraen y relajan en forma rápida bajo control del sistema nervioso central. Las fibras del músculo liso lo hacen más lentamente y son gobernadas por el sistema nervioso autónomo. La contracción muscular es un proceso que se lleva a cabo ante un estímulo nervioso, que produce el acorta-

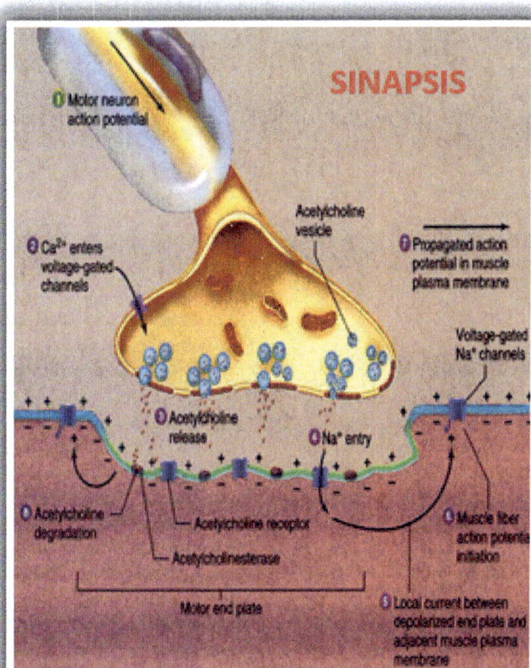

Unión neuromuscular

miento de las fibras musculares. El impulso se desplaza por neuronas motoras con destino al músculo. El axón de cada neurona se acerca a cada una de las fibras musculares, dando origen a la unidad motora. Como entre la fibra y la neurona no hay contacto directo ya que existe una pequeña separación, el extremo del axón neuronal libera un neurotransmisor llamado *acetilcolina* que viaja hasta la membrana plasmática de la fibra muscular (sarcolema) donde están los receptores de la placa motora. La unión de la acetilcolina con los receptores de membrana transforma el impulso químico en eléctrico. Aumentan los niveles de calcio, cuyos iones se dirigen a los miofilamentos de actina y miosina. Ambas proteínas se unen y acortan el sarcómero con la consecuente contracción muscular. Todo este proceso se realiza con demanda de ATP como fuente de energía y producción de calor.

3. ENFERMEDADES DEL APARATO LOCOMOTOR

3.1 Enfermedades de los huesos

3.1.1 Evolutivas

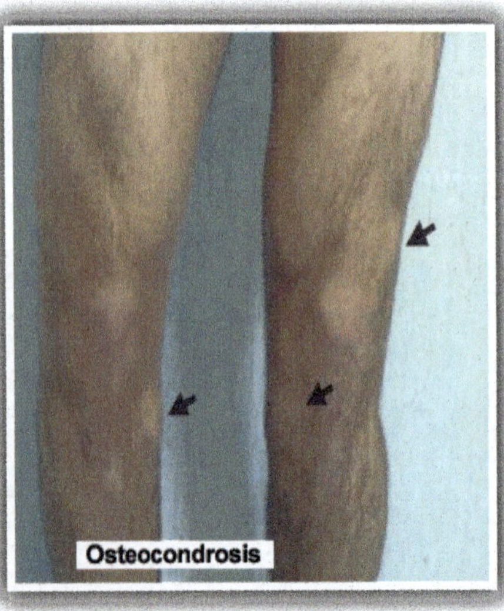

La osteocondrosis se suele producir en niños que crecen con rapidez

Osteocondrosis: Se encuentra recogida entre la familia de enfermedades ortopédicas que se producen en edades tempranas que crecen con rapidez. Se caracterizan por la interrupción del aporte sanguíneo al hueso, o bien una deficiencia en este aporte con respecto a las exigencias del hueso en rápido crecimiento. Esto se produce de forma concreta en algunas epífisis óseas, lo que viene continuado por necrosis ósea y posteriormente por una curación por medio de un nuevo crecimiento óseo, pero que debido a la forma anómala en la que se ha producido da origen a deformidades, secuelas y otros problemas.

Las consecuencias no son excesivamente graves si el trastorno se produce en apófisis extraarticulares, pero cuando afecta al interior del hueso de una articulación la deformidad que quede la convierte en una articulación incongruente, y esto puede provocar una incapacidad grave, además de una muy posible aparición temprana de artrosis.

Osteocondritis deformante de la cadera juvenil: Se presenta cuando la cabeza femoral en la cadera no recibe suficiente sangre, la cabeza del fémur colapsa volviéndose plana conocida como la *enfermedad de Legg-Calve-Perthes* generalmente ocurre en varones de 4 a 10 años de edad. Hay muchas teorías con relación a la causa de esta enfermedad, pero realmente no se sabe por qué ocurre. Sin suficiente suministro de sangre al área, el hueso muere. La cabeza femoral colapsa y se vuelve plana. Generalmente, solo una de las caderas está afectada, aunque puede ocurrir en ambos lados. El suministro de sangre se restablece en varios meses, produciendo osteocitos nuevos, los cuales gradualmente reemplazan el hueso muerto en un período de 2 a 3 años. El primer síntoma es a menudo la cojera, normalmente indolora. Algunas veces, puede haber dolor leve que aparece y desaparece.

Otros síntomas pueden abarcar: Rigidez de la cadera que restringe sus movimientos, dolor de rodilla, rango de movimientos limitado, dolor persistente en el muslo o en la ingle, acortamiento de la pierna o piernas de largo diferente, atrofia de los músculos en la parte superior del muslo.

Osteocondritis del tubérculo proximal de la tibia: También llamada *alteración de Osgood-Schlatter*, es una enfermedad que se localiza en la tibia junto a la inserción del cuádriceps. Aparece entre los 9 y los 14 años y suele ir acompañarse de gran sensibilidad en la zona cuando realiza los movimientos de extensión vigorosa de la rodilla o bien al realizar la acción de arrodillarse, movimientos que agravan la lesión. Dolor a la presión, hinchazón en tuberosidad anterior de la tibia, estando la rodilla en extensión. Con la rodilla flexionada el dolor disminuye o desaparece; estos hallazgos pueden existir sin fragmentación inicial de los centros de osificación de la tuberosidad de la tibia. La fragmentación puede desarrollarse años más tarde. Es frecuente que ocurra la afectación bilateral. El comienzo suele ser solapado, la prominencia tibial apenas es visible y hay tensión dolorosa, sobre todo después de realizar esfuerzos en la marcha o ejercicios deportivos. La extensión contra resistencia aumenta el dolor, así como la presión local o la flexión pasiva completa por estiramiento de los cuádriceps. La duración del período doloroso es muy variable y suele ser dañino. La disminución suele coincidir con la soldadura de la parte interapofiso-metafisaria del cartílago de crecimiento. No obstante, incluso en los adultos puede observarse un mayor relieve del tubérculo tibial y el dolor a la presión y a la genuflexión apoyada.

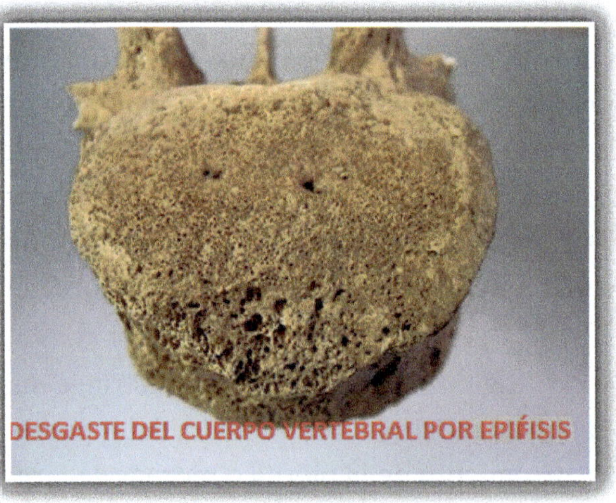

Enfermedad de Scheuermann

Epifisitis vertebral: Se conoce también como *enfermedad de Scheuermann*, afecta a los centros secundarios de osificación de los cuerpos vertebrados. Suele aparecer entre los 12 y los 17 años sobre todo en niñas. Se manifiesta por una redondez progresiva de la columna asociada a dolores y rigidez en la misma.

La radiografía muestra el aplanamiento cuneiforme de los cuerpos de varias vértebras, cuyas plataformas son irregulares, con muescas semicirculares que corresponden a hernias discales intraesponjosas. Puede dejar como secuelas una deformación cuneiforme de los cuerpos vertebrales y una ligera cifosis.

3.1.2 Debidas a una incorrecta actitud postural

Lordosis: Es la curvatura fisiológica que describe la columna en la región cervical o lumbar. La columna presenta cuatro curvaturas fisiológicas (o normales): dos curvaturas hacia afuera, en la columna dorsal y en la columna sacra, denominadas *cifosis* y dos curvaturas lordóticas: La *lordosis lumbar y la cervical*. Las curvas escolióticas (curvatura hacia los lados) siempre se consideran patológicas (anormales).

La *hiperlordosis* (aumento de la curvatura) puede estar causada por una rotación anterior de la pelvis (la parte superior del sacro que toma una inclinación antero-inferior) por las caderas, que causa un aumento excesivo de la curvatura lumbar. La columna vertebral se encorva hacia adelante, hace más prominente los glúteos y ocasiona dolor de espalda

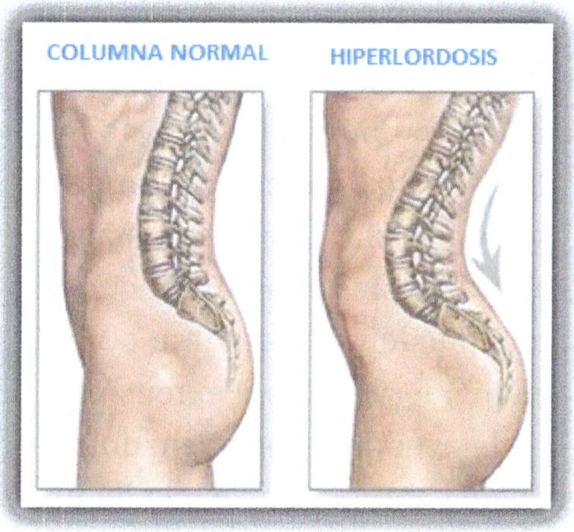

Lordorsis lumbar normal e hiperlordorsis

Escoliosis: Es una desviación del raquis que tiene como resultado que la columna vertebral de una persona desplace formando una curva de lado a lado. Aunque es una compleja deformidad tridimensional, en una radiografía vista desde atrás, la columna vertebral de una persona con escoliosis típica puede verse más como una "S" o una "C" que una línea recta. Generalmente se clasifica en congénitas (causada por anomalías vertebrales presentes al nacer), idiopáticas (de causa desconocida, sub-clasificada a su vez como infantil, juvenil, adolescente o adulto según la fecha de inicio se produjo) o neuromuscular (habiéndose desarrollado como síntoma secundario de otra enfermedad.

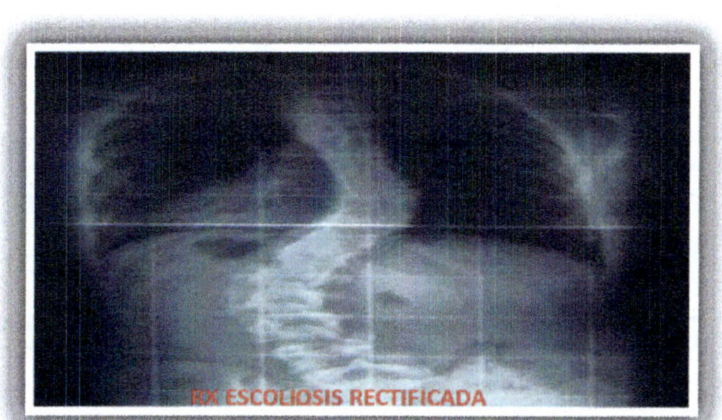

La escoliosis es la curvatura de la columna vertebral en forma de C o de S

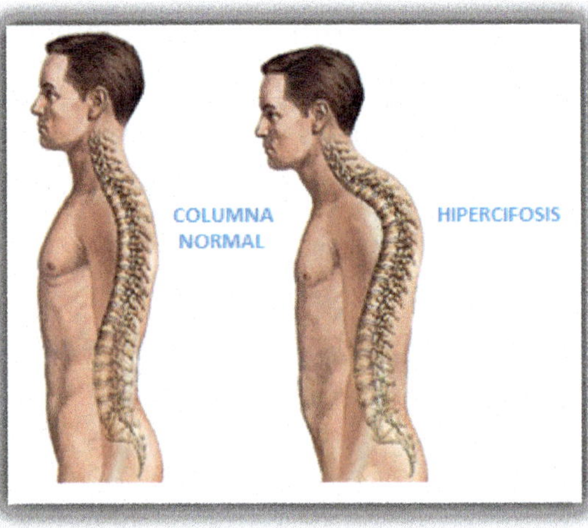

Cifosis dorsal normal e hipercifosis

Cifosis: Una cifosis en sentido patológico, se refiere a una enfermedad donde la columna vertebral se curva en 45 grados o más y pierde parte o toda su capacidad para moverse hacia dentro. Esto causa una inclinación en la espalda, vista como una mala postura. Los síntomas de la cifosis, que pueden presentarse o no dependiendo del tipo y extensión de la deformidad, incluyen dolor de espalda, fatiga, apariencia de una espalda curvada y dificultades para respirar.

3.1.3 Otras

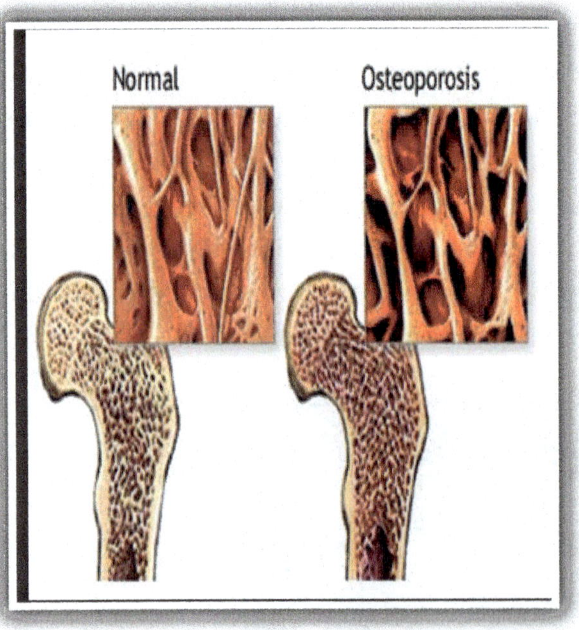

La osteoporosis da aspeto poroso al tejido óseo

Osteítis: Es una enfermedad inflamatoria del tejido óseo no metabólica de causa desconocida, aunque se cree que puede representar una neoplasia benigna de las células que constituyen el hueso que conlleva un alto riesgo de generar un osteosarcoma agresivo. También se ha tenido en consideración que pudiera ser una causa viral que produce un aumento de la destrucción y restauración ósea a la que se asocian deformidades porque la restauración se lleva a cabo de forma desordenada.

Osteoporosis: Perdiendo fuerza la parte de hueso trabecular y reduciéndose la zona cortical por un defecto en la absorción del calcio producido al parecer por falta de manganeso, lo que los vuelve quebradizos y susceptibles de fracturas y de microfracturas, y puede llevar a la aparición de anemia o ceguera. Esta afección se produce sobre todo en mujeres, amenorreicas o postmenopaúsicas debido a la disminución del número de estrógenos y otras carencias hormonales. La deficiencia de calcio y vitamina D por malnutrición, así como el consumo de tabaco, alcohol, cafeína y la vida sedentaria incrementan el riesgo de padecer osteoporosis.

Tumores óseos: Pueden ser de dos *tipos*:

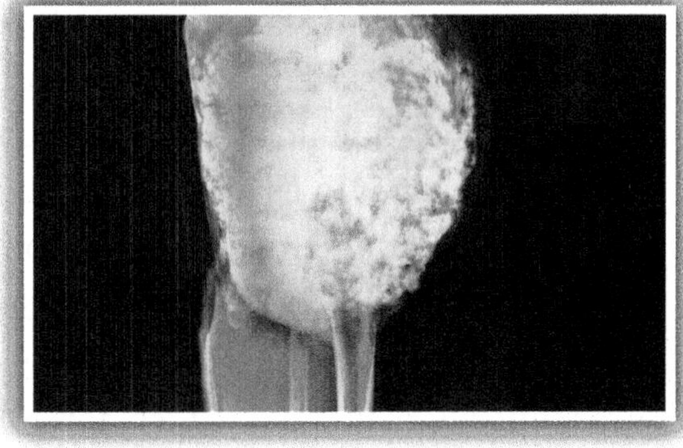

Radiografía de un osteosarcoma en avanzado estado en rodilla y pierna izquierda

- **Osteoma:** Se considera que son poco frecuentes; se suelen localizar en cara y cráneo, concretamente en la zona de los senos paranasales; está constituido por tejido óseo denso, muchas veces con una coloración como de marfil. Es de origen benigno. A veces está asociado a fibromatosis, tumores de partes blandas y quistes cutáneos (síndrome de Gardner).

- **Osteosarcomas:** Son tumores malignos en los que la célula neoplásica genera directamente sustancia osteoide. Es muy agresivo y es el de mayor frecuencia de los tumores malignos primitivos del esqueleto. Es más común su aparición en el sexo masculino, se origina en la medular de la metáfisis de un hueso largo, preferentemente la inferior del fémur, superior de la tibia y superior del húmero, pero puede ser localizado en cualquier hueso. Su mayor frecuencia se observa en varones a partir de los 65 años.

3.2 Enfermedades de los músculos

Mioma: Es un tumor de origen benigno y no canceroso que crece en el tejido muscular del útero o miometrio en las mujeres. La aparición y crecimiento del mioma se ve favorecido por los estrógenos por lo que suele aparecer en la edad fértil de la mujer; no suele ser frecuente que lo haga antes de la primera menstruación (menarquia) o después de la menopausia. La mayoría de los miomas no presentan síntomas. Por otra parte, a veces incluso pequeños miomas situados en el endometrio pueden causar metrorragias importantes y/o hipermenorreas y así, en ocasiones incluso provocar una anemia.

Miopatía: Enfermedad muscular que afecta a las fibras musculares, dando como resultado debilidad muscular. Cuando hablamos de *miopatía* significa simplemente la enfermedad muscular. También pueden asociarse con la miopatía los calambres musculares, rigidez y espasmo, debido a que diferentes tipos de miopatías son causados por muchos caminos diferentes, cuyo tratamiento es diferente en función de la persona, por lo que no hay un único tratamiento para la miopatía.

Miositis: La miositis, como su terminación indica (-itis), se define como la inflamación muscular. En la miositis, la inflamación afecta a las fibras musculares; lo que causa debilidad de los músculos porque limita la capacidad de contracción del músculo. Aunque la miositis puede causar dolor muscular y sensibilidad muscular, la debilidad es el síntoma que aparece con mayor dominancia. En algunos casos, la miositis es un problema a corto plazo que desaparece después de algunos días o semanas. En otros casos, es parte de una condición crónica (prolongada). Las formas crónicas de miositis pueden conllevar atrofias musculares y discapacidad grave.

Miotonía: Es un síntoma de un cierto número de trastornos neuromusculares y que se caracteriza por la relajación lenta de los músculos después de la contracción voluntaria o la estimulación eléctrica.

3.3 Enfermedades de las articulaciones

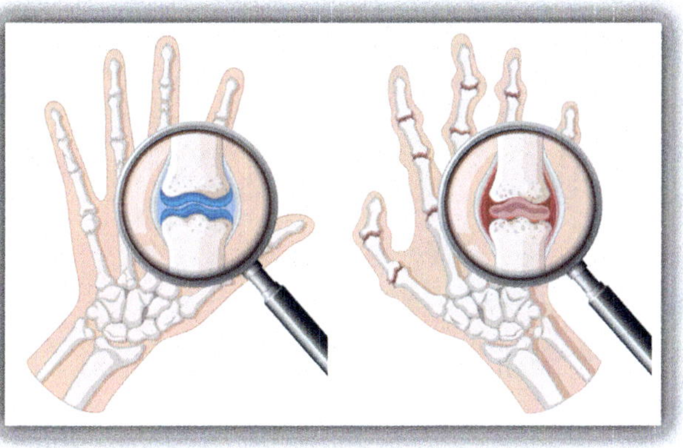

Comparativa entre una articulación sin patologías y otra con artritis reumatoide

Artritis: Es una enfermedad de origen degenerativo que provoca inflamación o desgaste de la membrana que cubre las articulaciones. Puede darse a consecuencia de una fractura ósea, desgaste de las aticulaciones, enfermedad autoinmunitaria, infección por bacterias o virus o presencia de cristales (como por ejemplo el ácido úrico).

En determinados casos, se extiende a todas las articulaciones e impide realizar una vida normal y la posterior limitación de movimiento en todo el cuerpo e incluso llegar a inmovilizar en su totalidad la articulaciones que afecte.

Podemos diferenciar más de 100 tipos de artritis, las más comunes son:

Artritis reumatoide: Enfermedad autoinmune. Ocurre cuando las articulaciones son atacadas por el sistema inmunitario. Provoca hinchazón, rigidez y dolor en las articulaciones y el dolor suele ser simétrico. Puede afectar a cualquiera, pero es más común en mujeres y en personas de mediana edad.

Osteoartritis: Es la forma más común de artritis y normalmente ocurre en las personas mayores ya que el cartílago que protege los extremos de los huesos, se desgasta con el paso del tiempo y hace difícil el movimiento. Suele afectar un solo un a lado del cuerpo y puede causar daño en cualquier articulación, siendo las de rodillas, columna vertebral, caderas y manos las más afectadas.

Artrosis: Es una enfermedad que se produce por un desgaste del cartílago, tejido que sirve para amortiguar y a la vez proteger los extremos de los huesos y que colabora favoreciendo el movimiento de la articulación. Es la enfermedad reumática que con mayor frecuencia se presenta, especialmente entre personas de una edad avanzada. Se presenta en personas de edad más joven de la habitual que presentan enfermedades genéticas que afectan al tejido conectivo. No se sabe aún con certeza cuál es el origen de este padecimiento. En la artrosis, la superficie del cartílago se rompe y se desgasta, lo que hace que los huesos se muevan el uno contra el otro y genera fricción, dolor, hinchazón y pérdida de movimiento en la articulación. La articulación llega a perder su forma original ya que la fricción genera un desgaste del hueso, y pueden crecer en ella espolones. Además, pueden desprenderse trozos de hueso y de cartílago y flotar dentro del espacio de la articulación, lo que genera aun más dolor y daño. La artrosis puede afectar a cualquier articulación del cuerpo. No obstante, las más frecuentes son la artrosis de la espalda, que suele afectar al cuello y la zona baja de la espalda (artrosis lumbar); la artrosis de la cadera y la rodilla, y la artrosis de manos, trapecio-metacarpiana (rizartrosis) y pies, que suele presentarse a partir de los 50 años.

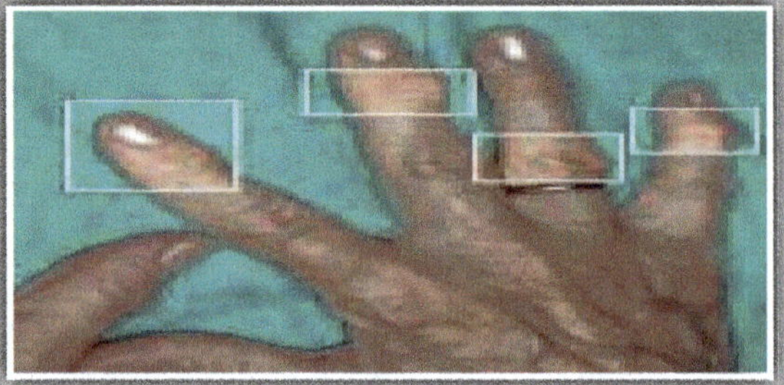

Mano en la que se observa los efectos de la artrosis

3.4 Otras enfermedades relacionadas con el aparato locomotor

Amiotrofia espinal: Esta enfermedad viene provocada por una degeneración de las neuronas motoras del asta anterior de la médula espinal y, a veces, de sus equivalentes a nivel del tronco cerebral (núcleos de pares craneales) y del diencéfalo. La lesión neurógena periférica, de aparición relativamente temprana, se manifiesta por medio de una debilidad y una atrofia de los músculos esqueléticos, con la probabilidad de extensión a los proximales, que empieza en los miembros inferiores y afecta en mayor o menor medida al tronco y a los miembros superiores, según el nivel de lesión que se genere, y excepcionalmente, a la zona facial. Los músculos respiratorios que se suelen dañar normalmente son los intercostales, no siendo afectado el diafragma. En las formas de aparición prenatal o neonatal pueden aparecer también signos de lesión bulbar: problemas de deglución (falsas vías), anomalías de la conducción respiratoria, trastornos vasomotores... El electromiograma (EMG) pone de relieve la alteración neurógena periférica existente en relación con las velocidades de conducción nerviosa conservadas. Sea cual sea el alcance de la alteración neurológica, su evolución natural, si está o no controlada, da lugar a deformaciones ortopédicas tales como: escoliosis, hiperlordosis... Estas alteraciones pueden llegar a ser dolorosas e impiden un desarrollo normal de la vida cotidiana. El pronóstico, a corto o a medio plazo, depende más de la prontitud con la que se comiencen los cuidados y del estado del niño que de una clasificación tradicional que determina el tipo I (comienzo de la enfermedad antes de los 6 meses), el tipo II (comienzo de la enfermedad entre los 6 meses y los 2 años) y el tipo III (comienzo de la enfermedad después de los 2 años). El tratamiento temprano de las consecuencias de la parálisis permite poder mejorar el pronóstico vital. Un tratamiento personalizado mejora la probabilidad del manejo de sus funciones y la calidad de vida de los niños y los adultos que sufren una amiotrofia espinal.

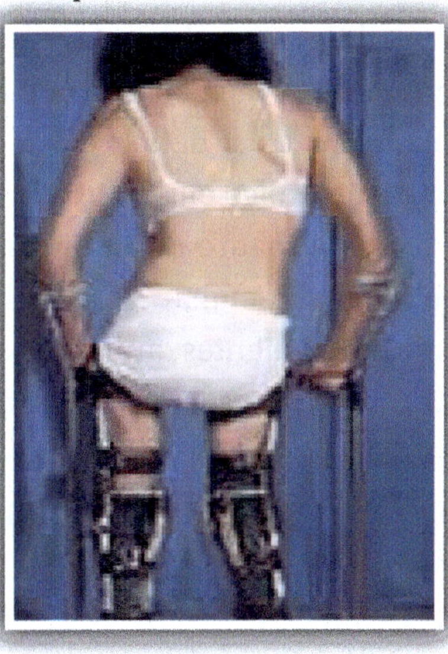

La amiotrofia espinal es una enfermedad neuromuscular, genética, rara y progresiva

Espina bífida: Es una malformación de origen congénito que afecta al tubo neural, que se caracteriza porque uno o varios arcos vertebrales posteriores no han fusionado correctamente durante la gestación y generando una desprotección en la médula espinal. La principal causa de la espina bífida es el déficit de la ingesta de ácido fólico en el periodo de gestación la madre durante los meses previos del embarazo y en los tres meses siguientes, aunque existe un 5% de los casos cuya causa es de origen desconocida. Ya hoy en día se ha comprobado que la espina bífida no tiene un componente hereditario. Lo que se heredaría sería la dificultad que tiene la madre para procesar el ácido fólico, lo que suele ocurrir en muy pocos casos. También se comprobó que una persona con espina bífida no tendrá necesariamente hijos con la misma discapacidad.

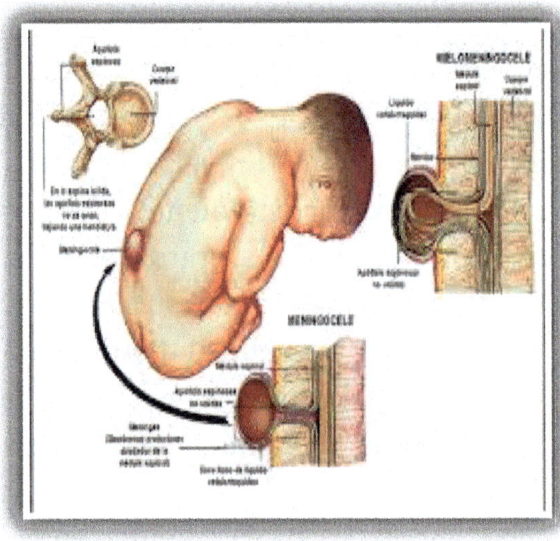

La espina bífida afecta a la columna vertebral

Básicamente existen dos tipos de espina bífida: La *espina bífida oculta* y la *espina bífida abierta o quística*.

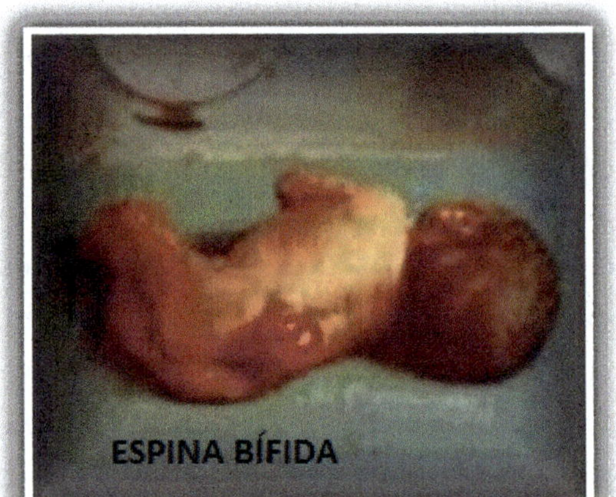

La espina bífida suele ser evidente en el nacimiento

Parálisis cerebral: La parálisis cerebral no es una enfermedad propiamente dicha, no es contagiosa y no es progresiva. Es causada por una lesión a una o más áreas específicas del cerebro y no a los músculos. Esta lesión puede producirse antes, durante o después del nacimiento. Entre 0,1 y 0,2% de los niños padecen alguna forma de parálisis cerebral; en el caso de nacimiento prematuro de bebés o de bajo peso, esta cifra aumenta al 1%. La parálisis cerebral es multicausal, no está producida por una sola causa, como varicela o rubéola. Más bien, es un grupo de trastornos relacionados entre sí, que tiene causas diferentes.

Paraplejia: Es una enfermedad por la cual la parte inferior del cuerpo queda paralizada y carece de funcionalidad. Suele ser consecuencia de una lesión medular o de una enfermedad congénita como la espina bífida. Una polineuropatía puede tener también como consecuencia la paraplejía.

Tetraplejia: Es un signo por el que se produce parálisis total o parcial tanto en brazos como en piernas viene causada por un daño en la médula espinal, específicamente en alguna de las vértebras cervicales. En raros casos, y mediante una rehabilitación intensiva, se puede recuperar algo de movimiento.

4. LESIONES DEL APARATO LOCOMOTOR

Lesiones aparato locomotor: Básicamente pueden ser de dos *tipos*:

- *Extrínsecas:* Se producen por causa de agentes externos, tales como los factores climáticos (frío, calor) y el material deportivo (calzado, ropa...).
- *Intrínsecas*: Debidas a factores inherentes a la práctica deportiva: Falta de calentamiento, deshidratación, desequilibrio alimentario, atrofias, golpes, caída...

4.1 Lesiones óseas

Periostitis traumática: Lesiones producidas por inflamación del periostio (revestimiento del hueso) producidas por una contusión. Aparece dolor en la zona de inflamación del hueso. Se recomienda reposo.

Fractura: Es la interrupción de continuidad del hueso por un traumatismo. Se pueden considerar *completas* cuando se ha dividido el hueso en dos fragmentos, o *incompletas*, cuando la línea de la fractura no alcanza a dividir el hueso en dos. También se habla de *fracturas abiertas o cerradas.*

- *Tipos de fracturas*: Dependiendo del aspecto externo que presente la fractura, vamos a distinguir dos tipos:
  - *Fractura cerrada:* En la que el hueso está roto pero la piel ha quedado intacta.
  - *Fractura abierta:* En la que el hueso está roto y además la piel ha quedado lesionada a consecuencia de la salida del hueso al exterior.

Dependiendo de cómo se hayan roto o con qué, así como el aspecto interno del hueso al romperse, *distinguimos:*

- *Fractura oblícua:* Fractura en ángulo con el eje.
- *Conminuta:* El hueso queda fracturado en muchos fragmentos más o menos pequeños.
- *Espiral:* La fractura gira alrededor del eje del hueso.
- *En tallo verde:* El hueso se ha fracturado de forma incompleta, solo se dobla.

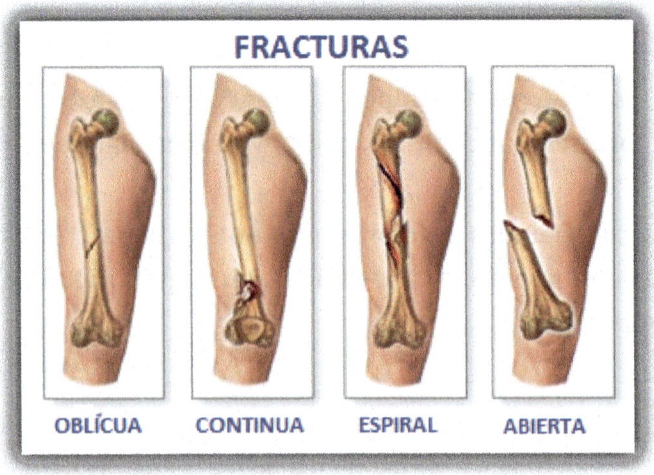

Tipos de fracturas óseas

- *Síntomas de las fracturas:* Las características de una fractura son:
  - Dolor intenso, que además aumentará conforme intentemos mover la zona.
  - Deformidad de la parte del cuerpo lesionada.
  - Amoratamiento o enrojecimiento de la zona afectada.

- Incapacidad de movimiento.
- Hinchazón.

4.2 Lesiones musculares

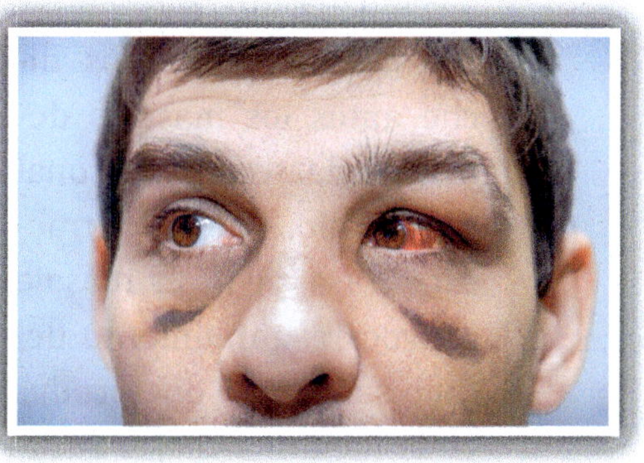

Efectos de contusiones en la cara.

Contusiones: Es un tipo de lesión física no penetrante sobre un cuerpo humano o animal causada por la acción de objetos duros, de superficie obtusa o roma, que actúan sobre el organismo por intermedio de una fuerza más o menos considerable. Los efectos de un golpe contuso varían según la fuerza y energía aplicada sobre el organismo dando lugar a una lesión superficial.

Heridas: Se define como toda pérdida de continuidad en la piel (lo que se denomina *solución de continuidad*), secundaria a un traumatismo. Como consecuencia de la agresión el tejido se encuenta afectado con el correcpondiente riesgo de infección y posibilidad de lesiones en órganos o tejidos adyacentes: músculos, nervios, vasos sanguíneos, etc. Las heridas pueden ser graves en función de una o varias de estas *características:* Profundidad, extensión, localización, suciedad evidente, cuerpos extraños o signos de infección.

Contractura: Una contractura muscular es una contracción continuada e involuntaria del músculo o algunas de sus fibras que aparecen al realizar un esfuerzo. Se presenta como un abultamiento de la zona, que genera dolor y alteración del normal funcionamiento del músculo. El mejor método para su *tratamiento*, entre los cuales se encontrarán:

- *Miorelajantes y antiinflamatorios:* Ciertos fármacos logran relajar la musculatura y reducir la contracción. Se suelen utilizar sobre todo en los casos en los que el dolor es muy acusado. Siempre deben estar prescritos por un médico.

- *Calor local:* Suele ser muy útil al conseguir un efecto relajante y analgésico. Colocando frío local al producirse la contractura y contrastes de frío calor pasado más de 24h.
- *Masajes:* Como hemos dicho antes los masajes deben de darse por personal cualificado, sino la contractura irá a peor. El masaje provocará un aumento del flujo sanguíneo que produce la mejora y mejor recuperación de tejidos, además de propiciar una relajación del músculo, reduciendo la tensión y por tanto el dolor.

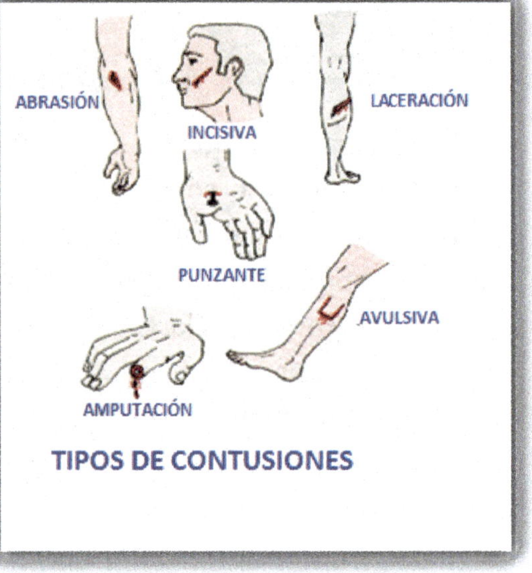

Según tipo y extensión de la contusión varía su gravedad

- *Los estiramientos y la actividad ligera* en el agua son aconsejables una vez pasada la fase aguda de la contracción.

Elongaciones: Una elongación muscular es una lesión que supone una distensión de las fibras de un músculo al límite de sus posibilidades fisiológicas de elasticidad. Pero manteniéndose su integridad, se agrede la elasticidad pero no se traspasa, es decir no hay rotura. Es una lesión que podemos decir que es la sigue fase en gravedad a la contractura muscular. Creándose en la mayoría de los casos una contractura refleja y una rotura de ciertas miofibrillas o la vaina que recubre estas fibras. Su evolución suele ser positiva y de corta duración, con un tratamiento adecuado se puede volver a realizar actividad deportiva en un periodo de entre 10 y 15 días aproximadamente.

Tirón muscular: Es muy frecuente entre las personas físicamente activas y más aún, en deportistas o atletas, sin embargo, solemos restar importancia a esta molestia cuando en realidad, no debemos dejar de considerar la presencia de un tirón pues podría llegar a implicar una grave lesión de las fibras musculares. Cuando el músculo es sometido a un estiramiento exagerado o a un movimiento incorrecto y brusco, puede sufrir la distensión o incluso la ruptura de sus fibras, lo cual ocasiona dolor e impotencia para movilizar la zona afectada. Es una lesión frecuente pero no por eso menos importante, por lo que no debemos dejar pasar la presencia de un tirón mientras nos ejercitamos. Las principales causas que producen esta lesión también llamada *distensión muscular* es la actividad física excesiva, la flexibilidad deficiente o el calentamiento inadecuado antes de realizar determinados esfuerzos físicos. Como podemos ver, todas las causantes son evitables y no debemos dejar de considerarlas para prevenir el tirón muscular que puede ser más severo y llegar a generar un desgarro grave de las fibras musculares. Debido a que puede afectar a los vasos sanguíneos de la zona, pueden aparecer hematomas e hinchazón, por lo que se recomienda colocar hielo local en el músculo que ha sufrido el tirón y consultar con un médico especialista en lesiones para descartar una afección más severa.

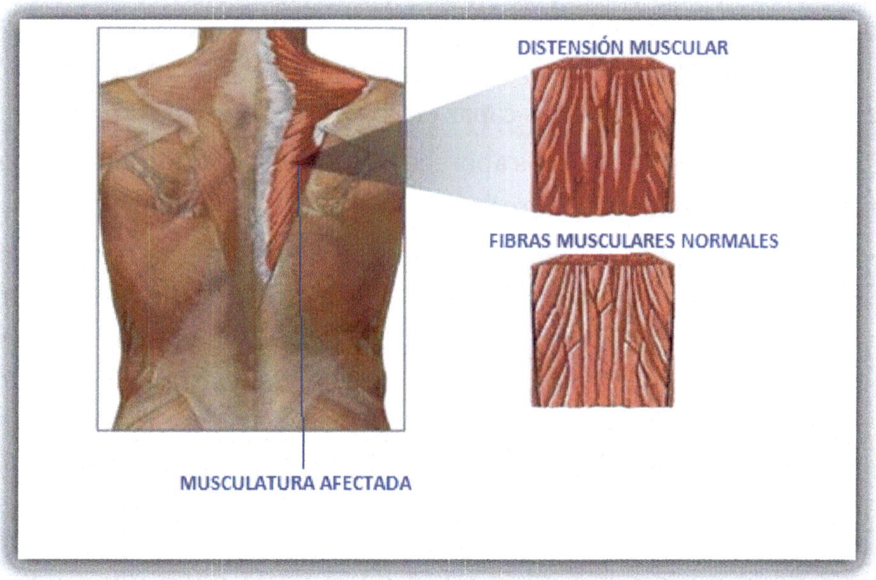

Comparativa de fibras normales y con distensión en el músculo romboides mayor de la espalda

El músculo debe permanecer en descanso y reposar mientras continúe el dolor y una vez que cede este, puede reincorporarse a la actividad de forma progresiva. Es importante prevenir el tirón muscular comprendiendo que puede ser el aviso de que se puede producir una lesión mayor como la rotura de la fibra muscular o desgarro, por eso, tengamos en cuenta el papel fundamental que desempeña el calentamiento y los estiramientos para evitar la distensión muscular e incluyamos estiramientos antes y después de cada sesión así como también, dediquemos tiempo a una buena entrada en calor que no someta a los músculos a un esfuerzo intenso de manera demasiado brusca. El tirón muscular parece ser considerado algo ocasional, pero en realidad, constituye una lesión leve que puede estar indicando que algo no está del todo bien y puede ser el primer paso para un desgarro muscular, por eso, no debemos dejar de tenerlo en consideración.

Desgarro: Es la lesión del tejido muscular, que generalmente va acompañada por hemorragia que vienen provocada por la rotura de los vasos sanguíneos que recorren el músculo afectado, que provoca un dolor como si te estuvieran clavando agujas y que generan una impotencia funcional. Sucede por una elongación (exceder al músculo más allá de su capacidad de estiramiento), por una contracción brusca (veloz), o por un esfuerzo superior a la capacidad biológica de resistencia a la tensión que es capaz de soportar el músculo.

Ruptura: La rotura de fibras aparece cuando ya hay daño anatómico y se clasifican, normalmente en 3 *grados*:

- *Grado I: Rotura fibrilar:* Es la más frecuente. Se produce una rotura microscópica a nivel de las fibrillas musculares. Puede ir acompañadas de un rotura de capilares apareciendo hematoma. El paciente refiere dolor violento que describe como *una pedrada* y se acompaña de impotencia funcional.
- *Grado II: Rotura parcial:* Suele representar el 20% de las roturas fibrilares. En este caso, hay mayor número de fibras rotas pudiendo abarcar todo el fascículo pero sin afectar por completo al vientre muscular. En la ecografía se aprecia la rotura y un hematoma intramuscular. En este caso hay deformidad y hundimiento en la exploración física, apareciendo contracturas a los laterales de la rotura.

- *Grado III: Rotura total:* En este caso se rompe la totalidad del músculo separándose ambos extremos que se retraen formando contracturas a ambos lados de la rotura. Se acompaña de intenso dolor, deformidad e impotencia funcional completa, siendo en estos casos necesaria la intervención quirúrgica para suturar los extremos del músculo roto.

Calambres: Es la sensación dolorosa que viene causada por un espasmo muscular involuntario. Puede ser a causa de una insuficiente oxigenación de los músculos o por la pérdida de líquidos y sales minerales, como consecuencia de un esfuerzo prolongado, por movimientos bruscos o frío excesivo. El envenenamiento o ciertas enfermedades también pueden causar calambres.

4.3 Lesiones de los tendones

Tendinitis: Es cuando se produce la inflamación de un tendón. Es sobre todo frecuente en el tendón de Aquiles y el tendón bicipital. La tendinitis aquilea produce dolor en el talón, y a menudo el tendón aumenta de calibre y la piel suprayacente se inflama.

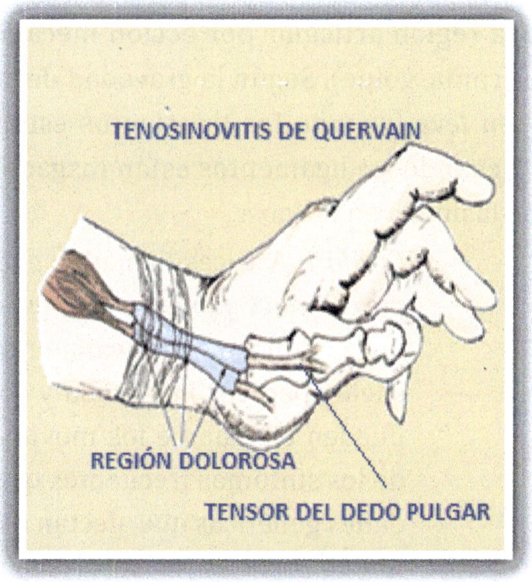

La tenosinovinitis se trata de un bloque o atrapamiento de tipo inflamatorio de la muñeca

Tendinosinovitis: Se produce la inflamación de la membrana sinovial que recubre un tendón, provocada por la existencia de depósitos de calcio, distensiones o traumatismos repetidos, concentraciones elevadas de colesterol plasmático, artritis reumatoide, gota o gonorrea. Se trata de un tipo de artritis. La membrana sinovial posee ciertas cavidades, denominadas *juntas sinoviales*. Esta lesión normalmente es dolorosa. Las juntas que recubre el tendón tienden a inflamarse debido a la acumulación de fluido sinovial.

4.4 Lesiones articulares

Luxaciones: Una luxación es la separación permanente de la unión de las dos partes de una articulación, es decir, se produce cuando se aplica una fuerza extrema sobre un ligamento, produciendo la separación de los extremos de dos huesos conectados.

Síntomas: Dolor agudo, impotencia funcional inmediata y absoluta, inflamación, deformidad. Tras la reducción se puede producir un daño a nivel neurovascular (compromiso del nervio axilar), si no hay rotura cápsulo-ligamentosa aparece *hemartrosis* (sangre dentro de la cavidad articular).

Esguinces: Es una lesión que se produce por la elongación de los ligamentos (tejido elástico que mantiene juntos los extremos óseos en una articulación) por distensión, estiramiento excesivo, torsión, o rasgadura, puede ir acompañada de hematoma e inflamación, y bastante dolor que impide continuar moviendo la región lesionada. Se origina al afectarse la región articular por acción mecánica de origen brusco o por violencia (caída, golpe). Según la gravedad de la lesión, coloquialmente se clasifican en *leve* (cuando los ligamentos están simplemente distendidos) a *grave* (cuando los ligamentos están rasgados o se han cortado). Clínicamente, se clasifican en 3 *tipos*:

- *Grado I:* A veces llamados *entorsis*, se produce por una distensión parcial del ligamento, corresponde a lesiones en las que no se produce rotura ni arrancamiento. En el examen físico, la articulación suele aparecer inflamada y con dolor de intensidad variable, pero pueden efectuarse los movimientos, y estos son normales. Es uno de los síntomas frecuentes que podemos encontrar en las enfermedades genéticas que afectan al tejido conectivo como el síndrome de Ehlers - Danlos y el síndrome de hiperlaxitud articular.
- *Grado II:* Se caracterizan por la rotura parcial o total de o los ligamentos. Presenta ligera impotencia funcional, movimientos anormalmente amplios de la articulación, inflamación, hematomas y dolor muy intenso. Por lo general, la recuperación llega a ser total, aunque requiere de mayores tiempos de tratamiento y reposo, pero

pueden llegar a dejar secuelas de leves a moderadas si no se realiza una recuperación adecuada.

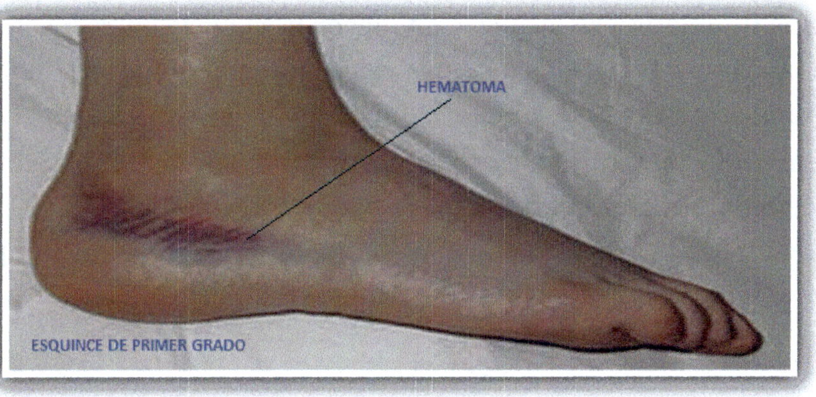

Esguince en tobillo

- *Grado III:* Se produce la rotura total del ligamento con arrancamiento óseo (tratamiento quirúrgico). La rotura de uno o varios ligamentos puede causar una luxación si se pierde completamente la congruencia articular. La radiografía es indispensable para revelar las características y complejidad de la lesión. Casi siempre dejan secuelas de moderadas a graves (dolores persistentes, rigidez, inestabilidad y fragilidad de la articulación).

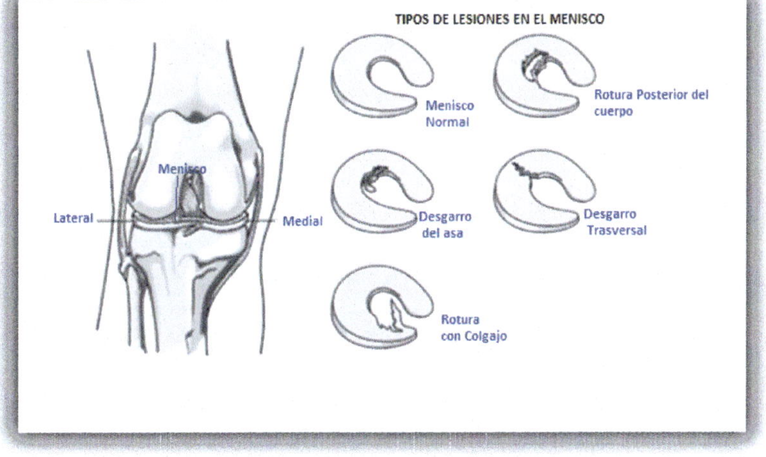

Lesiones más comunes de los meniscos

Artritis traumática: En general, todo tipo de artritis conlleva implícita la inflamación de las articulaciones y los tejidos que la rodean. En el caso de la artritis traumática, se localiza con mayor frecuencia entre los hombres, puede iniciarse por heridas o golpes y sus síntomas son dolor, hinchazón, enrojecimiento y disminución de la movilidad de la articulación afectada.

Meniscopatía: Se trata de una lesión en los meniscos de las rodillas, generalmente producida por accidentes, puede ser consecuencia de un traumatismo directo o, más comúnmente, indirecto. Se caracterizan por presentar derrame articular, bloqueo y limitación en la funcionalidad de la articulación.

BIBLIOGRAFÍA RECOMENDADA

1) Didacta. Enciclopedia temática: el cuerpo humano y la salud. México D. F: Royce editores, 2015.
2) Yokochi Ch, Rohen JW,Weinreb EL. Atlas fotográfico de anatomía del cuerpo humano. 3ª edición. Interamericana-McGraw-Hill, 2015.
3) Carol Mattson Port. Fisiopatología, salud enfermedad un enfoque conceptual. 7ª Edición, Editorial Medica Panamericana; 2007: 1359-1449.
4) Muñoz Díaz JC. Programación de educación para la salud. lecturas: Educación física y deportes 2003;57.
5) Revenga Martínez, P. Morán-Álvarez, J.Arroyo-Palomo, M. Vázquez-Díaz. Medicine - Programa de Formación Médica Continuada Acreditado; Artritis reumatoide; Volume 13, Issue 30, April 2021: 1669-168.
6) Urbano Solis Cartas, Silvia Johana Calvopiña Bejarano; Revista cubana de Reumatología; versión On-line ISSN 1817-5996/vol.20 no.2. La Habana Mayo.-ago. 2018.

5.

RECONOCIMIENTO DE LA ESTRUCTURA, FUNCIONAMIENTO Y ENFERMEDADES DEL SISTEMA NERVIOSO

ÍNDICE

1. Introducción

El sistema nervioso está compuesto por un complejo sistema de neuronas. En la actualidad y a pesar de la cantidad de avances que se han hecho en esta materia, sigue siendo uno de los grandes desconocidos. Se puede decir que su cometido es el de regular las funciones del organismo.

Es el sistema nervioso el encargado del almacenaje de la información que procede de los diferentes órganos, emitiendo una respuesta. Otras de las funciones es la de gestionar las cuestiones intelectuales, como puede ser la memoria, las emociones, la respiración, etc.

2. Anatomía y fisiología del sistema nervioso

2.1 Anatomía topográfica y funcionamiento del sistema nervioso

El cerebro es el órgano encargado de todo este proceso. La composición de sus estructuras rigen la sensibilidad, los movimientos, la inteligencia y el funcionamiento de los órganos, la corteza cerebral que es la capa que localizamos más exteriormente y la que procesa la información recibida, la coteja con la información almacenada y la transforma en material utilizable, real y consciente.

El sistema nervioso es el encargado de la relación entre nuestro cuerpo y el exterior; además regula, gestiona y dirige el funcionamiento de todos los órganos del cuerpo.

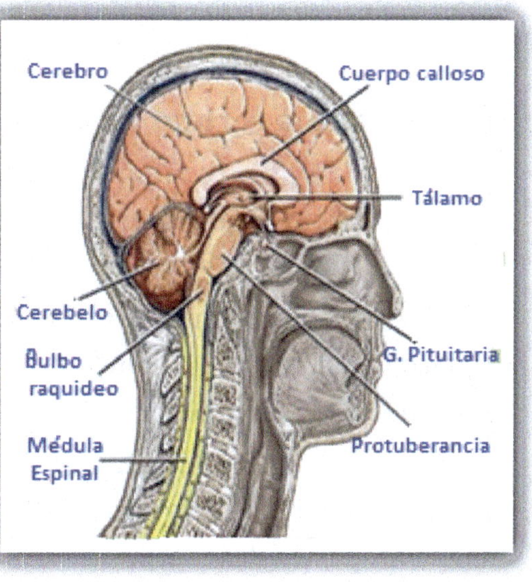

Encéfalo y parte suoerior de la médula espinal

Neuronas: Son la unidad funcional del sistema nervioso, por ellas pasan todos los impulsos nerviosos. Genéricamente *se divide en*:

- Sistema Nervioso Central (S.N.C)
- Sistema Nervioso Periférico (S.N.P)

2.1.1 Sistema nervioso central (SNC)

El sistema nervioso central se divide en encéfalo y médula espinal.

2.1.1.1 Encéfalo

Es la masa nerviosa contenida dentro del cráneo. Está recubierta por las meninges (duramadre, piamadre y aracnoides). El encéfalo consta de tres *partes*: Cerebro, cerebelo y bulbo raquídeo.

2.1.1.1.1 Cerebro

Es la parte que tiene más importancia, está constituido por la sustancia gris (por fuera) y la sustancia blanca (por dentro), su superficie no es lisa sino que tienes una serie de arrugas o salientes llamadas *circunvoluciones*; y unos surcos denominados *cisuras*, las más notables son llamados las cisuras de Silvio y de Rolando. Está dividido incompletamente por una hendidura en dos partes, llamados *hemisferios cerebrales*. En los hemisferios se distinguen zonas llamadas *lóbulos*, que llevan el nombre del hueso en que se encuentran en contacto. Dentro de sus principales funciones están las de controlar y regular el funcionamiento de los demás centros nerviosos, también en él se reciben las sensaciones y se elaboran las respuestas conscientes a dichas situaciones. Es el órgano que regula las facultades intelectuales: atención, memoria...

Funciones de la corteza cerebral

Lóbulo temporal contiene las neuronas que captan las cualidades sonoras en la corteza auditiva primaria. También contiene neuronas relacionadas con la comprensión del lenguaje, memoria y aprendizaje.

Lóbulo frontal contiene principalmente la corteza motora primaria, en la cual se encuentran las neuronas que controlan los músculos del cuerpo. Está organizada en función de las partes del cuerpo a las que gestiona.

Lóbulo parietal aloja a la corteza somato-sensorial primaria; está compuesta por neuronas relacionadas con el tacto, también se organiza en función de las partes del cuerpo.

Lóbulo occipital contiene la corteza visual primaria, localizada en la parte posterior, procesa toda la información visual que llega de la retina.

Lóbulo central: Colabora en regular la conducta, personalidad, la memoria, la experiencia afectiva y la conciencia del yo.

Las *áreas corticales* están relacionadas con el lenguaje, se encuentran en un solo hemisferio: Izquierdo en las personas diestras y el derecho para las zurdas.

La *memoria depende de la corteza*, áreas de asociación, aunque intervienen en ella conexiones del tronco cerebral.

La *corteza actúa* retardando la reacción. Para ello analiza, sintetiza, correlaciona, integra y modifica.

2.1.1.1.2 Cerebelo

Es una región del encéfalo cuya función principal es de integrar las vías sensitivas y las vías motoras. Existe una gran cantidad de haces nerviosos que conectan el cerebelo con otras estructuras encefálicas y con la médula espinal. El cerebelo integra toda la información recibida para precisar y controlar las órdenes que la corteza cerebral manda al aparato locomotor a través de las vías motoras.

Funciones del cerebelo: La función principal que ejerce es la coordinación del movimiento, es decir, permitir que el movimiento pueda realizarse con facilidad y precisión.

Los núcleos profundos realizan una actividad continua en situación basal, y tienen conexiones excitadoras con el origen de las vías motoras (corteza motora a través del tálamo, núcleo rojo, núcleos vestibulares y formación reticular, que son el origen respectivamente de las vías motoras. Así, los núcleos del cerebelo son capaces de mantener una activación tónica de las vías motoras que facilita la realización del movimiento.

El cerebelo también regula el tono muscular, modificando su actividad en las motoneuronas gamma, de tal manera que aumenta el tono para mantener la postura, o lo inhibe para facilitar la realización de los movimientos voluntarios.

También contribuye a realizar la coordinación de los movimientos poliarticulares. Las fibras paralelas, las cuales recorren una larga distancia en la corteza del cerebelo, pudiendo durante su recorrido actuar sobre células de Purkinje correspondientes a varias articulaciones, coordinando su actividad.

El cerebelo participa en el aprendizaje de los movimientos. Durante el proceso de aprendizaje de un movimiento nuevo se producen frecuentes espigas complejas en las células de Purkinje. Esto produce depresión a largo plazo, por lo que una vez que el movimiento se ha aprendido disminuye la frecuencia de las espigas simples. Puesto que las células de Purkinje inhiben a los núcleos profundos, la depresión de las espigas simples se encargan de producir una mayor actividad de los núcleos profundos y de las vías motoras.

2.1.1.1.3 Diencéfalo

El diencéfalo está *constituido por*:

- **Hipotálamo:** Es la base del tálamo, donde se localiza la glándula hipofisaria, glándula con función neuroendocrina, que se encarga de regular el funcionamiento de todo el sistema hormonal. Además, el hipotálamo cuya función es la de controlar las funciones viscerales autónomas e impulsos sexuales y constituye el centro del apetito, de la sed y del sueño.
- **Tálamo:** Está compuesto por dos masas voluminosas situadas bajo los hemisferios cerebrales. Constituye la vía de entrada para todos los estímulos sensoriales excepto el olfatorio. Está conectado con la corteza y selecciona los estímulos que llegan a ella y es el centro donde residen las emociones y sentimientos.

2.1.1.1.4 Tronco encefálico

Es la unión tanto del mesencéfalo, como la protuberancia y el bulbo raquídeo. Es la mayor vía de comunicación entre el cerebro anterior, la médula espinal y los nervios periféricos. También controla varias de las funciones incluyendo la respiración, regulación del ritmo cardíaco y aspectos primarios de la localización del sonido. Formado por los dos tipos de sustancia gris y blanca.

Protuberancia anular: Se encuentra situada en la cara inferior del cerebro y por encima del bulbo raquídeo. En la protuberancia anular se localizan los núcleos para el quinto, sexto, séptimo y octavo (V, VI, VII y VIII) pares de nervios craneales y en sus extremos laterales existe una línea que une los nervios trigémino y facial, denominada *línea trigémino-facial.*

Bulbo raquídeo: Es el que se encuentra más bajo de los tres segmentos del tronco del encéfalo, situándose entre el puente trocoencefálico o protuberancia anular (por arriba) y la médula espinal (por debajo). Presenta la forma de un cono truncado de vértice inferior, de tres centímetros de longitud aproximadamente. Limita por su parte inferior con la médula espinal en la denominada *decusación de las pirámides o de Misticheli.*

Sus funciones son la transmisión de impulsos de la médula espinal al encéfalo. También se localizan las funciones cardíacas, respiratorias, gastrointestinales y vasoconstrictoras.

2.1.1.2 Médula espinal

Es un largo cordón blanquecino que transcurre a lo largo del canal vertebral, encargada de llevar impulsos nerviosos a los 31 pares de nervios raquídeos, comunicando así el encéfalo con el cuerpo, mediante dos funciones básicas: la *función aferente*, en la que son llevadas sensaciones sensitivas del tronco, cuello y los cuatro miembros hacia el cerebro, y la *función eferente*, en la que el cerebro ordena a los órganos efectores realizar determinada acción, dirigiendo estos impulsos hacia el tronco, cuello y miembros. Entre sus funciones también encontramos el control de movimientos inmediatos y vegetativos, como el acto reflejo, el SNS y el parasimpático.

La médula espinal está constituida tanto por *sustancia gris* como por la *sustancia blanca* que adoptan una distribución bastante regular. La sustancia blanca ocupa la parte más externa que rodea la sustancia gris, y se compone de fibras ascendentes (piel, músculos y articulaciones) y descendentes (conducen los impulsos que provienen de los centros superiores) sostenidas por la neuroglia. Al examinar un corte transversal de la médula puede distinguirse que la sustancia gris presenta una disposición en forma de H. La parte horizontal de esta H se denomina *comisura gris*, y cada una de las puntas recibe el nombre de *asta*. En consecuencia, existen dos astas ventrales o anteriores y dos astas dorsales o posteriores.

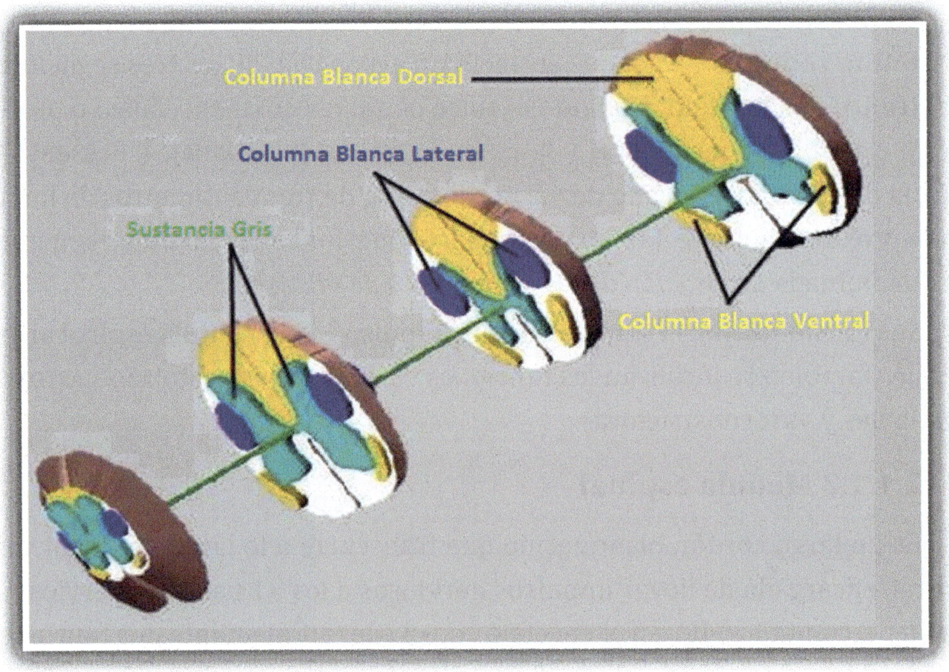

Cortes transversales de la médula espinal

2.1.2 Sistema nervioso periférico (SNP)

El sistema nervioso periférico está formado por los nervios craneales (que salen del encéfalo) y nervios raquídeos (que salen de la médula). Este sistema se divide en dos grandes *partes*:

- *Sistema somático:* El sistema nervioso somático está compuesto por fibras nerviosas periféricas que gestiona la información sensorial al sistema nervioso central y fibras nerviosas motoras que se proyectan al músculo esquelético. El sistema nervioso somático es el que tiene que ver con la sensomotricidad ligada a la musculatura estriada, que es la responsable del movimiento voluntario y vinculado a la conciencia.

- *Sistema autónomo:* También conocido como sistema nervioso visceral, pues se encarga del control de la función visceral. El sistema nervioso autónomo es el que regula el funcionamiento de nuestro corazón de forma automática. El sistema nervioso autónomo se divide funcionalmente en:
  - *Sistema simpático:* El cual utiliza la noradrenalina como neurotransmisor, y lo constituye una cadena de ganglios. Está directamente relacionado en actividades que requieren gasto de energía. También es llamado *sistema adrenérgico o noradrenérgico.*
  - *Sistema parasimpático:* Está formado por los ganglios aislados y utiliza la acetilcolina. Es el encargado de la gestión de almacenar y conservar la energía. Es llamado también *sistema colinérgico.*

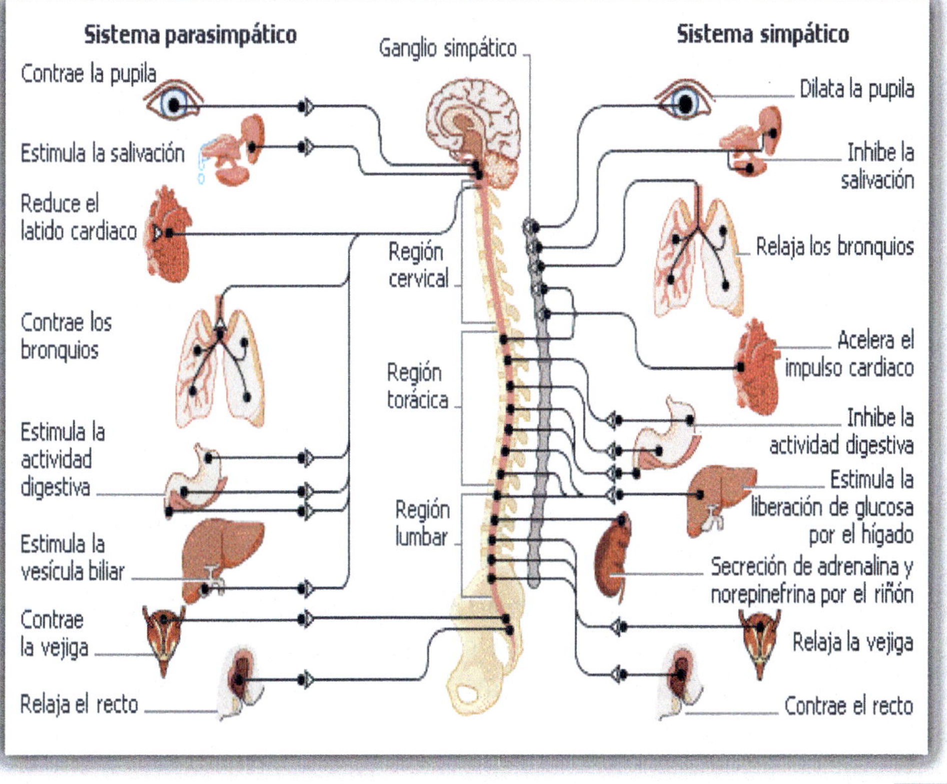

Funciones de los sistema parasimpático y simpático

Nervios: Los nervios son haces o conjuntos de axones, salvo los nervios sensoriales que están constituidos por dendritas funcionales largas que van desde el *asta* dorsal de la médula hasta los receptores sensoriales y cumplen la función de conducir los impulsos como los axones y un axón por el que se transmite los impulsos nerviosos, estos pueden llegar a medir varios metros.

Básicamente, los nervios están formados por neuronas. Un nervio contiene un gran número de axones y dendritas. Las neuronas están organizadas en paquetes que se hallan protegidas por una envoltura de tejido conjuntivo.

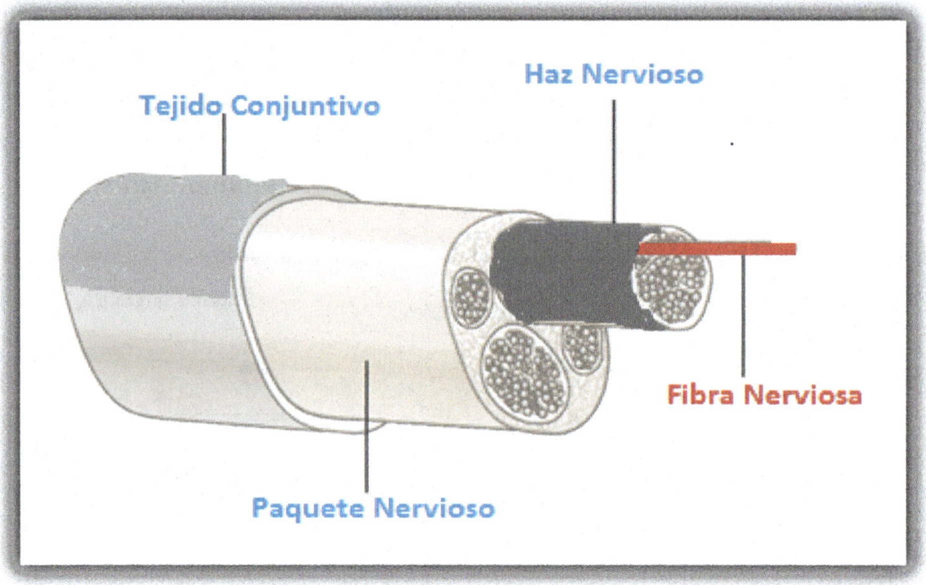

Esquema de un nervio

Los nervios pueden *clasificarse* de diversas maneras:

Por su origen:

- *Raquídeos*: Son los conocidos como *nervios espinales* o también conocidos como *nervios raquídeos* son aquellos que se prolongan desde la médula espinal y atraviesan los orificios vertebrales para distribuirse a las zonas del cuerpo. Los nervios raquídeos tienen elementos viscerales y somáticos. Los viscerales están relacionados con las estructuras vecinas a los aparatos digestivo, respiratorio, urogenital y el sistema vascular y la mayor parte de las glándulas. Los somáticos están relacionados con los tejidos de revestimiento corporal y los músculos voluntarios. Existen 31 *pares de nervios espinales*, son:

- 8 pares de nervios raquídeos cervicales
- 12 pares de nervios raquídeos torácicos
- 5 pares de nervios raquídeos lumbares
- 5 pares de nervios raquídeos sacros
- 1 par de nervios raquídeos coccígeos

- *Craneales:* Los nervios craneales o pares craneales, son doce. Todos ellos inician su función desde la base del cerebro o a nivel del tronco del encéfalo y emergen por los agujeros de la base del cráneo. *Se distribuyen* por cabeza, cuello, tórax y abdomen.
  - I par: Nervio olfatorio
  - II par: Nervio óptico
  - III par: Nervio oculomotor (nervio motor ocular común)
  - IV par: Nervio troclear (nervio patético)
  - V par: Nervio trigémino
  - VI par: Nervio abducens (nervio motor ocular externo)
  - VII par: Nervio facial (nervio intermediofacial)
  - VIII par: Nervio vestíbulococlear (nervio auditivo)
  - IX par: Nervio glosofaríngeo
  - X par: Nervio vago (nervio neumogástrico)
  - XI par: Nervio espinal
  - XII par: Nervio hipogloso. Es el nervio motor de la lengua.

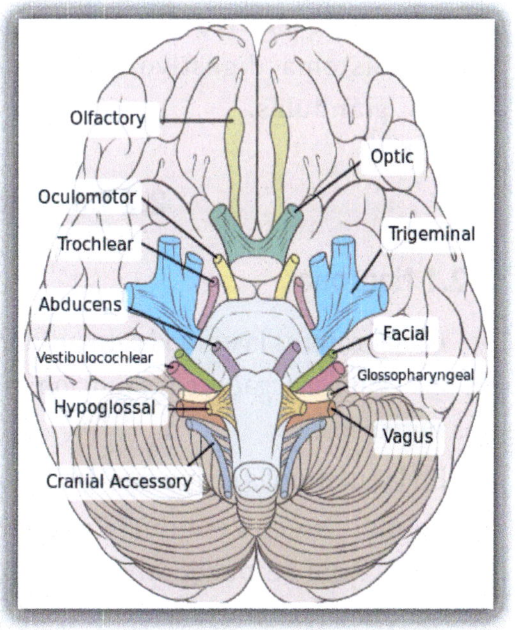

Nervios craneales

Por su función distinguimos:

- *Sensitivos o aferentes:* Se encargan de transportar la información desde los órganos de los sentidos y las vísceras (órganos internos) hasta el SNC.
- *Motores o eferentes:* Son los que envían las órdenes desde el SNC a los músculos y órganos encargados de llevar a cabo la respuesta.
- *Mixtos:* Contienen tanto fibras sensitivas como motoras.

Por los receptores:

- *Exteroceptivos:* Para los impulsos producidos por los estímulos externos al cuerpo: Tacto, temperatura, dolor, presión y órganos sensoriales como el ojo y el oído.
- *Popioceptivos:* Para estímulos creados en el mismo cuerpo: Músculos, tendones, articulaciones y los relacionados con el equilibrio.
- *Interoceptivos:* Para los impulsos enviados desde las vísceras: Sistema digestivo, respiratorio, circulatorio, urogenital y las glándulas.

2.2 Células nerviosas

2.2.1 Neurona

La neurona es la unidad celular fundamental y básica del sistema nervioso. Es una célula alargada, cuya función está especializada en conducir los impulsos nerviosos.

En las neuronas se pueden distinguir tres *partes* fundamentales, que son:

Soma o cuerpo celular: Corresponde a la parte más voluminosa de la neurona. Aquí se puede observar una estructura esférica llamada *núcleo*. Éste contiene la información que dirige la actividad de la neurona. Además, en el soma se encuentra el citoplasma. En él se sitúan otras estructuras que son importantes para el funcionamiento de la neurona.

Dendritas: Son prolongaciones cortas que se originan en el soma neural. Su función principal es recibir impulsos de otras neuronas y enviarlas hasta el cuerpo neuronal.

Axón: Es una prolongación única y larga. En algunas ocasiones, puede medir hasta un metro de longitud. Su función es la de sacar el impulso desde el soma neuronal y llevarlo hasta otro lugar del sistema.

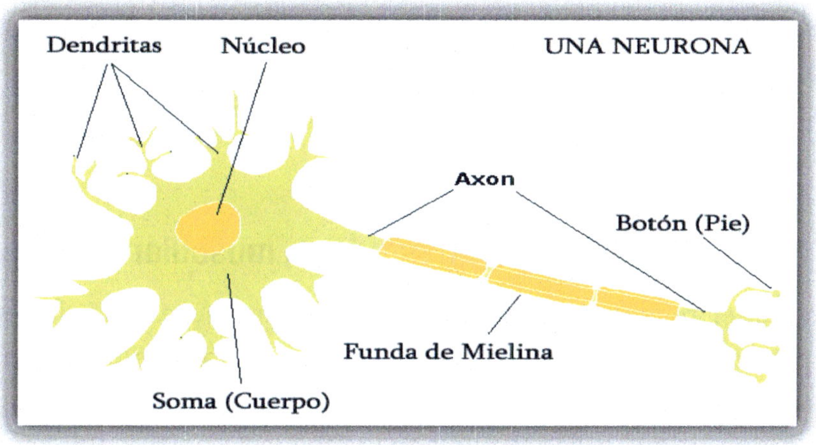

Anatomía de la célula nerviosa

El axón es una prolongación larga y delgada de las neuronas que se origina en una zona especializada llamada *eminencia axónica o cono axónico*, a partir del soma, o a veces de una dendrita. El axón tiene la forma cónica que se va haciendo más delgada según nos dirigimos hacia la periferia. En su parte más superficial se observan constricciones circulares periódicas llamadas *nódulos de Ranvier*. La membrana celular del axón recibe el nombre de *axonema*.

El *axoplasma* es el citoplasma que se encuentra contenido dentro del axón y de la eminencia axónica. Es un fluido con una densidad viscosa dentro del cual se encuentran neurotúbulos, neurofilamentos, mitocondrias, gránulos y vesículas, que se diferencian del citoplasma soma y las dendritas proximales, porque carecen de retículo endoplasmático rugoso, de ribosomas libres y de aparato de Golgi.

Los axones pueden estar o no recubiertos por una vaina, denominada *vaina de mielina*.

2.2.2 Sistema nervioso central (SNC)

El SNC del ser humano tiene aproximadamente unos 10 millones de neuronas y unos 5 a 10 veces más células gliales las cuales forman un tejido llamado *neuroglía*, que tiene como funciones: Proporcionar soporte al encéfalo y médula, formar una barrera impermeable en los vasos sanguíneos, suministrar a las neuronas sustancias químicas que son vitales, aislar los axones a través de la mielina.

2.3 Relación de la actividad nerviosa, muscular y sensorial

Para poder relacionarse con el medio interno, necesitará de sensores que capten estímulos, vías nerviosas que transmitan mediante impulsos la información en ambos sentidos, aéreas de procesamiento de la información y, por último, órganos que den la respuesta pertinente; y todo ello comunicado de una forma eficaz.

2.3.1 Sinapsis

Es una unión intercelular especializada que se puede dar entre neuronas o entre una neurona y una célula efectora (casi siempre glandular o muscular). Es en estos puntos donde se lleva a cabo la transmisión del impulso nervioso. Éste se inicia con una descarga de origen químico que forma una corriente eléctrica en la membrana de la célula presináptica (célula emisora); una vez que este impulso nervioso alcanza el extremo del axón (la conexión con la otra célula), la propia neurona segrega un tipo de compuestos químicos (neurotransmisores) que salen al espacio sináptico (espacio intermedio entre esta neurona transmisora y la neurona postsináptica o receptora). Estas sustancias segregadas o neurotransmisores (noradrenalina y acetilcolina entre otros) son los encargados de excitar o inhibir la acción de la otra célula llamada *célula postsináptica.*

2.3.1.1 Trasmisiones del impulso nervioso

Una **sinapsis eléctrica** es la que se realiza durante la transmisión entre la primera neurona y la segunda la cual no se produce por la secreción de un neurotransmisor, como en las sinapsis químicas, sino por el paso de iones de una célula a otra se realiza por la uniones gap, pequeños canales formados por el acoplamiento de complejos proteicos, basados en conexiones, en células estrechamente adheridas.

Las sinapsis eléctricas son más rápidas que las sinapsis químicas, son menos propensas a alteraciones o modulación porque facilitan el intercambio entre los citoplasmas de iones y otras sustancias químicas. En los vertebrados son comunes en el corazón y el hígado. Las sinapsis eléctricas tienen tres *ventajas* muy importantes:

- Poseen una transmisión bidireccional de los potenciales de acción, mientras que en la sinapsis química solo posee la comunicación unidireccional.
- Una sincronización en la actividad neuronal lo que hace posible una coordinada acción entre ellas.
- La comunicación es más rápida en la sinapsis eléctricas que en las químicas, debido a que los potenciales de acción pasan a través del canal proteico directamente sin necesidad de la liberación de los neurotransmisores.

La **sinapsis química** se establece entre células que están separadas entre sí por un espacio de unos 20-30 nanometros (nm), la llamada *hendidura sináptica.*

La liberación de neurotransmisores es iniciada por la llegada de un impulso nervioso (o potencial de acción), y se produce mediante un proceso extremadamente rápido de secreción celular: En el espacio nervioso presináptico, las vesículas que contienen los neurotransmisores permanecen sujetas y preparadas junto a la membrana sináptica. Cuando llega un potencial de acción se produce una entrada rápida de iones de calcio a través de los canales del calcio dependientes de voltaje. Los iones de calcio comienzan una cascada de reacciones que finalizan haciendo que las membranas vesiculares se fusionen con la membrana presináptica y liberando su contenido a la hendidura sináptica. Los receptores del lado opuesto de la hendidura se juntan a los neurotransmisores y fuerzan la apertura de los canales iónicos cercanos de la membrana postsináptica, haciendo que los iones salgan hacia o desde el interior, cambiando el potencial de acción de la membrana local. El resultado es *excitatorio* en caso de flujos de despolarización *inhibitorio* en caso de flujos de hiperpolarización. El que una sinapsis sea excitatoria o inhibitoria depende de los distintos tipos de iones que se canalizan en los flujos postsinápticos, que a su vez es función de los diferentes tipos de receptores y neurotransmisores que intervienen en la sinapsis.

La suma de los impulsos excitatorios e inhibitorios que llegan por todas las sinapsis que se relacionan con cada neurona (1.000 a 200.000) determina si se produce o no la descarga del potencial de acción por el axón de esa neurona.

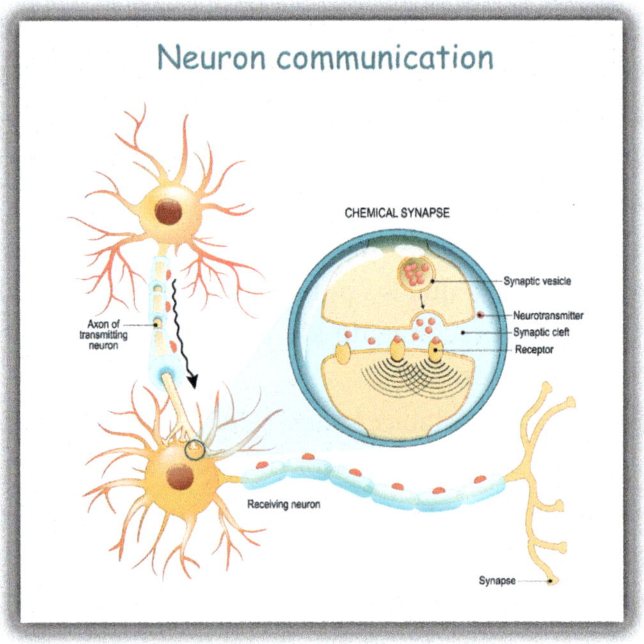

Transmisión de la señal nerviosa entre dos neuronas con axón y sinapsis

2.3.2 Vías de conducción de los impulsos

El arco reflejo es una unidad de origen funcional que se produce como una respuesta a estímulos específicos que son recogidos por neuronas sensoriales. Por lo tanto se origina una respuesta involuntaria o automática, no controlada por la conciencia. Para que un reflejo se produzca es necesaria la intervención de tres estructuras diferenciadas, pero que se relacionan con el estímulo que va a provocar la respuesta y con la respuesta misma. Ellas son:

Receptores -----> Neurona -----> Efectores

Los receptores están formados por células o grupos de células que se encuentran en los órganos, o en la piel; otras veces integran órganos complejos, como los órganos sensoriales.

Componentes del arco reflejo

El arco reflejo está formado por varias estructuras, estas son: Receptor, vía aferente o vía sensitiva, centro elaborador, vía eferente o vía motora, y efector.

Receptor: Es la estructura encargada de captar el estímulo que se genera en el medio ambiente y transformarlo en impulso nervioso. El receptor entrega el impulso nervioso a la vía aferente. Los receptores están constituidos por células o grupos de células que se encuentran en los órganos, o en la piel; otras veces integran órganos complejos, como los órganos sensoriales. En los receptores existen neuronas que están especializadas según los distintos estímulos.

Se encuentran por ejemplo *receptores especializados* en:

- Oído-----------------> Audición
- Nariz-----------------> Olfato
- Lengua---------------> Gusto
- Piel ----------------->Tacto, dolor, presión, etc.

Vía aferente o vía sensitiva: Esta vía tiene como función principal la de conducir los impulsos nerviosos desde el receptor hasta el centro elaborador.

Centro elaborador: Es la estructura encargada de generar una respuesta adecuada al impulso nervioso que llegó a través de la vía aferente. La médula espinal y el cerebro son ejemplos de algunos centros elaboradores.

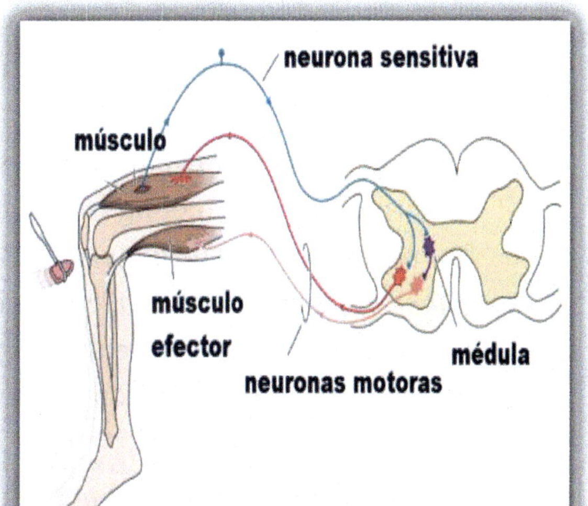

Vía aferente y vía eferente de impulsos nerviosos

Vía eferente o motora: Esta vía tiene como función conducir el impulso nervioso lo que implica una respuesta hasta el efector.

Efector: Es la estructura encargada de ejecutar la acción frente al estímulo. Los efectores son generalmente músculos y glándulas. Los músculos realizan un movimiento, y las glándulas secretan sustancias especiales. Los efectores están capacitados para llevar a cabo de forma efectiva la orden que proviene del centro elaborador.

2.3.3 Neurotransmisores

Algunos receptores postsinápticos, cuando se activan, generan una excitación de la neurona que recibe el estímulo, mientras que otros ocasionan la inhibición. El mecanismo más simple de funcionamiento del receptor es su capacidad de modificar la estructura del poro al cual se encuentra asociado; esto lo hace cuando le llega el neurotransmisor específico que lo activa. Tanto los receptores como los neurotransmisores pueden ser excitadores e inhibidores. Entre los distintos *mecanismos moleculares a nivel de la membrana* que emplean los receptores para producir los efectos de excitación e inhibición se incluyen los siguientes:

Para la excitación:

1.- *Apertura de los canales de sodio* (Na). Esto hace que ingresen a la célula grandes cantidades de cargas positivas, y con ello, se hace más positivo el potencial de acción de la membrana acercándose al umbral de estimulación.

2.- *Disminución del flujo de iones potasio* (K) hacia el exterior o de iones cloruro entrando en el interior, esto produce un potencial de membrana más positivo de lo normal, lo cual equivale a la excitación.

3.- *Cambios en el metabolismo interno* de forma que se produce una excitabilidad en la actividad celular o producen un aumento de los receptores excitadores o una disminución de receptores inhibidores.

Para la inhibición:

1.- *Apertura de los canales de potasio* (K). Esto hace que el potasio fluya hacia el exterior y con ello se produzca un aumento de la carga negativa interior, lo cual equivale a la inhibición.

2.- *Apertura de los canales de cloruro sódico* (NA), lo que permite a estos iones difundir hacia el interior, a favor de gradiente de concentración, y así aumentar el potencial de acción haciéndolo más negativo y alejándolo del umbral.

3.- *Cambios metabólicos internos* que aumenta el número de receptores inhibidores o que disminuyen el número de receptores excitadores.

Los neurotransmisores pueden ser clasificados de varias formas, la mayoría de las veces se realiza según su estructura química. Nosotros vamos a clasificarlos según la velocidad con la que actúan. Así entonces tenemos neurotransmisores de acción rápida y neurotransmisora de acción lenta.

Los *neurotransmisores de acción rápida* más importantes son: acetilcolina, noradrenalina, dopamina, glicina, GABA, glutamato, serotonina y óxido nítrico.

Los *de acción lenta* son neuropéptidos, hay muchísimos ejemplos, algunos podrían ser la oxitocina, vasopresina, etc.

La noradrenalina puede excitar o inhibir. La acetilcolina en general excita. La dopamina en general inhibe. La glicina, el GABA y la serotonina inhiben siempre según se cree hoy día. El glutamato, se piensa, siempre es excitador.

El óxido nítrico es un caso aparte porque es un gas que se sintetiza en el momento en el botón y directamente difunde desde la neurona pre-sináptica hasta la post-sináptica, no excita ni inhibe a la otra neurona sino que genera cambios metabólicos en ella. En el futuro saber más sobre cómo actúa el óxido nítrico servirá para explicar aspectos sobre la conducta de un individuo a largo plazo y ciertos aspectos de la memoria que todavía no se conocen.

3. Patología del sistema nervioso

3.1 Cefaleas

Hace referencia a los dolores y molestias localizadas en cualquier parte de la cabeza, en las estructuras que lo unen a la base del cráneo, los músculos y vasos sanguíneos que rodean el cuero cabelludo, cara y cuello.

Los siguientes *signos o síntomas* pueden ser indicativos de procesos agudos o de mayor gravedad, por lo que obligan a un estudio más exhaustivo y específico:

- Comienzo brusco con dolor de gran intensidad, o bien durante el ejercicio, especialmente si la cefalea es de nueva aparición y muy intensa. Podría ser indicativo de una hemorragia subaracnoidea.

- De origen progresivo, es decir aumento gradual en el transcurso de días o semanas. Puede indicar el crecimiento de una lesión o masa ocupante del espacio, como un tumor cerebral.

- Que se haya iniciado en la edad media de la vida, sobre todo si es de carácter progresivo.

- Cefalea acompañada por alteraciones del nivel de conciencia, signos meníngeos, convulsiones u otros signos neurológicos que hagan sospechar la existencia de un proceso grave.

Cefaleas primarias. Cuando se presentan como una crisis de cefalea en racimos ocasiona un dolor extraordinariamente intenso. Suponen en torno al 78% de las cefaleas, tienden a no ser graves, aunque el dolor puede ser muy intenso:

1. *Cefalea tensional*: Es la que se origina con mayor frecuencia. El dolor se presenta de forma generalizada en toda la cabeza de manera regular. La sensación es de opresión en el perímetro de la cabeza. Suele producirse por contracturas musculares o estrés. Mejora mucho con la actividad física y la relajación. Es un dolor opresivo en banda que abarca todo el perímetro del cráneo. El tratamiento puede requerir medicación preventiva constante si los ataques son muy frecuentes, además del tratamiento del dolor agudo cuando este es muy intenso.
2. *Migraña*. Se trata de una cefalea muy frecuente e intensa que se encuentra afectada entre el 12 y el 16% de la población mundial. Produce ataques de dolor intenso que de forma característica afecta solo a la mitad derecha o izquierda de la cabeza y se acompaña de náuseas, vómitos y sensación pulsátil.
3. *Cefalea en racimos*. Es un tipo de dolor de cabeza extraordinariamente intenso. Recibe otros muchos nombres, como cluster headache, ce-

falea histamínica y cefalea de Horton.

4. *Otras cefaleas primarias*. Dentro de este apartado se incluyen varios subtipos, entre ellos la cefalea asociada a la actividad sexual, la cefalea benigna por tos, la cefalea benigna por ejercicio y la cefalea hípnica, cefaleas idiopáticas. Son aquellas que están provocadas por una enfermedad conocida. Pueden deberse a patologías muy diversas y se dividen en los siguientes *grupos*:

- Cefalea por TCE.
- Cefaleas de causa vascular, es decir por alteraciones de los vasos sanguíneos, tanto arterias como venas.
    - Causada por ACV.
    - Causada por arteritis de la temporal.
- Cefalea por trastornos intracraneales no vasculares.
- Cefalea por aumento de la presión del líquido cefalorraquídeo.
- Cefalea por disminución de la presión del líquido cefolorraquídeo.
- Cefalea por neoplasia intracraneal.
- Cefalea por medicamentos, drogas o síndrome de abstinencia, abuso de medicación.
- Cefalea por infecciones.
- Cefalea por infecciones intracraneales, como la meningitis y la encefalitis.
- Cefalea por infecciones generales, como la cefalea de la gripe.
- Cefalea por trastornos de la homeostasis: Hipoxia, diálisis, HTA, hipotiroidismo.
- Dolor facial por otras alteraciones craneofaciales. En este apartado se incluyen las cefalea causada por alteraciones del oído, como la otitis, de los senos paranasales entre ellas la sinusitis y del ojo, por ejemplo el glaucoma agudo.
- Cefaleas de causa psiquiátrica.

3.2 Mareos

El mareo se debe a la sobreestimulación de los canales semicirculares, pequeños órganos que se localizan en el oído interno cuya función consiste en percibir los cambios de posición de la cabeza para mantener el sentido del equilibrio. Uno de los casos más comunes es cuando el cuerpo, inicialmente en un movimiento constante y se detiene bruscamente y, al hacerlo y debido a la inercia, los canales semicirculares siguen en movimiento, lo que hace que estos envíen al cerebro, a través del líquido que se encuentra contenido una señal de que el cuerpo se halla aún en movimiento, lo que genera la sensación de mareo. Es una sensación desagradable que suele presentarse al girar la cabeza en repetidas ocasiones, al inclinarse o al incorporarse.

El vértigo es la sensación de la falta de estabilidad o de desconocer cuál es nuestra situación rotatoria en el espacio. El vértigo se caracteriza por presentar la sensación de que lo que está a nuestro alrededor diera vueltas o no estuviera quieto. Las causas más frecuentes del vértigo pueden ser: vestibular, neurológico, general (anemia, alcohol, insuficiencia renal, etc.).

Vértigos periféricos: Se presenta como crisis de origen súbito de poca duración, quizás minutos u horas y se acompaña de manifestaciones auditivas como la sensación de plenitud, hipoacusia y acúfenos, así como síntomas neurovegetativos (sudoración, taquicardia, hipotensión y náuseas).

Vértigos centrales: El vértigo central se caracteriza por ser continuo, dura días y no existen alteraciones auditivas ni hay síntomas neurovegetativos.

El vértigo es de origen multifactorial, es decir, son muchas las causas por las que puede percibir una persona esta alucinación.

Vértigo vascular: Síndrome vertebrobasilar, síndrome medular.

Procesos tumorales que afecten al encéfalo.

Afectaciones vasculares, presentando síntomas neurológicos tales como: una alteración del lenguaje, parálisis facial, etc., e insuficiencia vértebro-basilar que afecta al tronco cerebral.

Infecciones virales del oído interno.

Presíncope: Es la sensación de disminución de la conciencia, sin llegar a perderla. La pérdida de conciencia puede ser de corta o larga duración. Puede tener varias *causas:* golpes, falta de oxígeno o simplemente una alimentación deficiente. Antes de desmayarse, aparecen puntos luminosos, visión borrosa y a veces sentir que ha pasado mucho tiempo. Un desmayo es la pérdida temporal del conocimiento a consecuencia de una disminución del flujo sanguíneo al cerebro. El episodio es breve y va seguido de una recuperación rápida y completa. Las personas afectadas pueden quejarse de mareos o vértigo antes de comenzar el desmayo.

Desequilibrio o inestabilidad: Inestabilidad en la marcha, sin percepción de giro de los objetos, que desaparece al sentarse o acostarse. La inestabilidad no está producida por movimientos cefálicos, aunque se acentúa al inclinarse hacia adelante o al girar bruscamente. Suelen ser alteraciones del sistema vestibular, propioceptivos, cerebeloso, visual, incluso provocado por la ingesta de fármacos como los antidepresivos o anticolinérgicos. En general se produce en pacientes de edad con múltiples enfermedades asociadas.

Otros mareos: El mareo inespecífico y también el psicógeno y el multisensorial. El paciente lo define como una sensación distinta a las anteriores que incluyen sensación de flotar, nadar, de cabeza hueca. Asociado a enfermedades psiquiátricas de base, reacciones de estrés y abuso de sustancias. Existen otros tipos que se presentan en pacientes con enfermedad hematológica (anemia), endocrina (diabetes) y neoplasias. Mareos fisiológicos como el que ocurre en altura o en caso de cinetosis (movimiento del barco).

3.2.1 Vértigos más significativos

El vértigo posicional paroxístico benigno (BPPV) es un problema en los nervios y la estructura del oído interno que origina que la persona se sienta mareada en forma repentina. Los *síntomas* que podemos encontrar son:

- Que la habitación está girando en círculos o que su entorno está en movimiento. El BPPV está asociado con la sensación de vértigo al moverse de determinada manera (como girar la cabeza, ponerse de pie, darse vuelta en la cama o recostarse).

  También podría sentir náuseas, mareos incluso vómitos (sentirse mal del estómago) al mismo tiempo. Las náuseas y los mareos desaparecen en un periodo muy breve (algunos segundos). El BPPV es molesto, pero rara vez es grave.

Síndrome de Menière: Es una enfermedad que afecta al oído interno, de origen desconocida, caracterizada principalmente por vértigo, que suele manifestarse acompañada de acúfenos o tinnitus (zumbidos en los oídos), hipoacusia y náuseas, siendo el acúfeno o tinnitus y la hipoacusia previos al vértigo. Las crisis vertiginosas aparecen casi siempre en episodios repentinos que pueden durar incluso horas; sin embargo, el acúfeno y la sensación de mareo pueden llegar a durar días en quienes padecen esta enfermedad.

3.3 Neuropatía periférica

Es una insuficiencia de los nervios que llevan la información hasta y desde el cerebro y la médula espinal, lo que provoca dolor, pérdida de la sensibilidad e incapacidad para controlar los músculos. El grupo de las neuropatías periféricas comprende enfermedades que afectan a los nervios por fuera del sistema nervioso central. Esto quiere decir, que se encuentra afectado cualquier nervio, que lleva las señales del SNC hacia el resto del organismo (ciático, crural, sural, trigémino, facial, cubital, mediano, etc).

Neuropatía: Normalmente suele afectar a nervios sensitivos o motores. De forma aguda (ej. diversos tipos de intoxicaciones) o de forma crónica (ej. vasculitis, diabetes). La sintomatología depende del nervio o función que se encuentre afectada. Si compromete la función motora se manifiesta como debilidad y atrofia progresiva del área afectada (normalmente en los miembros inferiores, la atrofia compromete a los pies). Si predomina la afectación sensitiva, puede manifestarse por disestesias (trastornos en la sensibilidad, ardor, quemazón, hormigueo, pesadez), hasta dolor de tipo neuropático de leve a máxima intensidad. Los tratamientos van desde tratar el dolor hasta tratar la enfermedad causal, ya que la neuropatía motora si progresa puede dejar secuelas y no tiene un tratamiento específico.

Neuralgia: Es un síntoma que viene a ser provocado por un fallo del sistema nervioso, consiste en un trastorno sensitivo o de dolor sin que la función motora estén afectada., provoca alteración de la zona afectada sin que se detecte lesión cuando afecta a los nervios periféricos.

3.4 Coma

Es un estado severo de pérdida de conciencia; puede ser tanto brusca como progresiva, que puede resultar de una gran variedad de condiciones incluyendo las intoxicaciones (drogas, alcohol o tóxicos), anomalías metabólicas (hipoglucemia, hiperglucemia), enfermedades del sistema nervioso central, ACV, traumatismos cráneo-encefálicos, convulsiones e hipoxia. Las causas metabólicas son las más frecuentes.

El coma es por tanto un síndrome. Es una expresión de un fuerte trastorno de las funciones cerebrales y por lo tanto con peligro de ocasionar la muerte. El desarrollo del paciente comatoso es variable en función de las enfermedades subyacentes y de la asistencia médica que reciba.

Existe un método para valorar el nivel de consciencia de forma sencilla y objetiva en pacientes que hayan sufrido un traumatismo craneoencefálico, es la *escala de Glasgow*. Esta escala valora de forma independiente tres parámetros, adjudicándole diferentes puntuaciones. La suma de los puntos que se valoran indica la gravedad del trauma.

ESCALA DE GLASGOW		
Parámetros	**Respuesta observada**	**Puntuación**
Abertura ocular	Espontánea	4
	Al estímulo verbal	3
	Al estímulo doloroso	2
	Ninguna	1
Respuesta verbal	Orientada	5
	Confusa	4
	Palabras inadecuadas	3
	Sonidos incomprensibles	2
	Ninguna	1
Respuesta motora	Obedece órdenes	6
	Localiza el dolor	5
	Movimiento de retirada	4
	Flexión hipertónica (decorticación)	3
	Extensión hipertónica (descerebración)	2
	Ninguna	1

Trauma leve	Trauma moderado	Trauma grave
13-15	9-12	3-8

Escala de Glasgow con el resultado de los parámetros valorados para establecer la gravedad del trauma.

3.5 Convulsiones. Estado epiléptico. Distonía

Es una enfermedad crónica que se caracterizada por uno o varios trastornos neurológicos que deja una predisposición en el cerebro para generar convulsiones recurrentes, que suele dar lugar a consecuencias neurológicas, cognitivas y psicológicas.

Una convulsión o crisis epiléptica o comicial es un evento de origen súbito y de corta duración, caracterizado por ser anormal y excesiva o bien sincrónica actividad neuronas en el cerebro. Las crisis epilépticas suelen ser transitorias, con o sin disminución del nivel de consciencia, movimientos convulsivos y otras manifestaciones clínicas.

La epilepsia puede que se origine por muchas causas. Puede tener un origen en lesiones cerebrales de cualquier tipo (traumatismos craneales, secuelas de meningitis, tumores, etc.) pero en muchos casos no hay ninguna lesión, sino únicamente una predisposición de origen genético a padecer las crisis. Cuando no hay una causa de origen genético o traumática identificada se llama *epilepsia idiopática* y los genes juegan un papel de *modulación* del riesgo de que ocurra un episodio.

Para diagnosticar un paciente epiléptico se requiere conocer los antecedentes personales y familiares y, por lo general, se corrobora con un electroencefalograma (EEG). El tratamiento consiste en la administración de medicamentos anticonvulsivos. En los casos refractarios, se apelan a otros métodos incluyendo la cirugía. La epilepsia causa múltiples efectos en la vida cotidiana del paciente, de manera que el tratamiento debe incluir el abordaje de estos efectos.

Convulsiones focales o parciales: Se origina en una zona muy localizada del cerebro. Provoca solo movimientos en partes concretas del cuerpo (manos, brazos, boca, etc), generalmente sin pérdida de conocimiento.

Convulsiones generalizadas: Las convulsiones ocurren cuando las células nerviosas del cerebro envían señales eléctricas de manera repentina, excesiva y descontrolada. El ataque convulsivo generalizado ocurre cuando las células nerviosas de ambos hemisferios del cerebro están involucradas al mismo tiempo. Cuando la convulsión da comienzo, la persona no tiene conciencia de lo que la rodea. La persona que va a sufrir un ataque convulsivo generalizado no tiene un indicio de que le va a pasar. Sin embargo, la persona en el proceso de sufrir una convulsión inmediatamente antes de que el ataque se produzca, puede haber un cambio en la conducta, tal como la irritabilidad o intranquilidad. En las convulsiones generalizadas, existe compromiso de todo el cuerpo.

Estatus epiléptico: Se ha definido tradicionalmente como crisis que persisten por 20 a 30 minutos o 2 o más crisis repetidas sin recuperación de la conciencia entre ellas, ya que este es el tiempo necesario para causar daño neuronal.

Disfonía muscular: Llamamos distonía a la manifestación física que consiste en movimientos involuntarias permanentes de los músculos de una o más partes del cuerpo, debido a una disfunción del sistema nervioso; frecuentemente se puede manifiestar como torsiones o deformaciones de esa parte del cuerpo y no hay alteración de otras funciones del cerebro, como la personalidad, la memoria, las emociones, los sentidos, la conciencia y la capacidad intelectual.

Crisis mioclónicas: Características por las sacudidas bruscas, muy rápidas y masivas de las cuatro extremidades, durante escasos segundos.

3.5.1 Tipos de convulsiones

Crisis de ausencia: El síntoma principal y característico es el deterioro brusco de la consciencia, que suele ser breve y durar solamente unos segundos. Durante el episodio, la persona interrumpe sus actividades y permanece estática y con la mirada fija, ocasionalmente puede presentar pequeñas gesticulaciones o parpadeos. Normalmente, al finalizar la crisis continúan con lo que estaban haciendo sin recordar lo que sucedió anteriormente. Suelen ser de origen repetitivo y presentarse en varias ocasiones en el transcurso del día. Su franja de edad es entre los menores de 20 años, lo más habitual es entre 4 y 12 años.

Crisis atónicas: Se presentan especialmente en niños de 2 a 5 años de edad; estos caen de forma súbita al suelo ya que existe una pérdida del tono muscular, lo cual provoca que se encuentre afecta toda la musculatura corporal aunque existen pacientes en quienes este trastorno queda limitado a regiones del cuerpo concretas, lo que podría producir por ejemplo caídas de la cabeza hacia adelante o hacia atrás. Parece que a este tipo de crisis se asocia una breve pérdida del conocimiento, de lo cual el paciente se recupera muy rápidamente. Debido a las caídas, los niños pueden sufrir serias lesiones al poder golpearse la cara o el cráneo. Estas crisis podrían confundirse con debilidad de las piernas, o torpeza en los movimientos.

Crisis tónico-clónicas (gran mal): Pueden comenzar con un aura parcial de malestar epigástrico, seguido de un grito, la crisis continúa con una pérdida de la conciencia, caída y contracciones tónico-clónicas de los músculos de las extremidades, el tronco y cabeza. Puede haber incontinencia urinaria y rectal, la crisis dura generalmente de 2 a 5 minutos. Después de la crisis el paciente puede experimentar alteraciones del estado de ánimo, sueño profundo, dolor de cabeza y muscular.

Convulsiones febriles: Es un evento convulsivo, generalmente inofensivo, en un niño producido por un aumento repentino de fiebre y en ausencia de una infección cerebral, de la médula espinal o de cualquier otra causa neurológica subyacente. Las convulsiones febriles usualmente ocurren en menos del 5% de niños entre las edades de 6 meses a 5 años, pueden ocurrir excepcionalmente en niños mayores de 5 años.

3.6 Ictus

Enfermedad cerebrovascular que afecta a los vasos sanguíneos que suministran sangre al cerebro. También se la conoce como accidente cerebro vascular (ACV), embolia o trombosis. Ocurre cuando un vaso sanguíneo que lleva sangre al cerebro se rompe o es taponado por un coágulo u otra partícula. Debido a esta ruptura o bloqueo, parte del cerebro no recibe el flujo de sangre que necesita. La consecuencia es que las células nerviosas del área del cerebro afectada no reciben oxígeno, por lo que no pueden funcionar y mueren transcurridos unos minutos.

Síntomas del ictus: Suelen ser de inicio súbito y de rápido desarrollo, y causan una lesión cerebral en minutos. Con menos frecuencia, un ictus puede ir empeorando a lo largo de horas, incluso durante uno o dos días, a medida que se va necrosando un área cada vez mayor de tejido cerebral. Esta progresión suele interrumpirse, dando paso a períodos de estabilidad en el que el área de tejido necrosado deja de aumentar de forma transitoria o en los que se observa cierta mejoría. En función del área del cerebro afectada pueden producirse muchos síntomas diferentes. Adormecimiento o debilidad repentina en la cara, el brazo o una pierna, especialmente en uno de los lados del cuerpo. Confusión repentina, dificultad para hablar o para entender. Repentina dificultad para andar, mareo, pérdida de equilibrio o coordinación, problemas repentinos para ver en uno o los dos ojos, dolor brusco de cabeza sin que se conozca la causa. Cuando el ictus afecta a la *región izquierda del cerebro*, la parte afectada será la derecha del cuerpo y se podrán dar alguno o todos los *síntomas* siguientes: Parálisis del lado izquierdo del cuerpo genera problemas en la articulación de palabras o del lenguaje, estilo de comportamiento cauto, enlentecido, pérdida de memoria. Si por el contrario, la parte afectada es la *región derecha del cerebro*, será la parte izquierda del cuerpo la que tendrá problemas:

- Parálisis del lado izquierdo del cuerpo
- Problemas en la visión

- Comportamiento inquisitivo, acelerado.
- Pérdida de memoria

Ictus isquémico: Los vasos están obstruidos por un trombo, émbolo. Los coágulos causantes del problema se denominan *trombos cerebrales o embolismo cerebral.* Causado por una obstrucción del vaso sanguíneo. Este problema se suele producir por el desarrollo de depósitos de grasa en los muros del vaso, lo que se denomina *ateroesclerosis.* Los depósitos de grasa provocan dos *obstrucciones:*

- *Trombosis*: Un coágulo que se desarrolla en el mismo vaso sanguíneo cerebral.
- *Embolismo*: El coágulo se desarrolla en otra parte del cuerpo, generalmente en las grandes arterias de la parte superior del pecho y el cuello o el corazón. Una porción del coágulo se desprende y desciende por el flujo sanguíneo hasta que encuentra un vaso que es más pequeño y lo bloquea.

Ictus hemorrágico: El vaso se rompe, lo que provoca que la sangre irrumpa en el cerebro. Al entrar la sangre comprime el tejido cerebral. Podemos distinguir dos tipos de este tipo de ictus, *la hemorragia intercerebral y la subaracnoidea.* Sucede cuando se rompe un vaso sanguíneo súbitamente. Existen dos tipos de estos vasos débiles que provocan ictus hemorrágicos: los *aneurismas y las malformaciones arteriovenosas.*

Aneurisma: Es una región dilatada o debilitada de un vaso sanguíneo. Si no se trata el problema crece hasta que el vaso se rompe.

Malformación arteriovenosa: Es un grupo de vasos sanguíneos formados de manera anormal. Cualquiera de estos se puede romper.

Ataques isquémicos transitorios: Las condiciones indicativas de un ictus isquémico se presentan durante un breve periodo de tiempo, y se resuelve por sí solo a través de mecanismos normales. Cuando se produce, hay que tomar medidas para evitar un ataque más serio.

Diagnostico ictus: El médico puede diagnosticar un ictus por medio de la anamnesis de los hechos y de la exploración física. Esta última contribuye a que el médico pueda determinar dónde se localiza la lesión cerebral. También se suelen realizar pruebas de imagen como una tomografía computadorizada (TC) o una resonancia magnética (RM) para confirmar el diagnóstico, aunque dichas pruebas solo detectan el ictus cuando han transcurrido unos días del mismo. Una TC o una RM son también eficaces para determinar si un ictus ha sido causado por una hemorragia o por un tumor cerebral. El médico puede realizar una angiografía en el caso poco probable de que se plantee la posibilidad de una intervención quirúrgica.

El médico trata de establecer la causa exacta del ictus, puesto que es especialmente importante determinar si este se ha producido por un coágulo (embolia) que se alojó en el cerebro o por la obstrucción de un vaso sanguíneo debido a una aterosclerosis (aterotrombosis).

Si la causa es un coágulo o una embolia es muy probable que ocurra otro ictus, a menos que se corrija el problema subyacente. Por ejemplo, si se están formando coágulos en el corazón debido a una frecuencia cardíaca irregular, esta debe tratarse a fin de evitar la formación de nuevos coágulos que pudieran causar otro ictus. En esta situación, el médico suele realizar un electrocardiograma (para detectar una arritmia) y también puede recomendar otras pruebas de estudio del corazón. Éstas pueden ser: Una *monitorización Holter*, que consiste en la realización de un electrocardiograma continuo durante 24 horas, y una *ecocardiografía*, que valora las cavidades y las válvulas del corazón.

Aunque las demás pruebas de laboratorio son de dudosa utilidad, se hacen igualmente para confirmar que el ictus no fue causado por una carencia de glóbulos rojos (anemia), un exceso de glóbulos rojos (policitemia), un cáncer de los glóbulos blancos (leucemia) o una infección. En alguna ocasión se necesita una punción lumbar después de un ictus. De hecho, esta prueba se lleva a cabo solamente si el médico está seguro de que el cerebro no está sujeto a demasiada presión y ello generalmente requiere una TC o una RM. La punción lumbar es necesaria para comprobar si existe una infección cerebral, para medir la presión del líquido cefalorraquídeo o para determinar si la causa del ictus ha sido una hemorragia.

Tratamiento del ictus: El tratamiento es distinto si el ictus es debido al bloqueo de un arteria o a causa de la ruptura de un vaso. En todo caso, hay algunos *pasos* que hay que seguir para mejorar la supervivencia:

Reconocer con la mayor brevedad los signos y síntomas del ictus, anotando cuando ocurren por primera vez, activar con rapidez los servicios de emergencia, transporte rápido de emergencia y prenotificación al hospital. La mejor forma de llegar al hospital es mediante estos servicios, puesto que advertirán cuanto antes al servicio de urgencia del hospital. Comenzar el cuidado y la evaluación del paciente durante el transporte al hospital, recibir el diagnóstico y el tratamiento rápidamente en el hospital para que esté bajo vigilancia intensiva. En ocasiones se debe recurrir a la cirugía para eliminar el coágulo que bloquea las arterias del cerebro. Cuando el ictus ya haya pasado, el tratamiento depende de las incapacidades que le hayan quedado al paciente.

Accidente isquémico transitorio (AIT): Es un accidente cerebrovascular de tipo isquémico. Se produce por la falta de aporte sanguíneo a una zona del cerebro, de forma transitoria, desapareciendo los síntomas, antes de 24 horas, generalmente antes de una hora. Durante un AIT, la interrupción temporal del suministro sanguíneo a un área del cerebro ocasiona una reducción breve y repentina en la función cerebral.

3.7 Meningitis

La meningitis es una infección que se ha producido en las membranas (meninges) que rodean el cerebro y la médula espinal. La meningitis puede causarla una *infección bacteriana*, una *infección fúngica*, o una *infección viral*. La meningitis puede ser *aguda*, con un comienzo súbito de los síntomas, puede ser *crónica*, cuando dura un mes o más, o puede ser *leve o aséptica*. Cualquiera que tenga síntomas de meningitis debe de ir a ver al médico inmediatamente.

Meningitis bacteriana aguda: Es la forma más común de meningitis. La meningitis bacteriana puede llegar a poner en peligro la vida. La infección puede causar que el tejido alrededor del cerebro se inflame. Esto a su vez interfiere con el flujo sanguíneo y puede resultar en parálisis e incluso un infarto cerebral o apoplejía. Las bacterias que suelen ser las responsables de la meningitis bacteriana son muy comunes en el medio ambiente y también se pueden encontrar en tu nariz y en tu sistema respiratorio sin que te causen ningún daño. Algunas veces la meningitis producirse sin ninguna razón conocida. Otras veces ocurre después de una lesión en la cabeza o después de que hayas tenido una infección y tu sistema inmunológico está debilitado. Los niños entre las edades de un mes y dos años son los más susceptibles de contraer meningitis bacteriana. Los adultos que tengan ciertos factores de riesgo también son susceptibles de contraerla. Tiene mayor riesgo si realizan un uso excesivo del alcohol, si tienes infecciones crónicas de nariz u oído, si te has lesionado la cabeza o has tenido neumonía neumocócica. También tiene mayor riesgo si tu sistema inmunológico está debilitado, te han extirpado el bazo, estás tomando córtico-esteroides debido a una insuficiencia renal o padeces anemia falciforme. Además, si has tenido alguna operación quirúrgica en el cerebro o en la espina dorsal, o tienes una infección generalizada en la sangre, tienes mayor riesgo de contraer meningitis bacteriana.

Es importante mantener la vigilancia continua de las fiebres altas, los dolores de cabeza, y la imposibilidad de bajar tu barbilla hacia el pecho debido a la rigidez en el cuello. En los niños más mayores y los adultos, se puede ver confusión, irritabilidad, y un aumento de la somnolencia. También puede ocasionar ataques y un infarto cerebral. En los niños más pequeños, la fiebre puede causar vómitos y pueden negarse a comer. Los niños más pequeños pueden estar muy irritables y llorar. Pueden sufrir ataques. También se les puede crear inflamación en la cabeza debido al líquido que se acumula y se bloquea alrededor del cráneo. El comienzo de los síntomas es rápido, en 24 horas. La meningitis bacteriana puede producir la muerte si se deja que la enfermedad progrese.

Diagnóstico de la meningitis bacteriana: Es importante que busques atención médica inmediata si sospechas que puede haber meningitis. Mirar si aparece un sarpullido de color púrpura o rojo en tu piel. Ver si el cuello está rígido, y examinar la flexión de la cadera y la rodilla.

Tratamiento de la meningitis bacteriana: La meningitis bacteriana se trata con antibióticos. Te pueden recetar un antibiótico intravenoso general con córtico-esteroides para bajar la inflamación, incluso antes de que todos los resultados de tus análisis hayan llegado. Cuando se identifica a la bacteria en cuestión, puede decidir cambiar los antibióticos. Además de los antibióticos, es importante re-hidratarse de la pérdida de fluidos debido a la pérdida del apetito, los sudores, los vómitos y la diarrea.

3.8 Traumatismo cráneo encefálico (TCE)

El TCE está causado por fuerzas externas que producen un trauma en la cabeza pueden clasificarse como fuerzas de contacto y de inercia. Las fuerzas de contacto suelen causar lesiones focales como fracturas de cráneo, contusiones y hematomas como el epidural o subdural. Cuando la inercia actúa sobre la cabeza causa aceleración por traslación o rotación con o sin una fuerza de contacto. Este es el caso de los *latigazos* que se producen cuando se frena bruscamente un vehículo. Dado que el cerebro no está rígidamente unido al cráneo, el desplazamiento de traslación que se produce por la inercia del cerebro en la cavidad craneal puede causar contusiones, hematomas intracerebrales y hematomas subdurales, por impacto de la masa encefálica con las estructuras craneales.

TCE se divide en dos *fases*. En la primera, el daño inicial ocurre como resultado directo del evento traumático. La segunda fase se da por múltiples procesos neuropatológicos que pueden seguir de días a semanas después del traumatismo inicial.

Daños primarios:

- Laceraciones del cuero cabelludo
- Fracturas de cráneo
- Contusiones y laceraciones del cerebro
- Lesión axonal difusa

- Lesiones vasculares
- Tronco cerebral
- Nervios craneales
- Cuerpo calloso
- Hemorragia intracraneal

Daños cerebrales:

- Hinchazón cerebral
- Daño cerebral isquémico
- Daño cerebral secundario a HIC
- Edema cerebral
- Hidrocefalia
- Enfermedad neurológica progresiva
- Embolismo graso
- Infección

Tratamiento: Cuando alguien presente un traumatismo craneoencefálico moderado o severo, solicite ayuda inmediatamente. Hay que revisar que el sujeto siga respirando, en caso de que no respire, revise que ningún objeto obstruya la vía aérea y en caso de ser necesario inicie RCP.

A: Vía aérea

➢ Apertura y limpieza

Técnicas:

➢ Frente mentón

➢ Una mano en frente y la otra en barbilla

➢ Elevar la barbilla y tirar de la frente (hiperextender)

➢ Niño: Menor extensión cervical

➢ Lactante: Alinear cabeza con cuerpo

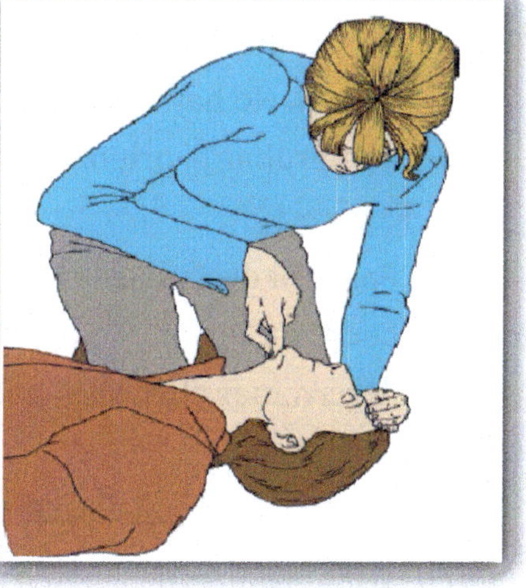

Técnica frente-mentón

¡OJO! No apoyarse sobre los tejidos blandos.

B: Ventilación *(Breathing)*

- Comprobar la presencia o ausencia de ventilación espontánea
- Mantener la VA abierta
- Ver que el tórax se mueve
- Oír la respiración
- Sentir el aire espirado en la mejilla

C: Circulación

- En lactantes
- Pulso braquial
- Cara interna del brazo
- Entre codo y hombro
- < 60 lpm se considera ausencia de pulso

En adultos y niños:

- Pulso carotídeo

D: Neurológico

- Verificar la conciencia (A V D N):
    - A. Alerta
    - V. Respuesta a estímulos verbales
    - D. Respuesta a estímulos dolorosos
    - N. No hay respuesta
- Comprobar la orientación (tiempo, espacio y persona)

E: Exposición

- Poner al descubierto la parte del cuerpo que se desee valorar
- Localizar lesiones o enfermedades
- Al terminar abrigar al paciente

3.9 Traumatismo medular

La lesión de médula espinal o mielopatía, es una alteración de la médula espinal que puede provocar una pérdida de sensibilidad o de movilidad. Las dos principales *causas* de lesión medular son por:

- Traumas por accidente de coche, caídas, disparos, rotura de disco intervertebral, etc.
- Enfermedades como la poliomielitis, la espina bífida, tumores primarios o metastásicos, osteítis hipertrófica de la columna, etc.

Es importante señalar que puede suceder aunque la médula espinal no esté seccionada completamente para sufrir una pérdida de función. De hecho la mayoría de médulas espinales, permanecen intactas tras una lesión de médula espinal. La lesión medular no siempre guarda relación con una lesión de espalda o de cuello como pueden ser roturas de discos, estenosis de la columna, etc. Es posible lesionarse el cuello o la espalda y que la médula espinal no sufra ningún daño.

Es una emergencia médica cuya mala evolución puede llegar a determinar un estado de parálisis permanente que dependerá del nivel al que se produzca la compresión, con mayor afectación cuanta mayor sea la cercanía al cerebro.

Los efectos de una lesión de la médula espinal varían de acuerdo con el tipo y con el nivel de la lesión y se pueden dividir en dos *tipos*:

- En una *lesión completa* en la que no hay funcionalidad por debajo del nivel de la lesión. Los movimientos voluntarios así como la sensibilidad no son posibles. Las lesiones completas son siempre bilaterales, es decir, afectan ambos lados del cuerpo, se ven afectados del mismo modo.

- Una persona con una *lesión incompleta* puede tener algo de sensibilidad por debajo del nivel de la lesión. Las lesiones incompletas son variables, una persona con este tipo de lesión pueden ser capaces de movilizar más un miembro que otro, pueden sentir partes del cuerpo que no pueden mover o quizás pueden tener más funcionalidad en una parte del cuerpo que en otras. Aparte de la pérdida de sensibilidad y de la función motora, las personas con lesión de médula espinal suelen experimentar otros cambios. Pueden presentar mal funcionamiento de la vejiga y los intestinos. Las funciones sexuales frecuentemente también se ven afectadas y, en el caso de la eyaculación, el hombre normalmente se ve disminuido en sus capacidades normales. Esto conlleva problemas en fertilización, caso contrario a la mayoría de las mujeres. Las lesiones producidas en un nivel muy alto de la espina dorsal (C1-C2) suelen dar como resultado la pérdida de muchos movimientos involuntarios, como la respiración, lo que lleva al enfermo a necesitar respiradores mecánicos. Otros efectos pueden incluir la incapacidad de regulación del ritmo cardíaco (y por tanto la presión sanguínea), la reducción del control de la temperatura del cuerpo, la imposibilidad de sudar por debajo del nivel de la lesión así como dolor crónico o incontinencia. La terapia física así como el uso de instrumentos ortopédicos (p. e., sillas de ruedas) son habitualmente necesarios, dependiendo de la localización de la lesión.

3.9.1 Lesiones

Lesiones cervicales: Las lesiones a nivel cervical (cuello) usualmente tienen como resultado una tetraplejia total o parcial. Dependiendo de la localización exacta de la lesión, alguien con una lesión cervical puede mantener algunas funciones como se detalla a continuación, de lo contrario permanecerá completamente paralizados. *Vértebras*:

- C3 y superiores: Pérdida de la función del diafragma y necesidad de un ventilador mecánico para respirar.
- C4: Puede retener algún control sobre bíceps y hombros, pero débilmente.
- C5: Capacidad de uso de hombros y bíceps, pero no de muñecas ni manos.
- C6: Generalmente conservan algún control sobre las muñecas pero no tienen funcionalidad en la mano.
- C7 y T1: Pueden usualmente enderezar sus brazos pero aún conservan problemas de destreza en manos y dedos.

Lesiones torácicas: Las lesiones a nivel torácico e inferior tienen como resultado la paraplejia. Las manos, los brazos, la cabeza y la respiración no se suelen ver afectadas.

- T1 a T8: A menudo presentan control de manos pero carecen de control sobre los músculos abdominales, por lo que el control del tronco es difícil o imposible. Los efectos son menos severos según el nivel de la lesión es más bajo.

- T9 a T12: Permite un buen control del tronco y de los músculos abdominales por lo que el equilibrio sentado es muy bueno.

Lesión en la zona lumbar y sacra: Los efectos de una lesión en la región lumbar o sacra de la médula espinal son la disminución del control de las piernas y de la cadera, así como del sistema urinario y el ano.

BIBLIOGRAFÍA RECOMENDADA

1) Compendio Harrison. Principios de medicina interna. Sección 13. 14ª ed. Neurología. McGraw Hill Interamericana; 2000: 1013-128.
2) Enciclopedia autodidáctica. Anatomía. Lexus; 2001.
3) Rosón Gómez E. Anatomía y fisiología del sistema nervioso; 2005. Disponible en: http//www.minsa.gob.ni/enfermería/doc_inter/ANATOMIAYFISOLOGIADELSISTEMANERVIOSO.pdf.
4) Rouvière H, Delmas A, Delmas V. Anatomía humana descriptiva, topografía y funcional. Tomo 4. Sistema nervioso central. Vías y centros nerviosos. 11ª ed. Masson; 2005.
5) Carol Mattson Port. Fisiopatología, salud enfermedad un enfoque conceptual. 7ª Edición, Editorial Meédica Panamericana; 2007: 1113-1269.
6) Abordaje de las cefaleas desde atención primaria. Emilio I. García criado. Manual de referencia SEMERGEN 2005.
7) De Castro del Pozo S. Manual de patología general. 7ª edición; Masson, Barcelona 2013.
8) Sarah Renton, Claire McGuinness, Evelyn Strachan; Procedimientos de Enfermería Clínica; 6ª Edición, 2020; Editorial Elsevier España.

6.

ÓRGANOS DE LOS SENTIDOS

ÍNDICE

1. Introducción

Los sentidos nos proporcionan la información vital que nos permite relacionarnos con el mundo que nos rodea de forma segura e independiente. Esto, por medio de las sensaciones, que son el mecanismo que tiene nuestro organismo para procesar todos los estímulos que recibe: Luz, sonidos, sabores, frío o calor, dolor, olores, incluso las caricias, cosquillas y besos.

Tenemos cinco órganos de los sentidos: La piel, que nos proporciona el tacto; los ojos, que nos permite la función de la vista; los oídos, que además de captar los sonidos nos entregan el equilibrio; la nariz, que nos ayuda a captar los olores, función que denominamos olfato; y, la lengua, que nos permite la posibilidad de distinguir una compleja gama de sabores, el gusto.

2. Sentido de la vista

El sentido de la vista está asegurado por un órgano receptor, el ojo; una membrana, la retina, estos reciben las impresiones luminosas y las transmite al cerebro por las vías ópticas. El ojo es un órgano par que se encuentra situado en la cavidad orbitaria. Está protegido por los párpados y por la secreción que proporciona la glándula lagrimal. Es movilizado por un grupo de músculos extrínsecos dirigidos por los nervios motores del ojo. El ojo es, pues, el observatorio avanzado del cerebro que engloba el bulbo del ojo y el nervio óptico. Los ojos son sensibles a ondas de radiación electromagnética de longitudes específicas. Estas ondas se registran como la sensación de la captación de luz. Cuando la luz penetra en el ojo, pasa a través de la córnea, la pupila y el cristalino, y llega por último a la retina, donde la energía electromagnética de la luz se trasforma en impulsos nerviosos que pueden ser utilizados por el cerebro. Los impulsos abandonan el ojo a través del nervio óptico. La región más sensible del ojo en la visión normal diurna es una pequeña depresión de la retina llamada *fóvea* en el cual se enfoca la luz que viene del centro del campo visual; por *campo visual* entendemos aquello a lo que mira el sujeto. Puesto que la lente simple convexa invierte la imagen, el campo visual derecho está representado en el lado izquierda de la retina y el campo inferior representado en la zona más superior de la retina.

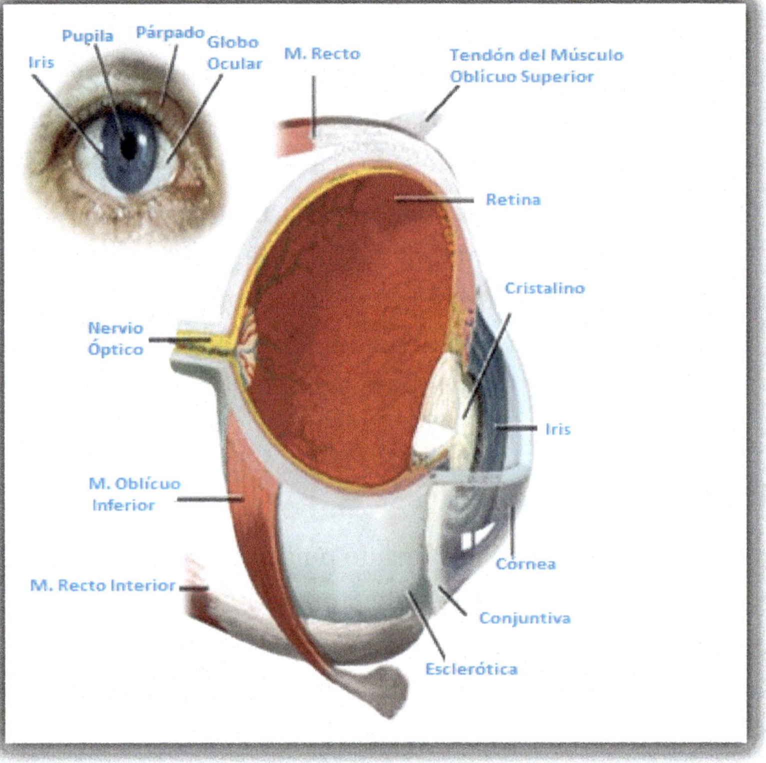

Visión frontal y lateral del ojo

Las ondas de luz no solo tienen que atravesar los humores y el cristalino, después penetran la red de los vasos sanguíneos y fibras nerviosas antes de que lleguen las células sensibles, los bastones y los conos de la retina lugar donde la luz se trasforma en impulsos nerviosos. El ojo es la puerta de entrada por la que ingresan los estímulos luminosos que se transforman en impulsos eléctricos gracias a unas células especializadas de la retina que son los conos y los bastones. El nervio óptico transmite los impulsos eléctricos generados en la retina al cerebro, donde son procesados en la corteza visual. En el cerebro tiene lugar el complicado proceso de la percepción visual gracias al cual somos capaces de percibir la forma de los objetos, identificar distancias y detectar los colores y el movimiento.

2.1 Esclerótica

Es una membrana de color blanco, gruesa, resistente y rica en fibras de colágeno. Constituye la capa más externa del globo ocular. Su función es la de darle forma y proteger a los elementos más internos. Coloquialmente se dice que es la parte anterior y visible de la esclerótica se la conoce como el blanco del ojo. La esclerótica está formada por 3 *capas*:

- **Fusca:** Es la capa más interna y contiene abundantes vasos.
- **Fibrosa:** Está compuesta fundamentalmente por fibras de colágeno.
- **Epiesclera:** Es una membrana que facilita el deslizamiento del globo ocular con las estructuras vecinas.

2.1.1 Túnica media o úvea

La úvea es la capa vascular del ojo situada por debajo de la esclerótica, consta de tres estructuras: el iris, el cuerpo ciliar y la coroides, formando una capa pigmentada. También es conocida como cubierta media del globo ocular, túnica vascular y tracto uveal.

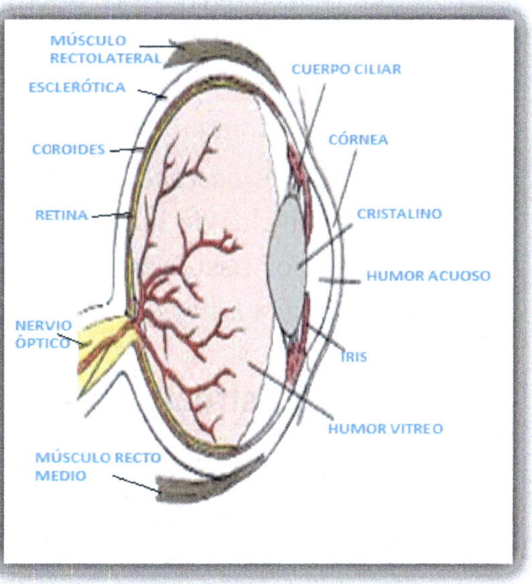

Anatomía del ojo humano

El iris, es el anillo coloreado que rodea la pupila negra, se abre y cierra como si fuera la lente de una cámara. El cuerpo ciliar es el grupo de músculos que ensanchan el cristalino para que el ojo pueda enfocar mejor los objetos cercanos y que lo hace más delgado al enfocar los más distantes. La coroides es el revestimiento interior del ojo que se extiende desde el extremo de los músculos ciliares hasta el nervio óptico, se encuentra localizado en la parte posterior del ojo.

2.1.2 Túnica interna o retina

Mácula lútea, es la zona de la retina especializada en lo que se denomina la visión fina de los detalles, nos sirve entre otras cosas para poder leer y distinguir las caras de las personas. Se encuentra en la parte posterior de la retina y tiene una extensión aproximada de 5 mm de diámetro, quedando limitada verticalmente por las arcadas temporales. La *fóvea* es una zona que se encuentra en el centro de la mácula algo descendida, que presenta un color más oscuro.

La papila es el lugar por donde el nervio óptico entra en el globo ocular, atravesando la membrana esclerótica, las coroides y finalmente la retina. Esta constituye el II par craneal, carece de neuronas neurosensoriales.

Los fotoreceptores son los conos y los bastoncillos

Funciones de los conos: Son los encargados de proporcionar la información de los colores. Los hay sensibles al rojo, al verde y al azul. Aportan la versión espacial, es decir, cada cono presenta una conexión directa al cerebro. Son solo sensibles con altos niveles de iluminación (fenómeno conocido con el nombre de *visión fonóptica)*. Con baja iluminación no se distinguen los colores. Hay aproximadamente unos 6 millones distribuidos por la retina.

Funciones de los bastones: Facilitan la información del brillo. Aportan la visión a bajos niveles de iluminación. No aportan información espacial. El conjunto de varios bastones comparten la misma fibra en el nervio óptico. Efecto de *inhibición lateral.*

2.2 Estructura accesoria del globo ocular

Cejas: Constituye un arco de pelos gruesos en la parte superior del ojo, entre el párpado y la frente. Su función es la de proteger al globo ocular de la sudoración, la luz solar directa y los cuerpos extraños.

Párpados: Cada una de las membranas móviles de piel que cumplen la función de cubrir los ojos para poder protegerlos de la luz excesiva y de cuerpos extraños.

La superficie en la parte interna de los párpados y la porción anterior del globo ocular están formados por una delgada capa de tejido conjuntivo. La primera capa recibe el nombre de *conjuntiva palpebral* y la segunda, *conjuntiva ocular.*

Pestañas: Son pelos gruesos y cortos que se localizan en los extremos de los bordes de los párpados. Su función es impedir que lleguen al ojo cualquier impurezas suspendidas en el aire.

Glándulas lagrimales: Son dos las glándulas que se pueden localizar en el extremo lateral de cada párpado superior. Secretan las lágrimas, una solución acuosa constituida por sales minerales. Su función es humedecer, limpiar y cubrir el ojo.

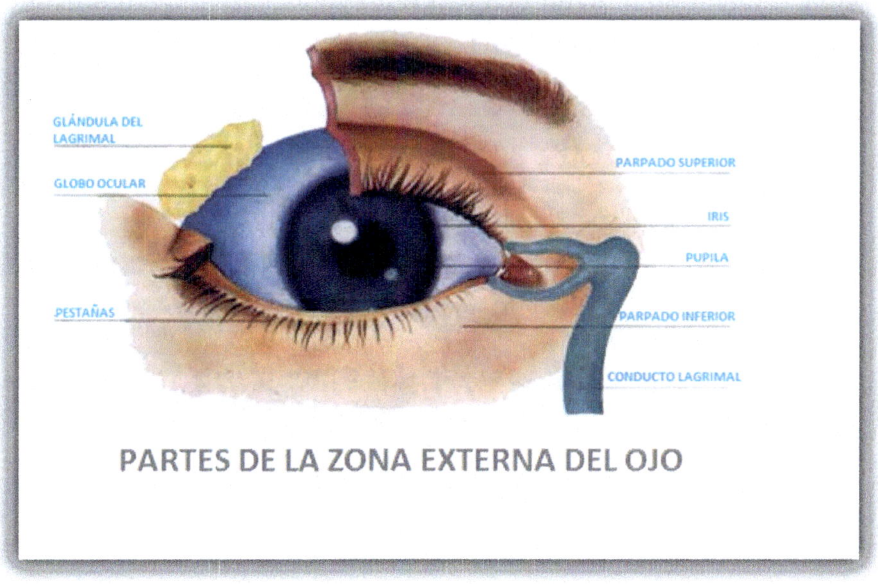

Estructuras externas propias del globo ocular

2.3 Estructura interna del globo ocular

Cavidad anterior: Formada por el humor acuoso, que es el líquido responsable de mantener la presión intraocular normal y de nutrir el ojo. En esta cavidad anterior distinguimos a su vez: una anterior y otra posterior. En la anterior encontramos la córnea y el iris y en la posterior el iris y el cristalino. Los procesos ciliares son los que reciben el humor acuoso.

Cavidad posterior: En la que podemos distinguir entre la parte posterior del cristalino (comprendido entre la cavidad anterior y posterior) y la retina. Contiene un líquido llamado *humor vítreo* cuya función es la de mantener la presión intraocular y conservar unida la retina a la pared del ojo. El cristalino se puede localizar detrás del iris y la pupila. Se comporta como una lente biconvexa que invierte la imagen y la proyecta hacia la retina

2.4 Músculos del ojo

Músculos intrínsecos del ojo: Formados por el iris y el músculo ciliar. Se pueden distinguir dos tipos de fibras musculares en el iris: Radiales y circulares (aumentan o disminuyen el tamaño de la pupila en función de la luminosidad que exista en el lugar).

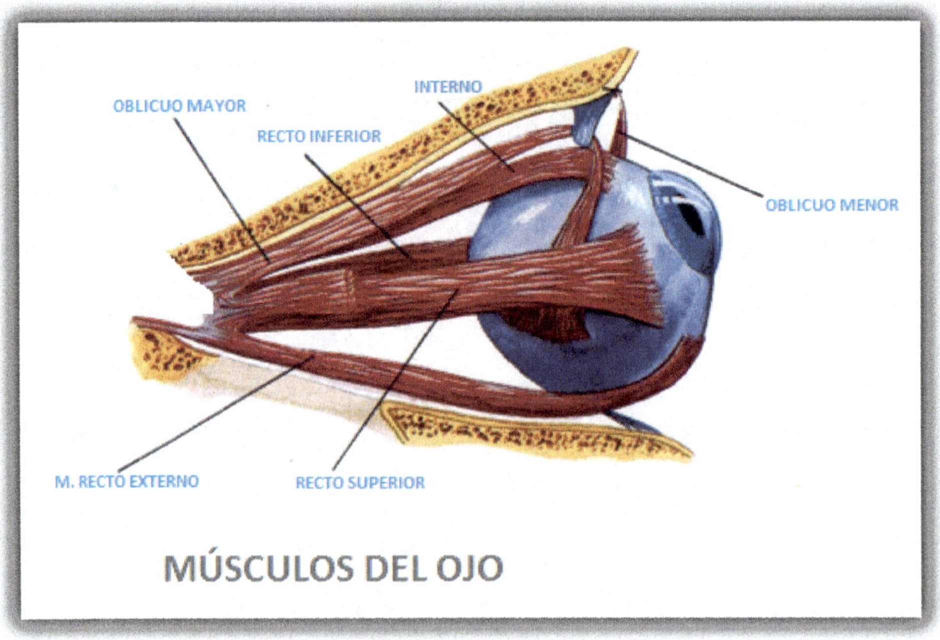

Músculos oculomotores

Músculos extrínsecos: Son los encargados realizar los movimientos del ojo en todas direcciones. La movilidad del ojo se realiza gracias a seis músculos extraoculares insertados sobre el globo ocular: Músculo recto superior, inferior, medio y lateral y dos músculos oblícuos (superior e inferior). Estos músculos se insertan en la esclerótica.

3. Sentido acústico

Es el encargado de realizar dos funciones principales, la función acústica y la función del mantenimiento del equilibrio. Ambas funciones son llevadas a cabo gracias a la perfecta estructura que compone el oído.

3.1 Estructura del oído

El oído se divide en tres *partes*: Oído externo, medio e interno.

3.1.1 Oído externo

El oído externo consta de:

- El *pabellón auricular*, constituido por un cartílago plano elástico que tiene forma del extremo de una trompeta y está cubierto por piel gruesa: Compuesto por hélix o borde exterior replegado, antihélix o eminencia central del pabellón que finaliza en una elevación llamada antitrago, concha o parte centrar y lóbulo, que es la parte inferior.

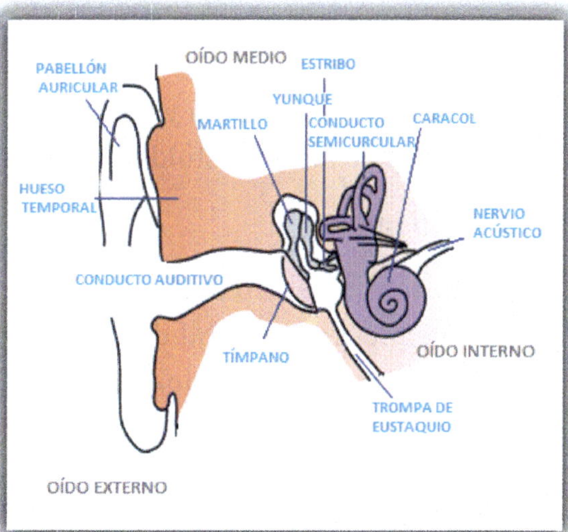

- El *canal auditivo externo.* Es un conducto curvo de aproximadamente 2.5 cm de longitud que se localiza en el hueso temporal. Además posee folículos pilosos, glándulas sebáceas (productoras de cera) y glándulas de ovillo que son las glándulas que dan color a la cera.
- La *membrana timpánica*, también conocida como *tímpano*, que es una porción fina de tejido conectivo fibroso, semitransparente, que se puede encontrar entre el conducto auditivo externo y el oído medio.

El oído externo, es el responsable de recoger y enviar el sonido hasta el oído medio y el medio al interno que a través del nervio auditivo transmite la información al cerebro.

3.1.2 Oído medio

Es una cavidad que describe una forma casi cuadrada, ubicada en el interior de la porción petrosa (peñasco) del hueso temporal. Es una de las tres partes del oído, y se localiza en la parte superior del cerebelo, entre las masas encefálicas y el tímpano.

En la porción petrosa del hueso temporal se localiza el *tímpano de Falopio*. Este contiene la cavidad timpánica, espacio que se encuentra situado medianamente por la parte de atrás de la membrana timpánica, y el receso epitimpánico, o espacio superior a esta membrana. El oído medio se comunica por delante con la nasofaringe por medio de la trompa faringotimpánica o auditiva. La cavidad timpánica se comunica en la zona posterosuperior con las celdas mastoideas, a través del antro mastoideo. La cavidad timpánica está cubierta de mucosa y se continúa con la trompa auditiva, las celdas mastoideas y el antro mastoideo.

3.1.3 Oído interno

Se encuentra dentro del hueso temporal. El oído interno es una cavidad hueca en el hueso temporal del cráneo, que incluye en el canal de la cóclea y del canal vestibular en donde se produce la transducción de la energía a sonido. Puede dividirse morfológicamente en laberinto óseo y laberinto membranoso.

Laberinto óseo: Compuesto por canal semicircular, vestíbulo y caracol, siendo las dos primeras las que se relacionan con el equilibrio y el caracol con la audición. En el interior y separando el laberinto membranoso existe un espacio llamado perilaberíntico y que se encuentra líquido perilinfático.

Laberinto membranoso: Ubicado en el interior del caracol, está formado por líquido (endolinfa), que ocupa el interior del laberinto membranoso del oído interno: la rampa vestibular o superior, la rampa coclear o media y la rampa timpánica o inferior.

4. Sentido del gusto

El sentido del gusto se encuentra situado en la lengua. La lengua es un órgano musculoso ubicado dentro de la boca o cavidad oral. La sensación que un alimento produce en el sentido del gusto se llama *sabor*.

Los alimentos pueden ser dulces o salados, ácidos o amargos. Detectar esos sabores es la función que cumplen las papilas gustativas en la boca; su importancia depende de que permita realizar una selección de los alimentos y bebidas según los deseos de la persona y también según las necesidades nutritivas.

El gusto actúa por contacto de sustancias químicas solubles con la lengua. El ser humano es capaz de percibir un amplio abanico de sabores como respuesta a la combinación de los diferentes estímulos, entre ellos podemos distinguir la textura, temperatura, olor y gusto.

El sentido del gusto depende de la estimulación de los llamados *botones gustativos*, los cuales se ubican preferentemente en la lengua, aunque algunas se pueden localizar en el paladar; su sensibilidad es variable. La lengua presenta unas estructuras, denominadas *papilas*, que le proporcionan su aspecto rugoso. En ellas se encuentran los botones gustativos, donde se asientan los quimiorreceptores juntos con las células epiteliales que les sirven de sostén.

Según su forma se conocen 3 tipos de papilas.

1. *Papilas fungiformes*: Tienen forma de hongo y se encuentran localizadas en la parte anterior del dorso y bordes laterales de la lengua. Son sensibles a la percepción de los sabores dulces, ácidos y salados.
2. *Papilas caliciformes o lenticulares*: Tienen forma de cáliz o copa y se encuentran cerca de la base de la lengua formando una V; captan los sabores amargos.
3. *Papilas filiformes o cónicas*: Tienen forma de filamentos y se localizan en la punta y bordes laterales de la lengua. A diferencia de las papilas fungiformes y caliciformes no tienen función gustativa, solamente son receptores táctiles y captan la temperatura.

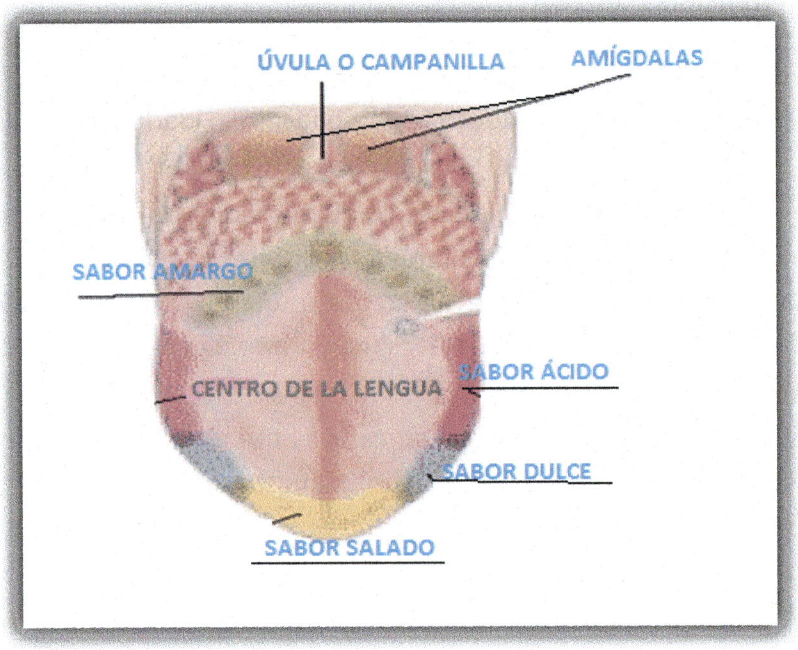

Mapa gustativo y estructuras por encima de la raíz de la lengua

5. Sentido del olfato

Es el sentido encargado de detectar y analizar los olores. Es un quimiorreceptor en el que actúan como estimulante las partículas aromáticas u oloríferas desprendidas de los cuerpos volátiles, que entran por el epitelio olfatorio que se encuentra situado en la nariz, y son procesadas por el sistema olfatorivo. La nariz humana distingue entre más de 10.000 aromas diferentes.

5.1 Nariz

La nariz se divide en dos orificios que se encuentran separados por el tabique nasal, los cuales tienen dos cavidades de salida denominados *narinas*. Por el otro lado, la nariz termina en unas aberturas que comunican con la faringe.

En las paredes laterales de las fosas nasales se encuentran situados unos huesos esponjosos llamados *cornetes*. Debajo de cada cornete podemos distinguir unos espacios denominados *meatos*, que son los que comunican la nariz con los senos paranasales.

El tabique nasal divide la nariz en dos cavidades nasales. Posee una parte ósea y una cartilaginosa, blanda y móvil.

Lámina perpendicular del hueso etmoides: Forma la parte superior del tabique nasal, desciende desde la lámina cribosa y continúa, superiormente a esta lámina, con la crista galli.

Vómer: Hueso delgado y plano, forma la porción posteroinferior del tabique nasal, con una cierta contribución de las crestas nasales de los huesos maxilar y palatino.

Área respiratoria: Zona donde se calienta y humedece el aire aspirado antes de pasar a través del resto de la vía respiratoria superior hacia los pulmones.

Área olfatoria: Contiene el órgano periférico del olfato; la acción de olfatear transporta el aire a esa zona.

Inervación: Los nervios olfatorios, son los encargados de la olfacción, se originan en las células del epitelio olfatorio.

Senos paranasales: Están llenos de aire, son la continuación de la porción respiratoria de la cavidad nasal en los huesos frontal, etmoides, esfenoides y maxilar.

Los senos frontales derecho e izquierdo se hallan entre las tablas externa e interna del hueso. En pocas ocasiones, son de gran tamaño, normalmente son iguales. El tamaño de los senos frontales varía desde unos 5 mm hasta grandes espacios. A menudo un seno frontal está dividido en dos partes: una parte vertical y una horizontal o ambas partes pueden ser grandes o pequeñas.

Los senos esfenoidales están situados en el cuerpo del esfenoides y pueden extenderse sus alas. Se hallan divididos desigualmente y separados por un tabique óseo.

6. Sentido del tacto

Es aquel que permite a los organismos percibir cualidades de los objetos y medios como la presión, temperatura, aspereza o suavidad, dureza, etc. El sentido del tacto se halla localizado principalmente en la piel, órgano en el que se encuentran diferentes clases de receptores nerviosos que se encargan de transformar los distintos tipos de estímulos del exterior en información susceptible de ser interpretada por el cerebro. Debemos tener en cuenta que aunque principalmente el sentido del tacto se encuentra en la piel, también lo podemos localizar en las terminaciones nerviosas internas del organismo, pudiendo percibir los altos cambios de temperatura o el dolor, por lo que es el más importante de los cinco sentidos que tiene el ser humano y de esta manera nos permite percibir los riesgos para nuestra salud tanto internos como externos. La parte que gobierna el tacto en el cerebro es el lóbulo parietal.

La piel es la cubierta del organismo y el órgano más amplio del cuerpo. Constituye una barrera de separación entre el medio interno y el externo, y su espesor varía entre 0,5 y 2 mm aproximadamente y en un adulto promedio posee una superficie aproximada de 2 metros cuadrados. La piel y sus derivados (cabellos, uñas y glándulas sebáceas y sudoríparas), conforman el sistema tegumentario.

Se trata de un órgano vivo con capacidad de regenerarse, es impermeable, resistente y flexible, respira y se mantiene activo las 24 horas del día realizando todo tipo de acciones fundamentales para nuestro organismo, la piel es un órgano vital para el cuerpo humano y continúa, en forma de membrana mucosa, tapizando orificios como nariz, boca, ojos, oídos, vagina y recto.

Está formada por tres *capas:*

Epidermis: Es la capa más externa de la piel y la principal barrera entre el cuerpo y el exterior, ella nos defiende del crecimiento de bacterias, hongos y los rayos UVA. Está constituida por tejido epitelial y carece de vasos sanguíneos y terminaciones nerviosas. Está más engrosada en las palmas de las manos y las plantas de los pies. Consta de varias *partes:*

- *Estrato córneo o calloso, el más externo.* Está formado por células que contienen queratina y ascienden a la superficie empujadas por otras nuevas, que se forman en capas inferiores. A medida que ascienden, la queratina va llenando todo el citoplasma hasta transformar las células y desprenderlas en forma de escamas.
- *Estrato basal o germinativo, el más interno.* En él se forman las nuevas células, que se van aplanando a medida que se acercan a la superficie, donde sustituirán a las células descamadas. A este nivel se localizan los melanocitos, células que producen melanina (pigmento que proporciona el color oscuro de la piel). La exposición a la luz solar estimula la actividad de los melanocitos.

Dermis: Es una capa gruesa de tejido conjuntivo situada por debajo de la epidermis. Contiene vasos sanguíneos y linfáticos, terminaciones nerviosas, glándulas sebáceas y sudoríparas y folículos pilosos. Está *formada* a su vez por:

- *Dermis papilar,* presenta unos salientes o papilas que se corresponden con los de la epidermis. Tiene una disposición característica en cada persona. Se utiliza para la identificación (huellas digitales).
- *Dermis reticular,* más profunda que la anterior, contiene densas redes de colágeno que dan a la piel fuerza y elasticidad.

Hipodermis: es la parte más profunda, llamada también *tejido celular subcutáneo.* Está formada principalmente por tejido conjuntivo adiposo atravesado por bandas de colágeno y elementos vasculonerviosos.

Fisiología de la piel:

- Protección: Protege tejidos subyacentes, evita pérdida excesiva de agua, protege de agresiones mecánicas, físicas y químicas.
- Regulación térmica: Vasodilatación-vasoconstricción, producción de sudor de glándulas sudoríparas, tejido adiposo actúa de aislante térmico, piloerección.
- Secreción de sudor y sebo.
- Absorción: No es totalmente impermeable, hay sustancias liposolubles que pueden atravesarla.

- Recepción: Contiene receptores nerviosos, medio de comunicación con el exterior.
- Síntesis: Melanina, queratina, caroteno y vitamina D.
- Excreción: Elimina productos de desecho por el sudor.

7. Enfermedades y lesiones de los órganos de los sentidos

7.1 Vista

7.1.1 Enfermedades de la vista

Miopía: Es un exceso de potencia de refracción de los medios transparentes del ojo con respecto a su longitud, por lo que los rayos luminosos procedentes de objetos situados a cierta distancia del ojo se unen en un punto anterior a la retina.

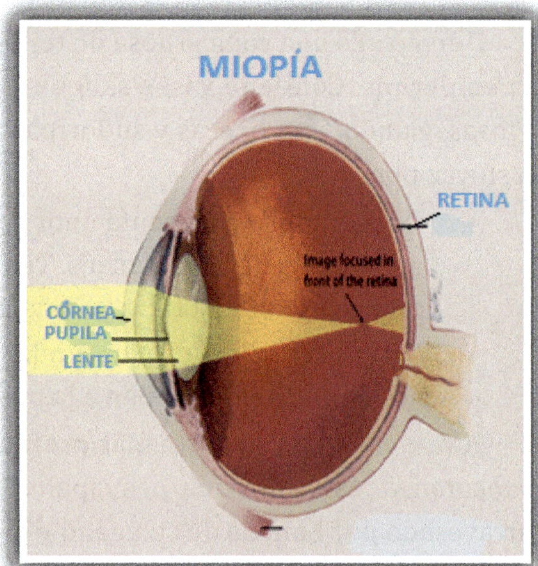

La miopía es un defecto de refracción o error en el enfoque visual

Una persona con miopía tiene dificultades para enfocar bien los objetos lejanos, lo que puede conducir también, a dolores de cabeza, estrabismo, incomodidad visual e irritación del ojo.

Hipermetropía: Es un defecto ocular que consiste en que los rayos de luz que inciden en el ojo, se enfocan en un punto que se encuentra situado detrás de la retina, en lugar de situarse en la misma retina como sería normal. La consecuencia es que la imagen es borrosa y puede existir por lo tanto una falta de agudeza visual.

Astigmatismo: Es un estado ocular que generalmente proviene de un problema en la curvatura de la córnea, lo que impide el enfoque claro de los objetos cercanos. La córnea, que es una superficie esférica, sufre un achatamiento en sus polos, lo cual produce raras visiones de distintos radios de curvatura en el eje del ojo, por donde la luz llega al ojo, específicamente en la córnea; la imagen que se obtiene es poco nítida y distorsionada; se corrige con una lente cilíndrica.

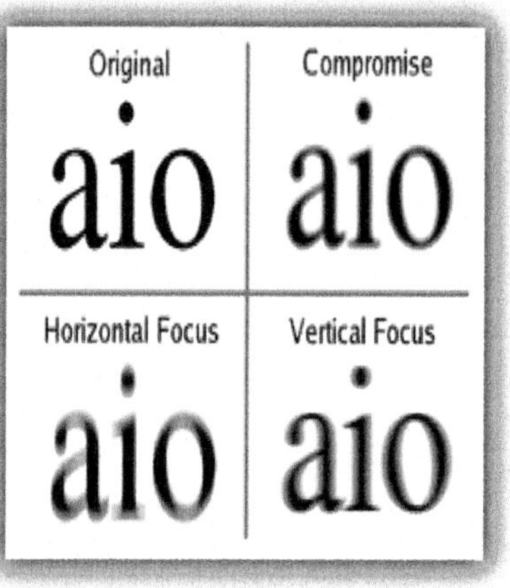

Resultado óptico del astigmatismo: Enfoque vertical y horizontal

Diplopía, visión doble, estrabismo: Es el término que se aplica a la visión doble, la percepción de dos imágenes de un único objeto. La imagen puede ser horizontal, vertical o diagonal. Cuando desaparece al cerrar un ojo, tiene por lo general dos *causas*: Por cuerpo extraño o tráumatico o por parálisis de los músculos oculomotores, con la consiguiente desalineación de los ojos, formándose la imagen en distintos lugares de la retina en cada ojo o en caso de estrabismo (desviación de los ojos).

Conjuntivitis: Es la inflamación de la conjuntiva, que es una membrana mucosa que recubre el interior de los párpados y que recorre la parte anterior del globo ocular. Presentan unas manifestaciones comunes (enrojecimiento, fotofobia y lagrimeo) y otras dependientes de su causa (legañas matutinas en las infecciosas, ganglios aumentados de tamaño en las víricas, prurito en las alérgicas, etc), con una duración entre 1 y 3 semanas. Se pueden *clasificar* como:

- *Bacterianas:* Son menos frecuentes, se caracterizan por presentar secreciones abundantes y amarillentas y formaciones de papilas en la conjuntiva palpebral. Su tratamiento se realiza con higiene ocular y antibióticos tópicos.
- *Víricas:* Son las más comunes, producidas generalmente por adenovirus, producen menos legañas y posible afectación corneal dolorosa. Son muy contagiosas y habitualmente remiten espontáneamente, aunque se suele pautar tratamiento sintomático tópico (antiinflamatorios) y lavados frecuentes. Son

producidas por las manos, toallas o hasta estornudos. Los síntomas son enrojecimiento de los ojos, eritema biocular, lagrimeo, costras amarillas, ojos con escleras hiperémicas, epifora, conjuntivas hiperémicas. Se compromete en algunos casos la córnea.

- *Alérgicas:* Típicamente estacionales, no se distinguen por tener un importante picor, pero sí por tener legañas mucosas y asociación frecuente con sinusitis.

Glaucoma: Se caracteriza por la pérdida progresiva de las fibras nerviosas de la retina y cambios en el aspecto del nervio óptico. La mayoría de las personas afectadas no presentan síntomas en las primeras fases de la enfermedad; más adelante aparecen defectos en el campo visual y pérdida progresiva de visión. La aparición de estos síntomas puede significar que la enfermedad está en un punto avanzado de su evolución. No es usual que exista dolor ocular en el glaucoma crónico, pero es más frecuente en el glaucoma agudo, el cual sí puede ocasionar intensos síntomas desde su inicio.

Uno de los principales factores que pueden influir en la aparición de glaucoma es la presión intraocular alta, aunque no existe una correlación exacta entre glaucoma y presión intraocular, pues algunas personas pueden desarrollar la enfermedad con cifras de presión intraocular consideradas normales y sin embargo en otras ocasiones existen cifras altas sin que se produzca ninguna repercusión ocular.

Existen varios tipos de glaucoma. La mayor parte de los casos están relacionados con el llamado glaucoma crónico simple.

Uveítis: Se define como la inflamación de la úvea, lámina intermedia del ojo situada entre la esclerótica y la retina. La úvea aporta la mayor parte del suministro sanguíneo a la retina, está pigmentada, y consta de tres estructuras: el iris, el cuerpo ciliar y coroides. La uveítis es una de las causas del ojo rojo. Suelen acompañarse de disminución de la agudeza visual, de curso lento y progresivo y dolor. No produce secreciones externas lo que la distingue de otras causas de ojo rojo, como la blefaritis (inflamación parpado), conjuntivitis y el chalazión (quiste parpado). Por lo general se llama uveítis a cualquier tipo de inflamación del interior del ojo. Suele cursar con cierta intolerancia a la luz y requiere de un exhaustivo examen por parte del oftalmólogo. Puede afectar a uno o ambos ojos.

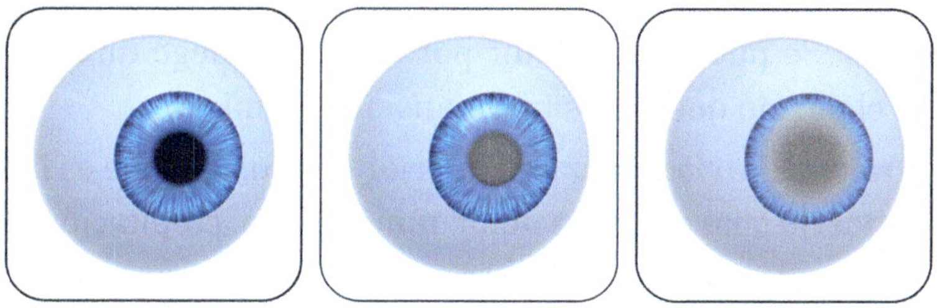

OJO SANO **GLAUCOMA** **CATARATAS**

Cataratas: Opacidad del cristalino tanto parcial como total, su aparición suele ser bilateral e indistintamente en ambos sexos. La aparición de las cataratas puede ser por un traumatismo, causas metabólicas y tóxicas.

Hemorragias subconjuntival: Es como un parche rojo brillante que aparece en la esclerótica del ojo y es una afección conocida también como *ojo rojo*. Ocurre cuando se rompe un pequeño vaso sanguíneo y sangra cerca de la superficie de la esclerótica del ojo (conjuntiva bulbar). Esto puede suceder sin lesión y, con bastante frecuencia, la persona lo nota primero cuando al despertarse se mira en un espejo.

Pueden ser causadas por aumentos súbitos de la tensión ocular, como los ocasionados por un estornudo o por una tos violenta. La hemorragia también puede presentarse en personas con HTA o en aquellas que toman anticoagulantes.

Traumatismos químicos: El pronóstico depende mucho del tipo de sustancia y el tiempo de exposición a esta (cáusticos, ácidos, álcalis, etc). La actitud que se debe tomar, es la de lavar con abundante suero fisiológico durante al menos 10 minutos, trasladar con la mayor brevedad posible, con los ojos tapados con gasas empapadas en SF.

Traumatismos físicos: Se producen por una exposición a una fuente térmica o eléctrica durante un periodo de tiempo prolongado:

- **Químicas (queratitis actínicas):** Se produce por falta de protección en situaciones como el uso de soldadura, lámparas solares o permanencia en la nieve.

- **Térmicas:** Se pueden produdir por líquido o fuego directo. Su tratamiento será el mismo que en los traumatismos químicos.

- **Fracturas orbitarias:** La pared inferior de la órbita que es la más débil se puede romperlo cual ocasiona dolor, tumefacción, crepitación, etc. En estos casos la actitud es la de trasladar a un centro sanitario con la mayor celeridad posible.

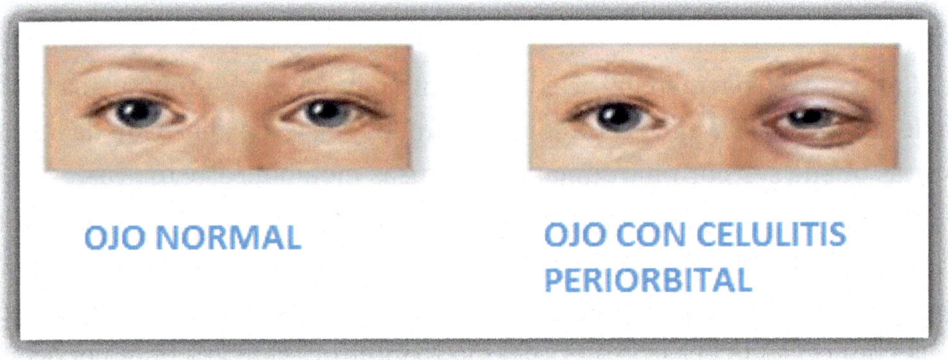

Comparativa de un ojo sin y con celulitis periorbital

7.2 Oído

7.2.1 Enfermedades del oído

Otitis externa: Se suele producir por una infección microbiana, de repente, empeora rápidamente, y se vuelve muy doloroso y alarmante. El conducto auditivo es muy inervado, por lo que el dolor es con frecuencia suficientemente grave como para interferir con el sueño. La cera en el oído se puede combinar con la hinchazón de la piel del canal y junto con la pus pueden llegar a producir un bloqueo en el canal y disminuir la audición, generando una pérdida temporal de la audición conductiva. En los casos más graves o sin tratamiento, la infección puede diseminarse a los tejidos blandos de la cara que rodean la zona de la glándula parótida y la articulación de la mandíbula, por lo que la masticación podría ser dolorosa. En sus formas más leves, otitis externa es tan común en el oídos, nariz y garganta que algunos médicos han sugerido que la mayoría de las personas tienen a lo largo de su vida al menos un episodio breve. Mientras que un pequeño porcentaje de personas parecen tener una tendencia innata hacia la otitis externa crónica, la mayoría de las personas pueden evitar la otitis externa por completo una vez que entiendan los intrincados mecanismos de la enfermedad.

La inflamación de la piel del canal auditivo suele comenzar con una agresión física, con mayor frecuencia de lesiones causadas por intentos de auto-limpieza o rascarse con bastoncillos de algodón, tapas de plumas, uñas, horquillas, llaves u otras herramientas pequeñas. Otro factor causante de la infección aguda es la exposición prolongada al agua en las formas de la natación o la exposición a la humedad extrema, lo que puede comprometer la función de barrera protectora de la piel del canal, permitiendo que las bacterias logren proliferar.

Perforación timpánica (O. medio): Una perforación timpánica está generalmente acompañada por una disminución en la audición y eventual supuración. El dolor no suele ser persistente. Las causas de perforación timpánica son generalmente debidas a traumas o infecciones. Una perforación por trauma *puede ocurrir:*

a. Si el oído es injuriado directamente.
b. Con una fractura de cráneo.
c. Tras una explosión repentina.
d. Si un objeto (como hisopo, varilla) es empujado hacia dentro del canal auditivo.
e. Como resultado de ácido o agua hirviendo entrando en el canal auditivo.

Las infecciones de oído medio pueden ocasionar dolor, pérdida auditiva y ruptura espontánea de la membrana del tímpano, dando como resultando una perforación. En este caso puede haber supuración infectada o sanguinolenta en el oído. El término médico es *otitis media con perforación*. Los síntomas de otitis media recogen una sensación de oído lleno, audición disminuida, dolor y fiebre. La mayoría de las perforaciones curan por si solas en algunas semanas aunque algunas pueden tardar varios meses en curar. Durante este proceso el oído debe protegerse del agua y los traumas. Las perforaciones que no curan por si solas necesitarán cirugía.

Otitis media: Es cuando se produce una inflamación del oído medio, por lo general, como consecuencia de la disfunción de la trompa de Eustaquio y que, es contaminado por bacterias o virus de la nasofaringe, producirá una infección aguda o, a veces crónica. La otitis media tiende a verse acompañada de diversas enfermedades concomitantes respiratorias como la *rinosinusitis*. La reacción inflamatoria en cuadros no infectados permite que se genere un trasudado estéril dentro de las cavidades del oído medio y de la apófisis mastoides. La otitis media se clasifica, según su evolución en otitis media aguda, subagudas y crónicas. La *otitis media* es una patología muy común en la infancia, con un promedio de dos a tres episodios anualmente y casi siempre acompañada de una infección respiratoria alta, generalmente, un resfriado. El rinovirus, causante del mismo, infecta la trompa de Eustaquio que conecta el oído medio con la parte posterior de la nariz, causando edema y compromiso en la regulación de la presión, una de las funciones principales de la trompa. La otra función principal es el drenaje de fluido desde los tejidos de otros lados del cráneo. En el recién nacido la trompa es más horizontal, haciendo que el drenaje sea más difícil, además de estar formada 100% por cartílago, con tejido linfoideo que se extiende desde el tejido adenoidal desde la parte posterior de la nariz. Las otitis medias agudas duran menos de 4 semanas, las subagudas entre 4 y 8 y las otitis medias crónicas tardan más de 8 semanas.

Otoesclerosis: Es una enfermedad de origen metabólico ósea primaria de la cápsula ótica y la cadena osicular que causa la fijación de los huesecillos con la resultante hipoacusia. Se trata de una enfermedad que consiste en una osteodistrofia de la cápsula laberíntica que se caracteriza por la aparición de focos de resorción y neoformación óseas en cualquier parte de la misma. Cuando estos focos afectan a la base del estribo producen sordera por inmovilización de la articulación estapediovestibular. Puede ser asintomática cuando los focos no tienen esta localización.

Vértigos (oido interno): El vértigo postural benigno es debido a una alteración en el oído interno. El oído interno presenta una serie de tubos llenos de líquido llamados *canales semicirculares*, los cuales son muy sensibles al movimiento del líquido, que ocurre a medida que se cambia de posición. El movimiento del líquido le permite que el cerebro pueda interpretar la posición del cuerpo y mantener el equilibrio.

El vértigo postural benigno se desarrolla al desprenderse un pequeño pedazo de calcio similar al hueso y flota dentro del tubo del oído interno, el cual envía al cerebro mensajes confusos acerca de la posición del cuerpo.

No existen factores de riesgo importantes. Sin embargo, la afección puede ser hereditaria y en parte transmitirse de padres a hijos. Un traumatismo craneal previo o una infección en el oído interno, llamada *laberintitis*, puede producir que algunas personas tengan mayor probabilidad de desarrollar la afección.

Síntomas del vértigo: Las personas que presentan esta afección se sienten como si estuvieran girando o moviéndose, o como si el mundo estuviera girando a su alrededor.

Ellas pueden experimentar: Náuseas, vómitos, hipoacusia y pérdida del equilibrio, problemas de visión, como puede ser la sensación de que las cosas están saltando o moviéndose.

Sensación de vértigo: Se desencadena generalmente al mover la cabeza de forma brusca. A menudo comienza de manera repentina. Dura unos cuantos segundos o minutos. Con mucha frecuencia, los pacientes dicen que la sensación de vértigo se desencadena cuando se giran en la cama o inclinan la cabeza hacia arriba para mirar algo.

Lesiones: Traumatismos faciales que afecten al pabellón auditivo, traumatismos craneales que provoquen otorragias, la presencia de cuerpos extraños en el canal auditivo externo, puede producir alteraciones auditivas.

7.3 Gusto

Pérdida del sentido del gusto: Es muy importante mantener una higiene bucal adecuada, para evitar la pérdida de este sentido o la degeneración del mismo.

Irritación de la mucosa lingual: La causa más destacable es el consumo de tabaco que disminuye la percepción del sabor.

Caries: Provoca periodontitis y gingivitis lo que disminuye el sentido del gusto.

7.4 Olfato

7.4.1 Enfermedades

- Mucosas inflamadas, pólipos, tumores nasales y grandes deformaciones óseas. Impiden el flujo del aire y, a pesar de que el órgano olfatorio este intacto no hay olfato. La exposición continuada a sustancias tóxicas tales como el tabaco.
- Infecciones en las vías altas (alergias, rinitis, etc.) provocan el mal funcionamiento del olfato, así como el envejecimiento.

7.4.2 Lesiones

- TCE que afecte al nervio olfatorio y provocan anosmia (pérdida de olfato).
- Traumatismos faciales que afecten al órgano olfatorio.
- Cuerpos extraños en fosas nasales.

7.5 Tacto y piel

Lesiones elementales y enfermedades más frecuentes de la piel

7.5.1- Lesiones elementales de la piel

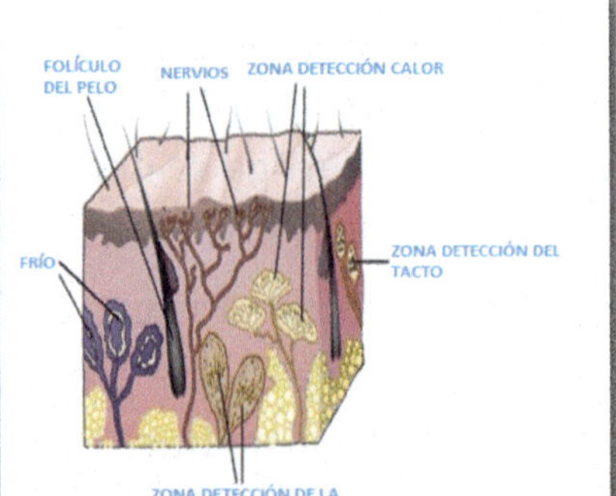

Zonas y estructuras de la piel

Las lesiones elementales de la piel son lesiones primitivas; antes de hacer un diagnóstico de la enfermedad es necesario hacer un diagnóstico de la lesión, por eso es importante conocer las distintas *lesiones* y qué significado tienen. A continuación se verán las más importantes:

- *Eritema:* Es un enrojecimiento de la piel que cuando se presiona desaparece y cuando se deja de presionar vuelve a aparecer el enrojecimiento.
- *Mácula:* Es un cambio del color de la piel sin elevación de la misma y tiene un diámetro inferior al cm; si lo supera entonces se llama *mancha*. P.e.: pecas.
- *Pápula:* En esta lesión sí que hay una elevación, de consistencia sólida y es inferior a 1 cm; si es mayor se llama placa. Ninguna deja cicatriz.

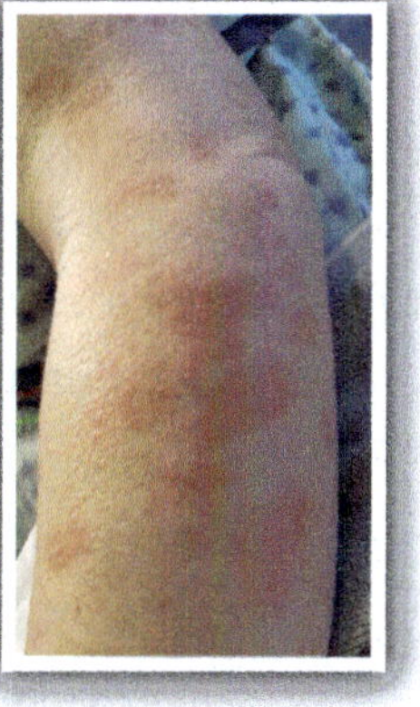

Eritema multiforme.

- *Habón o roncha:* Hay una elevación de la piel pro ducida por un edema local a consecuencia de una picadura o una urticaria y se resuelve en menos de 24 horas.
- *Nódulos y tubérculos:* A veces son difíciles de distinguir porque son elevaciones de la piel y se infiltran. Se diferencian en que el nódulo queda mal circunscrito y no se necrosa, pero deja cicatriz, y el tubérculo queda bien circunscrito y se necrosa.
- *Goma:* Lesión típica de la sífilis terciaria. Tiende a romperse hacia fuera.

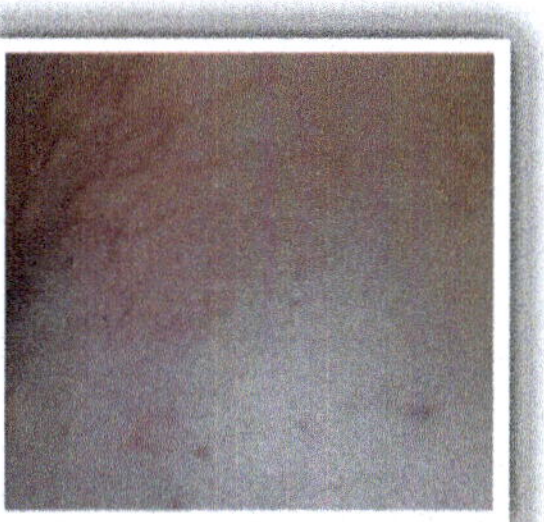

Habones producidos por una reacción alérgica

- *Tumor:* Se diferencia del nódulo en que es más grande (mayor de 2 cm). Puede crecer irregularmente y sus bordes no son claros. P.e.: neoplasias.
- *Vesícula, ampollas y pústulas:* Son lesiones con elevación de la piel con cavidades rellenas de líquido. Se diferencian en que la pústula tiene líquido purulento y las otras dos lo tienen claro. La vesícula y la ampolla se diferencian en el tamaño (la vesícula tiene un diáme-

tro inferior a 0,5 cm, mientras que en la ampolla es superior). P.e.: quemaduras (ampolla), herpes (vesícula).

- *Flictema:* Es una ampolla grande que se produce como consecuencia de traumatismos,
- *Escama:* Ejemplos de ella son la caspa, la psoriasis y la piel reseca.
- *Costra y escara:* Las costras son acúmulos secos de sangre, pus o suero en la piel que deben de eliminarse mediante limpieza de la piel. Cuando la costra es muy grande se llama escara.
- *Erosión y excoriación:* En la erosión se pierden capas de la superficie de la piel, que se resuelve sin dejar cicatriz. La excoriación es cuando la lesión se produce por un arañazo.
- *Úlcera:* Se produce una pérdida más allá de la epidermis, dejando cicatriz cuando cura. P.e.: úlceras por presión.
- *Intértrigo:* Es cuando la lesión se produce en los pliegues. P.e.: intértrigo del pliegue mamario.
- *Cicatriz:* Es la reparación del tejido dañado por otro sano.
- *Queloide:* Es una cicatriz hipertrofiada.
- *Atrofia:* Es una disminución de los tejidos de la piel.

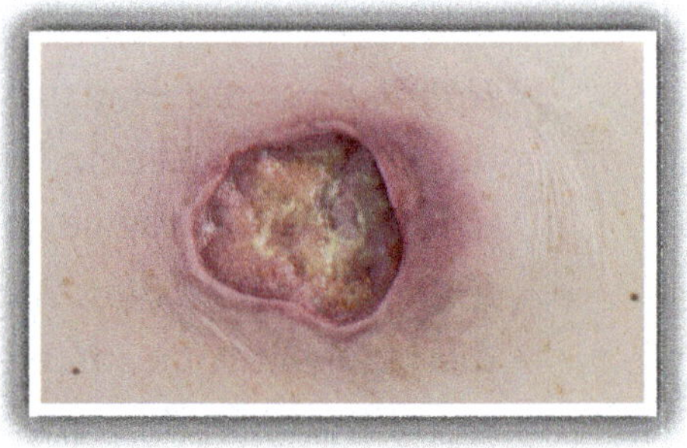

Úlcera por presión.

- *Esclerosis:* La piel se endurece y no aparece el pliegue cutáneo.
- *Liquenificación:* La piel se vuelve gruesa y áspera a tacto, acentuándose las manchas en la piel.

7.5.2- Enfermedades más frecuentes

7.5.2.1- Infecciones de la piel

Bacterianas:

- *Foliculitis:* Infección de los folículos pilosos de las piernas y la barba, aunque pueden aparecer en cualquier parte del cuerpo. Su manifestación se caracteriza por la aparición de una pápula o nódulos alrededor del folículo.

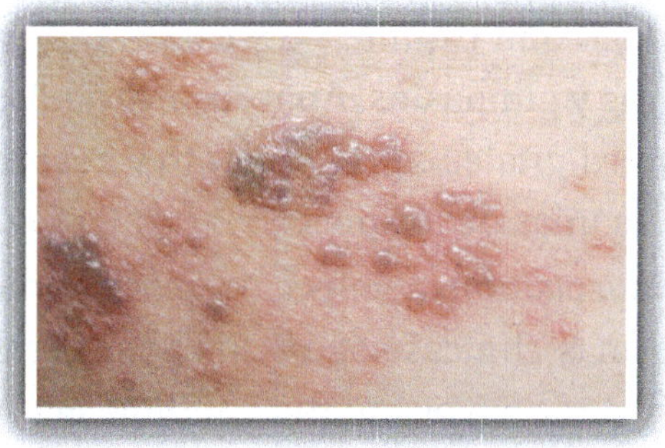

Foliculitis

- *Forúnculo:* Infección aguda de uno o más folículos pilosos. Normalmente en zonas que sufren presión, fricción o sudoración abundante, p.e.: nuca, axilas o glúteos. Aparece un nódulo que se transforma en pústula cuyo exudado es pus.
- *Ántrax:* Reunión de varios forúnculos.

Víricas:

- *Herpes simple:* Se suele localizar en los labios y la boca. Aparece eritema y vesículas acompañadas de escozor y quemazón.
- *Herpes zóster o zona:* Se ha llegado a conclusiones de que aparece por activación del virus de la varicela, sobre todo en situaciones de debilidad inmunitaria, da lugar a eritema, dolor intenso y exantema. Afecta a recorridos de los nervios y puede llegar a afectar a los pares craneales, produciendo sordera, parálisis facial y otros síntomas.

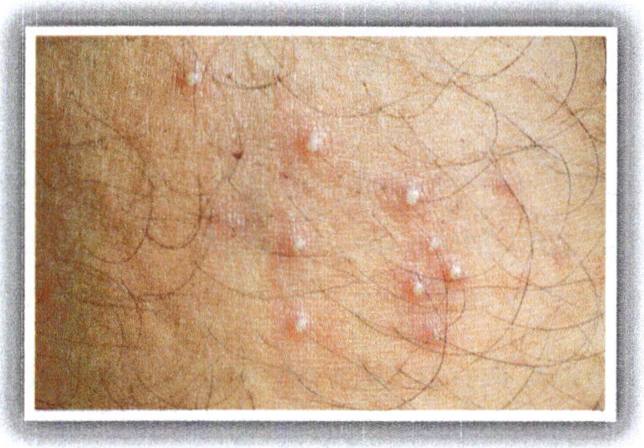

Ampollas causadas por herpes zóster

Micosis (hongos):

- *Tiña del pie o pie de atleta:* Infección superficial que afecta sobre todo a personas que caminen descalzas por zonas públicas como piscinas, playas y gimnasios. Aparecen vesículas en la planta del pie y pliegues interdigitales, agrietamiento y descamación. Incluso puede afectar a las uñas de los pies.
- *Candidiasis mucocutánea:* Infección por Candida albicans. Existen diferentes formas clínicas según donde se localice la infección: boqueras o rágades, vulvovaginitis candidiásica, estomatitis angular, candidiasis bucal o muguet, etc.

7.5.2.2- Infestaciones o parasitosis cutáneas

- *Pediculosis:* Infestación producida por piojos, se localiza en la cabeza (liendres), el pubis (ladillas) y cuerpo (parásito en la costura de la ropa). Produce mucho prurito y pequeñas manchas hemorrágicas por la picadura del insecto. Puede contagiarse por contacto directo con personas infectadas o de forma indirecta por objetos o textiles. Se da con bastante frecuencia en guarderías y colegios.

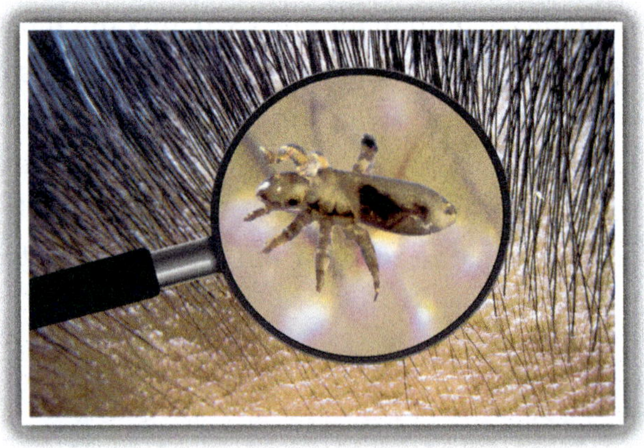

Los piojos se alimentan de la sangre del cuero cabelludo

- *Sarna o escabiosis.* Producida por un ácaro, este, excava un túnel en la epidermis y deposita sus huevos. Causa aumento del prurito nocturno y erosiones producidas por el rascado.

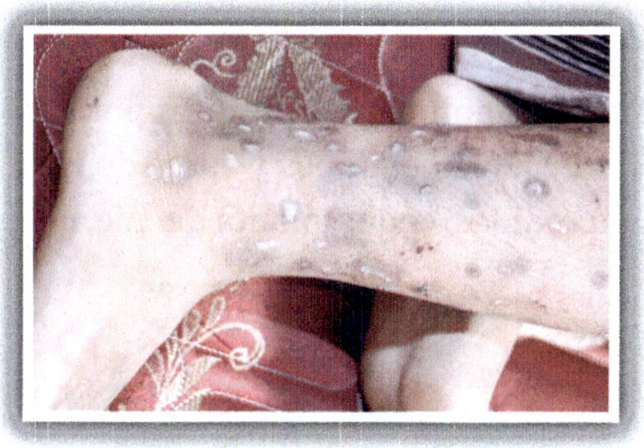

Pierna afectada por escabiosis

7.5.2.3- Otros trastornos de distinta etiología

- *Dermatitis por contacto (eccema):* Reacción inflamatoria de la piel al tener contacto con productos como detergentes, disolventes, cosméticos, plantas, etc. Aparece un eritema en la zona de la piel que ha tenido contacto, acompañado de prurito o quemazón y más tarde de edema, pápulas y vesículas. Evoluciona a costras y descamación.
- *Psoriasis:* Enfermedad muy frecuente, crónica que evoluciona en forma de brotes que están influidos por factores como cambios estacionales, hormonales, infecciones, etc., se agrava con el estrés. Las lesiones tienen aspecto de placas rojizas con escamas, sobre todo en codos, rodillas y cuero cabelludo. La constitución genética parece estar relacionada en su etiología.

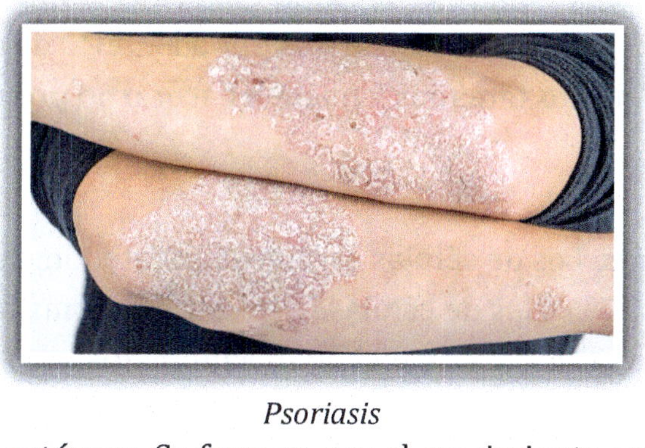

Psoriasis

- *Tumores cutáneos.* Se forman por el crecimiento anormal de estructuras de la piel. Pueden ser benignos o malignos.

Benignos:

- *Verrugas:* Tumores epiteliales causados por un virus. Suelen aparecer con más frecuencia en niños y cerca de las uñas de las manos y de los pies, en rodillas, codos, planta del pie, cuero cabelludo y cara.

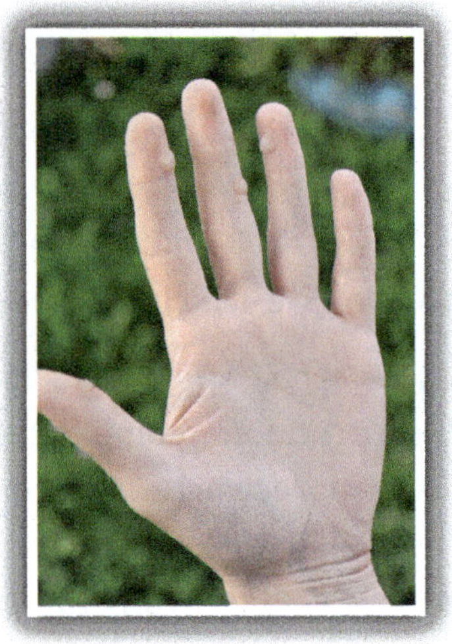

Verrugas en la mano de un preadolescente

- *Angiomas:* Suelen ser congénitos. Se les conoce como *antojos* y tienen su origen en una hiperplasia de los vasos sanguíneos o linfáticos. Se manifiestan por manchas rojo vinosas o azuladas.
- *Nevus pigmentados o lunares:* Son máculas, pápulas o nódulos pigmentados que están compuestos por acúmulos de melanocitos. Presentan distintos tamaños y pueden hacer o no protuberancias sobre la piel.

Malignos:

- *Carcinomas:* Los de células escamosas, epitelioma espinocelular, suponen el 20% y los de células basales, epitelioma basocelular, el 70-80% de los cánceres de piel no melanomatosos.
- *Melanomas:* Tiene formas y tamaños diferentes, y su poder invasivo y la capacidad de producir metástasis es variable. El pronóstico empeora a más profundidad y extensión de la lesión.

- Las personas de piel clara, ojos azules y pelo rubio o pelirrojo, que rápidamente sufren quemaduras al exponerse al sol tienen un riesgo mayor de desarrollar estos tumores.

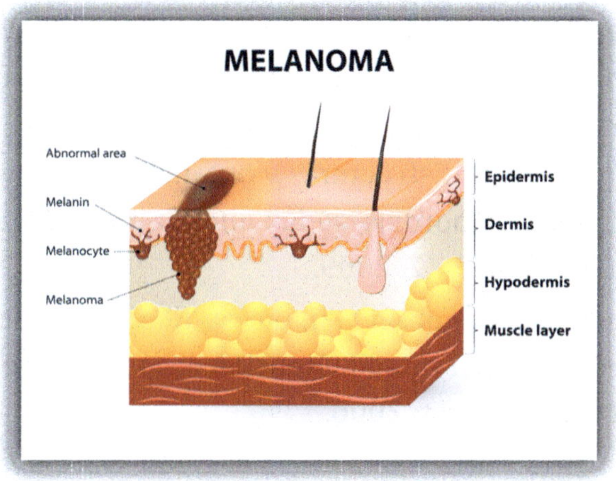

Melanoma o cáncer de piel

BIBLIOGRAFÍA RECOMENDADA

1) Bengoa González A, Gutiérrez Díaz E, Pérez Blásquez E. Atlas de urgencias en oftalmología. Vol. 1. Barcelona: Editorial Glosa; 2003
2) Fernández Pérez J, Alañón Fernández FJ, Ferreiro López S. Oftalmología en atención primaria. Editorial Formación Alcalá. 2ª ed. 2011.
3) Fonseca del Pozo FJ,García Criado. EI. Generalidades de las infecciones dermatológicas, Estructuras y potencial defensivo de la piel. En: García Criado EI. Abordaje de las infecciones cutáneas en Atención Primaria. Profármaco. 2. 2009.
4) Sánchez R, Salas R, Fonseca FJ, García EI. Quemaduras. En: Fonseca del Pozo FJ, García Criado EI. Atención al accidentado. Guía de urgencias. Madrid: Edikamet; 2006.
5) Carol Mattson Port. Fisiopatología, salud enfermedad un enfoque conceptual. 7ª Edición, Editorial Médica Panamericana; 2007: 1295-1354.
6) Ackerman 101 - Atlas Clínico de Enfermedades de la Piel; A.bernard Ackerman, Hetmut Kerl, Jorge Sánchez: Editorial Marbán, 2019.
7) María del Carmen Cuerva Gutiérrez; Enfermería básica y avanzada, 4ª edición; Formación Alcalá, 2020.

7.

RECONOCIMIENTO DE LA ESTRUCTURA, FUNCIONAMIENTO Y ENFERMEDADES DEL APARATO RESPIRATORIO

ÍNDICE

1. Introducción

El sistema respiratorio, es uno de los elementos más importantes del cuerpo humano, dentro de sus *funciones* podemos distinguir: El transporte del oxígeno a través de la sangre, llevándolo hasta los diferentes tipos de tejidos que constituyen nuestro organismo, así como la eliminación del dióxido de carbono a la atmósfera.

2. Anatomía del aparato respiratorio

La respiración en el organismo es proporcionada mediante un mecanismo de intercambio de gases. Este un proceso por el cual nuestro organismo realiza el intercambio entre el oxígeno y el dióxido de carbono, que es transportado a la sangre para su posterior transporte hasta los diferentes tejidos y órganos donde se produce el intercambio gaseoso.

El aparato respiratorio se divide en vías aéreas altas y vías aéreas bajas.

2.1 Vías respiratorias altas

En las vías aéreas altas podemos *distinguir* las fosas nasales, faringe y laringe.

Fosas nasales: El aire, entra por las cavidades en las fosas nasales por la inspiración y crea una corriente hacia su interior. Esta corriente de aire, es la responsable del intercambio aéreo de los senos. Esta corriente aérea, llega a una zona muy alta dentro de las fosas nasales, que es donde se encuentra el órgano de la olfación, así podemos tener un correcto olfato. Mientras tiene lugar esta corriente de aire, gracias al moco existente en esta mucosa este aire sufre unos cambios fundamentales.

Este aire es humidificado, así al pasar por la laringe, en su trayecto hacia los pulmones, no estropea este órgano, llegando correctamente saturado de agua. Este aire es también filtrado, dejando en la nariz o fosas nasales, todas las partículas que son dañinas a nuestra laringe y tráquea. Este filtro puede ser, y en realidad lo es, muy útil para la prevención de alergias y procesos asmáticos. Este aire, es calentado, es decir, penetra dentro de las fosas nasales a una temperatura ambiente, la existente, que en ocasiones puede ser muy fría, y con el contacto de la mucosa, este aire adquiere la temperatura corporal que es necesaria e indispensable para que no dañe a la laringe, tráquea y pulmones. De esta forma se previenen broquitis, y otros procesos inflamatorios o infecciosos del aparato respiratorio.

Constituidas por un epitelio vibrante, glándulas mucosas y capilares venosos.

Faringe: Es una estructura en forma de tubo que ayuda a respirar y está situada en el cuello y revestido de membrana mucosa; conecta la nariz y la boca con la laringe y el esófago respectivamente, constituida por:

- **Nasofaringe:** También se llama *faringe superior o rinofaringe* al comenzar en la parte posterior de la cavidad nasal. El techo de la faringe situado en la nasofaringe se llama *cavum*, donde se encuentran las amígdalas faríngeas o adenoides. La nasofaringe está limitada por la parte delantera por las coanas de las fosas nasales y por la parte inferior por el velo del paladar. A ambos lados presenta el orificio que pone en contacto el oído medio con la pared lateral de la faringe a través de la trompa de Eustaquio. Detrás de este orificio se encuentra un receso faríngeo llamado *fosita de Rosenmüller.* En la pared posterior de la nasofaringe se distingue el relieve del arco anterior del atlas o primera vértebra cervical.
- **Orofaringe:** También es conocida como *faringe media o bucofaringe* porque por delante se abre a la boca a través del istmo de las fauces. Por la zona superior está limitada por el velo del paladar y por la inferior por la epiglotis. En la orofaringe se encuentran las adenoides palatinas o anginas, entre los pilares palatinos anterior o glosopalatino y posterior faringopalatino.
- **Laringofaringe:** También es denominada *hipofaringe o faringe inferior.* Comprende las estructuras que rodean la laringe por debajo de la epiglotis, como los senos piriformes y el canal retrocricoideo, hasta el límite con el esófago. En medio de los senos piriformes o

canales faringolaríngeos se localiza la entrada de la laringe, delimitada por los pliegues aritenoepiglóticos.

Laringe: Se encuentra conectada por la parte superior de la tráquea, las paredes de la faringe están protegidas por un conjunto de cartílagos con forma semilunar y que mantiene firmes las paredes para evitar el colapso de las mismas durante el proceso de inspiración. Las funciones de la laringe podemos decir que están adaptadas a las necesidades de la fonación o emisión de la voz, pues en ella podemos encontrar las cuerdas vocales superiores o falsas (también llamados *pliegues vestibulares*) e inferiores o verdaderas (también llamados *pliegues vocales*); otra de las funciones es la de protección de los pulmones evitando la entrada de objetos procedentes de la alimentación, etc.

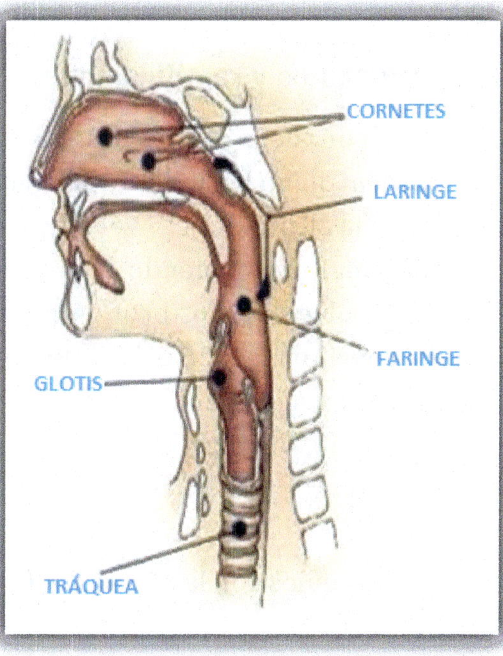

Corte lateral de las vías respiratorias altas.

2.2 Vías aéreas bajas

Las vías aéreas inferiores están *constituidas por* la tráquea, bronquios, pulmones, pleura y vasos sanguíneos.

2.2.1 Tráquea

Es una parte del órgano del aparato respiratorio de carácter cartilaginoso y membranoso que va desde la laringe a los bronquios. Su función es brindar una vía abierta al aire inhalado y exhalado desde los pulmones. En una persona adulta la tráquea mide entre 10 y 11 cm de longitud, mientras que su diámetro es de 2 a 2,5 cm. Está constituida generalmente por veinte anillos de cartílago en forma de herradura, los cuales están unidos a los ligamentos traqueales; con la parte anterior de cartílago duro, y la parte posterior de músculo liso, ya que la vía digestiva esofágica pasa por detrás de este órgano. No interfiere con nuestros movimientos porque los anillos cartilaginosos le proporcionan flexibilidad. Cubierta de una mucosa resbaladiza y tapizada por un epitelio de cilios.

2.2.2 Bronquios y ramificaciones

Es un conducto que se bifurca en dos conductos tubulares formado por fibrocartílago hasta la tráquea lugar donde se produce la bifurcación (carina) a la altura de la IV vértebra torácica, y que entran en el parénquima pulmonar, conduciendo el aire desde la tráquea a los bronquiolos y estos a los alvéolos. Los bronquios son tubos con ramificaciones progresivas sarboriformes (25 divisiones en el hombre) y diámetro decreciente, cuya pared está formada por cartílagos y capas musculares, elásticas y de mucosa. Al disminuir el diámetro pierden los cartílagos, adelgazando las capas muscular y elástica. Separa el aire inhalado a los pulmones para ser utilizado.

Los bronquios son la entrada a los pulmones. Se dividen en dos, el derecho y el izquierdo, el derecho cuenta con tres ramas mientras que el izquierdo con dos.

Cada bronquio se dirige asimétricamente hacia el lado derecho e izquierdo formando los bronquios respectivos de cada lado. El bronquio derecho es más corto (2-3 cm) y ancho que el bronquio izquierdo (3-5 cm), el cual a su vez es más horizontal. El número de cartílagos del bronquio derecho es de 6-8 y los del bronquio izquierdo de 9-12. El bronquio derecho se divide progresivamente en tres ramas de menor calibre (superior, medio e inferior) y el bronquio izquierdo se divide en 2 (superior e inferior).

En el interior de los pulmones se subdividen en bronquíolos respiratorios primarios, secundarios y terciarios, finalmente en conductos alveolares, sacos alveolares y atrio.

2.2.3 Pulmones

Los pulmones están situados dentro del tórax, se encuentran protegidos por las costillas y a ambos lados del corazón. Son huecos y están cubiertos por una doble membrana lubricada (serosa) llamada pleura. Está separado el uno del otro por el mediastino.

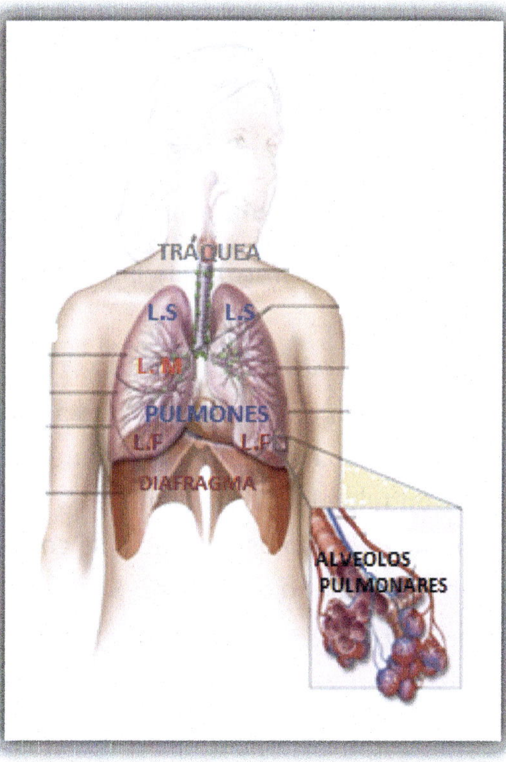

Los alveolos son bolsas diminutas llenas de aire en los extremos de los bronquiolos

El pulmón derecho está dividido por dos cisuras (mayor y menor) en 3 partes, llamadas lóbulos (superior, medio e inferior). El pulmón izquierdo tiene dos lóbulos (superior e inferior) separados por una cisura (cisura mayor). Esto se debe a que el corazón tiene una inclinación oblícua hacia la izquierda y de atrás hacia adelante reduciendo su volumen y mermando espacio a dicho pulmón. Se describen en ambos pulmones un vértice o ápex (correspondiente a su parte más superior, que sobrepasa la altura de las clavículas), y una base que se apoya en el músculo del diafragma.

La cisura mayor en el pulmón derecho separa los lóbulos superior y medio del lóbulo inferior, mientras que en el pulmón izquierdo separa los dos únicos lóbulos: superior e inferior. En cada lóbulo se pueden distinguir diferentes segmentos, que se encuentran bien diferenciados, correspondiéndole a cada uno un bronquio segmentario. Los bronquios segmentarios se subdividen en bronquios propiamente dichos y bronquiolos. Estos últimos carecen de cartílago y se ramifican en bronquiolos terminales y bronquiolos respiratorios que van a desembocar en los alvéolos: las unidades funcionantes de intercambio gaseoso del pulmón.

2.2.4 Pleura

La pleura es una túnica serosa, brillante y lisa, formada por dos membranas; una se adhiere al pulmón (pleura visceral, sin inervaciones) y la otra reviste el interior de la cavidad torácica (pleura parietal, con inervaciones). El espacio que se encuentra entre ambas se llama *cavidad pleural* y contiene un líquido llamado líquido pleural, y que le sirve como lubricante para el deslizamiento de ambas hojas pleurales sin que sufran daño.

2.2.5 Zona de la vía aérea baja según su función

Podemos *clasificar* las vías aéreas inferiores de pendiendo de la funcionalidad en:

- **Zona de conducción**

Comienza en la tráquea, que a nivel de la carina se divide en los bronquios principales derecho e izquierdo, que a su vez van dividiéndose estos en bronquios lobares, segmentos, bronquiolos, bronquios lobulillares y los terminales. Todo este espacio se conoce como *espacio muerto*, con un volumen aproximado de 150 ml.

- **Zona de transición y respiración**
    - **Zona de transición:** Parte en la cual se encuentran los bronquiolos y algunos alveolos.
    - **Zona de respiración:** En ella podemos encontrar los sacos alveolares y los alveolos, esta es la zona donde se produce el intercambio gaseoso.

2.3 Vasos pulmonares

La sangre desoxigenada proveniente de los tejidos hasta el corazón por donde sale por su lado derecho por la arteria pulmonar, la cual lleva la sangre a los pulmones, donde los glóbulos rojos liberan dióxido de carbono intercambiándolo por oxígeno durante la respiración. La sangre ya oxigenada sale de los pulmones por las venas pulmonares, las cuales regresan la sangre al corazón por su lado izquierdo, completando el ciclo. La sangre es luego distribuida por todo el cuerpo a través de la circulación sistémica o mayor antes de regresar de nuevo a la circulación pulmonar.

3. Fisiología del aparato respiratorio

La función de los pulmones es la de suministrar el suficiente oxígeno a los órganos para que se pueda realizar el metabolismo de las células. El aparato respiratorio, toma el oxígeno que procede de la atmósfera y que penetra en el interior de los pulmones mediante un intercambio de presiones el cual realiza el intercambio gaseoso en los alveolos, entra en el interior de la circulación sanguínea y es transportado por la hemoglobina hasta llegar a niveles celulares donde es cedido a las células para recoger el CO2 y llevarlo a los pulmones que son los encargados de eliminarlo. Por lo tanto la respiración se puede *dividir en*:

- **Ventilación pulmonar:** Es la entrada y salida de aire entre la atmosfera y los alveolos pulmonares.
- **Perfusión pulmonar:** Es la difusión o paso del oxígeno y CO2 entre alveolos y sangre.

Transporte: Es el volumen de O2 y CO2 que transporta la sangre para que se realice entre las células de las diferentes vísceras el intercambio gaseoso pero con el menor gasto de energía posible.

El procedimiento por el que los pulmones realizan el intercambio de O2 por CO2 se denomina *ventilación alveolar*, mientras que el aire que se queda en las diferentes cavidades que se localizan en el tracto respiratorio se denominan *espacios muertos.*

Durante el proceso de la respiración esta se lleva a cabo mediante la musculatura que se contrae en la inspiración, y que permanecen relajados en la espiración causando el retroceso por medio de la elasticidad que tienen los pulmones y la estructura de la caja torácica. Durante la inspiración los músculos vencen la resistencia que ejerce la musculatura de la respiración y la caja torácica hasta el punto en que no se puede ingerir más volumen de aire en el espacio aéreo, a este proceso se le conoce como *capacidad pulmonar total*. Por lo tanto el aire que procede desde la atmósfera a los alveolos ejerce una doble resistencia denominadas *resistencia aérea y resistencia elástica.*

3.1 Volúmenes pulmonares

Durante el proceso de la ventilación se pueden describir dos *tipos* de volúmenes pulmonares: estático y dinámico.

3.1.1 Volumen pulmonar estático

Los volúmenes pulmonares estáticos son un simple reflejo de las propiedades elásticas de los pulmones y de la caja torácica. La capacidad vital (*VC = Vital Capacity*, o *VC lenta*) es la combinación del volumen tidal o de corriente, del volumen de reserva inspiratoria y del volumen de reserva espiratoria. Representa el volumen total de aire que se puede inspirar después de una máxima expiración. Dado que la *VC* disminuye a medida que las enfermedades restrictivas empeoran, esta junto con la capacidad de transferencia que pueden ser utilizados como parámetros básicos al efectuar un seguimiento de la evolución de una enfermedad pulmonar restrictiva y por tanto de su respuesta al tratamiento.

La **capacidad vital forzada** (*FVC = Forced Vital Capacity*), es una maniobra parecida a la anterior a excepción de que se requiere de una espiración forzada máxima, por lo general se mide junto a los flujos espiratorios máximos en la espirometría simple.

La *VC (lenta)* puede ser considerablemente mayor que la *FVC* en pacientes con obstrucción de la vía aérea. Durante la maniobra de *FVC*, las vías aéreas terminales pueden llegar a cerrarse de forma prematura (es decir, antes de que se alcance el volumen residual verdadero), atrapando gas en sus porciones distales y evitando que este sea medido por el espirómetro.

La **capacidad pulmonar total** (*TLC = Total Lung Capacity*) es el volumen de aire que permanece dentro de los pulmones al final de una inspiración máxima.

La **capacidad residual funcional** (*FRC = Functional Residual Capacity*) es el volumen de aire que se encuentra contenido en los pulmones al final de una espiración normal, cuando todos los músculos respiratorios están relajados. Fisiológicamente, es el volumen pulmonar de mayor importancia, dada su proximidad al rango normal del volumen corriente. Al nivel de la *FRC*, las fuerzas de retracción elástica de la pared torácica, que tienden a aumentar el volumen pulmonar, se hallan en equilibrio con las del parénquima pulmonar, que tienden a reducirla.

3.1.2 Volumen pulmonar dinámico

Los volúmenes pulmonares dinámicos reflejan el estado de las vías aéreas. El espirograma proporciona una gráfica de volumen contra tiempo, obtenida en un espirómetro de campana o electrónico, mientras el enfermo realiza una maniobra de *FVC*. El VEF_1 (o *FEV1* por sus siglas en inglés *Forced Expiratory Volume in the first second*) es el volumen de aire eliminado durante el primer segundo de espiración forzada, después de una inspiración máxima; en condiciones normales, su valor es mayor al 75 % de la *VC*, por lo que a menudo se expresa en forma de porcentaje de la capacidad vital forzada (*FEV1% FVC*). En individuos normales, suele oscilar alrededor del 80%.

En pacientes con enfermedades obstructivas como asma, EPOC o enfisema, suele representar el 30-40%, dado que la FEV1 disminuye mucho más que la FVC.

En pacientes con enfermedades restrictivas, suele obtenerse un valor normal o mayor, porque la FEV1 y la FVC disminuyen de forma paralela.

El flujo espiratorio forzado medio (*FEF25-75 %*) durante la fase media (del 25% al 75 %) de la maniobra de *FVC* es la pendiente de la línea que corta el trazado espirográfico al 25% y al 75 % de la *VC*. El *FEF25-75 %* depende menos del esfuerzo realizado que el *FEV1* y, por lo tanto, constituye un indicador más precoz de obstrucción de las vías aéreas.

En una curva de flujo de volumen normal, la porción inspiratoria de la curva es simétrica y convexa. La porción respiratoria es lineal. Los flujos se miden a menudo en el punto medio de la *VC*. El *MIF50%* es > *MEF50% VC* debido a la compresión dinámica de las vías aéreas.

En ocasiones se utiliza el flujo respiratorio máximo para estimar el grado de obstrucción de la vía aérea, pero depende mucho del esfuerzo realizado por el paciente. Los flujos espiratorios medidos por encima del 50% de la *VC*, es decir, cercanos al RV son indicadores sensibles del estado de las vías aéreas de pequeño calibre.

En una enfermedad restrictiva, por ejemplo sarcoidosis o cifoscoliosis, la curva es más estrecha a causa de la reducción de los volúmenes pulmonares.

Durante una maniobra de espiración forzada, la presión intratorácica positiva determina que las vías aéreas se vayan estrechando de modo progresivo. Esta compresión dinámica de las vías aéreas limita las velocidades máximas de flujo respiratorio que pueden alcanzarse. Durante la maniobra de inspiración se produce el efecto opuesto, ya que la presión intratorácica negativa tiende a mantener al máximo el calibre de las vías aéreas. Debido a estas variaciones de diámetro de las vías aéreas, en la mayor parte del ciclo respiratorio las velocidades de flujo aéreo son mucho mayores durante la inspiración que durante la espiración.

La ventilación voluntaria máxima (*MVV = Maximal Voluntary Ventilation*) se calcula indicando al enfermo que respire durante 15 segundos a volumen y frecuencia respiratoria máximos (la cantidad de aire espirado se expresa en lt/min.). En general, el valor de la *MVV* es paralelo al del *FEV1*, y puede aplicarse una fórmula simple para comprobar la uniformidad interna de la prueba y valorar el grado de cooperación del enfermo. Es posible predecir la *MVV* a partir del espirograma, multiplicando el *FEV1* (en lt) x 35 o 40, según los autores. Esta fórmula sirve tanto para los individuos sanos como para los enfermos con trastornos respiratorios obstructivos y restrictivos.

Si se observa una *MVV* muy baja en un usuario que parece cooperar de forma activa, hay que pensar en una debilidad neuromuscular. Exceptuando los casos de enfermedad neuromuscular muy avanzada, la mayoría de los usuarios son capaces de efectuar un esfuerzo respiratorio aislado como un *FVC*. La *MVV* requiere un esfuerzo mucho mayor, y su alteración demuestra la existencia de músculos respiratorios débiles y fatigables. La *MVV* disminuye progresivamente cuando existe un aumento de la debilidad de los músculos respiratorios; junto con las presiones inspiratoria y espiratoria máximas, la *MVV* es en ocasiones, la única prueba funcional respiratoria anómala en ciertos individuos con una enfermedad neuromuscular relativamente grave.

La *MVV* es importante también en la valoración del riesgo quirúrgico, pues refleja la gravedad de la obstrucción de las vías aéreas y también las reservas respiratorias, la fuerza muscular y el grado de motivación del usuario.

Volúmenes pulmonares, valor de volúmenes, capacidad total, capacidad residual funcional, capacidad reserva respiratoria.

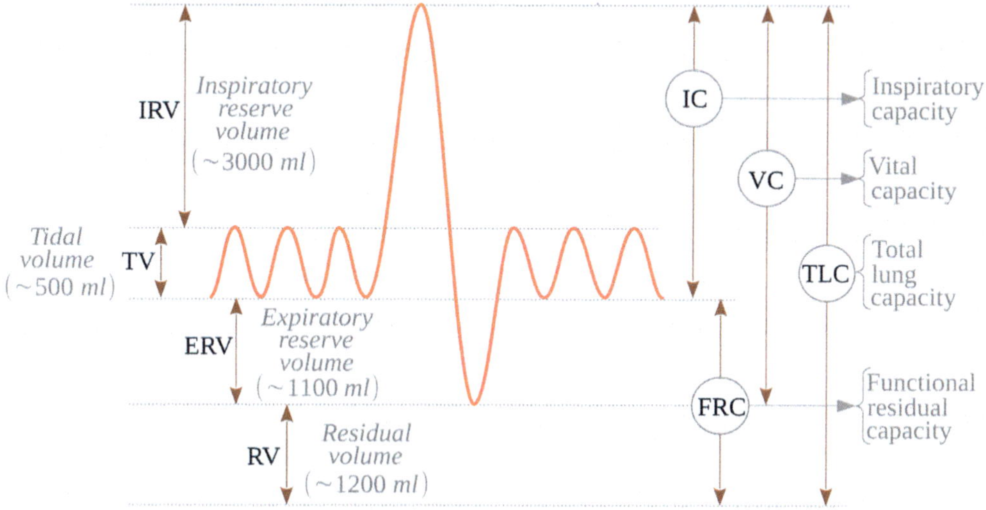

La espirometría se utilizada para diagnosticar la función pulmonar midiendo los volúmenes pulmonares

3.2 Control de la ventilación por el sistema nervioso

La alternancia de inspiración y espiración es determinada por actividad rítmica y automática de centros nerviosos que se encuentran situados en el tronco cerebral. Estos centros reciben la información de otras zonas del cerebro y de sensores que se encuentran situados en diversas partes de organismo, todo lo cual permite que la respiración se adecúe a variadas demandas metabólicas y se coordine para realizar otras funciones diferentes, como la fonación, deglución, risa, tos, etc.

Control voluntario: La actividad respiratoria puede ser modificada en forma voluntaria por actividad de la corteza cerebral, pero solo en forma temporal, ya que los cambios fisiológicos secundarios a la modificación ventilatoria terminan por imponer el control automático. Una hiperventilación voluntaria termina por mareos y pérdida de conciencia secundarios a la alcalosis respiratoria aguda que provoca una apnea voluntaria; tiene una duración limitada por la hipercarbia.

Control automático o involuntario: Se ubica fundamentalmente en el centro bulbar, que es el más importante origen de los estímulos inspiratorios regulares, los cuales se ven influenciados por diversos factores: el más importante es la hipercapnia o aumento del CO2. En el control automático también intervienen *receptores periféricos* que llevan información a niveles bulbares:

- Senos carotideos: Descensos presión arterial.
- Mecanoreceptores pulmonares: Aumento FR.
- Receptores de irrigación de las vías respiratorias: Tos y estornudos.

En la protuberancia alta, existe un centro pneumotáxico que envía señales inhibidores y determina la duración de la inspiración.

4. Circulación pulmonar

La sangre desoxigenada proveniente de los tejidos sale del corazón derecho por la arteria pulmonar, la cual lleva la sangre a los pulmones, donde los glóbulos rojos liberan CO2 en intercambio por oxígeno durante la respiración. La sangre así oxigenada sale de los pulmones por las venas pulmonares, las cuales regresan la sangre al corazón izquierdo, completando el ciclo. La sangre es luego distribuida por todo el cuerpo a través de la circulación sistémica antes de regresar de nuevo a la circulación pulmonar.

Hipoxemia: Es una reducción anormal de la presión parcial de oxígeno en sangre arterial. Las causas de la hipoxemia se clasifican comúnmente en 5 *grupos*:

- Disminución de la presión inspirada de oxígeno (PIO_2). Es dependiente de la presión atmosférica y el contenido de 02 en el aire respirado (fracción inspirada de oxígeno).
- **Hipoventilación.** Es una respiración deficiente muy superficial o muy lenta.
- Difusión inadecuada de oxígeno a través del alvéolo, fundamentada en la Ley de Fick. Disbalance de la ventilación-perfusión, muy frecuente en personas con enfermedad pulmonar e insuficiencia respiratoria.
- Cortocircuito *derecha-izquierda* o shunt. Ocurre cuando hay una transferencia de sangre desoxigenada venosa a la arterial que lleva la sangre oxigenada sin pasar por el intercambio gaseoso alveolar. Es la única hipoxemia que no puede ser corregida con la administración de 02 al 100%.
- **Perfusión:** Consiste en hacer que un líquido ingrese de manera lenta pero sostenida en el organismo. La sustancia a introducir puede ser suero, sangre o un antibiótico.

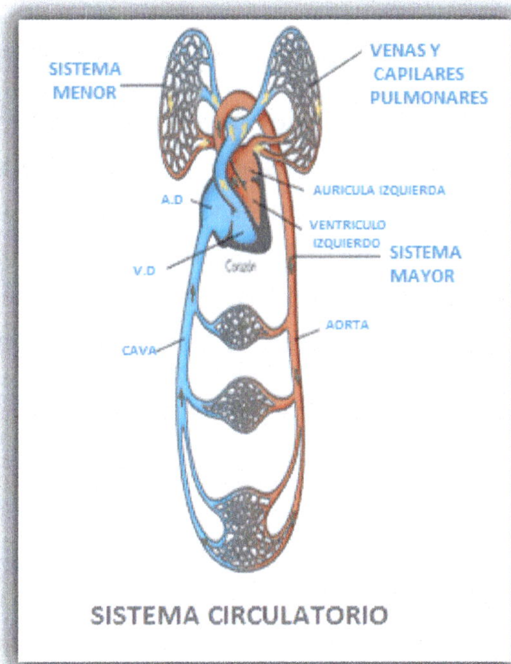

Sistema mayor y menor del sistema circulatorio

5. Intercambio gaseoso a nivel pulmonar

El intercambio de forma real de gases ocurre por difusión facilitada como consecuencia de diferentes presiones parciales de oxígeno y dióxido de carbono en pequeños sacos aéreos, los alvéolos, rodeados por capilares. El endotelio de los capilares y las células epiteliales planas de los alvéolos forman la barrera de difusión entre el aire de un alvéolo y la sangre de sus capilares.

6. Patología pulmonar

6.1 Enfermedad pulmonar obstructiva crónica (EPOC)

Es un trastorno pulmonar que se caracteriza por la existencia de una obstrucción de las vías aéreas generalmente progresiva y en general no reversible. La principal causa, viene dada por el humo del tabaco y que produce como síntoma principal una disminución de la capacidad respiratoria, que avanza lentamente con el paso de los años y ocasiona un deterioro considerable en la calidad de vida de las personas afectadas y muerte a edades prematuras.

6.1.1 Etiología

La EPOC está fundamentalmente asociada al tabaquismo, sobre todo en países desarrollados. En algunas sociedades muy deprimidas, debido a la exposición continuada a humos tóxicos, puede desarrollarse EPOC. También se dan casos, aunque cada vez son menos, en países desarrollados, de mujeres que cocinan con fuego de leña en espacios reducidos y mal ventilados.

6.1.2 Factores de riesgo

Factores genéticos: Existen numerosos informes que afirman que en la patogénesis del EPOC están o pueden estar implicados varios factores genéticos ambientales.

- *Dieta:* Una ingesta pobre en vitaminas antioxidantes (A, C, E), también se ha asociado en algunas ocasiones a un mayor riesgo de EPOC y en estudios más recientes se contempla la importancia de la vitamina C y del magnesio.
- *Tabaquismo.*
- *Contaminación atmosférica*: La contaminación del aire, especialmente la del dióxido de azufre tan abundante en grandes ciudades. Puede haber interacción entre la contaminación ambiental y el consumo de tabaco.
- *Polvo y productos químicos en ambiente laboral:* La exposición reiterada en el ámbito laboral al polvo (carbón, sílex, cuarzo) a vapores

de isocianato y disolventes pueden ser un factor asociado a la aparición de EPOC, actuando conjuntamente con el consumo de tabaco. Se ha estudiado que la exposición al cadmio y la exposición a vapores de soldadura podría estar asociado a la apareción de enfisema.

- *Infección*: Las infecciones respiratorias durante las primeras etapas de la vida están asociadas a la EPOC en etapas más tardías de la vida. Se ha visto en infecciones víricas latentes (como la del adenovirus).

Cuadro clínico: El EPOC se asocia a dos enfermedades fundamentalmente:

- *Enfisema pulmonar:* Es el agrandamiento permanente de los bronquiolos terminales, con destrucción de la pared alveolar, pudiendo o no presentarse fibrosis. Esto provoca el colapso de las vías respiratorias.
- *Bronquitis crónica:* Es una inflamación de los bronquios, que provoca que se reduzca el flujo de aire que entra y sale de los pulmones. Paralelamente, hay un aumento de la secreción mucosa que genera una obstrucción en las vías respiratorias. En términos clínicos, se considera como crónica cuando se aprecia tos y expectoración en la mayor parte de los días durante 3 meses al año, en al menos 2 años consecutivos.

El perfil de los pacientes que sufren bronquitis crónica (*Perfil Blue bloater*) es: sobrepeso, alrededor de 50 años, expectoración abundante, disnea tardía, grave alteración del intercambio de gases.

6.1.3 Diagnóstico

Para diagnosticar la EPOC se utiliza una prueba llamada *espirometría*, que mide la capacidad funcional pulmonar.

Severidad	FEV_1/FVC Postbroncodilatador	FEV_1 % predicho
EPOC leve	≤0.7	≥80
EPOC moderado	≤0.7	50-80
EPOC severo	≤0.7	30-50
EPOC muy severo	≤0.7	<30 o 30-50 con fallo respiratorio crónico

Severidad del EPC según mediciones de volúmenes

6.1.4 Tratamiento

La terapia con oxígeno es de uso obligatorio y más común en caso de disminución en la concentración de la saturación de oxígeno, bien sea medida con unos gases arteriales o con un pulsioímetro.

Los casos de enfermedad crónica se tratan además de los beta2 agonistas con esteroides inhalados como la beclometasona; además se usa el bromuro de ipratropio. No se recomienda el uso de esteroides orales superior a 14 días como la prednisona porque después de pasado este tiempo no hay un efecto demostrado; se han usado esquemas de 5 días de tratamiento oral con buenos resultados. Los esteroides parenterales como la hidrocortisona o metilprednisolona se indican en el caso de que durante la enfermedad se presente broncoespasmo, de esta manera se disminuyen la obstrucción al flujo. El uso de teofilina no es contradictorio.

6.1.4.1 Oxigenoterapia

La administración de oxígeno en la forma crónica está indicada en pacientes con EPOC que tienen hipoxemia. En estos pacientes la oxigenoterapia continuada al menos de 15 horas al día ha demostrado que mejora la supervivencia. Puede ser necesario bajos flujos de oxígeno dado que en pacientes con EPOC, el control de la respiración está controlado fundamentalmente por los niveles de oxígeno más que por los de carbónico, aumentos excesivos de la entrega de oxígeno pueden disminuir esta respuesta y causar insuficiencia respiratoria con retención carbónica.

6.2 Asma bronquial

El asma bronquial es una enfermedad en la que se inflaman los bronquios, de forma continua, lo que produce una obstrucción de los tubos bronquiales. Esta obstrucción es de una intensidad variable, y sucede de forma habitual en forma de *crisis*, que a veces ceden solas o solo con tratamientos especiales. La frecuencia de estas *crisis* es muy variable, en algunos casos solo una o dos veces al año, pero generalmente suelen ocurrir varias crisis agudas en un período corto de tiempo, sobre todo en las épocas de cambio de clima (otoño y primavera) o en el tiempo de frío.

6.2.1 Factores de riesgo

- *Factores predisponentes:* Enfermedades atópicas (alergias).
- *Factores causales:* Sensibilidad en vía aérea (fármacos, polvo).
- *Factores contribuyentes:* Tabaco, polución, infecciones víricas.
- *Otros factores:* Frío, gases irritantes, cambios de temperatura, virus.

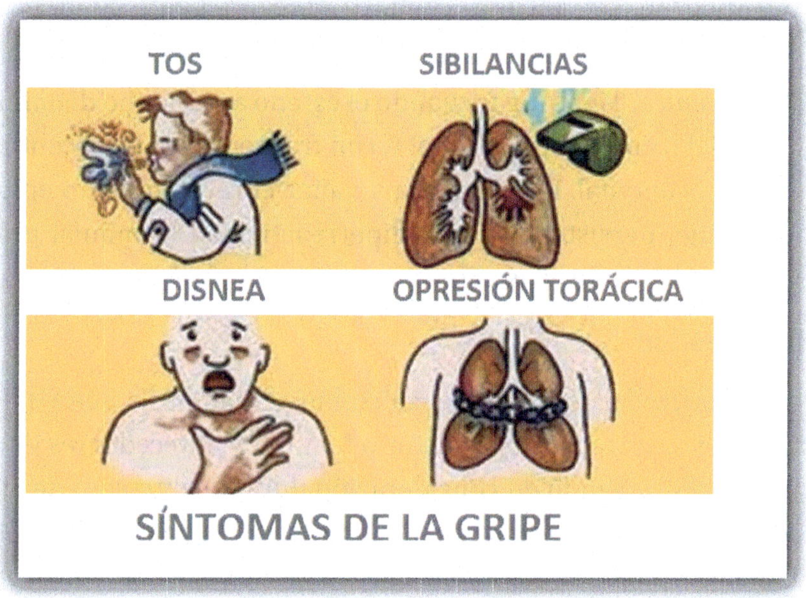

Síntomas más frecuentes de la gripe

6.2.2 Clínica

Los síntomas más característicos del asma bronquial son la disnea o dificultad respiratoria de intensidad y duración variable y con la presencia de espasmos bronquiales, habitualmente pueden ir acompañados de tos, secreciones mucosas y respiración sibilante. También se caracteriza por la rigidez torácica en el paciente y su respiración sibilante. En algunos pacientes estos síntomas persisten a un nivel bajo, mientras que en otros, los síntomas pueden ser severos y durar varios días o semanas. Bajo condiciones más graves, las funciones ventilatorias pulmonares pueden verse alteradas y provocar cianosis e incluso la muerte.

6.2.3 Evolución

- *Fase temprana.* Tiene lugar como reacción de los mecanismos inmunológicos o no inmunológicos frente a agentes alérgenos, microbianos, etc. y se caracteriza por constricción de la luz de los bronquiolos.
- *Fase tardía.* Ocurre al persistir el estado de crisis y constituye una acentuación de la misma caracterizada por edema e hiperreactividad bronquial, es decir, una fácil predisposición a la broncoconstricción.
- *Fase crónica.* Tiene lugar cuando el estado anterior no disminuye después del tratamiento habitual y, con frecuencia, la tos, acentúa la irritación bronquial. Ello conlleva a dañar el revestimiento epitelial del bronquio, persistencia de la hiperreactividad bronquial y de moco bloqueante de las vías aéreas.

6.2.4 Diagnóstico

El diagnóstico del asma comienza con una anamnesis que engloba una evaluación del cuadro clínico, la historia familiar y antecedentes de riesgo o crisis anteriores tomando en consideración durante el tiempo de evolución del cuadro y las crisis. La mayoría de los casos de asma están asociados a condiciones alérgicas, de tal modo que diagnosticar trastornos como rinitis y eczema conllevan a una sospecha de asma en pacientes con la sintomatología correcta: tos, asfixia y presión en el pecho. El examen físico por lo general revela ruidos como las sibilancias que caracterizan al asma. Es importante evaluar si el paciente ya recibió algún tratamiento antes de la consulta médica, así como los eventos desencadenantes de la crisis.

El examen físico es fundamental, a veces no da tiempo a examinar con detalle, sin embargo se perciben las características sibilancias a la auscultación. En algunos casos severos, la bronco obstrucción es tal que se presenta un silencio auscultatorio; para realizar el tratamiento de estas crisis graves de asma es necesario el rescate inmediato para revertir el broncoespasmo antes de continuar con el examen físico detallado. La inspección del tórax puede mostrar tiraje o retracción subcostal o intercostal. La auscultación de la región del tórax puede revelar detalles al diagnóstico, como el descubrimiento de dermatitis alérgicas, conjuntivitis, etc.

Existen varios exámenes que ayudan al diagnóstico del asma, entre los que podemos destacar pruebas de función pulmonar, pruebas de alergia, exámenes de sangre, radiografía de tórax y senos paranasales.

6.2.5 Funciones pulmonares

Los *exámenes* de la función pulmonar incluyen:

- **Espirometría:** Que mide la capacidad respiratoria así como la velocidad de espiración y es utilizada para determinar la cantidad de obstrucción pulmonar. La espirometría puede ser medida después del inicio del tratamiento para evaluar la efectividad de este.
- **Prueba de metacolina:** Utilizada en la mayoría de los casos en adultos, se hace inhalar metacolina, causando que las vías respiratorias se vuelvan angostas en presencia de asma, haciendo caer los valores de función pulmonar. Los efectos de la metacolina se revierten con un broncodilatador al final de la prueba. Se valorará el volumen de saturación de oxígeno y se hará una gasometría en casos más severos.

6.2.6 Tratamiento

El tratamiento convencional del asma bronquial *puede ser*:

- *Sintomático*. Su objetivo principal es el de interrumpir la crisis mediante medicamentos de acción rápida, como adrenalina, corticoides, oxigenoterapia, etc.
- *Preventivo*. Donde queda indicado el uso regular de broncodilatadores, antihistamínicos, corticosteroides, terapia respiratoria, inmunoterapia específica, etc.

El tratamiento debe incluir la identificación de los elementos que inicien la crisis, tales como pólenes, ácaros, pelos de mascotas o la aspirina y limitando, de ser posible, eliminando la exposición a dichos factores. Si esto resulta insuficiente evitar los factores estimulantes, entonces se puede recurrir al tratamiento médico. El proceso gradual por el que se elimina la respuesta a un estímulo mediante la repetición del estímulo hasta que no se produce más respuesta es, por el momento, la única *cura* disponible para esta enfermedad. Otras formas que podemos distinguir de tratamiento incluyen el alivio farmacológico, los medicamentos de prevención, los agonistas de larga acción de los receptores β2 y el tratamiento de emergencia.

6.2.6.1 Tratamiento médico

El tratamiento farmacológico específico es de uso recomendado para pacientes con asma, depende de la severidad de su enfermedad y la frecuencia con la que aparecen los síntomas. Los tratamientos más específicos para el asma se clasifican a *grosso modo* en medicinas preventivas y de emergencia.

Los broncodilatadores se les recomiendan para el alivio a corto plazo en prácticamente todos los pacientes con asma. Para quienes tienen solo ataques de forma ocasional, no se necesita otro tipo de medicamento. Para quienes tienen una persistencia de los síntomas de forma moderada, es decir, más de dos crisis por semana, se sugieren glucocorticoides inhalados de baja concentración. Para los que presenten crisis diarias, se sugiere una dosis más elevada de glucocorticoides en conjunto con agonistas β-2 de larga acción inhalados. En los ataques asmáticos severos, se puede añadir glucocorticoides orales a estos tratamientos durante las crisis graves.

Los nebulizadores proveen una dosis más continua y duradera a la vez que efectiva al vaporizar la medicina diluida en solución salina, por lo que el paciente inhala hasta que se administra la dosis completa. El alivio de crisis asmáticas incluye *medicamentos* tales como:

- Salbutamol, levalbuterol, terbutalina y bitolterol. Estos medicamentos que son administrados por vía oral o inyectados tienden a distribuirse por el resto del cuerpo, aumentando la posibilidad de la aparición de los efectos adversos, incluyendo efectos como los cardíacos ocasionados por actividad agonista de los receptores $beta_1$ que causan hipertensión arterial y trastornos del ritmo cardíaco.
- Los agonistas adrenérgicos menos selectivos como la adrenalina inhalada y las tabletas de efedrina también suelen ser usados. Estos medicamentos tienen efectos adversos cardíacos.

- Medicamentos anticolinérgicos, como el bromuro de ipratropio pueden ser también utilizado y no tienen los efectos cardíacos, de modo que pueden ser administrados en pacientes con cardiopatías, sin embargo, tardan aproximadamente una hora hasta que surten su efecto.
- Los glucocorticoides inhalados vienen siendo por lo general medicamentos de carácter preventivos.

6.2.7 Asma

Estadio I

Son casos relativamente leves e intermitentes con unos síntomas o crisis ocurriendo menos de una vez por semana o con síntomas nocturnos unas dos veces por mes.

Estadio II

Son casos relativamente leves pero de origen persistentes con síntomas o crisis ocurriendo más de una vez por semana pero menos que una vez por día o con síntomas nocturnos más de dos veces por mes. Son casos que, durante una crisis, se recomienda nebulizar igual que el estadio I y si no mejora se utiliza aminofilina.

Estadio III

Son casos moderados que requieren el uso de beta-miméticos de forma diaria o con alteración de su actividad física a diario y síntomas nocturnos más de una vez por semana. Son casos que, en el transcurso de una crisis, se recomienda nebulización y aminofilina igual que el estadio II y si se ve que no mejora se utiliza hidrocortisona o metilprednisolona.

Estadio IV

Son pacientes en insuficiencia respiratoria franca, cianosis, tórax silencioso a la auscultación y un ligero tiraje inspiratorio. El tratamiento suele ser similar al estadio III con intubación endotraqueal y ventilación mecánica.

6.3 Tromboembolismo pulmonar

Es una situación clínico-patológica que viene desencadenada por la obstrucción arterial pulmonar a causa de un pequeño trombo desarrollado *in situ* o de otro material procedente del sistema venoso. Ello conlleva como resultado un defecto de oxígeno en los pulmones. Es una de las principales emergencias médicas. Se trata de una enfermedad potencialmente mortal; su diagnóstico no es fácil, pues a menudo existen pocos signos que puedan orientar al médico. Más del 70% de los pacientes con TEP presentan trombosis venosa profunda (TVP), aunque los trombos no sean detectables clínicamente.

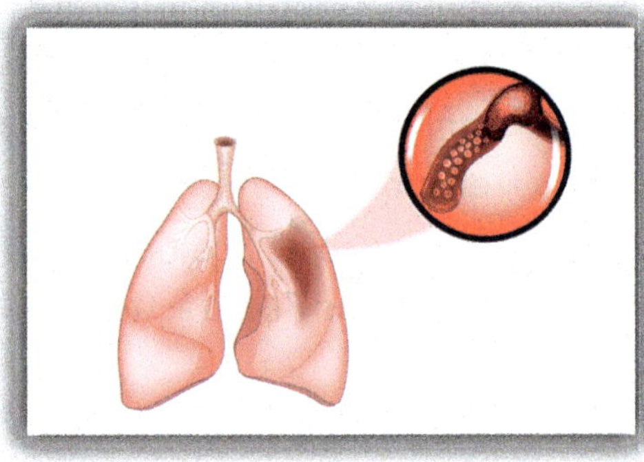

Obstrucción de una parte del territorio pulmonar

Por otra parte, podemos decir que aproximadamente el 50% de pacientes con TVP desarrollan TEP, con gran frecuencia asintomáticos.

6.3.1 Signos y síntomas

Los síntomas de TEP son fundamentalmente de comienzo súbito, con tos con o sin hemoptisis, cianosis, disnea súbita, taquipnea, dolor torácico pleurítico y subesternal, y en grados severos hipertensión, pérdida de conciencia e incluso muerte, dependiendo del grado de TEP. Los signos son taquipnea, taquicardia, fiebre de más de 38ºC , cianosis, signos de TVP, signo de Homans que consta dolor al hacer dorsiflexión.

6.3.2 Diagnóstico

El diagnóstico de TEP, con sospecha clínica sobre la base de dificultades en la respiración produce disnea y dolor en el tórax, con o sin radiografía de tórax anormal, primero se hace cuantificación de dímero D, después si este está aumentado puede ser confirmado con una gammagrafía pulmonar de ventilación-perfusión (gammagrafía V/Q Scan), presentando áreas de pulmón no perfundidas pero bien ventiladas. El ECG es normal en el 30% de los casos. Suele presentar taquicardia sinusal, siendo este el signo electrocardiográfico más común. En la gasometría puede aparecer hipoxemia con hipocapnia y alcalosis respiratoria (pH>7.45 y pCO2<35). Una gasometría normal no excluye TEP. La existencia de hipoxemia marcada hace sospechar una embolia masiva o submasiva.

Otra técnica que se usa es el TAC helicoidal. El estudio diagnóstico gold-standard es la arteriografía.

6.3.3 Causas

La fuente más común de que se produzca un embolismo son las venas de la región pélvica y del territorio proximal de las piernas (trombosis venosa profunda).

Generalmente el TEP es causado por la unión de varios factores tanto de riesgo como predisponentes, que se pueden dividir en genéticos (trombofilias), adquiridos y circunstancial:

Genéticos

- Mutación en la protrombina, déficit de proteína C, déficit de proteína S .
- Déficit de antitrombina III.
- Altos niveles de homocisteína.
- Alteraciones del plasminógeno y de la fibrinólisis.

Adquiridos

- Anticuerpos antifosfolípidos, anticuerpos anticardiolípidos o anticoagulantes lupus.
- Enfermedades renales (pérdida renal de antitrombina).
- Hemoglubinuria nocturna paroxística.

Circunstanciales

- Inmovilización, por ejemplo: Tras una cirugía o un traumatismo.
- Uso de anticonceptivos orales.
- Obesidad.
- Embarazo.
- Cáncer (como en el síndrome de Trousseau).

6.3.4 Tratamiento

En el medio prehospitalario, se deberá iniciar un tratamiento el cual de soporte mientras se evacúa al enfermo a un centro hospitalario.

Desde un punto de vista hemodinámico y respiratorio: Monitorización completa, canalización de vía venosa periférica y sondaje vesical, administración de oxigenoterapia de alto flujo, administración de sedación y analgesia si es necesario. Tratamiento con drogas vasoactivas (dopamina).

Tratamiento específico: Anticuagulación (fibrinolítico), si el tratamiento tuviera que ser muy específico este solo se realiza en un centro hospitalario con implantación de un filtro de cava y la embolectomía.

6.4 Neumonía

Es una enfermedad que afecta al sistema respiratorio que consiste en la inflamación de los espacios alveolares de los pulmones. La mayoría de las veces la neumonía es de origen infeccioso. La neumonía puede afectar a un lóbulo pulmonar completo (neumonía lobular), a un segmento de lóbulo, a los alvéolos próximos a los bronquios (bronconeumonía) o al tejido intersticial. La neumonía ocasiona que el tejido que forma los pulmones se vea enrojecido, hinchado y se vuelve doloroso. La *neumonía adquirida en la comunidad* (NAC) o neumonía extrahospitalaria es la que se coge fuera de los hospitales, mientras que la *neumonía nosocomial* (NN) es la que se adquiere durante la estancia hospitalaria en un transcurso de al menos 48 horas del ingreso de un paciente por otra causa.

La neumonía puede ser una enfermedad leve o grave si no se detecta a tiempo, y puede incluso llegar a ser mortal, especialmente entre personas de edad avanzada y los inmunodeprimidos. En particular los pacientes afectados de VIH los cuales contraen frecuentemente la neumonía por Pneumocystis. Las personas con fibrosis quística tienen también un alto riesgo de padecer neumonía debido a que continuamente se acumula fluido en sus pulmones.

Suele ser altamente contagiosa, ya que el virus se disemina rápidamente en el aire, por medio de estornudos, tos y mucosidad; un paciente que ha padecido neumonía puede quedar con secuelas de esta en su organismo durante mucho tiempo, esto provoca que sea potencialmente contagioso y las personas más propensas a contraerla son las que estén en curso de una gripe, un cuadro asmático, entre otras enfermedades del aparato respiratorio.

6.4.1 Fisiología

Los enfermos de neumonía infecciosa a menudo presentan una tos que produce un esputo de color marrón o verde, o flema y una fiebre alta que puede ir acompañada de escalofríos. La disnea también es bastante habitual, al igual que un dolor torácico pleurítico, un dolor agudo o punzante, que aparece o empeora cuando se efectúan respiraciones profundas. Los enfermos de neumonía pueden llegar a toser sangre, sufrir dolores de cabeza o presentar una piel sudorosa y húmeda. Otros síntomas que se pueden dar son falta de apetito, cansancio, cianosis, náuseas, vómitos, cambios de humor y dolores articulares o musculares.

Las formas menos comunes de la neumonía pueden causar otros síntomas, por ejemplo, la neumonía causada por *Legionella* puede causar dolores abdominales y diarrea, mientras que la neumonía que ocasiona la tuberculosis o *Pneumocystis* puede causar únicamente pérdida de peso y sudores nocturnos. En las personas mayores que se consideran más delicadas, la manifestación de la neumonía puede no ser típica. Pueden desarrollar una confusión nueva o más grave, o experimentar desequilibrios, provocando caídas. Los niños con neumonía pueden reflejar muchos de los síntomas mencionados, pero en muchos casos simplemente están adormecidos o pierden el apetito.

Los síntomas de la neumonía requieren una evaluación médica inmediata y exhaustiva. La exploración física por parte de un asistente sanitario puede revelar fiebre o a veces una temperatura corporal baja, una velocidad de respiración elevada, una presión sanguínea baja, un ritmo cardíaco elevado o una baja saturación de oxígeno.

6.4.2 Clínica

- *Síndrome típico*: Cuadro agudo de fiebre elevada, escalofríos, tos productiva y dolor costal. En la Rx aparece una imagen de condensación homogénea y bien delimitada (neumococo).
- *Síndrome atípico*: Clínica de comienzo progresivo, fiebre sin escalofríos, tos seca, poliartralgias, mialgias y cefaleas. La Rx aparece con infiltraciones múltiples.

6.4.3 Diagnóstico

El diagnóstico de neumonía se basa tanto en la clínica del paciente como en resultado de Rx. Generalmente se usan la Rx de tórax (póstero-anterior y lateral), analítica sanguínea y cultivos microbiológicos de esputo y sangre. La Rx de tórax es el diagnóstico estándar en hospitales y clínicas con acceso a Rx.

En personas afectadas de otras enfermedades como inmunodeprimidos que desarrollan neumonía, la Rx de tórax puede ser difícil de interpretar. Un TAC u otros test son a menudo necesarios en estos pacientes para realizar un diagnóstico diferencial de neumonía.

Las neumonías bacterianas se tratan con antibióticos. Existen muchos tipos diferentes de antibióticos y su elección depende del germen que se sospecha que es el causante de la enfermedad, la gravedad de la neumonía y las características del enfermo. Si existen factores de gravedad debe hacerse un ingreso hospitalario e iniciar tratamiento intravenoso con antibióticos y otros fármacos.

6.5 Neumonía neumocócica

Causa dos terceras partes de las neumonías bacteriémicas en el ámbito extrahospitalario. Suele ser de origen esporádico, se produce sobre todo en invierno y afecta con más frecuencia a pacientes de edades extremas.

Síntomas: Suele venir precedida por una infección de las vías respiratorias altas. Su comienzo escarpado, con un único escalofrío; la presencia de escalofríos persistentes debe sugerir otro diagnóstico.

Los hallazgos de la exploración física varían en función del carácter del proceso y del estadio en el que se evalúa al paciente. Entre las complicaciones graves y potencialmente mortales podemos destacar la neumonía progresiva, en ocasiones asociada con un síndrome de distrés respiratorio del adulto y/o shock séptico.

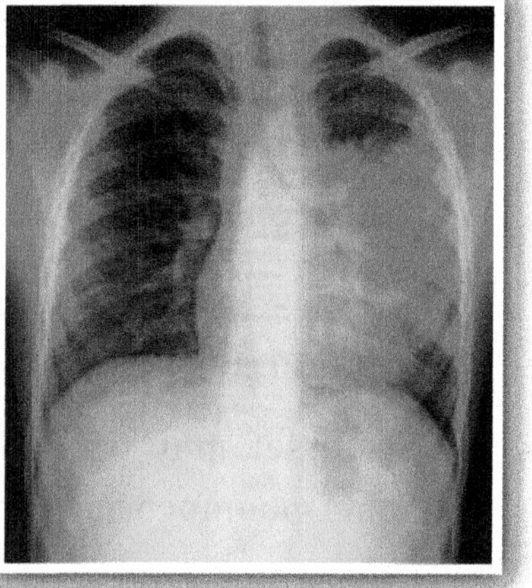

Radiografía para el diagnóstico de la neumonía

6.5.1 Diagnóstico

Se debe asociar a una neumonía neumocócica en cualquier paciente con una enfermedad febril asociada con dolor torácico, disnea y tos. El diagnóstico de presunción se basa en la historia, la radiografía de tórax, el cultivo y el Gram de las muestras apropiadas o la reacción de impregnación.

6.5.2 Tratamiento

Un 25 % de las cepas S. pneumoniae son resistentes a la penicilina. Los fármacos alternativos con eficacia demostrada incluyen las cefalosporinas, eritromicina y clindamicina.

En los pacientes con enfisema, el tratamiento debe incluir el drenaje adecuado y la antibioterapia específica. Las medidas de sostén incluyen el reposo en cama, los líquidos y analgésicos para el dolor pleurítico. La radiología de control se suele aconsejar en pacientes mayores de 35 años, pero la resolución del infiltrado radiológico puede tardar varias semanas, sobre todo cuando la enfermedad es grave, existe bacteriemia o una neumopatía crónica previa.

6.6 Neumonía estafilocócica

Staphylococcus aureus es una bacteria que se encuentra en la piel y en las fosas nasales de las personas sanas. Causa gran variedad de infecciones menores de la piel (ampollas, vesículas, abscesos) o en procesos más graves, como neumonía, meningitis, endocarditis, síndrome del shock tóxico (SST) y sepsis.

6.6.1 Síntomas

Suelen ser muy parecidos a los de la neumonía neumocócica. Los rasgos diferenciales son los escalofríos repetitivos, necrosis tisular con formación de abscesos y un curso fulminante con postración marcada. El empiema se produce con relativa frecuencia.

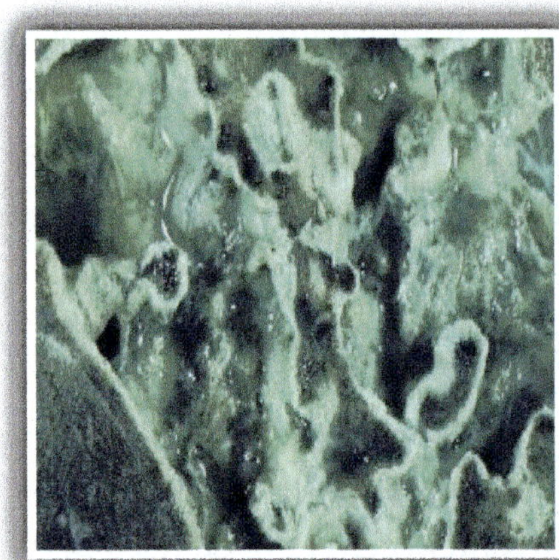

El staphylococcus aereus es también conocido como estafilococo áureo o dorado

6.6.2 Diagnóstico

El diagnóstico se realiza en los pacientes analizando el esputo y se establece mediante recuperación de S. aureus en los hemocultivos, el líquido de empiema o los aspirados transtraqueales o transtorácicos. Son poco frecuentes los cultivos falsos negativos para estafilococos. El patrón radiológico que se ve con mayor frecuencia es una bronconeumonía, con formación de abscesos o derrame pleural o sin él, siendo poco frecuente la consolidación lobar.

6.6.3 Tratamiento

La mayoría de las cepas de S. aureus producen penicilinasa y cada vez aumenta más la resistencia a meticilina. El tratamiento recomendado es una penicilina resistente a penicilinasa. La alternativa principal es una cefalosporina, a ser posible cefalotina o cefamandol. La clindamicina es activa contra el 90 % de las cepas.

6.7 Neumonía causada por bacilos Gram negativos

Son poco frecuentes en las personas sanas y se suelen producir en lactantes, ancianos (siendo estos los grupos de edad de mayor riesgo), alcohólicos y pacientes inmunosuprimidos o debilitados, sobre todo los que tienen neutropenia. El mecanismo fisiopatológico habitual es la colonización de la orofaringe, seguida de la microaspiración de las secreciones de la vía aérea alta. Los bacilos gramnegativos colonizan las vías respiratorias altas en los pacientes con enfermedades graves y con frecuencia existe una correlación directa con la gravedad de la misma.

Síntomas: La mayoría de los pacientes muestran una bronconeumonía similar a otras infecciones bacterianas, salvo por su mayor mortalidad.

6.7.1 Diagnóstico

Se debe sospechar la infección por bacilos gramnegativos cuando aparezca neutropenia o la infección sea hospitalaria. La tinción de Gram en esputo suele mostrar numerosos bacilos gramnegativos; sin embargo, resulta imposible distinguir las distintas especies y géneros en función de sus características morfológicas. Los cultivos de esputo suelen demostrar el tipo de patógeno; el principal problema lo representan los falsos positivos en cultivo debido al crecimiento de los gérmenes que colonizan las vías aéreas altas.

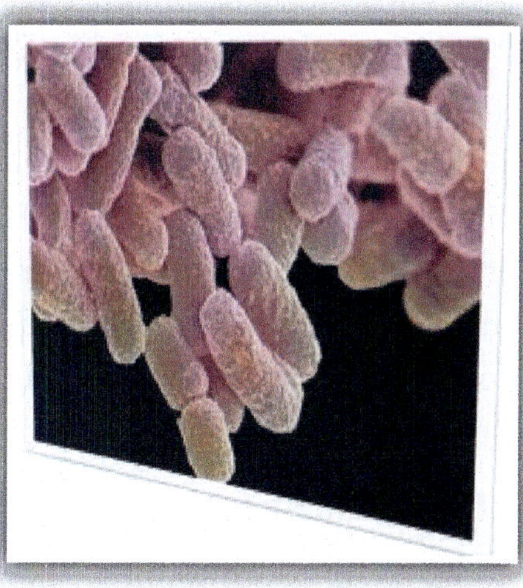

Los bacilos Gram negativos son causantes de gran número de enfermedades

6.7.2 Tratamiento

La mayor parte de las infecciones producidas por P. aeruginosa se tratan con un aminoglucósido combinado con una penicilina antipseudomona, ceftazidima o cefoperazona, elegidas en función de las pruebas de sensibilidad in vitro. Estas pautas de tratamiento exigen modificaciones cuando se crea o se sospeche de múltiples gérmenes. Los regímenes óptimos de tratamiento también exigen estudios de sinergia in vitro.

6.8 Neumonía causada por Haemophilus influenzae

Es una causa relativamente frecuente de neumonía bacteriana. Las cepas que contiene la cápsula de polisacáridos tipo b son las más agresivas y las que con más probabilidad producen enfermedades graves, incluidas la meningitis, epiglotitis y neumonía bacteriana.

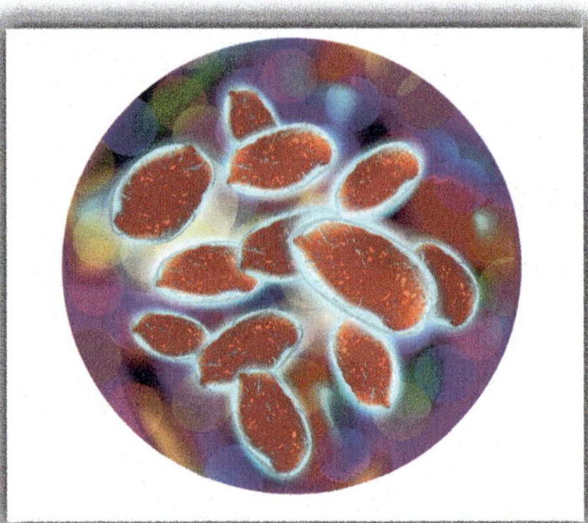

Haemophilus influenzae tipo b es conocida comúnmente como Hib

Síntomas: La mayor parte de los casos están precedidos por un catarro o coriza y se observan derrames pleurales precoces hasta en un 50 %. No se producen con frecuencia bacteriemia ni empiema. La mayor parte de los adultos desarrollan infecciones por cepas no encapsuladas, en forma de una bronconeumonía parecida a otras infecciones bacterianas.

6.8.1 Diagnóstico

La tinción de Gram del esputo muestra numerosos cocobacilos pequeños y negativos con la tinción; este germen resulta relativamente exigente y puebla con frecuencia las vías aéreas altas, por lo que son frecuentes unos resultados de falsos positivos y los falsos negativos en cultivo.

6.8.2 Tratamiento

La profilaxis con la vacuna conjugada de H. influenzae tipo b se aconseja en todos los niños y se administra en tres dosis a los 2, 4 y 6 meses de edad.

El tratamiento preferido es trimetoprim-sulfametoxazol. Los alternativos son amoxicilina, fluoroquinolonas y azitromicina.

6.9 Neumonía por legionelosis

La neumonía por Legionella se puede producir en cualquier etapa de la vida, aunque es más propenso a tenerla el paciente varón de mediana edad. Entre los factores de riesgo podemos destacar el tabaco, el abuso de alcohol y la inmunosupresión, sobre todo por esteroides.

Síntomas: La mayor parte de los pacientes tienen una fase relacionada o parecida a una gripe, con malestar, fiebre, cefalea y mialgias; desarrollan una tos no productiva en fases iniciales, que posteriormente produce un esputo mucoide. Una característica típica es la fiebre alta, en ocasiones con una bradicardia relativa y diarrea. En menos casos se producen alteraciones del estado mental con confusión, letargo o delirio.

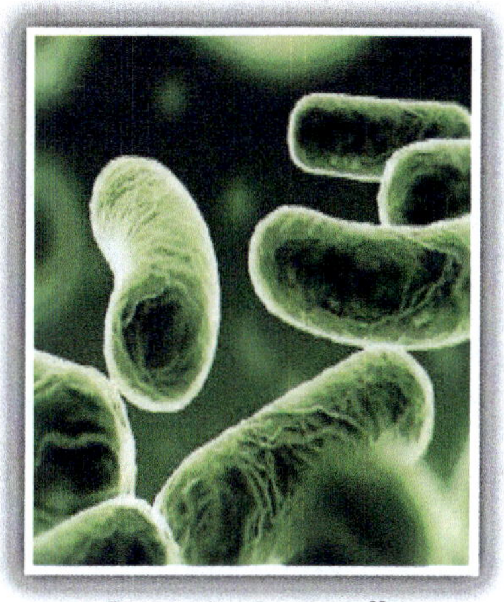

Bacterias Legionella Pneumophila

6.9.1 Diagnóstico

Existen cuatro métodos diagnósticos para detectar las especies de Legionella: El cultivo del organismo, la tinción directa con anticuerpos fluorescentes en el exudado, la serología con estudio de anticuerpos con fluorescencia indirecta y los estudios de antígenos urinarios. Todos son bastante específicos, pero ninguno resulta especialmente sensible.

6.9.2 Tratamiento

La eritromicina es el fármaco de elección habitual, algunos especialistas prefieren ciprofloxacino o azitromicina. Los pacientes muy graves deben recibir eritromicina con rifampicina. Se debe mantener el tratamiento al menos durante tres semanas para evitar recaídas.

6.10 Neumonía por Mycoplasma

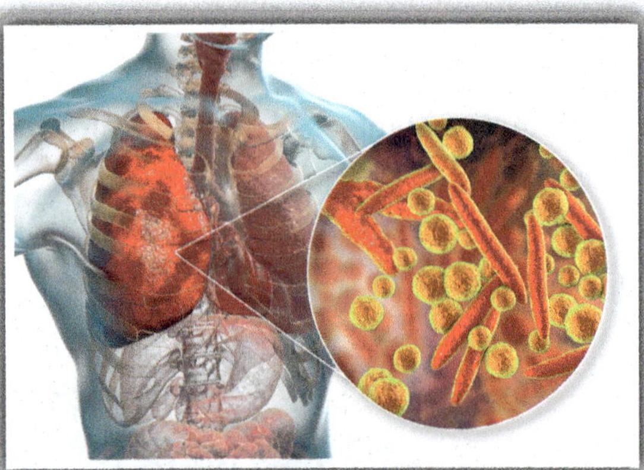

Infección pulmonar causada por bacterias Mycoplasma pneumoniae

Mycoplasma pneumoniae se propaga de forma lenta, y por el contacto íntimo en escuelas, en cuarteles y en las familias.

Síntomas: Los iniciales recuerdan a una gripe común, con malestar, dolor de garganta y tos seca, cuya gravedad aumenta cuando progresa la enfermedad.

Los síntomas agudos suelen persistir entre una o dos semanas y después se produce una recuperación gradual. Sin embargo, algunos pacientes presentan una neumonía grave que en ocasiones conlleva un síndrome de distrés respiratorio del adulto.

Las complicaciones extrapulmonares son frecuentes e influyen la anemia hemolítica, complicaciones tromboembólicas, poliartritis o síndromes neurológicos, como meningoencefalitis, mielitis transversa, neuropatías periféricas o ataxia cerebelosa.

6.10.1 Diagnóstico

Los cambios radiológicos varían, pero el cambio más frecuente es una bronconeumonía parcheada en los lóbulos inferiores. El método más práctico para confirmar el diagnóstico son las pruebas serológicas.

6.10.2 Tratamiento

Casi todos los pacientes se recuperan con tratamiento o sin él. Los fármacos de elección son tetraciclina, eritromicina, claritromicina y azitromicina. La antibioterapia hace que se reduzca la duración de la fiebre y los infiltrados pulmonares aceleran la recuperación de los síntomas. Los antibióticos no producen la curación bacteriana, de forma que los pacientes siguen portando la bacteria varias semanas después.

6.11 Neumonía por Chlamydia

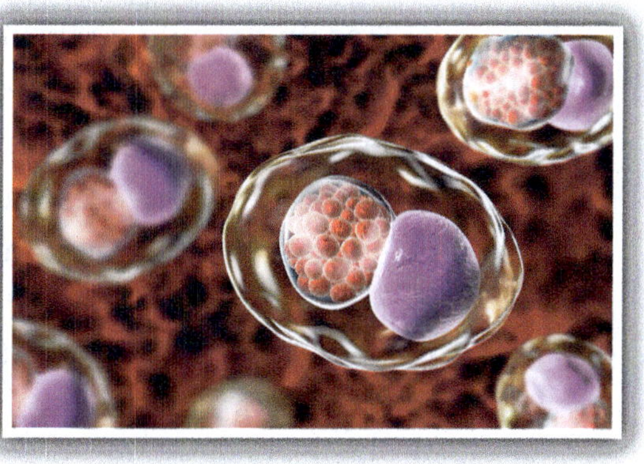

Inclusión de Chlamidyas en células humanas

Se ha detectado Chlamydia pneumoniae en cerca del 10 por ciento de los adultos mayores con neumonía extrahospitalaria y suele producir una enfermedad lo bastante grave como para requerir el ingreso hospitalario. Este organismo también está implicado en entre el 5 y el 10 % de los casos de neumonía nosocomial, pero se sabe relativamente poco acerca de su epidemiología.

Síntomas: Los síntomas de la neumonía por Chlamydia son parecidos a los causados por Mycoplasma, incluida la faringitis, la bronquitis y la neumonitis, principalmente en niños mayores y adultos jóvenes. La mayor parte de los pacientes presentan tos, fiebre y producción de esputo. No es posible distinguir clínicamente la neumonía por Chlamydia de las debidas a otros microorganismos en pacientes ancianos, salvo porque casi todos presentan síntomas de vías respiratorias altas, como laringitis o faringitis.

6.11.1 Diagnóstico

Se puede detectar mediante realización de pruebas serológicas seriadas para detectar la seroconversión. Sin embargo, estas pruebas no suelen realizarse en la mayor parte de los laboratorios clínicos.

6.11.2 Tratamiento

Los fármacos de elección son la tetraciclina o la eritromicina, administrada de 10 a 21 días.

6.12 Neumonía por psitacosis

Suele asociarse a la inhalación de polvo ocasionado por las plumas o excrementos de los pájaros infectados o al ser mordido. La transmisión de hombre a hombre se puede asociar con cepas altamente virulentas.

Síntomas: Tras un periodo de incubación aproximado de 1 a 3 semanas, el inicio puede ser insidioso o abrupto, con fiebre, escalofríos, malestar general y anorexia. La temperatura va aumentando de forma gradual y aparece en principio tos seca, pero a veces mucopurulenta. Durante la segunda semana se puede producir una neumonía con consolidación franca y una infección pulmonar purulenta secundaria. El curso puede ser leve o grave, en función de la edad del paciente y también por la extensión de la neumonía. Un aumento progresivo e importante en la frecuencia cardíaca y en la frecuencia respiratoria se puede considerar mala evolución. La mortalidad alcanza el 30 por ciento en los casos graves no tratados y tasas incluso superiores cuando las cepas son virulentas.

6.12.1 Diagnóstico

Inicialmente se puede confundir con la gripe común, fiebre tifoidea, neumonía por Mycoplasma o legionelosis. Se debe sospechar psitacosis si existen antecedentes de contacto con pájaros y se confirma mediante la identificación del agente o por pruebas serológicas de fijación del complemento.

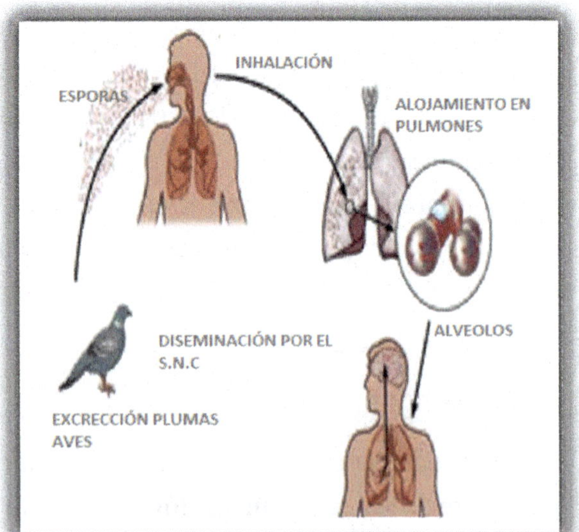

Transmisión de la neumonía psitacosis pájaro infectado-hombre

6.12.2 Tratamiento

Son eficaces la tetracilina o doxiciclina. La fiebre y otros síntomas se suelen controlar entre 48 a 72 horas, pero es preciso mantener el tratamiento antibiótico al menos durante 10 días.

6.13 Neumonía vírica

Los virus invaden el epitelio bronquiolar, produciendo una bronquitis; la infección se puede extender hacia el intersticio pulmonar y los alvéolos, originando una neumonía.

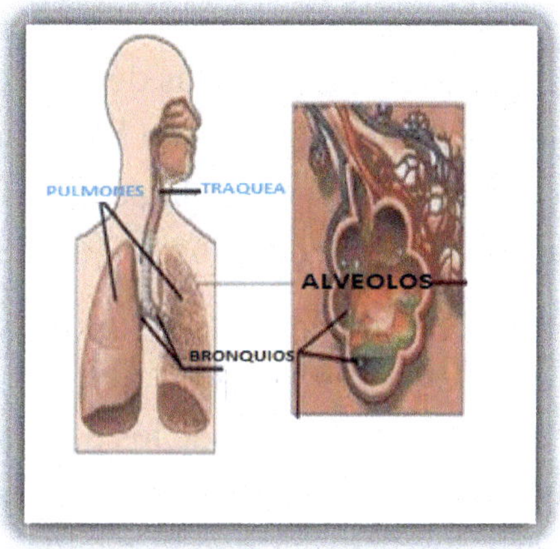

Alvéolo dañado

6.13.1 Síntomas

Las infecciones víricas de las vías aéreas inferiores producen bronquitis, bronquiolitis y neumonía. La mayoría de los pacientes refieren cefalea, fiebre, mialgias y tos, que suelen asociarse con la producción de esputo mucopurulento.

6.13.2 Diagnóstico

Los hallazgos más frecuentes en la radiografía de tórax son una neumonía intersticial o engrosamiento peribronquial. El diagnóstico es ratificado por la identificación de escasas bacterias con predominio de los monocitos en el esputo y por la imposibilidad de recuperar un patógeno bacteriano responsable. Las neumonías que complican las infecciones víricas exantemáticas pueden ser diagnósticadas mediante los hallazgos clínicos acompañantes, incluidos los exantemas.

6.13.3 Tratamiento

Se recomienda administrar aciclovir para las infecciones pulmonares por virus herpes simple, herpes zóster, o varicela. La neumonía por citomegalovirus (CMV) se puede tratar con ganciclovir en receptores de trasplantes de órganos, aunque no se ha demostrado la eficacia de este tratamiento en los pacientes inmunodeprimidos por el VIH. Algunos pacientes desarrollan infecciones bacterianas que obligan al tratamiento antibiótico.

6.14 Neumonía por Pneumocystis carinii

P. carinii, es considerado un hongo en vez de un protozoo, produce enfermedad solo cuando las defensas del paciente están alteradas o bajas, como en los tumores hematológicos, los procesos linfoproliferativos, la quimioterapia por cáncer y el sida.

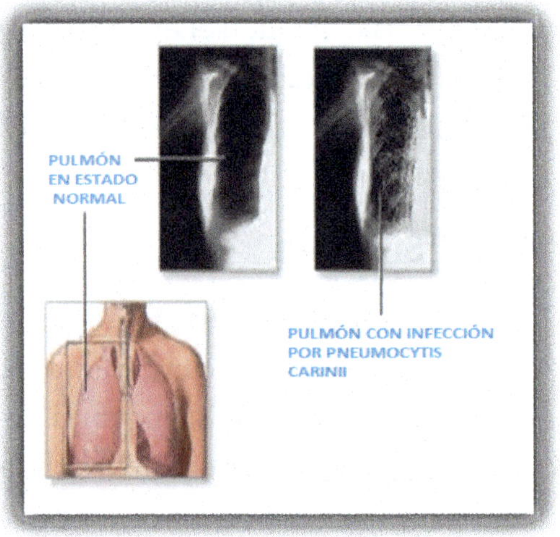

Comparativa entre un pulmón sano y otro infectado

6.14.1 Síntomas

La mayor parte de los pacientes tienen fiebre, disnea y una tos seca y no productiva que puede evolucionar de forma leve en semanas o aguda en días.

6.14.2 Diagnóstico

La radiografía de tórax muestra de forma característica infiltrados difusos bilaterales, aunque en el 20 por ciento de los casos es normal. La gasometría muestra hipoxemia, con un aumento importante del gradiente alvéolo-arterial de oxígeno y las pruebas de función pulmonar muestran alteraciones en la capacidad de difusión. El diagnóstico exige la identificación del tipo que se trata para la aplicación del tratamiento idóneo.

6.14.3 Tratamiento

El fármaco de elección es trimetoprim-sulfametoxazol. No hay que retrasar el comienzo del tratamiento por miedo a dificultar el diagnóstico, ya que los quistes persisten durante semanas. Los principales efectos secundarios son exantemas cutáneos, neutropenia y fiebre. Los regímenes alternativos incluyen pentamidina, atovacuona o clindamicina. Todos los tratamientos deben durar al menos 21 días.

6.15 Neumonías por Sars Covid 2

Es considerada la enfermermedad del siglo XXI con aparición en el año 2019 en la provincia de Wuhan, es uno de los virus que mayor densidad de muertes ha generado en todo el mundo y que poco se sabe de el al ser un virus de nueva aparición y por la diversidad de síntomas y repercusión que genera en el organismo humano.

6.15.1 Síntomas

La mayor parte de los pacientes tienen fiebre, dolor de garganta, dolor de cabeza, dolores musculares y una tos seca y no productiva que puede evolucionar de forma leve en los primeros siete días, pudiendo empeorar y generando la neumonía bilateral a partir de los siete a diez días de evolución.

6.15.2 Diagnósticos

La radiografía de tórax muestra de forma característica infiltrados difusos bilaterales, aunque en el 20% de los casos es normal. La gasometría muestra hipoxemia, con un aumento importante del gradiente alvéolo-arterial de oxígeno y las pruebas de función pulmonar muestran alteraciones en la capacidad de difusión. El diagnóstico exige la identificación del tipo que se trata para la aplicación del tratamiento idóneo.

6.15.3 Tratamiento

En las neumonías por Sars Covid2, se ha tenido que ir día a día ya que al se una enfermedad desconocida hasta su llegada en el año 2019, no funcionaban los tratamientos convencionales teniendo que incluir en los tratamientos medicamentos como el rendisivir y la hidrocloraquina, que eran medicaciones que se utilizaban para tratar enfermedades como el paludismo, lupus, etc. Y que demostraron que en el Sars Covid2 reducían la mortalidad.

BIBLIOGRAFÍA RECOMENDADA

1) Ayuso Baptista F, Castro Jiménez RA. Manejo integral de urgencias y emergencias respiratorias. Graficas Civera; 2008.

2) Cabrera Navarro P, Rodríguez de Castro F. Manual de enfermedades respiratorias. 2ª ed. París: Unión Internacional contra la Tuberculosis y las Enfermedades Respiratorias; 2005:101-62.

3) Manual CTO de medicina y cirugía. Editorial McGraw-Hill-Interamericana. 7ª ed. 2007: 95-1014.

4) Carol Mattson Port. Fisiopatología, salud enfermedad un enfoque conceptual. 7ª Edición, Editorial Médica Panamericana; 2007: 633-689.

5) Spratt, J. Weir y Abrahams; Atlas de anatomía humana y técnicas por imagen; Elsevier, 5ª edición, 2017.

8.

APARATO CARDIOCIRCULATORIO

ÍNDICE

Introducción

Bases anatomofisiológicas del corazón

Distribución anatómica de los principales vasos sanguíneos y linfático

Análisis de la circulación arterial y venosa

Estudio de la patología cardíaca y vascular

Patología cardíaca

Patología vascular

1. Introducción

El aparato circulatorio es el encargado de mantener en movimiento la sangre en el interior de las venas. Su función principal va desde el transporte del oxígeno y los nutrientes y participar en la regulación de la temperatura corporal.

El aparato circulatorio está compuesto por el corazón, un sistema de venas, arterias, etc. que conducen la sangre y un sistema linfático que se encarga de recoger el exceso de fluidos extravasculares y retornarlo al sistema sanguíneo; otra de sus funciones es la defensiva. También se encarga de la absorción de las grasas.

2. Bases anatómofisiológicas del corazón

2.1 Aparato circulatorio

Es una estructura anatómica compuesta por el sistema cardiovascular donde hace circular la sangre, así como por el sistema linfático que conduce la linfa de forma unidireccional hacia el corazón. En el ser humano, el sistema cardiovascular está compuesto por el corazón, los vasos sanguíneos (arterias, venas y capilares) y la sangre, y el sistema linfático el cual está compuesto por los vasos linfáticos, ganglios, órganos linfáticos (bazo y timo), médula ósea, tejidos linfáticos (como la amígdala y las placas de Peyer) y la linfa.

2.2 Función principal

La función principal que desempeña el aparato circulatorio es la de pasar nutrientes (tales como aminoácidos, electrolitos y linfa), gases, hormonas, células sanguíneas, etc., a las células del cuerpo, recogiendo los desechos metabólicos que se han generado y eliminándolos después por los riñones, en la orina, y por el aire exhalado en los pulmones, rico en dióxido de carbono (CO_2). Además, defiende el cuerpo de infecciones y ayuda a estabilizar la temperatura y el pH para poder mantener la homeostasis.

2.3 Posición anatómica

El corazón se encuentra localizado en la parte inferior del mediastino medio, entre el segundo y quinto espacio intercostal, del lado izquierdo. El corazón está situado de forma oblícua: aproximadamente dos tercios a la izquierda del plano medio y un tercio a la derecha. El corazón tiene forma de pirámide inclinada con el vértice en el *suelo* en sentido anterior izquierdo; la base, opuesta a la punta, en sentido posterior y 3 lados: la cara diafragmática, sobre la que descansa la pirámide, la cara esternocostal, anterior y la cara pulmonar hacia la izquierda.

2.4 Estructura

De adentro hacia afuera el corazón presenta las siguientes *capas*:

- El *endocardio*, es una membrana serosa del endotelio y tejido conectivo de revestimiento interno, con la que entra en contacto la sangre. Incluye fibras elásticas y de colágeno, vasos sanguíneos y fibras musculares especializadas, las cuales se denominan fibras de Purkinje. En su estructura encontramos las trabéculas carnosas, que dan fortaleza y aumenta la contracción del corazón.
- El *miocardio*, es una masa muscular contráctil, el músculo cardíaco propiamente dicho; es el encargado de impulsar la sangre por el cuerpo mediante su contracción. Identificamos también en esta capa un tejido conectivo, capilares sanguíneos, capilares linfáticos y fibras nerviosas.
- El *pericardio* es una membrana fibroserosa de dos capas, el pericardio visceral seroso o epicardio y el pericardio fibroso o parietal, que envuelve al corazón y a los grandes vasos separándolos de las estructuras adyacentes. Forma una especie de bolsa o saco que recubre completamente al corazón y se prolonga hasta las raíces de los grandes vasos.

2.5 Morfología cardíaca

El corazón está constituido por cuatro cámaras o cavidades cardíacas, dos superiores atrios o aurículas y dos inferiores o ventrículos. Los atrios reciben la sangre del sistema venoso, pasan a los ventrículos y desde ahí salen a la circulación arterial. El atrio derecho y el ventrículo derecho, junto con la válvula tricúspide forman el corazón derecho. Recibe la sangre que proviene de todo el cuerpo, que desemboca en el atrio derecho a través de las venas cavas, superior e inferior.

El atrio izquierdo y el ventrículo izquierdo junto con la válvula mitral forman el corazón izquierdo. Recibe la sangre de la circulación pulmonar, que desemboca a través de las cuatro venas pulmonares a la porción superior de la aurícula izquierda. Esta sangre está oxigenada y proviene de los pulmones. El ventrículo izquierdo la envía por la arteria aorta para distribuirla por todo el organismo.

El tejido que separa el corazón derecho del izquierdo se denomina septo o tabique. Funcionalmente, se divide formando dos partes no separadas: la superior o *tabique interauricular*, y la inferior o tabique interventricular. Este último es especialmente importante, ya que por él discurre el fascículo de Hiss, que permite llevar el impulso eléctrico a las partes más bajas del corazón.

2.6 Válvulas cardíacas

Las válvulas cardíacas son las estructuras que separan unas cavidades de otras, evitando que exista reflujo retrógrado. Están posicionadas en torno a los *orificios atrio ventricular* (o aurículo-ventriculares) y entre los ventrículos y las arterias de salida. Son las siguientes cuatro:

- La válvula *tricúspide*, que separa la aurícula derecha del ventrículo derecho.
- La válvula *pulmonar*, que separa el ventrículo derecho de la arteria pulmonar.
- La válvula *mitral o bicúspide*, que separa la aurícula izquierda del ventrículo izquierdo.
- La válvula *aórtica*, que separa el ventrículo izquierdo de la arteria aorta.

2.6.1 Aurícula derecha

Es una de las cuatro cavidades del corazón, se encuentra localizada en la parte superior y derecha de este. Para su estudio se divide en dos: orejuela o *auriculilla* y *aurícula* propiamente dicha; esta clasificación es debida a su origen embriológico. En la aurícula derecha desembocan la vena cava superior, la vena cava inferior y el seno coronario. Además se pueden encontrar los llamados vasos de Thebesio.

2.6.1.1 Morfología de la aurícula derecha

Se pueden distinguir seis *caras* en la aurícula derecha:

- **Externa:** Se encuentra formada por músculos papilares de segundo y tercer orden, los músculos pectíneos.
- **Interna:** Es el tabique interauricular, en el cual distinguimos la fosa oval, la cual está rodeada por el limbo de la fosa oval o anillo de Vieussens; en el interior de esta fosa se encuentra la válvula de la fosa oval, que se corresponde con el septum primun.
- **Superior:** En ella va a desembocar la vena cava superior.
- **Inferior:** A ella llega la vena cava inferior a través de la válvula de Eustaquio y el seno coronario a través de la válvula de Thebesio.
- **Anterior:** Se encuentra localizada la válvula tricúspide.
- **Posterior:** Contiene un relieve muscular, la crista terminalis o cresta marginal, en la que se distingue el nódulo sinusal o de Keith-Flack, también se describe a la misma distancia de las dos venas cavas una eminencia que recibe el nombre de tubérculo de Lower presente solo en pocas ocasiones.

Triángulo de Koch: Contiene al nódulo auriculoventricular y está delimitado por el tendón de Todaro, la válvula tricúspide y la válvula de Thebesio.

2.6.2 Ventrículo derecho

Al ventrículo derecho llega la sangre no oxigenada de la aurícula derecha a través de la válvula tricúspide y la envía fuera del corazón a través de la arteria pulmonar.

2.6.2.1 Morfología del VD

Válvula tricúspide o atrio-ventricular derecho: Es la parte que se denomina la base de la hipotética pirámide, regula que la sangre no oxigenada se devuelva al atrio derecho. Ésta se divide en 3 *valvas*:

- Valva anterior
- Valva septal
- Valva posterior

Válvula pulmonar: A nivel de la base pero un poco más elevado, adelante y a la izquierda de la válvula tricúspide, pero separada por la cresta supraventricular. Ésta se dilata dando paso a la sangre desoxigenada hacia los pulmones. También se divide en tres *valvas*:

- Valva semilunar anterior
- Valva semilunar derecha
- Valva semilunar izquierda

Cresta supraventricular: Relieve de la pared ventricular, situado entre los dos orificios donde se encuentra la válvula tricúspide (cavidad de entrada) y la válvula pulmonar (cono arterioso).

Músculo papilar anterior: Se pueden localizar en la cara anterior del ventrículo, es eminencia carnosa de aspecto cónico de base anclada en la pared ventricular, finaliza en unos cordones tendinosos, que se conocen con el nombre de cuerdas tendinosas, por su vértice y se anclan en las valvas tricúspides anterior y posterior.

Músculo papilar posterior: Se localizan en la cara posterior del ventrículo, es mucho más estrecha y está constituida por cuerdas tendinosas que por sus vértices se anclan en las valvas tricúspides posterior y septal.

Trabécula septomarginal: Esta parte conocida como la pared septal, es una cinta carnosa de forma cónica que transversalmente atraviesa la pared extendiéndose desde el orificio de salida de la arteria pulmonar hasta la base del músculo papilar anterior.

Cono arterioso: Es una superficie de tejido liso que da paso a la arteria pulmonar. Tiene como límite la cresta supraventricular.

2.6.3 Aurícula izquierda

La aurícula izquierda constituye la mayor parte de lo que conocemos como porción superior o base del corazón y en ella desembocan las cuatro venas pulmonares. En condiciones normales durante el periodo que dura la vida adulta, toda la sangre sale de la aurícula izquierda hacia el ventrículo izquierdo por la válvula mitral o válvula aurículo-ventricular izquierda.

Durante la sístole auricular, las aurículas se encuentran contraídas y de esa manera impulsan la sangre hacia los ventrículos. La contracción auricular resulta importante durante el ejercicio físico para facilitar el llenado de la cavidad del ventrículo, pero no lo es tanto en situación de reposo.

En el periodo fetal ambas aurículas se encuentran comunicadas entre sí (la aurícula izquierda y la aurícula derecha) a esta comunicación se le conoce con el nombre de *foramen oval*, el cual perfora el tabique interauricular. El foramen oval se cierra de forma natural una vez se haya producido el nacimiento dando origen a la *fosa oval*. Si por alguna circunstancia el foramen oval permanece abierto o no cierra en su totalidad durante la vida adulta, se produce una enfermedad cardíaca que se llama *comunicación interauricular.*

2.6.4 Ventrículo izquierdo

Es una de las cuatro cavidades del corazón. Es la porción del corazón con mayor cantidad de tejido muscular debido a que el ventrículo izquierdo es el encargado de impulsar la sangre hacia la arteria aorta, esta lleva sangre a la mayor parte del cuerpo. La válvula que se encarga de conectar el ventrículo izquierdo con la arteria aorta se llama *válvula aórtica*. Por él circula sangre oxigenada o circuito mayor.

La importancia de las válvulas para la realización del buen funcionamiento, es que se coordinen y abran y cierren correctamente, si esto no ocurre se denomina *estenosis e insuficiencia.*

2.7 Ciclo cardíaco

En cada latido se distinguen cinco *fases*: Sístole auricular, contracción ventricular isovolumétrica, eyección, relajación ventricular isovolumétrica, llenado ventricular pasivo.

Las tres primeras corresponden a la sístole (contracción miocárdica, durante la cual el corazón expulsa la sangre que hay en su interior) y las dos últimas a la *diástole* (relajación cardíaca, durante el cual el corazón se llena de sangre).

- **Sístole auricular:** El ciclo se inicia con un intercambio de iones que se llama potencial de acción en el nódulo sinusal que en un principio se propagará por las aurículas provocando su contracción. Al contraerse las aurículas, se expulsa toda la sangre que contienen hacia los ventrículos. Ello se puede realizar gracias a que en esta fase, las válvulas aurículo-ventriculares (mitral y tricúspide) están abiertas, mientras que las sigmoideas (aórtica y pulmonar) se encuentran cerradas. Al final de esta fase todo el volumen de la sangre contenida en el corazón se encontrará en los ventrículos, dando paso a la siguiente fase.
- **Contracción ventricular isovolumétrica:** La onda de despolarización llega a los ventrículos, que en consecuencia comienzan a contraerse. Esto hace que la presión en el interior aumente, de tal forma que la presión ventricular excederá a la auricular y el flujo tenderá a retroceder hacia estas últimas. No obstante, esto no ocurre, pues el aumento de la presión ventricular determina el cierre de las válvulas aurículo-ventriculares, que impedirán el flujo retrógrado de sangre. Por lo tanto, en esta fase todas las válvulas cardíacas las podemos encontrar cerradas.
- **Eyección:** La presión ventricular también estará aumentada con respecto a la presión arterial en los grandes vasos que salen del corazón (tronco pulmonar y aorta) por lo que las válvulas sigmoideas se abrirán y el flujo pasará de los ventrículos a la luz de estos vasos. A medida que la sangre sale de los ventrículos hacia

estos, la presión ventricular irá disminuyendo al mismo tiempo que aumenta en los grandes vasos. Esto termina generando una igualación de ambas presiones, de modo que parte del flujo no pasará, por gradiente de presión, hacia la aorta y tronco pulmonar. El volumen de sangre que queda retenido en el corazón al acabar la eyección se denomina *volumen residual, telesistólico o volumen sistólico final*, mientras que el volumen de sangre eyectado será el volumen sistólico o volumen latido.

- **Relajación ventricular isovolumétrica:** Corresponde al inicio de la diástole o, lo que es igual, al periodo de relajación miocárdica. En esta fase, el ventrículo se relaja, de tal manera que este hecho, junto con la salida parcial de flujo de este mismo y que ocurre en la fase anterior, hacen que la presión en su parte interior descienda enormemente, pasando a ser inferior a la de los grandes vasos. Por este motivo, el flujo de sangre se vuelve reaccionario y pasa a ocupar los senos aórtico y pulmonar de las valvas sigmoideas, empujándolas y provocando que estas se cierren (al ocupar la sangre los senos aórticos, parte del flujo transitará a las arterias coronarias, con origen en estos mismos). Esta etapa se define por tanto como el intervalo que acontece desde el cierre de las válvulas sigmoideas y la apertura de las aurículo-ventriculares.
- **Llenado ventricular pasivo:** Durante los procesos explicados anteriormente, las aurículas se habrán estado llenando de sangre, de modo que la presión en estas también será mayor que en los ventrículos, parcialmente vaciados y relajados. El propio gradiente de presión hará que la sangre circule desde las aurículas a los ventrículos, empujando las válvulas mitral y tricúspide, que se abrirán permitiendo el flujo en este sentido. Una nueva contracción auricular con comienzo en el nódulo sinusal finalizará esta fase e iniciará la sístole auricular del siguiente ciclo.

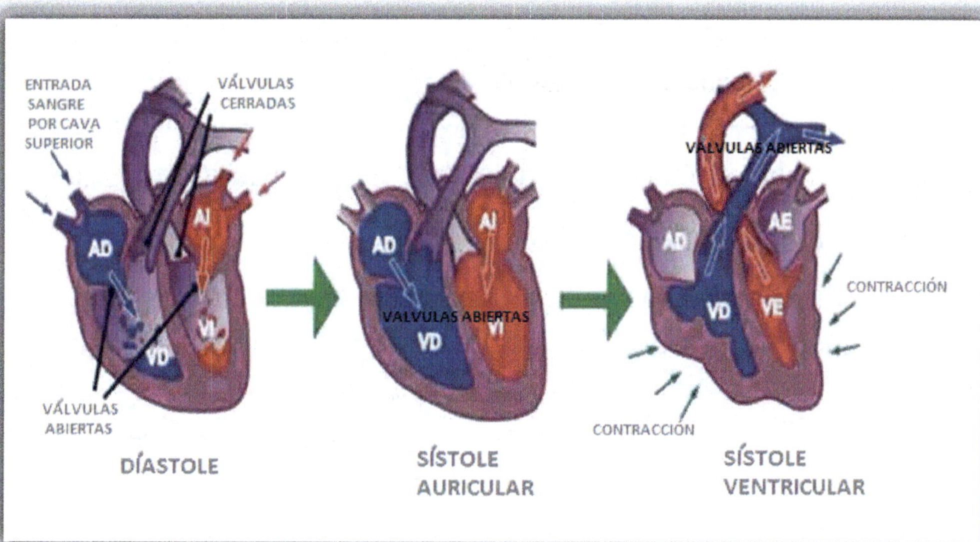

Dirección de la sangre en diástole y sístole de los compartimientos cardíacos

2.8 Sistema eléctrico cardíaco

El músculo cardíaco es miogénico (se excita a sí mismo). Las contracciones rítmicas se producen de forma espontánea, así como su frecuencia puede verse afectada por las influencias nerviosas u hormonales, como el ejercicio físico o la percepción de un peligro.

La estimulación del corazón está coordinada por el sistema nervioso autónomo, tanto por parte del sistema nervioso simpático (aumentando el ritmo y fuerza de contracción, gracias a la noradrenalina) como del parasimpático (reduce el ritmo y fuerza cardíacos, gracias a la acetilcolina).

La secuencia de las contracciones es producida por una despolarización (inversión de la polaridad eléctrica de la membrana debido al paso de iones activos a través de ella) del nodo sinusal o *nodo de Keith-Flack* (nodus sinuatrialis), que se encuentra situado en la pared superior de la aurícula derecha. La corriente eléctrica producida, del orden de microamperios, se divulga a lo largo de las aurículas y pasa a los ventrículos por el nodo aurículo-ventricular (nodo AV o de *Aschoff-Tawara*) ubicado en la unión entre los dos ventrículos, formado por fibras especializadas. El nodo AV sirve para filtrar la actividad demasiado rápida de las aurículas. Del nodo AV se transmite la corriente al fascículo de His, que la distribuye a los dos ventrículos, terminando como red de Purkinje.

Este sistema de conducción eléctrico explica la regularidad del ritmo cardíaco y asegura la coordinación de las contracciones aurículo-ventriculares.

2.8.1 Actividad eléctrica

Esta actividad eléctrica puede ser analizada mediante electrodos situados en la superficie de la piel, llamándose a esta prueba electrocardiograma, ECG o EKG.

Batmotropismo: Es la capacidad que tiene el corazón para estimularse, manteniendo un umbral.

Inotropismo: El corazón se contrae bajo el estímulo que realiza el sistema nervioso simpático produciendo un efecto inotrópico positivo, por lo tanto aumenta la contractilidad del corazón.

Cronotropismo: Se refiere a la capacidad que tienen algunas fibras miocárdicas para despolarizarse creando una pendiente del potencial de acción. S.N. Simpático aumenta la pendiente, por lo tanto produce taquicardia. En cambio el S.N. Parasimpático la disminuye.

Dromotropismo: Es la velocidad de conducción de los impulsos cardíacos mediante el sistema excito-conductor. S.N. Simpático tiene un efecto dromotrópico positivo, por lo tanto hace aumentar la velocidad de conducción. S.N. parasimpático es de efecto contrario.

Lusitropismo: Es la relajación del corazón bajo ciertos estímulos.

3. Estructura de los vasos sanguíneos

La estructura del sistema cardiovascular es iterativa y consiste en la disposición concéntrica de tres *capas* de diferentes variedades de los cuatro tejidos básicos, que son las siguientes:

- **Túnica íntima:** Es la capa interna, constituida por un endotelio, su lámina basal y tejido conectivo subendotelial laxo. Está encargada del contacto con el medio interno.

- **Túnica media:** Es una capa formada por capas centradas de células musculares lisas entre las cuales se interponen cantidades variables de elastina, fibras reticulares y proteoglicanos, que en las arterias está bastante más desarrollada que en las venas, y que prácticamente no existe en los capilares.
- **Túnica adventicia:** Es la capa más externa, con fibras de colágeno y fibras elásticas. Varía de grosor desde relativamente fino en la mayor parte del sistema arterial hasta bastante grueso en las vénulas y venas, donde representa el principal componente de la pared del vaso. Por la túnica adventicia circulan los propios vasos sanguíneos, llamados *vasa vasorum* que irrigan a los vasos sanguíneos de gran calibre como la arteria aorta.

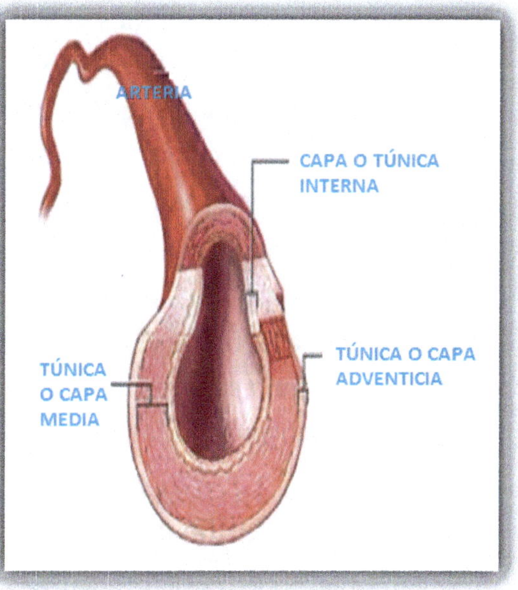

Capas de la arteria

3.1 Sistema arterial

El sistema arterial consiste en una serie de vasos, continuamente ramificados, que van desde las arterias de mayor calibre como la aorta y la pulmonar, pasando por las de mediano, pequeño calibre y arteriolas.

Arterias elásticas (o de conducción): Las arterias de gran calibre reciben el nombre genérico de elásticas o de conducción incluyen aorta, tronco arterial braquiocefálico, carótida común, subclavia, vertebral e ilíacas comunes.

La pared de estas arterias es relativamente delgada en proporción con su diámetro y su túnica media contiene fibras elásticas y menos músculo liso. Al contraerse y relajarse la sangre fluye. También reciben el nombre de *arte-*

rias de conducción ya que por ellas circula la sangre desde el corazón hasta las arterias de distribución.

Arterias musculares (o de distribución): Son arterias de calibre mediano, entre ellas encontramos la axilar, la branquial, la radial, intercostales esplénicas, mesentéricas, femorales, poplíteas, tíbiales. Su túnica media contiene fibras de músculo liso que es un tejido elástico y tienen la capacidad de vasodilatación y vasoconstricción mayor, para ajustar el volumen de sangre a las necesidades de la estructura que irrigan.

Arteriolas: Es una arteria de poco calibre que transporta la sangre hacia los capilares. Su túnica es de músculo liso y unas cuantas fibras elásticas, la externa consiste en fibras elásticas y colágenos. Tienen la función clave en la regulación del flujo sanguíneo de las arterias a los capilares, llevan a cabo la vasoconstricción y vasodilatación.

3.2 Capilares

1.- Características histológicas

Sus paredes consisten en una sola capa de células (endotelio) y una membrana basal. No poseen túnica media ni externa. Una sustancia presente en la sangre necesita atravesar solo la membrana plasmática de una célula para llegar a los tejidos.

2.- Donde se localizan los capilares

Son vasos microscópicos que suelen conectar arteriolas con vénulas y están presentes en la cercanía de casi todas las células del organismo.

3.- Funciones de los capilares

La función de los capilares es consentir el intercambio de los nutrientes y

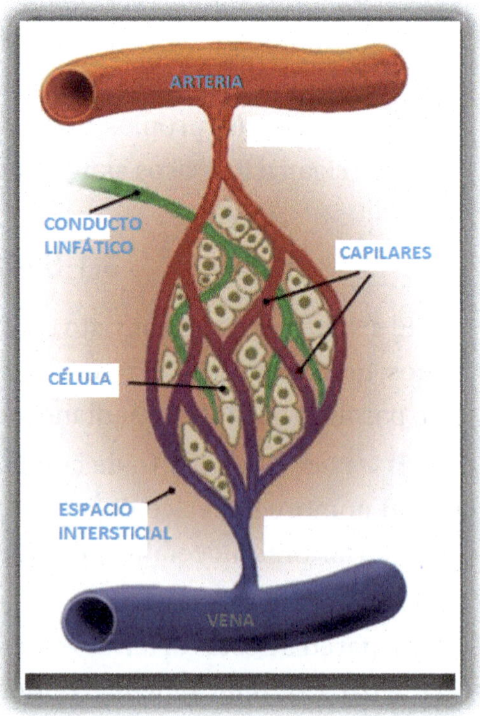

Los capilares participan en el intercambio de gases, nutrientes, hormonas y desechos

desechos entre la sangre y los tejidos del cuerpo. Este intercambio de materiales tiene lugar solo pasando de las paredes de los capilares, ya que las paredes gruesas de arterias y venas constituyen una barrera impracticable para tal fin.

Los capilares conectan directamente las arteriolas con vénulas en algunas zonas del cuerpo, mientras que en otras forman paredes muy ramificadas. Estas agrandan el área para la difusión y de esta forma permiten un intercambio rápido de grandes cantidades de sustancias. En la mayor parte de los tejidos la sangre fluye de forma normal solo por una pequeña porción de la recta pineal cuando las necesidades metabólicas son pequeñas, en tanto que la red capilar completa se llena de sangre cuando un tejido presenta actividad intensa.

3.3 Sistema venoso

El aparato circulatorio aporta a la homeostasis de otros aparatos y sistemas mediante el transporte y distribución de la sangre a lo largo del cuerpo entregando sustancias (como oxígeno, nutrientes y hormonas) y retirando los desechos. Las venas son vasos de paredes finas y preparadas para soportar baja presión a través de los cuales la sangre regresa al corazón. Se originan mediante pequeños ramos en las redes capilares y circulan en sentido contrario a la de las arterias. El diámetro de las venas oscila entre 0,1 mm y más de 1 mm. Las venas son de mayor volumen que las arterias el volumen de las venas varía con la constitución individual, siendo más gruesas en los individuos delgados que en los gordos, y varía también, con varios sistemas, con ciertos estados fisiológicos, como el esfuerzo, la agitación, etc.

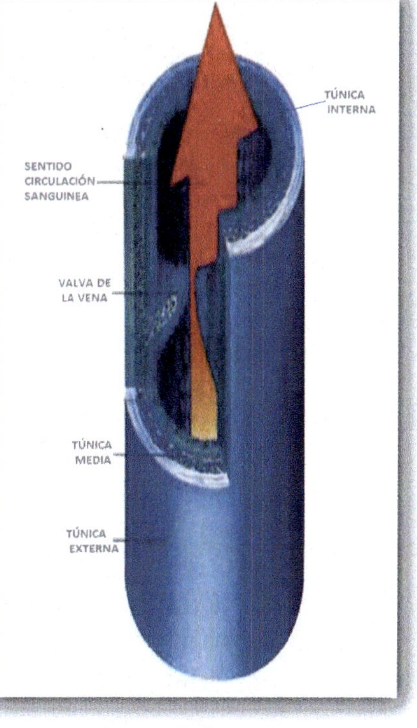

Capas de las venas

Las venas están compuestas esencialmente por las 3 mismas capas (túnicas) que las arterias el espesor relativo de las capas es diferente. La túnica interna de las venas es más delgada que la de las arterias; la túnica media de las venas es mucho más delgada que en las arterias, con relativamente poco músculo liso y fibras elásticas. La túnica externa de las venas es la capa más gruesa y está formada por fibras elásticas y colágeno.

3.3.1 Estructura

Las venas no poseen láminas elástica interna o externa como las que podemos encontrar en las arterias. La luz de una vena es mayor que la de una arteria de tamaño comparable y las venas a menudo aparecen colapsadas (aplanadas) cuando se seccionan. Los ramos venosos coinciden unos con otros para constituir vasos de mayor calibre, los cuales a su vez se reúnen entre sí formando los vasos más voluminosos, cuya concordancia origina los gruesos troncos venosos que desembocan en las aurículas del corazón. El conjunto de los vasos venosos constituyen el sistema venoso.

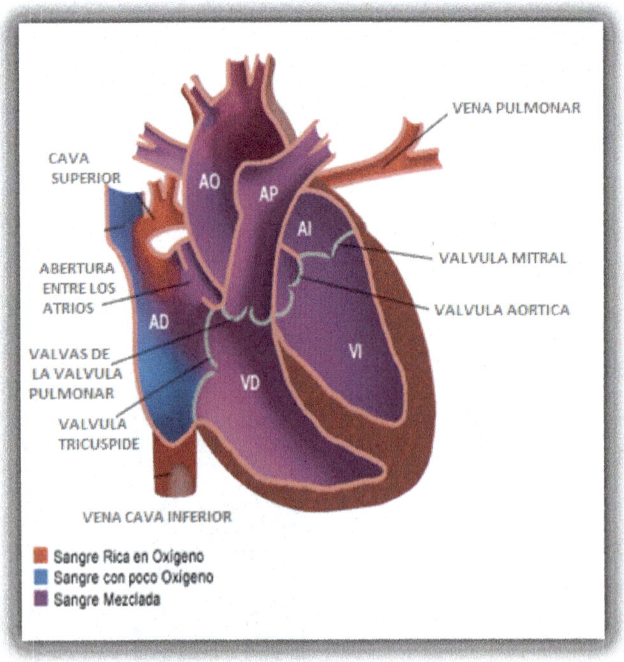

Presencia de oxígeno en la sangre que bombea el corazón

Existen en realidad dos sistemas venosos paralelos a los dos sistemas arteriales; en primer lugar, el *sistema venoso pulmonar o sistema circulatorio menor*, que se extiende de los pulmones al corazón, y cuyos troncos principales son las venas pulmonares que conducen sangre roja a la aurícula izquierda; en segundo lugar, el *sistema venoso general o sistema venoso mayor,* que corresponde a la circulación aórtica y mediante el cual la sangre negra o desoxigenada de las diversas redes capilares del organismo es transportada hasta la aurícula derecha.

Vena cava superior: Definido por su vena terminal, la vena cava superior, intratorácica, que va a finalizar en la parte superior de la aurícula derecha. A esta vena confluyen las venas de la cabeza y del miembro superior, drenadas de cada lado por las venas braquiocefálicas, las que al reunirse constituyen la vena cava superior. Recibe el drenaje venoso de la cabeza, del cuello y de las extremidades superiores y, por la vena ácigos, de la pared torácica y de parte de la abdominal; además recibe pequeñas venas torácicas viscerales. Se labra un canal en el pulmón derecho, con el nervio frénico colocado en el lado derecho de la vena; desciende de forma vertical y a la derecha de la aorta descendente y algo hacia atrás, para desembocar en la aurícula derecha aproximadamente a nivel del borde superior del tercer cartílago costal. En la porción superior de su recorrido, la vena está situada por delante y afuera de la tráquea y el vago; hacia abajo, donde está rodeada por el pericardio, pasa por delante del pedículo pulmonar derecho.

Vena subclavia: La vena subclavia, es la continuación de la vena axilar, recibe la sangre del brazo y, por la vena yugular externa, de parte de la cabeza y el cuello. Es una vena de gran calibre, de paredes delgadas, situada anteriormente con respecto a la arteria subclavia. Describe una curva ascendente a partir del borde externo de la primera costilla, por detrás del tercio medio de la clavícula, y en el borde interno del escaleno anterior lugar donde se une

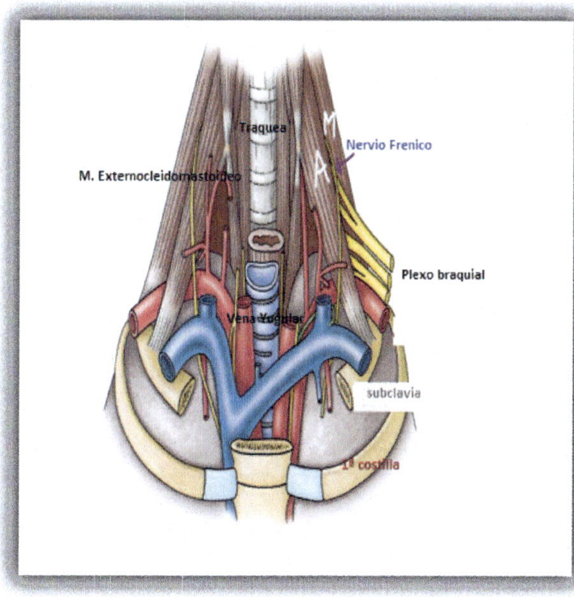

Estructuras anatómicas entre la tráquea y la 1ª costilla

con la yugular interna. La vena subclavia, que corresponde a la segunda y tercera porción de la arteria homónima, está situada en el canal poco profundo de la cara superior de la primera costilla, por delante del tubérculo de Lisfranc; se encuentra separada de la segunda porción de la arteria, hacia arriba y atrás, por el músculo escaleno anterior.

Vena axilar: Es la continuación de la vena basílica; comienza en el borde inferior del redondo mayor y continúa por el lado interno de la arteria axilar, de la que el tronco secundario anterior interno del plexo braquial y por sus ramas; se convierte en vena subclavia en el borde externo de la primera costilla. Los ganglios linfáticos braquiales o externos de la axila se disponen a lo largo de la vena axilar, la cual recibe las venas humerales en el borde inferior de subscapular, y tributarias que corresponden a las ramas de la arteria axilar, con excepción de la arteria acromion torácico. Debe marcarse en particular la vena torácica o mamaria externa, pues además de recibir la sangre de la mama y de la pared lateral del tórax, se comunica también con la vena ilíaca externa por la vena toracoepigástrica.

Vena ácigos: Suele nacer por la unión de la vena subcostal y lumbar ascendente con un vaso de escaso calibre que parte de la cara posterior de la vena cava inferior poco más o menos a nivel de las venas renales. Llega al tórax atravesando el orificio aórtico del diafragma o las fibras del pilar derecho del mismo; asciende por el mediastino posterior adosándose al raquis, situada a la derecha del conducto torácico y de la aorta, por detrás del esófago en la porción inferior y hacia arriba por detrás del pedículo del pulmón derecho.

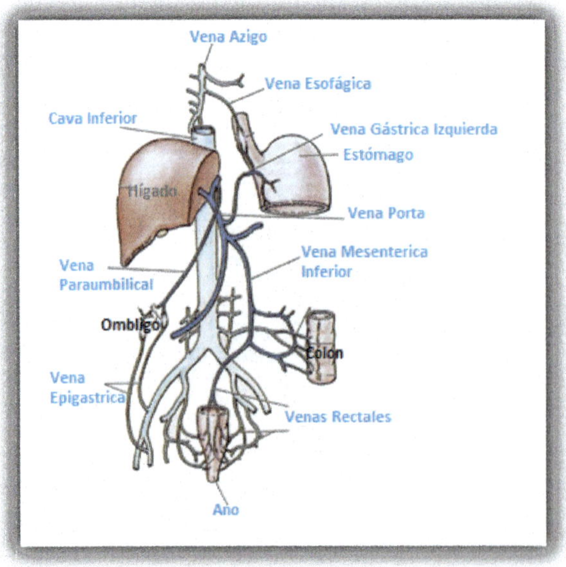

Venas más importantes del tronco y pelvis

Vena facial: Nace en el ángulo interno del ojo por la unión de las venas frontal y supraorbitaria, que comunican con la vena oftálmica superior, hecho que tiene importancia clínica.

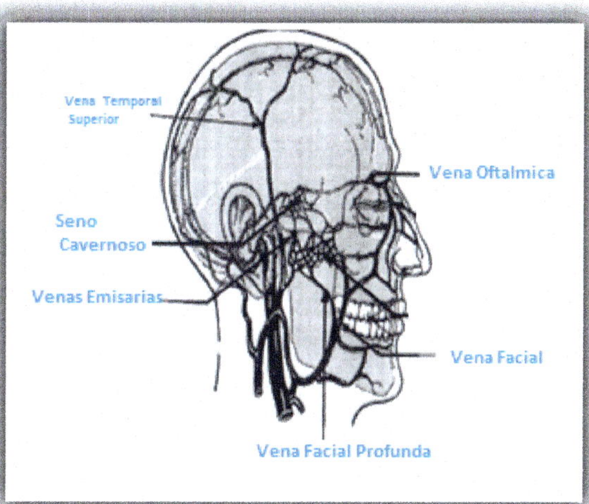

Venas de la cabeza

Vena yugular externa: Es una vena que se encuentra a nivel superficial originada por debajo de la región parotidea, que termina en la vena subclavia. Sus ramas de origen son las venas occipitales y auriculares posteriores. También colabora indirectamente con las venas temporal superficial y el plexo pterigoideo, que van a formar la vena retromandibular. Se reúnen detrás del cuello de la mandíbula, dentro de la celda parótida.

Vena temporal superficial: Es dependiente de la arteria temporal superficial, situada delante de esta. El nervio aurículo-temporal está por detrás de la arteria. Drena la sangre del cuero cabelludo y recibe venas auriculares anteriores, temporal media, palpebrales y facial transversa.

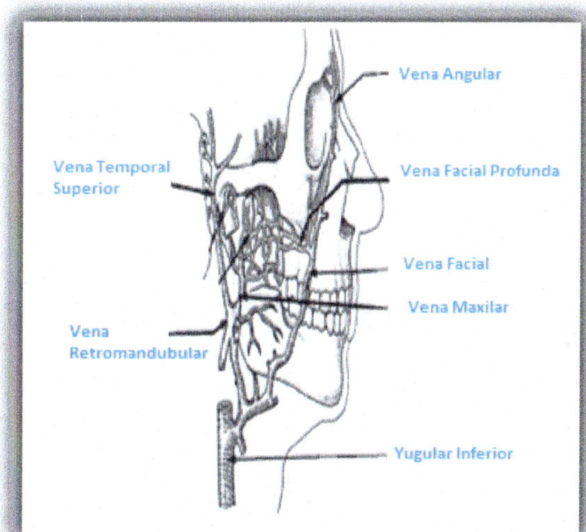

Venas de la cara y cuello

Venas maxilares: Drenan una red venosa que se reúne por detrás de la tuberosidad del maxilar: el plexo pterigoideo que acoge las venas temporales profundas, la vena del conducto pterigoideo, la vena estilomastoidea y las venas meníngeas medias.

Vena yugular anterior: Nace en la región suprahioidea, pero su origen es variable. Puede nacer de una vena submentoniana, de la vena facial, del tronco tirolinguofaringofacial. Desde aquí descienden en sentido vertical por la parte anterior del cuello, lateralmente a la línea media. Se localiza en un desdoblamiento de la hoja superficial de la fascia cervical, por delante de los músculos infrahioideos. En el ser vivo, la vena yugular anterior puede dificultar el abordaje anterior de la tráquea, en el curso de una traqueotomía.

Vena vertebral: Nace a la altura del plexo venoso suboccipital justo por debajo del foramen yugular donde se juntan las venas mastoideas, occipitales y condíleas. Este plexo hace que se comuniquen la vena vertebral con los senos venosos craneales y el plexo venoso de la columna vertebral. La vena sigue en sentido opuesto al trayecto de la arteria vertebral, situada anteromedial a ella.

Vena cervical profunda: Nace a la altura del plexo venoso suboccipital, por detrás del arco posterior del atlas, primera vértebra cervical. Desciende en sentido medial hacia la apófisis espinosa del axis, donde se anastomosa con la contraria y desde aquí se sitúa en el canal vertebral, en el seno de las masas musculares de la nuca.

Vena braquiocefálica: Las venas braquiocefálicas o tronco venoso braquiocefálico son dos, una derecha y otra izquierda, que se encuentran situadas en su origen en la reunión de las venas yugular interna y subclavia; se unifican en un tronco único. *Vena cava superior:* Su inicio es idéntico a ambos lados, el ángulo yugulosubclavio o confluente venoso está ubicado detrás de la articulación esternoclavicular. A partir de allí, las relaciones y las afluentes de las dos venas braquiocefálicas tienen importantes diferencias y se los estudia por separado.

Afluentes de los troncos venosos braquiocefálicos: Concluyen en los troncos braquiocefálicos diversas venas de mayor o menor volumen que se describen a continuación. *Venas yugulares posteriores.* Son troncos colectores de los plexos raquídeos y nacen entre el occipital y el atlas por la unión de las venas mastoideas, la condílea posterior, las occipitales profundas y el plexo que rodea el agujero occipital; también interceden en la formación de esta vena un grueso paquete que ocupa el lado externo del canal raquídeo y que se denomina *confluente occipitovertebral*. A partir de su origen, la yugular posterior baja a lo largo de los canales vertebrales hasta la porción inferior de la nuca. A la altura de la apófisis transversa de la séptima vértebra cervical se dirige hacia delante y abajo para converger en la parte posterior del tronco braquiocefálico, uniéndose a menudo con la vertebral.

Venas vertebrales: Tienen su nacimiento por debajo del agujero occipital, a expensas del plexo occipitovertebral. Cada una de ellas baja con la arteria que recibe el mismo nombre por los agujeros vertebrales y se encuentra colocada por la parte externa y atrás de dicha arteria hasta la quinta o sexta vértebra cervical y en ocasiones hasta la séptima. Desemboca en la parte posterior del tronco braquiocefálico. Recoge la sangre de los músculos de la nuca, así como la parte de los plexos intrarraquídeos y presenta varias anastomosis con la yugular posterior.

Venas tiroideas inferiores: Tienen su inicio en el borde inferior del cuerpo del tiroides. Pasan por la cara posterior del músculo esternotiroideo, se ensambla por delante de tráquea y van a desembocar en el tronco braquiocefálico izquierdo o bien directamente en la parte superior de la vena cava.

Venas mamarias internas: Son dos una para cada arteria del mismo nombre y se extienden desde su nacimiento en la parte superior de la pared abdominal hasta el tercer espacio intercostal, donde se juntan y forman un solo tronco. El de la derecha confluye en el ángulo que forma los dos troncos braquiocefálicos y el de la izquierda en el tronco braquiocefálico izquierdo. Albergan en su trayecto venas esternales, venas intercostales anteriores y venas mediastínicas y sirven de unión entre la circulación venosa del abdomen y la del tórax.

Sistema de la vena cava inferior: Está determinado por su vena terminal, la vena cava inferior, que se puede decir que nace a la altura de L4-L5 y concluye en la aurícula derecha. Aporta al corazón derecho una gran cantidad de sangre. Sin embargo, no constituye la totalidad de la sangre infradiafragmática, de la cual una parte toma la vía paravertebral de las venas ácigos.

Miembros inferiores: De la misma manera que ocurre en las venas de la extremidad superior, en los miembros inferiores se localizan dos sistemas de venas, las superficiales y las profundas. Las válvulas se pueden localizar con mayor abundancia en las venas de la extremidad inferior, sobre todo en las profundas. Las venas superficiales nacen en plexos venosos en el pie y estas drenan principalmente las venas safenas externa e interna en las venas poplítea y femoral, respectivamente, se localizan entre la facial superficial y la membrana, mientras que las profundas acompañan a las arterias, finalizan en las venas poplítea y femoral; la última se continúa con la vena ilíaca externa en el arco crural. Generalmente existen dos venas por cada arteria, lo que facilita que la sangre se desplace por las pulsaciones de las arterias. Las venas superficiales safena magna y safena parva se originan de plexos venosos del pie, para confluir la segunda en la vena poplítea y la primera en la vena femoral. La vena safena magna se ubica en la zona media del miembro inferior y la safena parva lateral en la pierna. Las venas profundas gozan de los mismos nombres que las arterias, existen dos venas fibulares, dos tibiales anteriores y dos tibiales posteriores, que desembocan en un poplítea que se continúa como una única vena femoral. La vena femoral acompaña a la arteria femoral, y al pasar bajo el ligamento inguinal se continúa como vena ilíaca externa.

Afluentes de los troncos venosos braquiocefálicos: Concluyen en los troncos braquiocefálicos numerosas venas de mayor o menor volumen que se describen a continuación. *Venas yugulares posteriores:* Son troncos colectores de los plexos raquídeos y nacen entre el occipital y el atlas por la fusión de las venas mastoideas, la condílea posterior, las occipitales profundas y el plexo que rodea el agujero occipital; también forman parte de esta vena un enorme paquete que ocupa el lado externo del canal raquídeo y que se denomina confluente occípito-vertebral. A partir de su origen, la yugular posterior baja a lo largo de los canales vertebrales hasta la porción inferior de la nuca. Al nivel de la apófisis transversa de la séptima vértebra cervical se dirige hacia delante y abajo para desembocar en la parte posterior del tronco braquiocefálico, uniéndose frecuentemente con la vertebral. *Venas verte-*

brales: También tienen su origen por debajo del agujero occipital, a expensas del plexo occipitovertebral. Cada una de ellas baja con la arteria del mismo nombre por los agujeros vertebrales y se halla colocada por fuera y atrás de dicha arteria hasta la quinta o sexta vértebra cervical y a veces hasta la séptima. Desemboca en la parte posterior del tronco braquiocefálico. Acumula la sangre de los músculos de la nuca, así como la parte de los plexos intrarraquídeos y presenta varias anastomosis con la yugular posterior.

Venas tiroideas inferiores: Tienen su comienzo en el borde inferior del cuerpo tiroides. Pasan por la cara posterior del músculo esternotiroideo, se une entre sí por delante de la tráquea y van a desembocar en el tronco braquiocefálico izquierdo o bien directamente en la parte superior de la vena cava.

Venas mamarias internas: Son dos una para cada arteria del mismo nombre y se desarrollan desde su origen en la parte superior de la pared abdominal hasta el tercer espacio intercostal, donde al juntarse forman un solo tronco. El de la derecha desemboca en el ángulo que forma los dos troncos braquiocefálicos y el de la izquierda en el tronco braquiocefálico izquierdo. Reciben en su trayecto venas esternales, venas intercostales anteriores y venas mediastínicas y sirven de unión entre la circulación venosa del abdomen y la del tórax.

Venas profundas: Se localizan en el pie y la pierna existen dos venas profundas para cada arteria, recorren su mismo trayecto, y recogen la sangre que las arterias han llevado a las regiones que irrigan. Solamente la arteria poplítea y la femoral confluyen en una sola vena. A veces la vena poplítea, sin embargo, es doble. La vena poplítea corre por detrás y por fuera de la arteria y por delante del nervio ciático poplíteo interno. La vena femoral, ex-

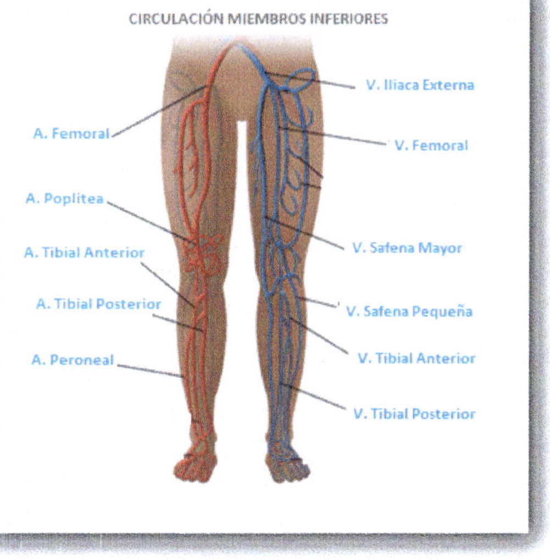

Principales venas y arterias de los miembros inferiores

tensión de la poplítea, se desarrolla del anillo del tercer aductor al anillo crural y se continúa con la vena ilíaca externa.

Se puede localizar por fuera de la arteria, pero al llegar a la parte media del muslo queda por detrás y por dentro de ella. Recibe durante su trayecto todas las venas satélites de los ramos arteriales colaterales de la femoral, con excepción de la subcutánea abdominal y de las venas pudendas externas que son afluentes de la safena interna.

Venas superficiales: Las venas del pie presenta diferentes disposiciones, según se le considere en la cara plantar o en la cara dorsal. Las venas superficiales de la cara plantar, de parco grosor, pero muy numerosas, forman una red tan abundante que algunos autores le dan el nombre de suela venosa.

Las venas de la cara dorsal dan origen a un arco transversal, de concavidad posterior, en cuya curvatura desembocan las venas dorsales de los dedos y las venas plantares que proceden de los bordes del pie. Constituyen la vena dorsal interna y la vena dorsal externa que se dirigen hacia el cuello del pie, y al unirse con las venas marginales correspondientes dan inicio a la vena safena interna y la vena safena externa, respectivamente.

Plexos venosos del pie: Se localizan plexos venosos dorsal y plantar en el tejido subcutáneo del pie, que acogen la sangre de los dedos por virtud de venas colaterales e interóseas dorsales y plantares; la porción de estos plexos se diferencia en arcos venosos dorsal y plantar.

El plexo plantar drena de forma parcial el arco plantar profundo, que acompaña el arco arterial; sin embargo se une al plexo dorsal en los lados del pie y así se originan las venas safenas interna y externa.

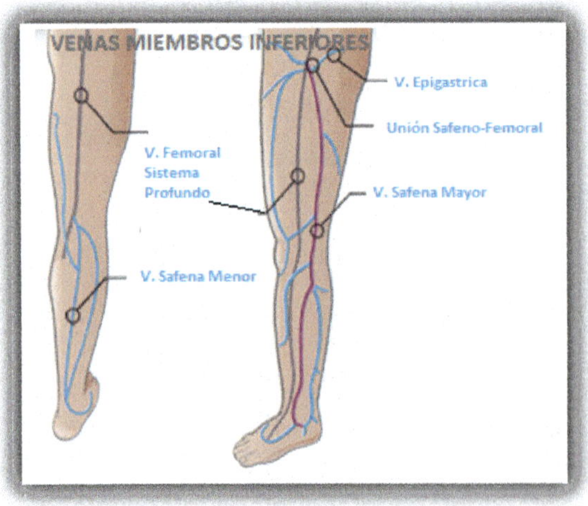

Vista posterior y lateral de las piernas con sus principales venas

3. 4 Sistema linfático

Es la estructura anatómica que conduce la linfa unidireccionalmente hacia el corazón, y es parte del aparato circulatorio. Está constituido por los vasos linfáticos, ganglios linfáticos, órganos linfáticos o linfoides (el bazo y el timo), tejidos linfáticos (como las amígdalas, las placas de Peyer y la médula ósea y la linfa).

El sistema linfático está considerado como una de las partes del aparato circulatorio porque está formado por los vasos linfáticos, los cuales son unos conductos cilíndricos que son parecidos a los vasos sanguíneos, que se encargan de transportar un líquido llamado *linfa*, que proviene de la sangre y tiene una contextura muy parecida. Este sistema constituye por tanto la segunda red de transporte de líquidos corporales.

La linfa es un líquido transparente, de color un tanto blanquecino que recorre los vasos linfáticos y generalmente no presenta pigmentos. Se produce tras el exceso de líquido que sale de los capilares sanguíneos al espacio intersticial o intercelular, siendo recogida por los capilares linfáticos, que drenan a vasos linfáticos más gruesos hasta converger en conductos (arterias) que se vacían a la altura de las venas subclavias. El sistema linfático cumple cuatro *funciones* básicas:

- El mantenimiento del equilibrio osmolar.
- Contribuye de manera principal a formar y activar el sistema inmunitario (las defensas del organismo).
- Recolecta el quilo a partir del contenido intestinal, un producto que tiene un elevado contenido en grasas.
- Controla la concentración de proteínas en el intersticio, el volumen del líquido intersticial y su presión.

Ganglios linfáticos: Son unas pequeñas estructuras nodulares que forman agrupaciones en forma de racimos. Son una parte importante del sistema inmunitario, facilitando al cuerpo el reconocer y combatir gérmenes, infecciones y otras sustancias extrañas. Son más numerosos en las partes menos periféricas de nuestros organismos.

Su presencia se localiza mayoritariamente en partes accesibles al examen físico directo en zonas como axilas, ingles, cuello, cara, huecos supraclaviculares y huecos poplíteos. Los conductos linfáticos y los nódulos linfoideos se sitúan muchas veces rodeando a los grandes troncos arteriales y venosos aorta, vena cava, vasos ilíacos, subclavios, axilares, etc. Son una serie de pequeñas bolsas que se encuentran entre los vasos linfáticos en estos se almacenan los glóbulos blancos, más concretamente los linfocitos.

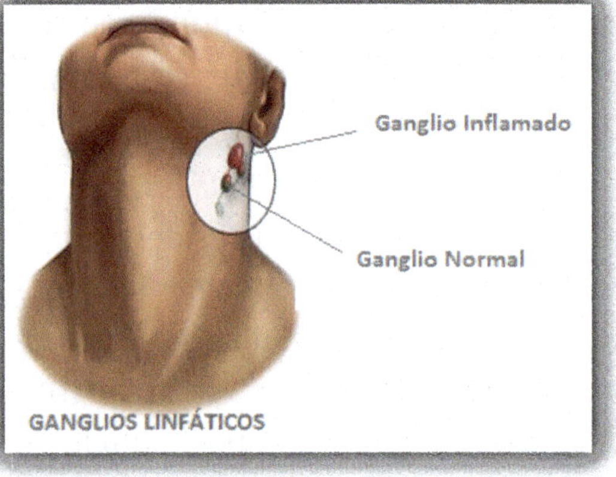

Comparativa de ganglio normal e inflamado de la parte lateral superior del cuello

Tejidos y órganos linfáticos: Los órganos linfoideos de nuestro sistema linfático lo constituyen el bazo y el timo; y los tejidos linfáticos o linfoideos los cuales son la amígdala, las placas de Peyer, los ganglios linfáticos y la médula ósea, siendo estos los principales.

El bazo tiene entre sus funciones la de filtrar la sangre y limpiarla de formas celulares alteradas y, junto con el timo y la médula ósea, cumplen la función de madurar a los linfocitos, que son un tipo de leucocito.

Cuando la presión sanguínea aumenta en el interior de los vasos capilares, el plasma sanguíneo tiende a difundirse a través de las paredes de los capilares, debido a la gran presión que se ejerce sobre estas paredes.

Durante este proceso se pierde gran cantidad de nutrientes y biomoléculas que son transportados por medio de la sangre, llegando a crear con esto una descompensación en la homeostasis; es en este instante cuando toma una importancia esencial el sistema linfático, ya que se encarga de recolectar todo el plasma perdido durante la presión sanguínea y hacer que regrese a los vasos sanguíneos manteniendo, de esta forma, la homeostasis corporal.

Sin embargo, hay estructuras en las cuales no se encuentra sistema linfático, como tiroides, esófago y hígado. A estos órganos se les denomina *órganos desnudos.*

4. Análisis de la circulación sanguínea

4.1 Circulación sanguínea

- *Circulación mayor* también llamada *circulación sistémica o general.* El recorrido de la sangre empieza en la parte izquierda concretamente en la zona del ventrículo izquierdo del corazón, cargada de oxígeno, y se extiende por la arteria aorta y sus ramas arteriales hasta el sistema capilar, donde confluyen las venas que contienen sangre pobre en oxígeno. Desembocan en una de las dos venas cavas (superior e inferior) que drenan en la aurícula derecha del corazón.

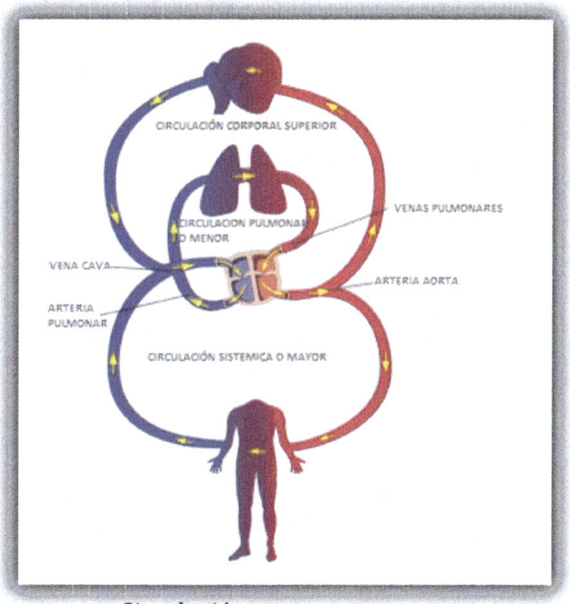

Circulación mayor y menor

- *Circulación menor* también conocida como *circulación pulmonar o central.*

La sangre pobre en oxígeno comienza en el ventrículo derecho del corazón por la arteria pulmonar que se divide en sendos troncos para cada uno de ambos pulmones. En los capilares alveolares pulmonares es el lugar donde la sangre se oxigena a través de un proceso conocido como *hematosis* y se reconduce llegando a las cuatro venas pulmonares que drenan la sangre rica en oxígeno, en la aurícula izquierda del corazón.

4.2 Circulación coronaria

La arteria aorta *se ramifica* en dos vasos sanguíneos coronarios principales: la arteria coronaria izquierda y la arteria coronaria derecha. Estas arterias principales se van a subdividir para constituir arterias más pequeñas que son las encargadas de suministrarán al corazón sangre rica en oxígeno. Así, la arteria coronaria izquierda se subdivide en la arteria descendente anterior y la arteria circunfleja.

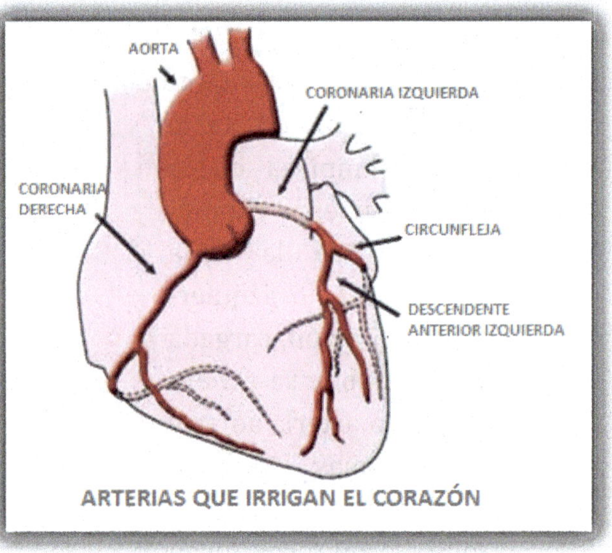

Las arterias coronarias suministran sangre, oxígeno y nutrientes al corazón

La arteria coronaria derecha se subdivide en la arteria descendente posterior derecha y la arteria marginal aguda. En el origen de la arteria descendente posterior nacen ramas que irrigan el nódulo auriculoventricular.

Las arterias coronarias se dividen en arterias epicárdicas y arterias intramiocárdicas, las cuales son fundamentales en la regulación del flujo coronario.

4.3 Gasto cardíaco

Se denomina *gasto cardíaco* al volumen de sangre expulsada por un ventrículo en un minuto. El *retorno venoso* indica el volumen de sangre que regresa de las venas hacia una aurícula en un minuto.

El gasto cardíaco se ve afectado por diferentes *causas*:

- Volumen ventricular.
- Contractilidad del miocardio
- Volumen de eyección
- Frecuencia cardíaca

5. Estudio de la patología cardíaca y vascular

5.1 Signos y síntomas de la patología cardíaca

5.1.1 Disnea

La disnea es una dificultad respiratoria que se suele traducir en falta de aire. No es un síntoma sino que es una sensación de malestar que suele originarse produciendo una respiración deficiente, en las que intervienen factores fisiológicos, psicológicos, sociales y ambientales múltiples que pueden a su vez inducir, desde respuestas fisiológicas a comportamientos secundarios.

Se puede *distinguir*:

- **Disnea de esfuerzo:** Aparece al realizar esfuerzos, con la apreciación contigua de si son grandes, medianos o pequeños. En el esfuerzo cardíaco, la disnea es progresiva.
- **Disnea de decúbito:** Que se alivia con la posición erecta (*ortopnea*). Puede alcanzar distintos grados de intensidad, siendo progresiva hasta llegar alcanzar la posición de decúbito.
- **Disnea paroxística nocturna:** Que también se conoce por sus siglas DPN. Aparece durante la noche mientras el paciente se encuentra dormido. Esto le obliga a despertarse de manera súbita, generando una situación de desesperación al no poder recibir el aporte necesario para satisfacer las necesidades de oxigeno.
- **Disnea de reposo:** Aparece este tipo de disnea incluso sin realizar ningún tipo de esfuerzo.

5.1.2 Dolor precordial

El dolor precordial es una de las causas de mayor frecuencia. Precisa de una valoración correcta localizando el origen del dolor, para poder descartar o no que sea de origen cardíaco.

Las enfermedades cardiovasculares que presentan con mayor habitualidad un dolor torácico son: Cardiopatía isquémica, pericarditis aguda, embolia pulmonar y aneurisma desecante de aorta.

5.1.3 Palpitaciones

Es la sensación o percepción por parte del paciente de una sacudida en el pecho de su propio latido cardíaco, sensación que el paciente llega a describir como un vuelco al corazón. Las palpitaciones se pueden relacionar con problemas cardíacos o simplemente a cuestiones psicológicas o nerviosas.

5.1.4 Hemoptisis

Se define como la secreción de un esputo o flema de sangre fresca procedente de las vías respiratorias. Este signo causa un gran malestar y preocupación en el paciente. La hemoptisis puede deberse a diferentes causas como edema agudo de pulmón, insuficiencia cardíaca congestiva, etc.

5.1.5 Edemas

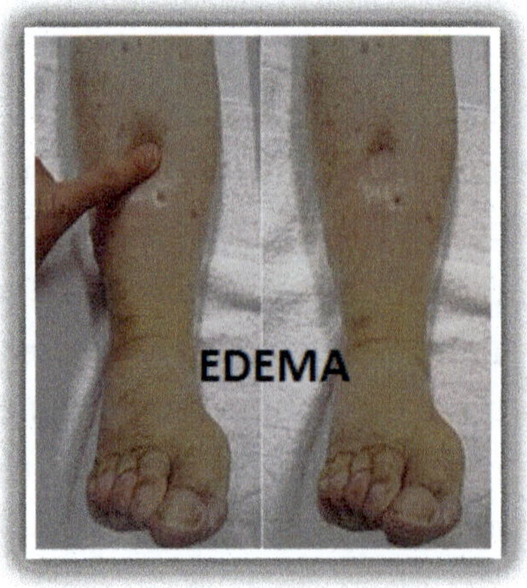

Edema en miembros inferiores

Es la acumulación de líquido en el espacio tisular intercelular o intersticial, además de las cavidades del organismo (cuando es generalizado se denomina *anasarca*).

El edema se considera un signo clínico. Se revisa de forma diaria y, cuando es probable, se mide el contorno de la zona afectada con una cinta métrica.

El edema es uno de los signos que podemos encontrar en las enfermedades cardíacas.

5.1.6 Cianosis

Es la aparición de una coloración azulada de la piel, mucosas y lechos ungueales, normalmente debida a la presencia de concentraciones iguales o mayores a 5 g/dl de hemoglobina baja en oxígeno en los vasos sanguíneos cerca de la superficie de la piel, o de pigmentos hemoglobínicos anómalos en los hematíes o glóbulos rojos.

5.1.6.1 Cianosis central

La hipoxemia arterial habitualmente es causada por la deficiencia en la función pulmonar (hipoventilación alveolar, alteraciones de la ventilación-perfusión, trastornos de difusión de oxígeno) o por la existencia de cortocircuitos o *shunt* intracardíacos derecha-izquierda (defectos septales cardíacos), entre los grandes vasos o en los pulmones. Esto disminuye el contenido de oxígeno en los pulmones, sangre o una gran pérdida de oxígeno por un descenso de la circulación de la sangre en los vasos sanguíneos de la piel. En la cianosis central tanto la piel como las mucosas tienen el color azulado.

Algunas de las *causas* de cianosis central son las siguientes:

- *En el sistema nervioso central*: Hemorragia intracraneal, hipoxia cerebral, sobredosis de drogas (por ejemplo, la heroína), convulsiones febriles en bebés y niños pequeños
- *En el sistema respiratorio:* Bronquiolitis, broncoespasmo, enfermedad pulmonar, embolia pulmonar, hipoventilación, EPOC .
- *Trastornos cardíacos:* Enfermedad cardíaca congénita, insuficiencia cardíaca, enfermedades de las válvulas del corazón, infarto de miocardio.
- *Sangre:* Metahemoglobinemia, policitemia, etc.
- *Otras:* Mal de montaña, hipotermia.

5.1.6.2 Cianosis periférica

Aparece como consecuencia de la disminución del flujo sanguíneo periférico y de vasoconstricción. El flujo sanguíneo lento permite que cada hematíe esté en contacto con los tejidos durante un periodo de tiempo mayor;

en consecuencia, se toma más oxígeno de la sangre arterial con el consiguiente incremento de hemoglobina reducida en la sangre venosa.

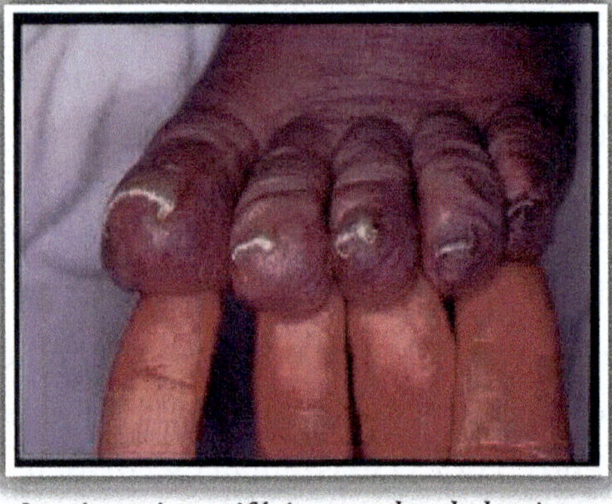

La cianosis periférica resulta de la circulación de sangre local disminuida

Se observa habitualmente en los tejidos de zonas periféricas (manos, orejas, nariz y pies), pudiendo ser generalizada o localizada. Las *causas* que la originan son múltiples, entre las que se pueden distinguir las mismas que en el caso de la cianosis central, excepto que la periférica puede observarse sin que existan problemas cardíacos o pulmonares. Los pequeños vasos sanguíneos pueden ser restringidos y su tratamiento se puede realizar mediante el aumento del nivel de oxigenación normal de la sangre, por el calentamiento de la zona o por elevación de los miembros afectados.

Las *causas* de la cianosis periférica pueden ser:

- Obstrucción arterial
- Vasoconstricción
- Disminución del gasto cardíaco (por ejemplo, insuficiencia cardíaca, hipovolemia)
- Obstrucción venosa (por ejemplo, trombosis venosa profunda)

5.1.7 Síncope

Es una pérdida brusca del nivel de conciencia y pérdida del tono muscular, de duración breve, con recuperación espontánea sin necesidad de maniobras de reanimación. *Presíncope* es la sensación de atenuación de la conciencia sin llegar a la pérdida total de esta, sin llegar a perderla. No se debe confundir con la lipotimia, ya que esta es un *desvanecimiento* pero sin pérdida de la conciencia.

Estos pueden ocurrir por diferentes *causas*:

- De origen cardiovascular (arritmias, IAM)

- De origen circulatorio (HTA, hipovolemia)
- Causas neurológicas (tos, drogas, nervio vago)

5.2 Procedimientos para el diagnóstico de las cardiopatías

5.2.1 Electrocardiograma

El electrocardiograma es la representación gráfica de la actividad eléctrica del corazón, que se obtiene mediante la colocación de unos electrodos los cuales se conectan a un electrocardiógrafo donde se puede leer la representación gráfica. Es el instrumento principal de la electrofisiología cardíaca y tiene una función relevante en el filtrado y diagnóstico de las enfermedades cardiovasculares, alteraciones metabólicas y la predisposición a una muerte súbita cardíaca.

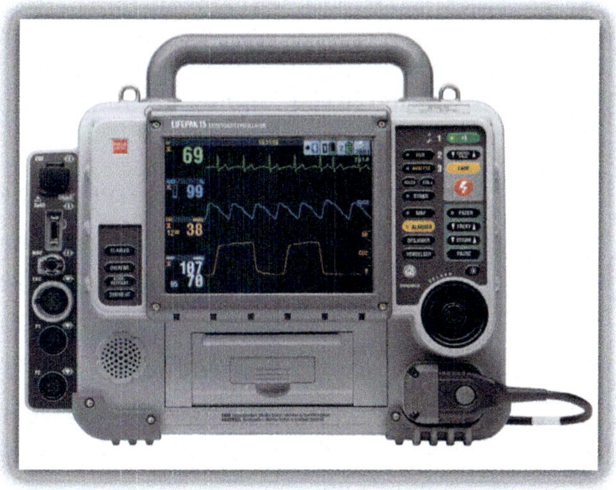

Electrocardiógrafo

5.2.2 Actividad eléctrica del corazón

Para que la contracción constante del corazón se realice en forma sincrónica y ordenada, existe un sistema de estimulación y conducción eléctrica compuesto por fibras de músculo cardíaco especializadas en la transmisión de impulsos eléctricos El sistema de conducción comienza con la despolarización cardíaca y debe transmitir ese impulso eléctrico desde las aurículas hacía los ventrículos. Para ello se compone de los siguientes *elementos*: el nódulo sinusal, el nódulo auriculoventricular, el haz de His, con su rama derecha e izquierda y las fibras de Purkinje.

5.2.3 Despolarización y repolarización del corazón

En el corazón existen tres *tipos de células* que por su origen morfológico y funcional son diferentes:

- *Células contráctiles:* Son las responsables de la contracción del miocardio; podemos distinguir células contráctiles auriculares y células contráctiles ventriculares.
- *Células especializadas:* Son las que generan y conducen los impulsos nerviosos, constituyen los nódulos sinusal y atrio-ventricular, el haz de His y las células de Purkinje.
- *Células endocrinas del corazón*: Las cuales secretan el péptido natriurético atrial, que es un auxiliar en el control y regulación de la tensión arterial.

Las células cardíacas presentan tres *propiedades*:

- *Automatismo*: Son capaces de generar de manera espontánea el impulso eléctrico que se propaga; el automatismo máximo se encuentra en las células del nodo sinusal, que se conoce como el marcapasos del corazón, y si este falla, el nodo AV toma el relevo.
- *Excitabilidad*: Es la capacidad de responder a un impulso eléctrico; las células especializadas son capaces de generar ellas mismas los impulsos, mientras que las contráctiles tienen que ser estimuladas por los impulsos que son propagados por las células adyacentes; además existen diferentes fases de excitabilidad diferenciadas por el potencial de acción (PA) de las células cardíacas, y diferentes periodos refractarios.
- *Conducción*: Es la capacidad que tiene de transmitir un impulso eléctrico a las células adyacentes; las *velocidades de conducción normales* en las diferentes estructuras cardíacas son las siguientes:
    - Aurículas: 1 - 2 m/s
    - Nodo AV: 0.02 - 0.05 m/s
    - Sistema His - Purkinje: 1.5 -3.5 m/s.
    - Ventrículos: 0.4 m/s

La velocidad de conducción depende de la rapidez del inicio del PA, que es más rápido en las células de respuesta rápida, y lento en las células de respuesta lenta.

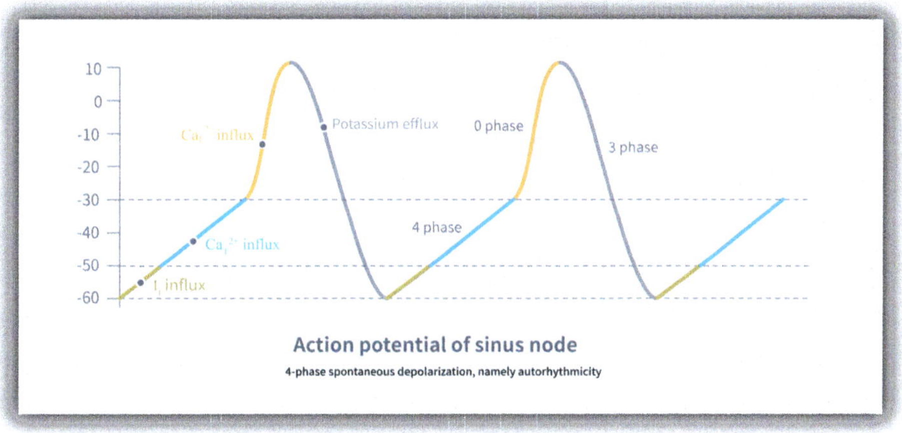

Las células marcapasos del nodo sinusal pueden generar despolarización espontánea en 4 fases

La elevación del voltaje (0) le corresponde a la entrada de iones de sodio, mientras que los descensos (1 y 3, respectivamente) corresponden a la inactividacion de los canales para el sodio, y a la salida de iones de potasio durante la fase de repolarización. La plataforma característica del PA (2) resulta de la apertura de los canales para el calcio que son sensibles al voltaje.

Resumen de las fases

- *Fase 0:* Despolarización rápida, por entrada masiva de Na+ y más tarde de Na+/Ca2+.
- *Fase 1:* Repolarización transitoria, por salida rápida de iones K+.
- *Fase 2:* Meseta, por equilibrio entre la salida de K+ y la entrada de Ca2+.
- *Fase 3:* Repolarización, por salida de K+ estando el resto de canales cerrados.
- *Fase 4:* Equilibrio basal, se llega otra vez al equilibrio por el intercambio iónico que realizan las bombas antes descritas.

Por tanto:

- Durante la *diástole*, en el exterior celular se acumulan cargas positivas.
- Durante la *sístole*, el exterior celular es más negativo.

Estas variaciones de voltaje en el corazón son las que se detectan con el electrocardiógrafo.

5.3 Derivaciones

En electrocardiografía, la palabra *derivaciones* se refiere a la medida del voltaje entre dos electrodos. Los electrodos se colocan sobre el cuerpo del paciente, sujetándolos con cintas de velcro, por ejemplo, y conectados al aparato mediante cables. Las derivaciones de un ECG utilizan diferentes combinaciones de electrodos para medir distintas señales procedentes del corazón: en forma figurada, cada derivación es como una *fotografía* de la actividad eléctrica del corazón, tomada desde un ángulo diferente.

Derivaciones:

- Rojo (RA): Miembro superior derecho
- Amarillo (LA): Miembro superior izquierdo
- Verde (LL): Miembro inferior izquierdo
- Negro (RL): Miembro inferior derecho

Precordiales:

- V1: Cuarto espacio intercostal, junto al esternón lado derecho
- V2: Cuarto espacio intercostal, junto al esternón lado izquierdo
- V3: Entre medias de V2 y V4

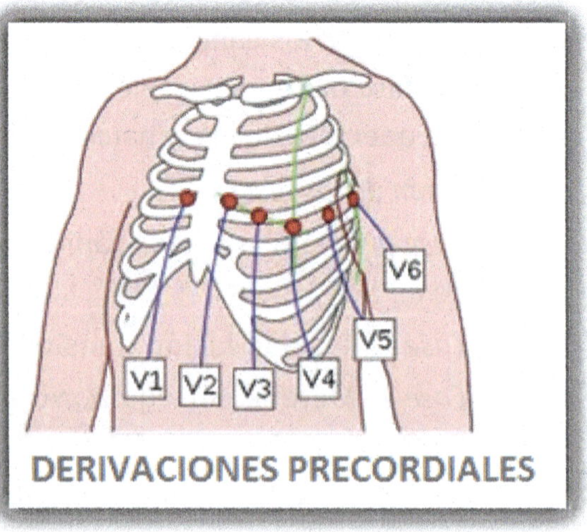

Derivaciones precordiales o derivaciones del plano horizontal

- V4: Quinto espacio intercostal, línea media clavicular
- V5: Quinto espacio intercostal, línea axilar anterior
- V6: Quinto espacio intercostal línea media axilar

5.3.1 Derivaciones periféricas

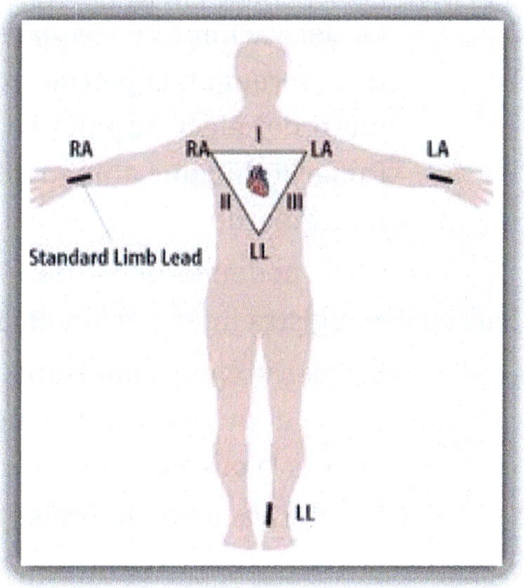

Para las derivaciones periféricas se ponen los electrodos en extremidades y tórax

Las derivaciones I, II y III son periféricas y miden la diferencia de potencial que existe entre los electrodos situados en los *miembros:*

- La *derivación I* mide la diferencia de potencial entre el electrodo del brazo derecho y el izquierdo.
- La *derivación II*, del brazo derecho a la pierna izquierda.
- La *derivación III*, del brazo izquierdo a la pierna izquierda.

Derivaciones: Las demás derivaciones miden la diferencia de potencial entre el punto imaginario *V* y cada uno de los electrodos; todas ellas son *unipolares*, porque aunque tienen dos polos, el polo negativo *V* es un polo constituido por las señales procedentes de diferentes electrodos. Así tenemos las derivaciones periféricas aumentadas (aVR, aVL y aVF) y las seis derivaciones precordiales (V_{1-6}).

- La derivación aVR (*augmented vector right*) tiene el electrodo positivo (*rojo*) en el brazo derecho. El electrodo negativo es una combinación del electrodo del brazo izquierdo (amarilla) y el electrodo de la pierna izquierda (verde), lo que genera un aumento de la fuerza de la señal del electrodo positivo del brazo derecho. aVR raramente se utiliza para la información diagnóstica, pero indica si los electrodos se han colocado correctamente en el paciente.

- La derivación aVL (*augmented vector left*) tiene el electrodo positivo (*amarillo*) en el brazo izquierdo. El electrodo negativo es una combinación del electrodo del brazo derecho (rojo) y la pierna izquierda (verde), lo que aumenta la señal del electrodo positivo del brazo izquierdo.
- La derivación aVF (*augmented vector foot*) tiene el electrodo positivo (*verde*) en la pierna izquierda. El electrodo negativo es un conjunto del electrodo del brazo derecho (rojo) y el brazo izquierdo (amarillo) lo que aumenta la señal del electrodo positivo en la pierna izquierda.

Visto esto, podemos decir que hay *doce derivaciones* en total. Cada una de las cuales registra información de partes concretas del corazón:

- Las derivaciones inferiores (III y aVF) detectan la actividad eléctrica desde el punto superior de la región inferior (pared) del corazón. Esta es la cúspide del ventrículo izquierdo.
- Las derivaciones laterales (I, II, aVL, V_5 y V_6) detectan la actividad eléctrica desde el punto superior de la pared lateral del corazón, que es la pared lateral del ventrículo izquierdo.
- Las derivaciones anteriores, V_1 a V_6 representan la pared anterior del corazón o la pared frontal del ventrículo izquierdo.

5.4 Eje eléctrico

El eje eléctrico nos indica cual es la dirección general del impulso eléctrico a través del corazón. Normalmente se dirige en forma de vector hacia la parte inferior izquierda, aunque se puede desviar a la parte superior izquierda en gente anciana, embarazada u obesa. Una desviación extrema es anormal e indica un bloqueo de rama, hipertrofia ventricular o embolia pulmonar. También puede diagnosticar una dextrocardia o una inversión de dirección en la orientación del corazón, pero esta variedad es muy rara y en ocasiones ya ha sido diagnosticada por alguna prueba más específica, como una radiografía del tórax.

5.5 Electrocardiograma normal

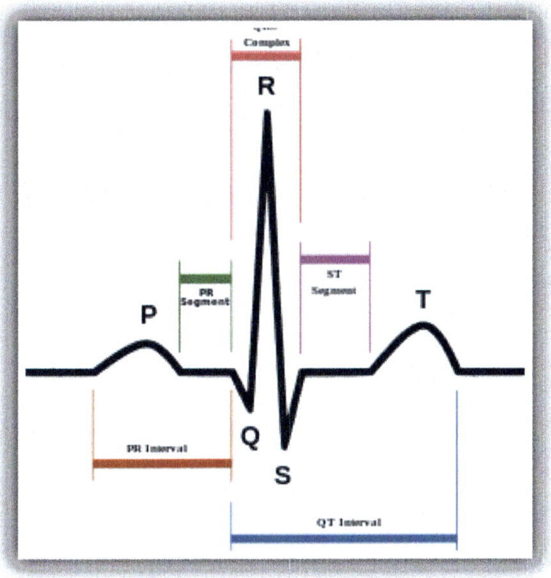

Un electrocardiograma normal no descarta que el paciente tenga una patología cardíaca

Onda P: La onda P corresponde a la despolarización de las aurículas. Resulta de la superposición de la despolarización de la aurícula derecha (parte inicial de la onda P) y de la izquierda (final de la onda P). La repolarización de la onda P (llamada onda T auricular) queda eclipsada por la despolarización ventricular (complejo QRS). Para que *la onda P sea sinusal* debe reunir ciertas características:

- No debe superar los 0,25 mV (mili Voltios). Si lo supera, estamos en presencia de un agrandamiento auricular derecho.
- Su duración no debe superar los 0,11 segundos en el adulto y 0,07-0,09 segundos en los niños. Si está aumentado, posee un agrandamiento auricular izquierdo y derecho.
- Tiene que preceder al complejo ventricular.

Complejo QRS: El complejo QRS corresponde a la corriente eléctrica que genera la contracción de los ventrículos derecho e izquierdo, la cual describe mayor potencia que la de las aurículas y afecta a más masa muscular, produciendo de este modo una mayor deflexión en el electrocardiograma.

La *onda Q*: Cuando está presente, representa la pequeña corriente horizontal del potencial de acción viajando a través del septum interventricular. Las ondas Q cuando son demasiado anchas y profundas no tienen un origen septal, sino que indican un infarto de miocardio.

Las *ondas R y S*: Nos indican contracción del miocardio. Las anormalidades en el complejo QRS pueden ser indicativo de un bloqueo de rama, taquicardia de origen ventricular, hipertrofia ventricular u otras anormalidades ventriculares. Los complejos son a menudo pequeños en las pericarditis.

La duración normal es de 60 a 100 milisegundos. El complejo QRS consta de tres vectores, nombrados usando la nomenclatura descrita por Willem Einthoven:

- **Onda Q.** Es la primera onda del complejo y tiene valores negativos.
- **Onda R.** Le sigue a la onda Q, es positiva y en la imagen clásica del ECG, es la de mayor tamaño.
- **Onda S.** Es cualquier onda negativa que le sigue a la onda R.
- **Onda T:** Representa la repolarización de los ventrículos. Durante la formación del complejo QRS, generalmente también ocurre la repolarización auricular que no se registra en el ECG normal, ya que se encuentra tapado por el complejo QRS.

En la mayoría de las derivaciones, la onda T es positiva. Las ondas T negativas pueden ser síntomas de enfermedad, aunque una onda T invertida es normal en aVR y a veces en V1 (V_{2-3} en personas de etnia negra).

El segmento ST conecta con el complejo QRS y la onda T. Puede estar reducido en la isquemia y elevado en el infarto de miocardio.

Su duración aproximadamente es de 0,20 segundos o menos y mide 0,5 mV.

6. Patologías cardíacas

6.1 Cardiopatía isquémica

Es una elección genérica para un conjunto de trastornos íntimamente relacionados, en donde hay un desequilibrio entre el aporte de oxígeno y sustratos con la demanda cardíaca. La isquemia se puede considerar que es debida a una obstrucción del riego arterial al músculo cardíaco y causa, además de hipoxemia, un déficit de sustratos necesarios para la producción de ATP y un acúmulo anormal de productos de desecho del metabolismo celular.

6.1.1 Angina de pecho

Se caracteriza por un dolor, de carácter opresivo, limitado en el área retroesternal, ocasionado por insuficiente aporte de oxígeno a las células del músculo del corazón y cuyo dolor se puede irradiar a brazo izquierdo pudiendo localizarse también en espalda, cuello y abdomen (epigastrio). Es un dolor de corta duración y cesa tras resolverse el desencadenante, podemos identificar la angina por que aumenta el dolor con el esfuerzo desapareciendo o disminuyendo en estado de reposo.

6.1.2 Infarto agudo de miocardio

Los síntomas más característicos de un infarto agudo de miocardio incluyen dolor de pecho opresivo que puede irradiarse a los hombros y cuello, dificultad respiratoria, vómitos, náuseas, palpitaciones, sudoración y ansiedad. Por lo general, los síntomas en las mujeres difieren de los síntomas en los hombres, aunque cerca de un cuarto de los casos son asintomáticos.

Los *factores de riesgo* en la aparición de un infarto de miocardio están muy relacionados con los factores de riesgo de la arteriosclerosis e incluyen, entre otros:

- La hipertensión arterial, vejez, sexo masculino, tabaquismo, hipercolesterolemia o, más específicamente, la hiperlipoproteinemia, en particular los niveles elevados de la lipoproteína de baja densidad (LDL) y los niveles bajos de la lipoproteína de alta densidad (HDL).
- La homocisteinemia, o aumento en la sangre de la concentración de homocisteína (aminoácido tóxico que se eleva con bajos niveles o insuficientes en la ingesta de vitamina B2, de B6, de B12 y de ácido fólico), la diabetes mellitus, la obesidad, que se define a través del índice de masa corporal, de la circunferencia abdominal o del índice cintura/cadera y el estrés.

Complicaciones eléctricas: Todas las relativas a la conducción tales como arritmias, siendo la mas común la FA, otras de peor pronostico como FV.

Complicaciones mecánicas: Son todas aquellas que son relativas al mal funcionamiento de las bombas del corazón pudiendo aparecer insuficiencias graves tales como edema agudo de pulmón, rotura cardíaca.

Tratamiento: Al llegar a la sala de emergencia, el médico probablemente administrará varias de las siguientes *terapias*:

- *Oxígeno.* Normalmente se suele administrar con gafas nasales a 2 o 3 litros. Puede ser la primera medida en el hospital o la propia ambulancia.
- *Analgésicos.* Para el dolor, se administra morfina o medicamentos similares para aliviarlo (petidina-dolantina).
- *Antiagregantes plaquetarios.* Son medicamentos que impiden la agregación plaquetaria en la formación del trombo. Los más empleados son aspirina y clopidogrel.
- *Trombolíticos.* Son medicamentos para disolver el coágulo que impide que fluya la sangre.
- *Nitratos.* Los derivados de la nitroglicerina que actúan disminuyendo el trabajo del corazón y por tanto sus necesidades de oxígeno. En la angina de pecho se toman en pastillas debajo de la lengua o también en *spray* (solinitrina en perfusión intravenosa).
- *Betabloqueantes.* Actúan bloqueando muchos efectos de la adrenalina en el cuerpo, en particular el efecto estimulante sobre el corazón. El resultado es que el corazón late más despacio y con menos fuerza, y por tanto necesita menos oxígeno. También disminuyen la tensión arterial.
- *Digitálicos.* Entre estos medicamentos podemos distinguir la digoxina, que actúa estimulando al corazón para que bombee más sangre.
- *Calcio antagonistas o bloqueadores de los canales del calcio* impiden la entrada de calcio en las células del miocardio. Esto disminuye la tendencia de las arterias coronarias a estrecharse y además disminuye el trabajo del corazón y por tanto sus necesidades de oxígeno. También disminuyen la tensión arterial. No suelen usarse en la fase aguda de un ataque al corazón, aunque sí inmediatamente después.

6.2 Pericarditis aguda

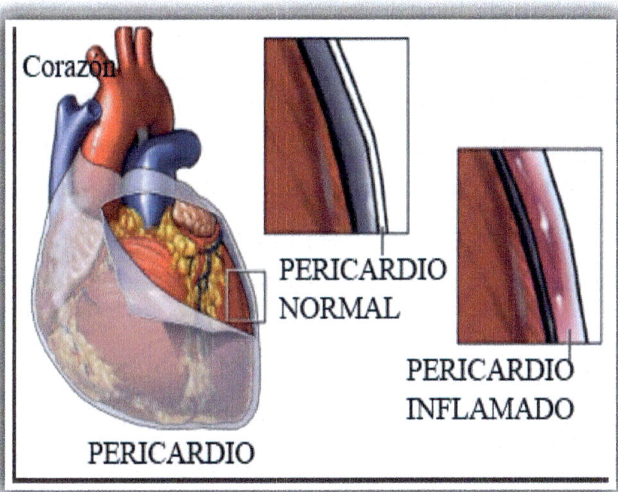

Comparativa de pericardio normal y pericardio inflamado

Es una inflamación que se produce de forma súbita y generalmente suele ser dolorosa; este dolor proviene del pericardio que es el saco membranoso que rodea al corazón, caracterizado por un derrame de líquido y productos de la sangre como la fibrina, glóbulos rojos y glóbulos blancos en el espacio pericárdico.

Dolor de pecho: Uno de los síntomas más frecuentes de una pericarditis aguda, es que puede estar acompañada de fiebre. De forma general es un dolor repentino que tiende a irradiarse al hombro izquierdo y la espalda, simulando el dolor de un infarto de miocardio. El dolor empeora con la inspiración y al estar acostado, y suele mejorar en la posición de sedestación e inclinado hacia adelante.

Roce pericárdico: Un signo muy específico de una pericarditis aguda, con un sonido muy caracterizado que se puede escuchar a nivel del diafragma con un estetoscopio. Es un sonido muy característico ya que simula un crujido similar al de dos pedazos de cuero rozando uno contra el otro. Se distinguen porque el roce cardíaco es más un crujido que el *swish* del murmullo.

El sonido es generado por las membranas del pericardio al rozar una con la otra generando fricción.

6.3 Taponamiento cardíaco

Se caracterizada por un aumento de la presión en el espacio pericardio, la cual puede ser producida por líquido o sangre, pudiendo albergar hasta 1 l, siendo suficientes 100 ml para que se produzca un taponamiento cardíaco. Este aumento del líquido en el interior del saco pericardio produce una disminución de la capacidad de llenado y por lo tanto alteraciones en la eyección del corazón pudiendo llegar a generar una parada cardíaca.

El taponamiento cardíaco clásico presenta tres signos, conocidos como la *triada de Beck*:

- *Hipotensión*, ocurre por el disminuido volumen de eyección.
- *Distensión de las venas yugulares (ingurgitación)* del cuello, debido al pobre retorno venoso al corazón.
- *Disminución de los ruidos cardíacos* debido al espacio adicional que ocupa el líquido en el pericardio.

Otros signos que podemos distinguir en el taponamiento pueden incluir pulso paradójico, y cambios en el ECG, así como signos y síntomas de shock:

- Taquicardia.
- Disnea.
- Estado de conciencia disminuido.

Tratamiento: El tratamiento inicial será por lo general de soporte, por ejemplo la administración de oxígeno y monitorización. Es poco lo que en realidad se puede hacer durante el cuidado pre-hospitalario, más allá del tratamiento general del shock.

Lo más importante es la identificación de los signos y síntomas y un diagnóstico diferencial que descarte que sea otras patologías diferentes.

6.4 Arritmias

Las arritmias son causadas por algún problema con el sistema de conducción eléctrica del corazón. Otras áreas del sistema eléctrico también pueden enviar señales. En otras ocasiones, las señales eléctricas no se pueden transmitir fácilmente. Cuando se presenta una arritmia, sus *latidos cardíacos* pueden ser:

- Demasiado lentos (bradicardia).
- Demasiado rápidos (taquicardia).
- Irregulares.

6.4.1 Tipos de arritmias

Se pueden localizar problemas en cualquier lugar a lo largo del sistema de conducción, causando diversos tipos de arritmias. Los *ejemplos* pueden ser:

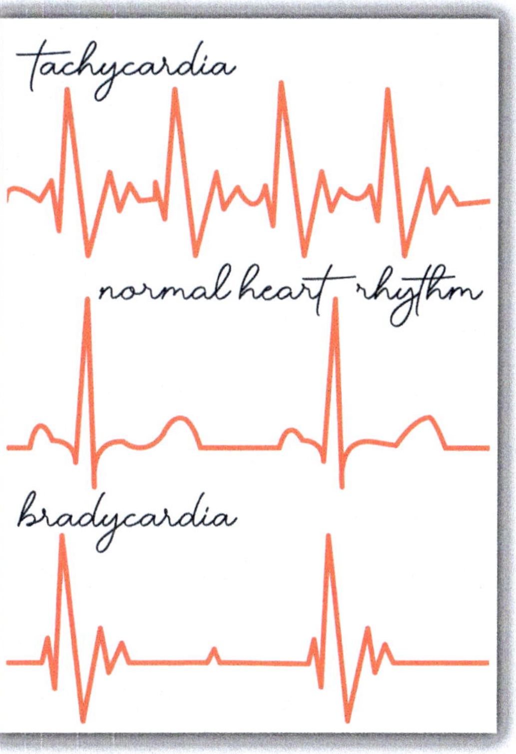

Taquicardia, ritmo cardíaco normal y bradicardia

- **Fibrilación auricular.** Es la arritmia sostenida más frecuente que aparece sobre todo en personas mayores o con cardiopatía, aunque también puede darse en personas jóvenes con corazones estructuralmente normales. FA rápida con compromiso vital (cardioversión).
- **Taquicardia ventricular sin pulso:** Es uno de los ritmos desfibrilables que podemos encontrar; se caracteriza por tener una actividad cardíaca en el ventrículo, en la cual detectamos una frecuencia de más de 200 latidos por minuto, no palpando pulso en la auscultación.
- **Asistolia:** Es la ausencia de toda actividad tanto eléctrica como mecánica del corazón.
- **Actividad eléctrica sin pulso:** Se conoce como la *disociación electromecánica*, en la que se detecta en el ECG un ritmo normal pero sin pulso (hemorragias, tromboembolismos pulmonares).

6.5 Insuficiencia cardíaca

Es la incapacidad del corazón de bombear la necesaria para satisfacer las demandas del metabolismo; si lo logra, lo hace a expensas de una disminución crónica de la presión de llenado de los ventrículos cardíacos.

Causas: La insuficiencia cardíaca es, en casi todos los casos, el resultado final de la mayoría de las enfermedades cardíacas primarias y de deterioro del corazón.

Causas primarias. Consecuencia de cardiopatías propias:

- Cardiopatía isquémica: Son el 75% de los casos.
- Las menos frecuentes: Cardiopatología congénita, valvular e hipertensiva.

Las *causas desencadenantes* de las alteraciones que aplican cargas adicionales al miocardio, están generalmente sobrecargando en exceso desde tiempo previo a:

- Infección (fiebre, taquicardia, hipoxemia, aumento de necesidades metabólicas)
- Arritmias (frecuentes)
- Excesos físicos, dietéticos, líquidos, ambientales y emocionales
- Infarto de miocardio (deterioran aún más la función cardíaca)
- Embolia pulmonar (infartos pulmonares)
- Anemia
- Tirotoxicosis y embarazo (por elevación del gasto cardíaco)
- Agravamiento de hipertensión
- Miocarditis reumática, vírica y otras formas (fiebre reumática aguda, infecciones e inflamaciones de miocardio)
- Endocarditis infecciosa

La *clínica* se caracteriza por la aparición de disnea, fatiga y debilidad, tos, molestias abdominales, trastornos psíquicos y los signos son: hipotensión, arritmias, estertores (ruidos respiratorios), oliguria, nicturia y sudoración.

Tratamientos. Podemos encontrar tratamientos muy diversos ya que son específicos para cada caso, siendo por lo general:

- Reposo físico y emocional que disminuye la FC.
- La dieta baja en sal, eliminación del hábito de fumar.
- El tratamiento farmacológico como diuréticos, betabloqueantes, vasodilatadores.

7. Patologías vasculares

7.1 Shock

Es una afección potencialmente mortal que se presenta cuando el cuerpo no está recibiendo un flujo de sangre suficiente, lo cual puede causar daño en múltiples órganos. El *shock* requiere tratamiento médico inmediato y puede empeorar muy rápidamente.

7.1.1 Clasificación

Entre los principales *tipos de shock* se incluyen:

- *Shock cardiógeno* (asociado con los problemas cardíacos)
- *Shock hipovolémico* (causado por un volumen inadecuado de sangre)
- *Shock anafiláctico* (causado por una reacción alérgica)
- *Shock séptico* (asociado con las infecciones)
- *Shock neurógeno* (ocasionado por daño al sistema nervioso)

7.1.2 Causas

El *shock* puede ser generado por cualquier afección que produzca una reducción el flujo de sangre, incluyendo:

- Problemas cardíacos (como ataque cardíaco o insuficiencia cardíaca).
- Reducción de la volemia (como con hemorragia profusa o deshidratación).
- Cambios en los vasos sanguíneos (como en la reacción alérgica grave o infección).
- Ciertos medicamentos que reducen significativamente la función cardíaca o la presión arterial.

Un *shock* está a habitualmente asociado con un sangrado externo o interno profuso que es debido a una lesión seria. Las lesiones en la columna también pueden causar *shock*.

El síndrome del *shock* tóxico es un ejemplo de un tipo de *shock* debido a una infección.

7.1.3 Clínica

Una persona que se encuentra en *shock* tiene su presión arterial extremadamente baja. Dependiendo de la causa específica y el tipo de *shock*, los síntomas pueden incluir uno o más de los siguientes:

Ansiedad o agitación/inquietud, labios y uñas azulados, dolor torácico, confusión, mareos, vértigo o desmayos, piel pálida, fría y pegajosa, disminución o ausencia del gasto urinario, sudoración profusa, piel húmeda, pulso rápido pero débil, respiración superficial, pérdida del conocimiento, inquietud y ansiedad, sed extrema, náuseas y vómitos, piel fría y pegajosa, pulso rápido y débil (taquicardia), respiraciones rápidas y superficiales (taquipnea), hablamos de alteraciones en el estado de conciencia (confusión), caída en la presión sanguínea (hipotensión). Esto es porque la hipotensión es un signo relativamente tardío de shock, señalizando el colapso de todo el mecanismo compensatorio del cuerpo.

Como consecuencia de esta situación hay una afectación multiorgánica de corazón, riñón y pulmones.

7.1.4 Tratamiento

Los objetivos del tratamiento son muy numerosos dependiendo del tipo de shock que podamos encontrarnos, por lo general los *objetivos* son:

- Mantener una presión arterial dentro de los límites aceptables para la vida.
- Mantener un control hídrico adecuado.
- Corregir la acidosis metabólica.
- Conseguir una buena oxigenación tisular.
- Tratar las causas específicas del shock.

7.2 Hipertensión arterial

Se trata de una enfermedad de carácter crónico caracterizada por un incremento incesante de las cifras de presión sanguínea en las paredes arteriales. Aunque no podemos hablar de que haya un umbral estricto que nos permita definir el límite entre el riesgo y la seguridad, de acuerdo con los consensos internacionales, por ello una presión sistólica sostenida por encima de 140 mm_{Hg} o una presión diastólica sostenida mayor de 90 mm_{Hg}, diremos que están asociadas con un aumento medible del riesgo de aterosclerosis y por lo tanto, se considera como una hipertensión clínicamente significativa.

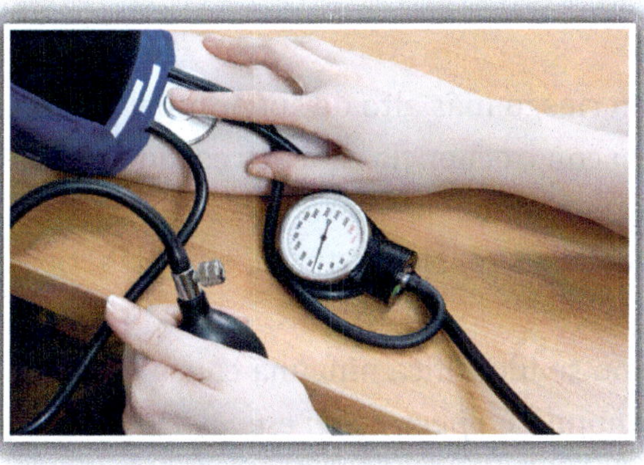

Toma de tensión manual: esfigmomanómetro y fonendoscopio

7.2.1 Clasificación

- Hipertensión arterial sistémica esencial.
- Hipertensión arterial sistémica secundaria:
- ➢ *Por causa endocrinológica*: Hipertiroidismo, hipotiroidismo (mixedema), feocromocitoma, hiperfunción de la corteza, estrógenos (incluyendo el inducido por el embarazo y los contraceptivos orales), hipertensión arterial del embarazo.
- ➢ *Por causa parenquimatosa renal:* Todas las nefropatías parenquimatosas y tubulointersticiales en fase terminal, glomerulonefritis aguda, enfermedad renal crónica, poliquistosis renal, tumores productores de renina.
- ➢ *Por causa renovascular*: Intrínsecas a la arteria renal. Aterosclerosis de la arteria renal, masas extrínsecas compresivas de la arteria renal.
- ➢ *Por causa aórtica:* Coartación aórtica, poliarteritis nodosa, aumento del volumen intravascular, aumento del gasto cardíaco, rigidez de la aorta.

- *Por causa neurogénica*: Enfermedades bulbares y medulares:
  - HTA secundaria a endocrinopatías: Acromegalia, hipercalcemia.
  - Hipertensión asociada a enfermedades del sistema nervioso central.

7.2.2 Factores de riesgo

Podemos considerar que tiene un riesgo más alto de sufrir hipertensión arterial si es afroamericano, obeso, si con frecuencia está estresado o ansioso, toman demasiado alcohol, realizan comidas demasiado saladas, tienen algún tipo de antecedente familiar de hipertensión arterial, son diabéticos o fumadores.

En la gran mayoría de las veces no se identifica ninguna causa asociada de presión arterial alta, lo cual se denomina *hipertensión esencial.*

7.2.3 Complicaciones

Cuando su presión arterial no está bien controlada, se pueden generar *riesgos* como:

- Sangrado de la aorta
- Enfermedad renal crónica
- Ataque cardíaco e insuficiencia cardíaca
- Mala circulación a las piernas
- Accidente cerebrovascular
- Problemas con la visión

7.2.4 Riesgos cardíacos vasculares

Cuando hablamos de *factores de riesgo* nos referimos a la probabilidad que tiene un individuo de llegar a sufrir una de estas enfermedades dentro de un determinado plazo de tiempo. Esto va a depender de que se tengan uno o más *factores* que predisponen a padecer esta enfermedad.

- *Factores modificables:* Hipertensión arterial, aumento del colesterol, diabetes, tabaquismo, sobrepeso y obesidad, sedentarismo, abuso de alcohol, ansiedad y estrés.
- *Factores no modificables:* Edad, sexo, raza, genética.

7.3 Enfermedades de la aorta

7.3.1 Aneurismas

Consiste en una dilatación localizada en un vaso sanguíneo generalmente en arteria, y que suele ser ocasionada por una degeneración o debilitamiento de la pared vascular. Los aneurismas más frecuentes son los arteriales y su localización más habitual se encuentra en la base del cerebro (el polígono de Willis) y la arteria aorta es la principal arteria que sale del corazón (aneurisma de aorta).

Los aneurismas generalmente no causan síntomas, simplemente que se rompan y ocasionen un sangrado dentro de la cavidad cerebral.

La causa más frecuente de que se produzca una aneurisma de aorta es la aterosclerosis, aunque también puede deberse a HTA, infecciones, traumatismos...

La aneurisma de aorta puede ser abdominal o torácica.

7.3.2 Disección de aorta

Es un desgarro que ocurre en la pared de la arteria aorta y que genera que la sangre fluya entre las capas de la pared de la aorta y provoque la separación de las capas. La disección aórtica es una emergencia médica que puede conducir rápidamente a la muerte, incluso con un óptimo tratamiento.

La disección aórtica de forma generalizada se asocia con la hipertensión y muchos trastornos del tejido conectivo. Del 72 a 80% de las personas que presentan disección aórtica presentan una historia clínica previa de hipertensión. En pocas ocasiones se asocia a vasculitis. También puede ser el resultado de un traumatismo torácico.

Signos y síntomas: Cerca del 96% de las personas con disección aórtica presentan un dolor repentino. El paciente lo describe como si estuvieran clavando un cuchillo. El dolor puede ser confundido como si la persona estuviera sufriendo un infarto de miocardio, aunque la disección aórtica no suele estar asociada con los otros signos que sugieren un infarto, incluida

8. Enfermedades cardiovasculares por SARS COVID 2

8.1 Fisiopatología

SARS-CoV-2 pertenece a la familia Coronaviridae, cuyos miembros causan enfermedades respiratorias, entéricas, hepáticas y neurológicas. Está formado por una sola cadena de ARN con una envoltura de glicoproteína en forma espiculada, similar a una corona. Es sensible a la radiación ultravioleta y puede inactivarse con solventes lipídicos como el éter al 75%, etanol, desinfectantes con cloro, ácido peroxiacético y cloroformo; excepto clorhexidina. Varias cepas de coronavirus relacionadas se han descubierto en murciélagos y una hipótesis de trabajo, es que estos constituyan el huésped zoonótico inicial. El SARS-CoV-2 y otros coronavirus pueden usar la enzima conversora de angiotensina 2 (ECA2) para ingresar a las células del huésped. La ECA2 es abundante en las células alveolares pulmonares entre otros tejidos, proporcionando el sitio de entrada principal del virus. Después de la unión del ligando, SARS-CoV-2 ingresa a las células a través de un receptor mediado por endocitosis. La ECA2 también cumple una función en la protección pulmonar que se ve afectada por la infección, contribuyendo a la patogenicidad viral.

Al igual que otros patógenos respiratorios, la transmisión se produce a través de gotitas aerosolizadas durante la tos y estornudos. La progresión de la enfermedad puede dividirse en tres *fases:* a) una fase de infección temprana; b) una fase pulmonar; y c) una fase de hiperinflamación severa. Durante la fase temprana de la infección, el virus infiltra el parénquima pulmonar y comienza a proliferar. Esta etapa se caracteriza por síntomas leves y marca el inicio de la respuesta inmune innata, mediada por monocitos y macrófagos. El SARS- CoV-2 puede causar daño directo a los neumocitos a través de un efecto citopático, pero también daño alveolar difuso produciendo SDRA. Datos de múltiples estudios muestran que los marcadores inflamatorios se encuentran elevados durante la infección (proteína C reactiva, interleucina 6, interferón gamma, factor de necrosis tumoral alfa, procalcitonina y ferritina, entre otros), favoreciendo la respuesta inflamatoria sostenida.

La lesión colateral del tejido y los procesos inflamatorios que siguen (vasodilatación, permeabilidad endotelial, reclutamiento de leucocitos) pueden conducir a un mayor daño pulmonar, hipoxemia y estrés CV. En un subgrupo de pacientes, la respuesta inflamatoria del huésped continúa amplificándose (incluso con cargas virales decrecientes) y provoca inflamación sistémica. Esta toxicidad sistémica a su vez tiene el potencial de dañar órganos distantes. La linfopenia se ve comúnmente en pacientes en estado crítico, lo que sugiere que las partículas virales pueden invadir los linfocitos y causar su destrucción.

Si bien el mecanismo de la lesión cardíaca no se conoce completamente, se teoriza que SARS-CoV-2 puede provocar afectación cardíaca a través de múltiples *mecanismos:*

1) Daño cardíaco indirecto debido a una respuesta inflamatoria inmune exagerada y tormenta de citoquinas.

2) Daño directo mediante la invasión de los cardiomiocitos.

3) Hipoxia severa por daño respiratorio agudo causado por el virus, que puede provocar estrés oxidativo y lesiones miocárdicas por aumento de la demanda miocárdica de oxígeno en presencia de SDRA.

8.2 Manifestaciones cardiovasculares

Se ha observado que la infección por SARS-CoV-2 tiene peor pronóstico en pacientes con enfermedades CV preexistentes. En diferentes estudios las comorbilidades más frecuentes fueron HTA, diabetes mellitus (DM) y enfermedad CV, siendo significativamente mayores en aquellos que requirieron ingreso a UCI o fallecieron.

Se plantean diferentes mecanismos para explicar esta mayor susceptibilidad. La presencia de enfermedades como dislipemia genera un impacto sobre el sistema inmune por distintos mecanismos de acción que vuelve a estos pacientes más vulnerables a la infección y sus complicaciones. Específicamente, se ha discutido el rol de los fármacos inhibidores del sistema renina-angiotensina-aldosterona (SRAA).

Como consecuencia de las campañas con énfasis en el distanciamiento social, exhortación a la consulta solo frente a urgencias, reducción del número de consultas ambulatorias y preparación de los equipos de asistencia (medidas para reducir el contagio poblacional y cuidar al personal de salud), se ha observado un aumento de los tiempos a la consulta en pacientes con patologías previas.

Si bien los pacientes con SARS-CoV-2 se presentan de forma frecuente con síntomas respiratorios, no es inusual la presentación clínica con síntomas que orienten a la esfera CV. Mencionamos a continuación las formas más frecuentes de presentación.

8.3 Miocarditis

Existe evidencia de la afección directa del miocardio por coronavirus. Una de las formas clínicas de presentación de COVID-19 puede ser con dolor torácico, acompañado de alteraciones en los segmentos PR y ST en el electrocardiograma, con biomarcadores en sangre elevados que hacen sospechar el diagnóstico de miocarditis. Aunque los reportes de casos proveen evidencia de inflamación miocárdica en los pacientes infectados, existen dudas sobre el mecanismo responsable ya que, si bien se ha observado genoma viral en las muestras de tejido, también se asocia a niveles descendidos de ECA2. La evidencia actual es insuficiente para determinar si estos pacientes se presentan preferentemente con fracción de eyección preservada o reducida. Además del tratamiento de la miocarditis se deben realizar estudios para confirmar la infección. La severidad del cuadro clínico dependerá de la extensión del daño miocárdico y de los niveles de mediadores inflamatorios, como la interleucina 6. La evolución puede ser dramática en aquellos que desarrollan miocarditis fulminante, con shock cardiogénico. El primer caso registrado evolucionó favorablemente luego de terapia antiviral y uso de un dispositivo de asistencia ventricular. Es interesante destacar que la mejoría en la fracción de eyección del ventrículo izquierdo se observó junto al descenso de los valores de troponinas e interleucina 6.

8.4 Insuficiencia cardíaca descompensada

La presentación como IC es frecuente, alcanzando cerca de 23% de los infectados por SARS-CoV-2. Sin embargo, persisten dudas acerca de si se debe más frecuentemente a una exacerbación de patología previa o a un fenómeno de novo, secundario a miocarditis o miocardiopatía por estrés. No es de extrañar que al igual que en otras afecciones respiratorias, los pacientes con SARS-CoV-2 y antecedentes de IC crónica presenten descompensación de esta. Estos casos se dan generalmente con niveles de troponina en sangre y marcadores de respuesta inflamatoria bajos, lo que hace suponer que el compromiso directo del miocardio no es el principal responsable.

8.5 Síndrome coronario agudo

Los pacientes con antecedentes de cardiopatía isquémica o aquellos con probabilidad de enfermedad aterosclerótica, presentan un mayor riesgo de desarrollar un SCA. La infección produce aumento de los requerimientos miocárdicos de oxígeno, habitualmente vinculado a insuficiencia respiratoria, pudiendo desencadenar un infarto agudo de miocardio tipo II, secundario a disbalance en la oferta/demanda de oxígeno. Por otro lado, la respuesta inflamatoria sistémica puede desestabilizar las placas ateroscleróticas coronarias provocando un infarto agudo de miocardio tipo I.

Un aspecto fundamental por considerar es el tratamiento de reperfusión. Actualmente no hay acuerdo entre diferentes sociedades científicas sobre qué estrategia debería aplicarse. Algunas mantienen la angioplastia primaria como tratamiento de elección mientras otras postulan al tratamiento farmacológico. La utilización de uno u otro se basa en los recursos materiales y humanos y de la capacidad que tengan sus centros de aplicar protocolos de equipo de protección al personal. En aquellos que se presentan con un SCA sin elevación del segmento ST la estrategia de tratamiento debe basarse en la estratificación de riesgo, al mismo tiempo que se determina si el paciente es o no portador de SARS- CoV-2.

8.6 Arritmias

Las arritmias cardíacas constituyen otra manifestación común en pacientes infectados, con una incidencia aproximada de 16% que asciende significativamente con la gravedad de la enfermedad (44% en pacientes en UCI). La presencia de arritmias malignas como taquicardia/fibrilación ventricular. Se manifiesta por la elevación de las troponinas, en estos pacientes. Aunque los mecanismos subyacentes continúan en investigación, se atribuye a hipoxia, alteraciones metabólicas, estrés inflamatorio y neurohumoral. También se han descrito patrones electrocardiográficos símil Brugada, siendo mas complejo la realización de un correcto diagnóstico diferencial.

Otro aspecto reconocido es el rol proarrítmico de algunos tratamientos utilizados en forma off label. La administración de cloroquina/hidroxicloroquina (agentes antimaláricos), lopinavir/ritonavir (inhibidores de la proteasa utilizados en el VIH) y azitromicina (existen reportes in vitro de la inhibición del SARS-CoV-2) produce impacto en la repolarización ventricular de forma directa e indirecta, prolongando el intervalo QT, con el consecuente riesgo de torsión de puntas. Sin lugar a duda, la ausencia de eficacia comprobada de los tratamientos y su asociación con estos riesgos potenciales, deberían ser considerados en cada paciente según su perfil arrítmico previo.

8.7 Eventos tromboembólicos

Los pacientes infectados por SARS-CoV-2 presentan riesgo aumentado de tromboembolismo venoso, alcanzando 25% en los ingresados a UCI. Se han reportado alteraciones en los parámetros de la coagulación, y una asociación pronóstica con la elevación de D-dímeros. A medida que avanza la investigación, resulta cada vez más atractiva la hipótesis de que el daño endotelial produce activación de la cascada inflamatoria y de la coagulación con la consecuente trombosis microvascular, inicialmente pulmonar y posteriormente a distancia. Por lo previamente expuesto, se recomienda que los pacientes infectados reciban tromboprofilaxis, no solo durante la internación, también se ha planteado extender el tratamiento por 45 días en los individuos con riesgo elevado (movilidad reducida, cáncer activo, D-dímeros elevados).

BIBLIOGRAFÍA RECOMENDADA

1) Farreras P, Rozman C. Medicina interna. 19ª ed. Madrid: Elsevier España; 2020.
2) Jiménez Murillo L. Montero Pérez FJ. Medicina de urgencias 5ª ed. Madrid: Harcourt; 2014.
3) Martín E. Manejo de la urgencia y emergencia hipertensiva. En: García Criado EI, Piñera Salmerón P. Manual de actuación de urgencias y emergencias en atención primaria. Barcelona: profármaco 2; 2009.
4) Putz R, Pabst R. Sobotta. Atlas de anatomía humana 23ª ed. Madrid: Editorial Médica Panamericana; 2012.
5) Carol Mattson Port. Fisiopatología, salud enfermedad un enfoque conceptual. 7ª Edición, Editorial Médica Panamericana; 2007: 447-603.
6) Driggin E, Madhavan MV, Bikdeli B, Chuich T, Laracy J, Bondi-Zoccai G, et al. Cardiovascular Considerations for Patients, Health Care Workers, and Health Systems During the Coronavirus Disease 2019 (COVID-19) Pandemic. J Am Coll Cardiol. 2020. pii: S0735-1097(20)34637-4. doi: 10.1016/j. jacc.2020.03.031
7) Visualizador de casos. Montevideo: Sistema Nacional de Emergencia SINAE;2020 (consulta 24 Sept 2021). Disponible en: Disponible en: https://www.gub.uy/sistema-nacional-emergencias/
8) Fried JA, Ramasubbu K, Bhatt R, Topkara VK, Clerkin JK, Horn E, et al. The variety of cardiovascular presentations of COVID-19. Circulation 2020. doi: 10.1161/CIRCULATIONAHA.120.047164

9.

LA SANGRE: COMPOSICIÓN, FUNCIONES Y ENFERMEDADES

ÍNDICE

1. Introducción

La sangre es un tejido con una composión celular sanguínea la cual incluye diferentes componentes tales como los glóbulos rojos, glóbulos blancos y las plaquetas. La célula sanguínea tiene una vida relativamente corta por la que es sustituida de forma permanente mediante la *hematopoyesis*, este proceso viene dado en el interior de la médula ósea roja donde se desarrollan y maduran.

2. Descripción general de la sangre: sus componentes

2.1 Componentes de la sangre

La sangre está constituida por un conjunto de células que a su vez forman un tejido fluido el cual circula entre las vías de circulación; podemos distinguir entre capilares, venas y arterias. El color rojo de la sangre es debido a la presencia del pigmento hemoglobínico que se encuentra en el interior de los eritrocitos.

Podemos decir que es un tipo de tejido conjuntivo especializado, el cual presenta en su interior una matriz coloidal líquida y una constitución compleja. Podemos distinguir entre una fase sólida constituida por elementos formes, que incluye a los leucocitos o glóbulos blancos, los eritrocitos o glóbulos rojos y las plaquetas y una parte que está constituida por el plasma sanguíneo y que es la fase líquida.

Su función principal es la de distribución e integración sistémica, cuya contención en los vasos sanguíneos admite su distribución hacia casi todo el cuerpo, esto es lo que conocemos como circulación sanguínea.

La sangre está constituida tanto por células como los componentes extracelulares. Estos dos *segmentos tisulares* vienen representados por:

- **Los elementos formes también denominados elementos figurados:** Son elementos semisólidos y corpúsculos representados por células y componentes derivados de células.

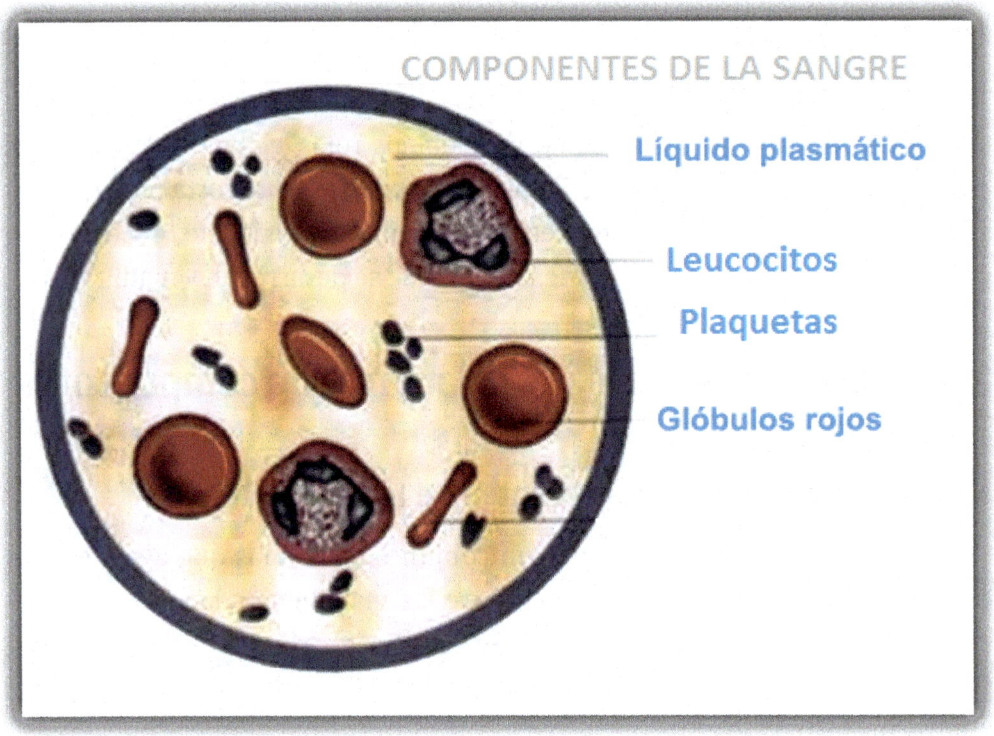

La sangre es una mezcla de varios componentes

- El **plasma sanguíneo:** Es la parte líquida cuya coloración es traslúcida y amarillenta que representa la matriz extracelular líquida en la que están suspendidos los elementos formes.

Los elementos formes porcentualmente constituyen alrededor del 45% de la sangre. Tal magnitud porcentual se conoce con el nombre de *hematocrito*, adscribible casi en totalidad a la masa eritrocitaria. El otro 55% está representado por el *plasma sanguíneo*.

Los *elementos formes* de la sangre son variados en tamaño, estructura y función, y se agrupan en:

- Las células sanguíneas, que son los *glóbulos blancos* o *leucocitos.*
- Los derivados celulares, los *eritrocitos* y las *plaquetas*; son los únicos componentes sanguíneos que cumplen sus funciones estrictamente dentro del espacio vascular.

2.2 Funciones de las células sanguíneas

2.2.1 Glóbulos rojos

Los glóbulos rojos, hematíes o eritrocitos constituyen aproximadamente el 96% de los elementos formes. En la mujer el promedio es de alrededor de 4.800.000, y en el varón, de aproximadamente 5.400.000 hematíes por mm^3.

Estos corpúsculos en los mamiferos carecen de núcleo y orgánulos, por todo ello no pueden ser considerados estrictamente células. Contienen algunas vías enzimáticas y su citoplasma está ocupado casi en su totalidad por una proteína encargada de transportar oxígeno conocida como *hemoglobina*. El dióxido de carbono, es transportado en la sangre (libre disuelto 8%, como compuestos carbodinámicos 27%, y como bicarbonato, este último regula el pH en la sangre). En la membrana plasmática de los eritrocitos están las glucoproteínas (CDs) que dan origen a los distintos grupos sanguíneos y otros identificadores celulares.

Los eritrocitos tienen forma de disco, bicóncavo, deprimido en su centro; esta constitución aumenta la superficie efectiva de la membrana. Los glóbulos rojos maduros carecen de núcleo, ya que este lo expulsan en la médula ósea antes de unirse al torrente sanguíneo. Los eritrocitos en humanos adultos se forman en la médula ósea.

2.2.1.1 Hemoglobina

Se encuentra contenida exclusivamente en el interior de los glóbulos rojos; es un pigmento, una proteína conjugada que contiene el grupo *hemo*. También transporta el dióxido de carbono, la mayor parte del cual se encuentra disuelto en el eritrocito y en menor proporción en el plasma.

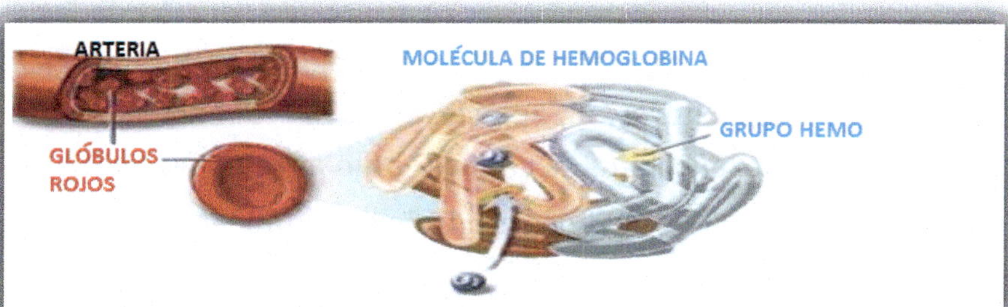

La hemoglobina está compuesta por una proteína: globina y un compuesto: hemo

Los niveles normales de hemoglobina en sangre están entre los 12 y 18 g/dl, y esta cantidad es proporcional a la cantidad y calidad de hematíes. Constituye el 90% de los eritrocitos y, es el pigmento, que da esa coloración característica, roja, aunque esto solo ocurre cuando el glóbulo rojo está cargado de oxígeno.

La vida media de los eritrocitos es de 120 días, pasado el cual se descomponen y son eliminados de la sangre por el bazo, el hígado y la médula ósea, donde la hemoglobina se degrada en bilirrubina y el hierro pudiendo así ser reciclado para formar nueva hemoglobina.

2.2.2 Glóbulos blancos

Los glóbulos blancos o tambien conocidos como *leucocitos* constituyen la parte de los efectores celulares del sistema inmunitario, y son células con capacidad migratoria que utilizan la sangre como vehículo para tener acceso a diferentes partes de la anatomía. Los leucocitos son los encargados de destruir los agentes infecciosos y las células infectadas, y también segregan sustancias protectoras como los anticuerpos, que combaten a las infecciones.

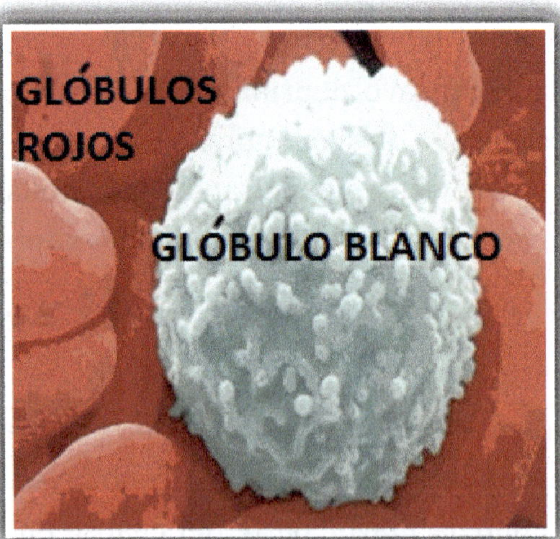

Los glóbulos blancos forman parte del sistema inmunitario

El número normal de leucocitos está dentro de un rango de 4.500 y 11.500 células por mm^3 de sangre, es variable en función de las condiciones fisiológicas (embarazo, estrés, deporte, edad, etc.) y patológicas (infección, cáncer, inmunosupresión, aplasia, etc.). El recuento porcentual de los diferentes tipos de leucocitos se conoce como *fórmula leucocitaria*.

Según las *características microscópicas* de su citoplasma y su núcleo, se dividen en:

- **Granulocitos o células polimorfonucleares:** Son los neutrófilos, basófilos y eosinófilos; poseen un núcleo polimorfo y numerosos gránulos en su citoplasma, con tinción diferencial según los tipos celulares.
- **Agranulocitos o células monomorfonucleares:** Son los linfocitos y los monocitos; carecen de gránulos en el citoplasma y tienen un núcleo redondeado.

2.2.2.1 Granulocitos

- **Neutrófilos**: Se encuentran presentes en la sangre entre 2.500 y 7.500 células por mm^3. Son los más numerosos, ocupando entre un 55% y un 70% de los leucocitos. Son los encargados de fagocitar sustancias extrañas (bacterias, agentes externos, etc.) que entran en el organismo. En situaciones de infección o inflamación su número aumenta en la sangre. Su núcleo característico posee de 3 a 5 lóbulos separados por finas hebras de cromatina, por lo cual antes se los denominaba *polimorfonucleares* o simplemente *polinucleares*, denominación errónea.
- **Basófilos:** Se cuentan de 0,1 a 1,5 células por mm^3 en sangre, siendo estos un 0,2-1,2% de los glóbulos blancos. Segregan sustancias como la heparina, de propiedades anticoagulantes, y la histamina que contribuyen con el proceso de la inflamación. Poseen un núcleo a menudo cubierto por los gránulos de secreción.
- **Eosinófilos:** Presentes en la sangre de 50 a 500 células por mm^3 (1-4% de los leucocitos). Aumentan cuando sufrimos enfermedades producidas por parásitos, en las alergias y en el asma. Su núcleo, característico, posee dos lóbulos unidos por una fina hebra de cromatina, y por ello también se las llama *células en forma de antifaz.*

2.2.2.2 Agranulocitos

- **Monocitos:** Podemos encontrarlos en un volumen normal en sangre de entre 150 y 900 células por mm^3 (2% a 8% del total de glóbulos blancos). Esta cifra pueden elevarse casi siempre por infecciones originadas por virus o parásitos. También en algunos tumores o leucemias. Son células con núcleo definido y con forma de riñón. En los tejidos se diferencian hacia macrófagos o histiocitos.

- **Linfocitos:** Su volumen normal está entre 1.300 y 4.000 por mm^3 (24% a 32% del total de glóbulos blancos). Su número aumenta considerablemente sobre todo en infecciones virales, aunque también en enfermedades neoplásicas y pueden disminuir en inmunodeficiencias. Los linfocitos son los efectores específicos del sistema inmunitario, ejerciendo la inmunidad adquirida celular y humoral. Hay dos tipos de linfocitos, los B y los T:

a) Los **linfocitos B** son los que están encargados de la inmunidad humoral, esto es, la secreción de anticuerpos. Los granulocitos y los monocitos pueden reconocer mejor y destruir a las bacterias cuando los anticuerpos están unidos a estas (opsonización). Son también las células responsables de la producción de unos componentes del suero de la sangre, denominados *inmunoglobulinas.*

b) Los **linfocitos T** tienen memoria por ello reconocen a las células infectadas por los virus y las destruyen con ayuda de los macrófagos. Estos linfocitos amplifican o suprimen la respuesta inmunológica global en función de las necesidades, regulando a los otros componentes del sistema inmunitario, y segregan gran variedad de citoquinas. Constituyen el 70% de todos los linfocitos. Tanto los linfocitos T como los B tienen la capacidad de recordar una exposición previa a un antígeno específico, así cuando haya una nueva exposición a él, la acción del sistema inmunitario será más eficaz.

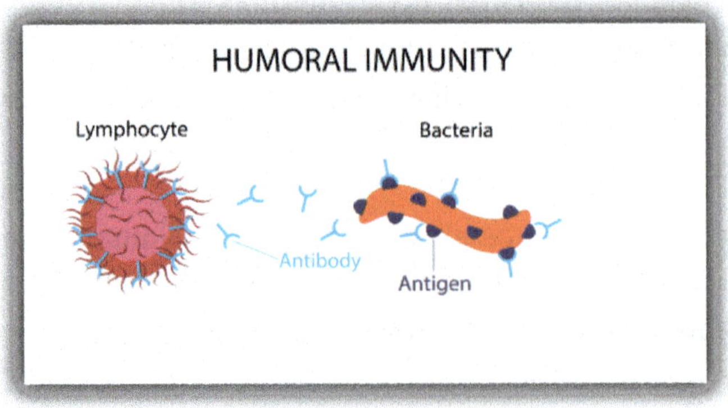

Inmunidad humoral

2.2.3 Plaquetas (trombocitos)

Son unos fragmentos celulares pequeños (2-3 μm de diámetro), ovales y carecen de núcleo. Se producen en la médula ósea a partir de la fragmentación del citoplasma de los megacariocitos quedando libres en la circulación sanguínea. Su valor cuantitativo normal se encuentra entre 150.000 y 450.000 plaquetas por mm^3.

Las plaquetas tienen la función de taponar las lesiones que pudieran afectar a los vasos sanguíneos. En el proceso de coagulación (hemostasia), las plaquetas contribuyen a la formación de los coágulos (trombos), siendo así las responsables del cierre de las heridas vasculares. Una gota de sangre contiene alrededor de 250.000 plaquetas.

Su función principal es la de coagular la sangre; las plaquetas son las células más pequeñas contenidas en la sangre, cuando se rompe un vaso circulatorio ellas son las encargadas de rodear la herida para disminuir el tamaño y de esa manera evitar el sangrado.

El fibrinógeno se transforma en unos hilos pegajosos y con las plaquetas forman una red para atrapar los glóbulos rojos que al coagularse llegan a formar una costra para evitar de esa manera la hemorragia.

2.2.4 Plasma sanguíneo

El plasma sanguíneo es la parte líquida de la sangre en la que están inmersos todos los elementos formes. Es el mayor componente, se encuentra en un 55% del volumen total de la sangre, con unos 40-50 mL/kg. Es salado y de color amarillento traslúcido. Además de servir de transporte a las células de la sangre, lleva los alimentos y las sustancias de desecho las cuales recoge de las células.

El plasma sanguíneo está constituido esencialmente por una solución acuosa, algo más denso que el agua, con un 91% agua, un 8% de proteínas y algunas trazas de otros materiales. El plasma es una mezcla de muchas proteínas vitales, aminoácidos, glúcidos, lípidos, sales, hormonas, enzimas, anticuerpos, urea, gases en disolución y sustancias inorgánicas como sodio, potasio, cloruro de calcio, carbonato y bicarbonato.

Entre estas proteínas están: fibrógeno, globulinas (regulan el contenido del agua en la célula, forman anticuerpos contra enfermedades infecciosas), albúminas (ejercen presión osmótica para distribuir el agua entre el plasma y los líquidos del cuerpo) y lipoproteínas (amortiguan los cambios de pH de la sangre y de las células y hacen que la sangre sea más viscosa que el agua). Otras proteínas plasmáticas importantes actúan como transportadores hasta los tejidos de nutrientes esenciales como el cobre, el hierro, otros metales y diversas hormonas. Los componentes del plasma se forman en el hígado (albúmina y fibrógeno), las glándulas endocrinas (hormonas), y otros en el intestino.

Cuando se coagula la sangre y se consumen los factores de la coagulación, la fracción fluida que queda se denomina *suero sanguíneo.*

3. Grupos sanguíneos y factor Rh

3.1 Grupos sanguíneos

El grupo sanguíneo de una persona varía en función de la presencia de unas proteínas que se encuentran en la superficie de los glóbulos rojos, llamadas *aglutinógeno*, que actúan como antígenos pudiendo diferenciarse entre los *antinógenos A y B.*

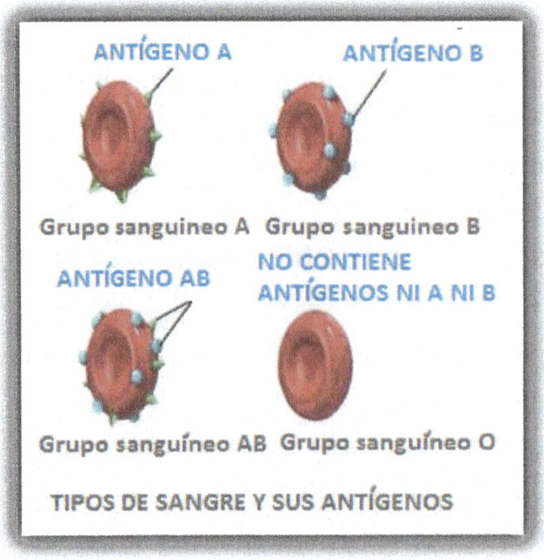

Hay cuatro grupos sanguíneos y dos antígenos

Los anticuerpos que reaccionan con los antinógenos se llaman *aglutininas*, y son del tipo anti-A y anti-B.

Los antinógenos los encontramos en la superficie de los glóbulos rojos, en tanto que las aglutininas las encontramos en el plasma, esto da lugar a los cuatro grupos sanguíneos.

Hay 4 *grupos sanguíneos* básicos los cuales son:

- *Grupo A* con antígenos A en los glóbulos rojos y anticuerpos anti-B en el plasma.
- *Grupo B* con antígenos B en los glóbulos rojos y anticuerpos anti-A en el plasma.
- *Grupo AB* con antígenos A y B en los glóbulos rojos y sin los anticuerpos anti-A ni anti-B en el plasma. Este grupo se conoce como *receptor universal de sangre*, ya que puede recibir de cualquier grupo pero no puede donar más que a los de su propio tipo.
- *Grupo O* sin antígenos A ni B en los glóbulos rojos y con los anticuerpos anti-A y anti-B en el plasma. Este grupo se conoce como *donador universal de sangre*, ya que puede donar a cualquier grupo pero no puede recibir más que de su propio tipo.

Además existen otros 32 tipos mucho más raros.

Grupo sanguíneo	Puede donar sangre a:	Puede recibir sangre de:
O	O, A, B, AB	O
A	A, AB	A, O
B	B, AB	B, O
AB	AB	AB, A, B, O
Factor RH	**Donar a:**	**Recibir de:**
(+)	(+)	(+), (-)
(-)	(+), (-)	(-)

Grupos sanguíneos y a cuál puede donar y recibir sangre

3.2 Factor Rh (Rhesus)

Podemos localizar en forma de proteína integrada en la membrana aglutinógena de los glóbulos rojos. Son *Rh positivas* aquellas personas que presentan esta proteína la cual se encuentra en sus eritrocitos y *Rh negativa* quienes no presenten la proteína. Un 85% de la población tiene integrada esa proteína en su estructura, que corresponde a una determinada secuencia de aminoácidos que en lenguaje común son denominados habitualmente Rh+. Alrededor de la sexta semana en la gestación los fetos se puede localizar el antígeno Rh, ya que es en este periodo cuando comienza a ser expresado en los glóbulos rojos humanos.

Tener Rh– , no indica que se tiene la misma proteína pero con modificaciones en ciertos aminoácidos que determinan las diferencias significativas en la superficie de los glóbulos rojos, y hacen a los humanos Rh– disponer de anticuerpos (aglutininas) en el plasma que reaccionan contra los glóbulos rojos Rh+ .

El principal antígeno Rh es el D y el anticuerpo presente que se localizan en quienes carecen de antígeno D es el anti-D. Si el antígeno D se encuentra presente, el fenotipo es Rh positivo y si D está ausente es Rh negativo. Se han identificado más de 45 antígenos del sistema Rh, pero de todos ellos apenas cinco son frecuentes, estos son: D, C, E, c, e.

La transfusión de sangre de un Rh+ a un Rh– que no tiene dicho aglutinógeno hace que se produzca la formación de anticuerpos, que en sucesivas donaciones puede aglutinar la sangre (formar coágulos), de ahí que en las donaciones de sangre y órganos se tenga en cuenta dicho factor.

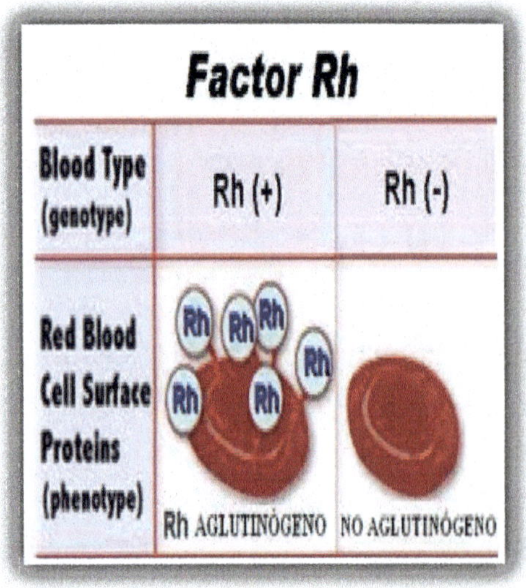

El factor Rh condiciona la compatibilidad para recibir sangre de otra persona

4. Enfermedades de la sangre

4.1 Anemia

Cuando hablamos de la *anemia* nos referimos a una concentración baja de hemoglobina en la sangre. Se detecta mediante un análisis de laboratorio en el que se descubre un nivel de hemoglobina en sangre menor de lo normal. Puede llevar implícito otros parámetros alterados, como puede ser la disminución del número de glóbulos rojos, o *hematocrito*, pero cuando hablamos de anemia no es correcto decir que es una disminución de la cantidad de glóbulos rojos, ya que estas células sanguíneas pueden variar considerablemente en tamaño, en ocasiones el número de glóbulos rojos es normal y sin embargo existe anemia.

Niveles de hemoglobina: El nivel normal para un varón sería de un hematocrito entre 42 y 52%, hemoglobina entre 14 y 16 g/dl, y para una mujer hematocrito entre 36 y 48%, y hemoglobina entre 12 y 14 g/dl.

4.1.1 Causas de la anemia

La anemia puede ser generada por varios *problemas*, entre los que se incluyen los trastornos en la producción de los eritrocitos:

Eritropoyesis insuficiente

- Endocrinopatías: Alteración en la regulación neuro-hormonal de la homeostasis.
- Hipotiroidismo: Deficiencia de hierro y de eritropoyetina.
- Hipertiroidismo: Aumento del plasma, generando una pseudoanemia por hemodilución.
- Hipoandrogenismo: La disminución de andrógenos disminuye la eritropoyesis.
- Hipopituitarismo: La disminución de las hormonas adenohipofisiarias disminuye la eritropoyesis (excepto la prolactina, compensando la presencia de esta anemia).
- Hiperparatiroidismo: El aumento de la parathormona disminuye la eritropoyesis.

- Fallo renal crónico: Principalmente por una disminución de la producción de eritropoyetina en el riñón.
- Anemia aplásica: Generalmente adquirida por consumo de fármacos que generan una reacción autoinmune de los linfocitos T contra las células precursoras de eritrocitos y leucocitos.
- Defecto en la síntesis del grupo Hem.
- Déficit de hierro: En la síntesis del grupo Hem, el 67% de la distribución de hierro corporal se encuentra en las moléculas de Hb. En consecuencia, una deficiencia (severa) de hierro, genera una baja producción de eritrocitos, además de otros síntomas como alteraciones esofágicas, en uñas, etc.
- Anemia sideroblástica: En la anemia sideroblástica que suele ser de origen congénita, existe una mutación en la codificación de la enzima ALA-sintasa que son las culpables de la alteración en la síntesis del grupo Hem. En la anemia sideroblástica adquirida (por alcohol, cloranfenicol, plomo, zinc), se postula el descenso de los niveles de piridoxal fosfato (B6), conllevando a una baja síntesis del grupo Hem. Nótese que se produce un aumento del metil-THF que, al igual que la anemia por deficiencia de cobalamina, concluye en un escape del ácido fólico.

Eritropoyesis inefectiva

- Defecto en la síntesis de ácidos nucleicos.
- Déficit de ácido fólico: Un defecto en el ácido fólico, produce errores en las cadenas de ADN (de U a T en el ADN).
- Déficit de cobalamina: Cobalamina (derivado de la cianocobalamina - vitamina B12). Si hay una deficiencia de cobalamina, no se produce reacción de la sintetasa de metionina, con el consecuente acúmulo de metil-THF. Esta forma del metil-THF no puede ser retenido en la célula y escapa, generando también una deficiencia de ácido fólico (el THF para ser retenido necesita conjugarse con residuos de glutamato, empero, como metil-THF, no puede realizarse esta conjugación, además de no liberar su grupo metil en la reacción; se escapa de la célula).

Defecto en la síntesis de las globinas

- *Talasemias*: Se produce un defecto en la síntesis de las globinas. Si esta es localizada en la globina alfa se llama *alfa-talasemia*. Si esta es localizada en la globina beta se llama *beta-talasemia*. En la alfa talasemia se reconoce una *anemia hemolítica*, consecuentemente más aguda y peligrosa; en la beta talasemia se reconoce una anemia no tan agresiva. Notar que el acúmulo de las globinas dentro del eritroide puede producir lisis celular. Existe un aumento de los niveles de hierro, debido a la lisis y la destrucción por los macrófagos quienes liberan el hierro nuevamente a la sangre o lo dirigen hacia el ambiente de la médula ósea. Esto generará una hipertrofia hepática, hipertrofia esplénica (por la destrucción de los eritrocitos) y una hipertrofia medular (para compensar los bajos niveles de eritrocitos en sangre).
- *Drepanocitosis (anemia falciforme)*: La función de la hemoglobina en el eritrocito es permitir la captación del oxígeno gaseoso y facilitar de manera reversible su liberación en los tejidos que lo requieran. En la anemia falciforme (drepanocítica) hay una mutación en el ADN que codifica la estructura de las globinas, lo que se constituye en una llamada *hemoglobina anormal tipo S*. Esta hemoglobina S, ante una baja PO2, tiende a agregarse, generando un cambio estructural en el eritrocito, adaptando una forma de guadaña o plátano (falciforme). Esta particular forma no les permite un paso fluido por los capilares más pequeños, produciendo una hipoxia tisular grave con riesgo de isquemia, infarto y agregación microvascular.

4.1.2 Tipos de anemia

4.1.2.1 Anemia ferropénica

Este tipo de anemia ocurre por un déficit del hierro necesario para producir hemoglobina, la proteína de los glóbulos rojos que transporta el oxígeno por todo el cuerpo. Normalmente el cuerpo tiene suficientes reservas de hierro, siendo los glóbulos rojos una fuente importante de este. Los glóbulos rojos viven unos 120 días, y al morir, el hierro que contienen es reabsorbido por el organismo.

La anemia ferropénica constituye el 90% de las anemias de la infancia, siendo en la mayoría de los casos leve o moderada. Múltiples estudios ofrecen prevalencias muy dispares en relación a factores étnicos, socioeconómicos, hábitos alimenticios, edad y metodología empleada, con cifras que oscilan del 10-20 %, siendo todavía más elevada la incidencia de ferropenia sin anemia. En la actualidad ha aumentado el número de lactantes que reciben leche materna o una fórmula láctea enriquecida con hierro, y durante el primer año de vida un número cada vez menor de ellos reciben leche entera de vaca, situación que ha contribuido a disminuir la incidencia de déficit de hierro en comparación con lo observado hace algunos años.

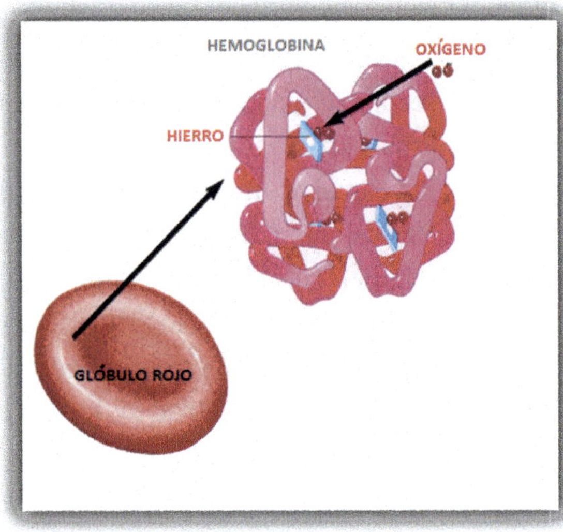

El hierro ayuda a producir glóbulos rojos

Esta anemia ocurre por tres razones principales:

- *Una dieta pobre en hierro.* Se da con mayor frecuencia en niños menores de dos años o en personas que siguen estrictas dietas vegetarianas.
- *Incapacidad de absorber hierro de los alimentos.* Ocurre cuando parte del estómago o de los intestinos ha sido extirpada.
- *Hemorragias* que reducen el número de glóbulos rojos en el cuerpo. Las mujeres jóvenes que tienen menstruaciones abundantes, corren mayor riesgo que los hombres de tener este tipo de anemia. En los hombres, se debe en general a hemorragias crónicas, por ejemplo en una úlcera.

4.1.2.2 Anemia macrocítica

La anemia megaloblástica, también conocida como *anemia perniciosa*, es un tipo de anemia caracterizada por glóbulos rojos muy grandes, y con un contenido interno de glóbulos rojos que no se encuentran desarrollados en su totalidad.

Esta malformación provoca que la médula ósea produzca menos glóbulos y, en ocasiones, los glóbulos rojos mueren antes de las expectativas de vida de 120 días. En vez de ser redondos o en forma de disco, los glóbulos rojos pueden presentarse ovalados. La enfermedad puede afectar a todos los grupos raciales, pero la incidencia es mayor entre personas con descendencia escandinava o europea nórdica. Por lo general, la anemia perniciosa no se presenta antes de los 30 años, aunque una forma juvenil de la enfermedad puede ocurrir en los niños. La anemia perniciosa congénita o juvenil se manifiesta antes de los 3 años de edad.

Los *síntomas* pueden incluir:

- Músculos débiles.
- Entumecimiento u hormigueo en pies y manos.
- Dificultad para caminar.
- Náuseas.
- Disminución del apetito.
- Pérdida de peso.
- Irritabilidad.
- Falta de energía o cansarse fácilmente (fatiga).
- Diarrea.
- Lengua sensible y lisa.
- Aumento en el pulso (taquicardia).

4.1.2.3 Anemia por déficit de folato

La deficiencia de folato es la carencia de ácido fólico (una de las vitaminas B) en la sangre, la cual puede causar un tipo de anemia conocida como *anemia megaloblástica (perniciosa)*. El ácido fólico es una vitamina B requerida para la producción de glóbulos rojos normales.

Esta anemia está normalmente causada por una dieta no equilibrada, en la que faltan adecuadas cantidades de ácido fólico. El ácido fólico está presente en alimentos como los vegetales verdes, el hígado y la levadura. También se produce sintéticamente y se añade a muchos alimentos. El alcohol interfiere con la absorción del folato, así que las personas que beben excesivamente corren el riesgo de padecer anemia por deficiencia de folato. La deficiencia de folato también puede verse en determinadas enfermedades del tracto digestivo inferior como la enfermedad celíaca, o en personas que tienen cáncer.

La incapacidad de absorber el ácido fólico puede ser también hereditaria. La mala absorción congénita hereditaria del folato, un problema genético en el que los bebés no pueden absorber ácido fólico en sus intestinos, puede producir la anemia megaloblástica. Esto requiere un tratamiento intensivo temprano para prevenir los problemas a largo plazo como el retraso mental.

4.1.2.4 Anemia hemolítica

La anemia hemolítica es un trastorno en el cual los glóbulos rojos de la sangre se destruyen de forrma más rápida de lo que la médula ósea puede producirlos. El término para la destrucción de los glóbulos rojos es *hemólisis*. Existen dos *tipos* de anemia hemolítica:

- *Intrínseca:* La destrucción de los glóbulos rojos debido a un defecto en los mismos. Las anemias hemolíticas intrínsecas son a menudo hereditarias, como la anemia drepanocítica y la talasemia. Estas condiciones producen glóbulos rojos que no viven tanto como los glóbulos rojos normales.
- *Extrínseca:* Los glóbulos rojos se producen sanos pero más tarde son destruidos al quedar atrapados en el bazo, destruidos por una infección o por fármacos que pueden afectar a los glóbulos rojos.

4.1.2.5 Anemia depranocítica

Es una enfermedad sanguínea crónica hereditaria en la cual los glóbulos rojos presentan forma de media luna y no funcionan normalmente.

La anemia depranocítica, es causada por un tipo anormal de hemoglobina S, es heredada como un rasgo autosómico recesivo. Se presenta en personas que tienen hemoglobina S heredada de ambos padres. Si la hemoglobina S se hereda de uno de los padres, el hijo adquiere el rasgo depranocítico y la enfermedad se presenta generalmente sin síntomas.

La enfermedad produce anemia crónica, la cual puede ocasionar la muerte cuando se presentan crisis hemolíticas (destrucción de los glóbulos rojos) o crisis aplásicas (la médula ósea no produce células sanguíneas). Las crisis repetidas pueden ocasionar daños a los riñones, pulmones, huesos, hígado y sistema nervioso central. Se pueden presentar episodios dolorosos agudos causados por vasos sanguíneos bloqueados y órganos dañados, los cuales pueden durar de horas a días y afectar los huesos de la espalda, los huesos largos y el tórax.

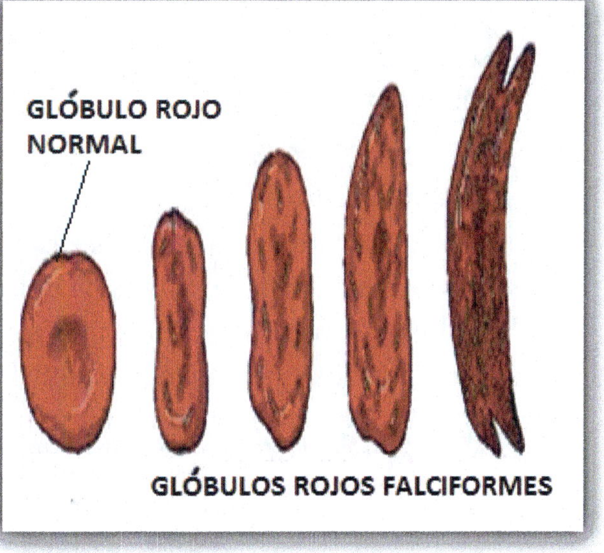

En la anemia de células falciformes los glóbulos rojos tienen forma de hoz o media luna

No existe cura accesible para la enfermedad. El objetivo de la terapia es el manejo y control general de los síntomas relacionados con la crisis. Se recomienda reposo en cama para minimizar el gasto de energía y la demanda de oxígeno durante las crisis. Los niveles bajos de oxígeno conllevan a la acidosis, lo cual causa drepanocitosis.

4.1.2.6 Anemia de Cooley

La talasemia es un trastorno hereditario que afecta a la producción de hemoglobina normal (un tipo de proteína de los glóbulos rojos que transporta oxígeno a los tejidos del cuerpo). La talasemia incluye muchas formas diferentes de anemia. La gravedad y el tipo de anemia dependen del número de genes que estén afectados.

La beta talasemia es causada por mutaciones en la cadena beta de la molécula de hemoglobina. Existe un gen para la cadena beta en cada cromosoma número 11, con un total de dos genes.

El *tratamiento específico* de la beta talasemia grave o anemia de Cooley será determinado por su médico basándose en lo siguiente:

- Su edad, su estado general de salud y su historia médica.
- Qué tan avanzada está la enfermedad.
- Su tolerancia a determinados medicamentos, procedimientos o terapias.
- Sus expectativas para la trayectoria de la enfermedad.
- Su opinión o preferencia.

Talasemia: Es un tipo de anemia del grupo de anemias hereditarias en las que existe disminución de la síntesis de una o más de las cadenas polipeptídicas de la hemoglobina. Hay varios tipos genéticos con cuadros clínicos que van desde anomalías hematológicas difícilmente detectables hasta anemia severa y cuadros de enfermedad terminal.

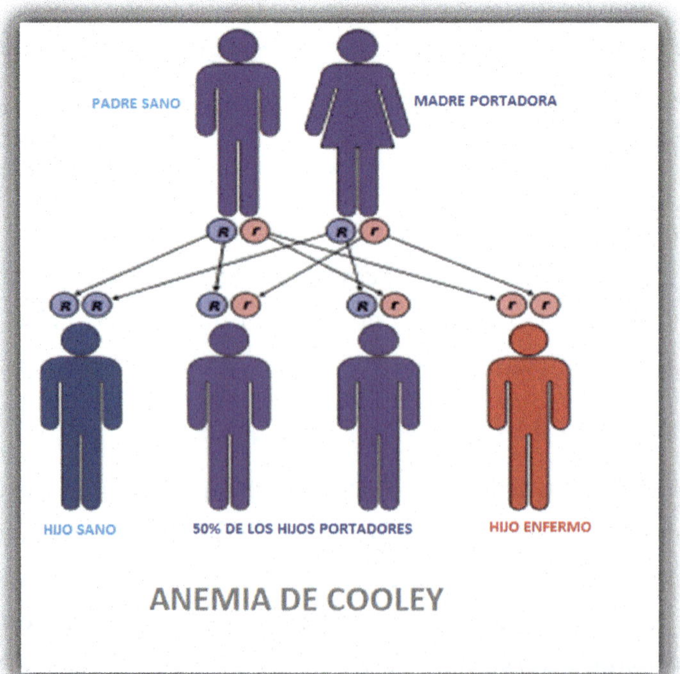

La anemia de Cooley se suele detectar en los dos primeros años de vida

Tipos de talasemia:

- *α Talasemia rasgo* (portador). Las mutaciones de la cadena α en el cromosoma 16 afectan a uno de los genes de un cromosoma causando una *talasemia silenciosa* (asintomática) caracterizada por algunas hemoglobinas con tres β y una α globina. Los portadores pueden tener mutaciones de la cadena α en dos cromosomas (16) afectando a un gen de cada cromosoma, causando una *talasemia leve* (puede ser asintomática) caracterizada por hemoglobinas con tres β y una α globina. Debido a que existen suficientes genes sin mutación en la cadena α la mayoría de las moléculas de hemoglobina tienen las respectivas dos cadenas α y dos β. La mayoría de los portadores de la α talasemia no lo saben y se descubre con análisis de ADN y biología molecular.
- *α Talasemia grave (hemoglobina H).* Las mutaciones de la cadena α en el cromosoma 16 afectan a tres de los genes causando una talasemia grave caracterizada por la mayoría de las hemoglobinas con tres cadenas β y una α globina. Los afectados cursan con hemólisis intravascular causando anemia severa con los síntomas más graves.
- *α Talasemia mayor (enfermedad de Bart).* Las mutaciones de la cadena α en el cromosoma 16 afectan a los cuatro genes causando un hidropesía fetal caracterizada por hemoglobinas con solamente cuatro cadenas γ (gamma) y es incompatible con la vida.
- *β^+ Talasemia menor (minor).* Las mutaciones de la cadena β en el cromosoma 11 afectan a uno de los genes causando una talasemia relativamente leve caracterizada por una hemoglobina con tres α y una β globina. Puede que no haya síntomas como puede que los síntomas sean intermedios entre leves y graves.

Enfermedad de la hemoglobina H. La padecen aquellos individuos que solo poseen una copia funcional del gen de la α-globina. Da lugar a una anemia moderada con inclusiones en los eritrocitos producidas por la hemoglobina H, la cual está formada por cuatro cadenas de β-globina, debida a las pocas que hay del otro tipo. Las manifestaciones clínicas son desde anemia leve a moderada, a veces puede llegar a provocar esplenomegalia.

- *β⁰ Talasemia mayor o anemia de Cooley.* Las mutaciones de la cadena β en el cromosoma 11 afectan a ambos genes causando la más grave de las talasemias caracterizada por la falta total de β globina. Cuatro cadenas α se combinan en defecto de las cadenas β formando una hemoglobina inestable que tiende a precipitarse en los glóbulos rojos causando daños en la membrana celular e incrementando la fragilidad del hematíe en cuestión. Por razón de la masiva hemólisis dirigida por el bazo, los síntomas son más graves: palidez, suceptibilidad a infecciones, fragilidad ósea, ictericia, depósitos de hierro en el hígado y corazón, y puede que no vivan mucho tiempo.

Cuadro clínico: Los síntomas y signos de la anemia se correlacionan con su intensidad y la rapidez de su instauración. Otros factores que pueden influir son la edad del paciente, su estado nutritivo, y la existencia de insuficiencia cardíaca o insuficiencia respiratoria previa.

Los síntomas que se observan en la anemia aguda incluyen: debilidad (astenia), palpitaciones y falta de aire con el esfuerzo (disnea). También pueden aparecer síntomas cardiovasculares como taquicardia, disnea de esfuerzo marcada, angor. En ocasiones se producen cambios de carácter que se manifiestan como irritabilidad, desinterés, tristeza, falta de sueño y abatimiento.

4.1.3 Síntomas de la anemia

Si la anemia es leve, es posible que el paciente no tenga ningún síntoma. Si el problema se desarrolla lentamente, los *síntomas* que pueden producirse primero abarcan:

- Sentirse malhumorado
- Sentirse débil o cansado más a menudo que de costumbre, o con el ejercicio
- Dolores de cabeza
- Problemas para concentrarse o pensar

Si la anemia empeora, los síntomas pueden abarcar:

- Color azul en la esclerótica de los ojos

- Uñas quebradizas
- Mareo al ponerse de pie
- Color de piel pálido
- Dificultad para respirar
- Lengua adolorida

Pruebas de examen: El médico realizará un examen físico y puede encontrar:

- Soplo cardíaco
- Hipotensión arterial, especialmente al pararse
- Piel pálida
- Frecuencia cardíaca rápida
- Algunos tipos de anemia pueden causar otros resultados en un examen físico.

Los *exámenes de sangre* utilizados para diagnosticar algunos tipos comunes de anemia pueden abarcar:

- Niveles sanguíneos de hierro, vitamina B12, ácido fólico y otras vitaminas y minerales
- Conteo de glóbulos rojos y nivel de hemoglobina
- Conteo de reticulocitos
- Se pueden hacer otros exámenes para identificar problemas de salud que pueden causar anemia.

4.1.4 Tratamiento de la anemia

El *tratamiento* se debe orientar hacia la causa de la anemia y puede incluir:

- ➢ Transfusiones de sangre
- ➢ Corticoesteroides u otros medicamentos para inhibir el sistema inmunitario
- ➢ Eritropoyetina, un medicamento que ayuda a que la médula ósea produzca más células sanguíneas
- ➢ Suplementos de hierro, vitamina B12, ácido fólico u otras vitaminas y minerales

4.2 Leucemia

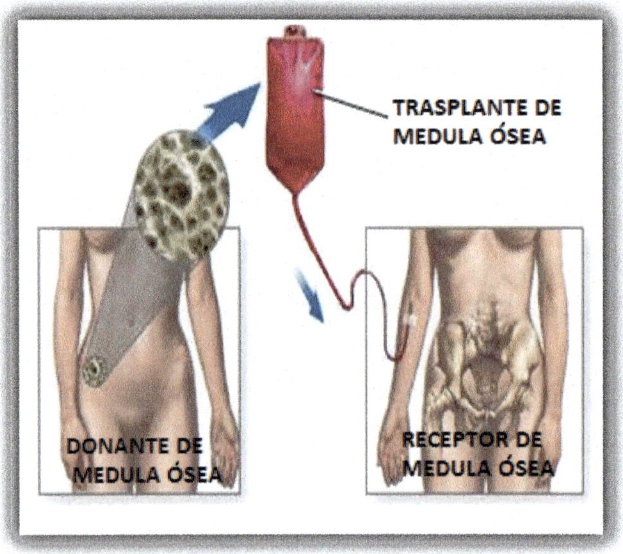

El trasplante de médula ósea trata de reponer la médula enferma por la sana del donante

Es un grupo de enfermedades malignas de la médula ósea (cáncer hematológico) que provoca un aumento incontrolado de leucocitos en la misma. Sin embargo, en algunos tipos de leucemias también pueden afectarse cualquiera de los precursores de las diferentes líneas celulares de la médula ósea, como los precursores mieloides, monocíticos, eritroides o megacariocíticos

4.2.1 Tipos de leucemia

Existen distintos tipos de *clasificación*, en función del criterio que se utilice para ello.

- **Según la población celular afectada:**

- Leucemia mieloide crónica (LMC) incluida dentro de los síndromes mieloproliferativos crónicos.
- Leucemia linfoide crónica (LLC) incluida dentro de los síndromes linfoproliferativos y equiparable al linfoma linfocítico.
- Leucemia linfoide aguda o leucemia linfoblástica aguda (LLA)
- Leucemia mieloide aguda o leucemia mieloblástica (LMA)
- Leucemia mielógena (LM)

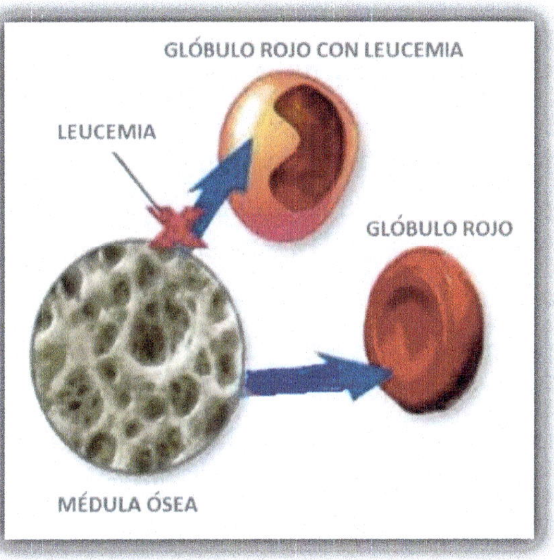

Las células cancerosas hacen impiden que se produzcan glóbulos rojos

4.2.1.1 Según la gravedad de la patología

- **Aguda:** Se da un aumento muy rápido de las células sanguíneas inmaduras. Estas células no tienen la capacidad de realizar las funciones sanguíneas necesarias, y ocupan un espacio que permitiría el desarrollo de las células maduras. Es muy importante que el tratamiento sea precoz ya que la progresión celular y la dispersión de las células malignas puede conducir a que la leucemia llegue a otros órganos corporales. Esta forma de leucemia es la más común en niños.
- **Crónica:** En esta afección, se producen demasiados glóbulos blancos maduros pero anormales. Progresa durante meses o años, por lo que no siempre se administra el tratamiento inmediatamente, si no que a veces se monitoriza la situación para ver cual es el momento más efectivo para la terapia. Aunque pueden ocurrir en cualquier grupo de edad, la leucemia crónica ocurre más a menudo en personas mayores.

La principal característica de las leucemias agudas es la presencia de un *cese madurativo* de las células de línea mieloide (LMA) o linfoide (LLA) con blastosis en médula ósea (superior de 20% de celularidad no eritroide según la OMS). Dado que todavía queda hematopoyesis normal residual, puede verse en sangre periférica la existencia de un *hiato leucémico*, es decir, presencia de formas inmaduras en sangre periférica y formas maduras pero con ausencia de elementos intermedios.

En las leucemias crónicas, la principal característica morfológica es la no existencia de dicho hiato leucémico, ya que no existe stop madurativo, permitiendo secretar a la sangre células maduras, y su curso clínico suele ser indolente.

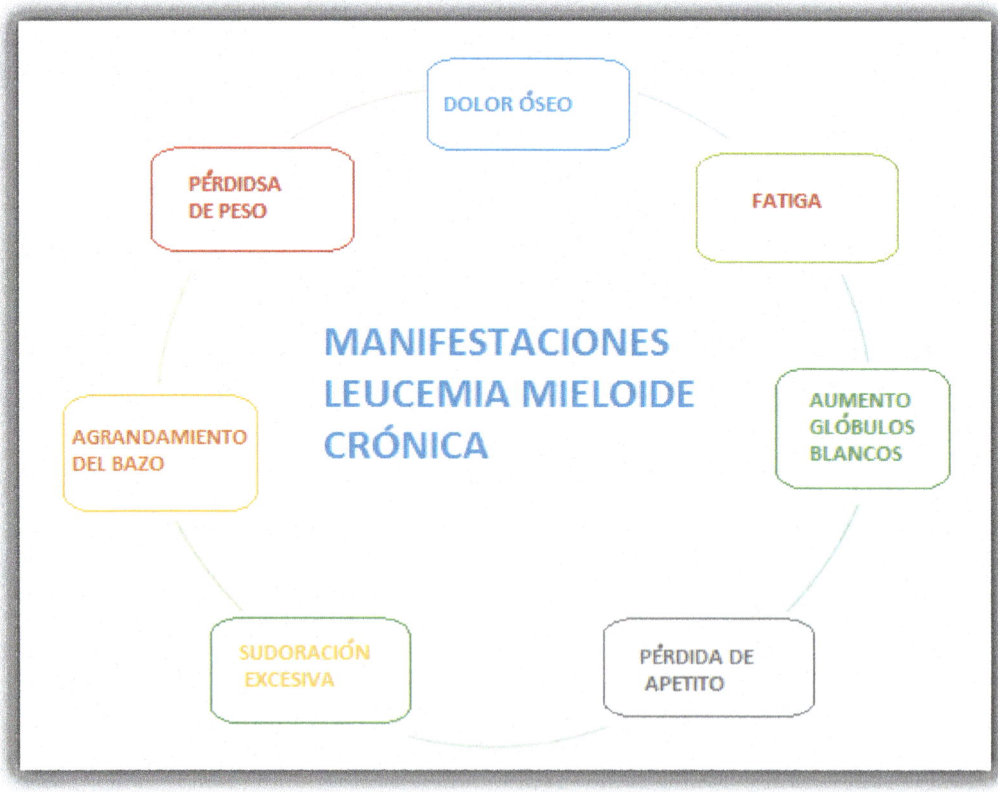

Signos y síntomas de la leucemia mieloide crónica

4.2.1.2 Causas

Se producen daños en la médula ósea, ocasionando el desplazamientos de las células normales de la médula ósea con un mayor número de glóbulos blancos inmaduros. Todo esto se traduce a consecuencia de una falta de plaquetas en la sangre, fundamentales en el proceso de coagulación sanguínea, por lo que las personas con leucemia pueden desarrollar fácilmente hematomas y un sangrado excesivo o hemorragias punteadas (petequias).

Los glóbulos blancos, que se encuentran implicados en la defensa del organismo, pueden ser disfuncionales. Esto puede llegar a causar que el sistema inmune del paciente sea incapaz de luchar contra una infección simple. Debido a que la leucemia impide que el sistema inmunitario funcione correctamente, algunos pacientes experimentan infecciones frecuentes, que van desde las amígdalas infectadas, llagas en la boca, diarrea, neumonía o infecciones oportunistas. La deficiencia de glóbulos rojos produce anemia, que puede causar disnea y palidez.

4.2.1.3 Síntomas

Los primeros síntomas son cansancio, falta de apetito o fiebre intermitente. A medida que la afección avanza aparece dolor en los huesos, como resultado de la multiplicación de las células leucémicas en el sistema óseo. También aparece anemia, cuyas características son palidez, cansancio y poca tolerancia al ejercicio, fruto de la disminución de glóbulos rojos. La reducción del número de plaquetas provoca hemorragias esporádicas y la aparición de manchas en la piel (petequias) o grandes hematomas, a consecuencia de hemorragia causada por golpes leves. Además, pueden presentarse hemorragias a través de nariz, boca o recto. Una de las hemorragias más graves es la que se presenta a nivel de cerebro, la cual puede ocurrir si el número de plaquetas desciende en forma severa. Otra posible consecuencia es la baja en el número de glóbulos blancos (leucocitos), situación que repercute en las defensas del niño contra las infecciones.

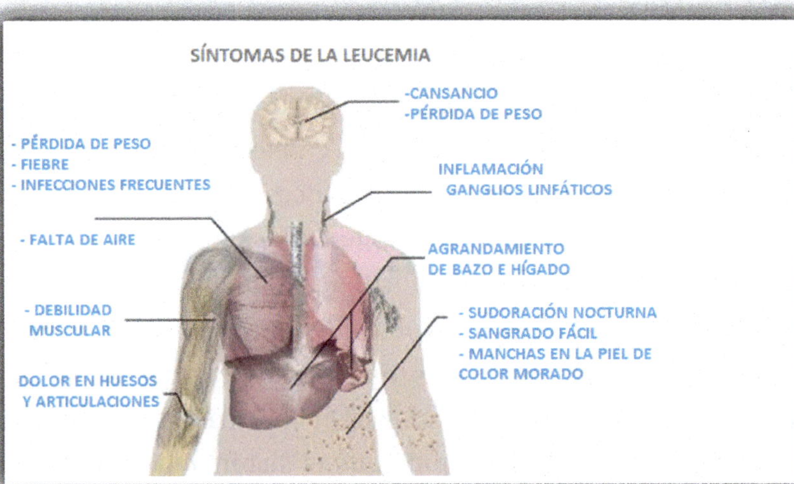

Los síntomas dependen del tipo de leucemia

4.2.1.4 Manifestaciones clínicas

- Decaimiento, falta de fuerzas, mareos, náuseas, inapetencia, disminución de peso importante.
- Fiebre que dura varios días sin una causa aparente, sudoración nocturna, escalofríos.
- Dolor o sensibilidad ósea, dolores articulares y de extremidades.
- Hemorragias frecuentes sin motivo aparente, por ejemplo, sangrado anormal de las encías o de la nariz.
- Petequias o hematomas sin haber tenido algún golpe.
- Palidez de piel, interior de la cavidad oral o de los párpados.
- Aumento de tamaño de los ganglios linfáticos.
- Aparición de masas o crecimientos anormales de órganos abdominales como el bazo y el hígado, o aparición de masas que crecen en otras partes del cuerpo.
- Alteraciones de los exámenes sanguíneos (hemograma, VIH, etc.).
- Irregularidad en los ciclos menstruales.
- Dolor en articulaciones.

La palabra leucemia, que significa *sangre blanca*, es debida a la alta cantidad de glóbulos blancos que se localizan en la mayoría de los pacientes que padecen leucemia antes del tratamiento. El elevado número de células blancas en la sangre es evidente cuando se observa una muestra de sangre afectada bajo el microscopio. Con frecuencia, estas células blancas extra son inmaduras o disfuncionales. El excesivo número de células también puede obstaculizar con el nivel de otras células, causando un desequilibrio perjudicial en la proporción de la sangre.

Algunos pacientes con leucemia no tienen una alta cantidad de glóbulos blancos visibles durante un recuento sanguíneo normal. Esta condición menos común se denomina *aleucemia*. La médula ósea contiene las células cancerosas aún blancas de la sangre que perturban la producción normal de células sanguíneas. Sin embargo, las células leucémicas se localizan en la médula en lugar de en el torrente sanguíneo, donde serían visibles en un análisis de sangre. Para un paciente aleucémico, el recuento de glóbulos blancos en la sangre puede ser normal o bajo. La aleucemia puede ocurrir en cualquiera de los cuatro tipos principales de leucemia, y es particularmente común en la leucemia de células pilosas.

4.2.1.5 Diagnóstico

Se basa generalmente en repetidos conteos sanguíneos completos y un examen de médula ósea tras los síntomas desarrollados. La biopsia de un ganglio linfático puede verificar también ciertos tipos de leucemia en algunas situaciones. Una vez diagnosticada la enfermedad, puede utilizarse una analítica sanguínea para determinar el grado de daño originado en el hígado y a los riñones o los efectos de la quimioterapia en el paciente. Para observar los posibles daños visibles debidos a la leucemia, se pueden utilizar radiografías (en huesos), resonancia magnética (cerebro) o ultrasonidos (riñón, bazo e hígado). Las tomografías computarizadas rara vez se utilizan para revisar los nódulos linfáticos en el pecho.

Si bien algunas leucemias tienen carácter fulminante, otras pueden ser enfermedades indolentes, de presentación insidiosa. Ya que no existe ningún síntoma que por sí solo y de manera específica permita diagnosticar esta enfermedad, siempre debe descartarse la presencia de leucemia en presencia de manifestaciones clínicas sugerentes, tales como un hemograma alterado. El método más seguro para confirmar o descartar el diagnóstico es mediante la realización de un mielograma y, solo en casos seleccionados, puede ser necesario realizar una biopsia de la médula ósea.

4.2.1.6 Tratamiento

El tratamiento recomendado en este tipo de padecimiento es la quimioterapia. En esta se emplean diversos medicamentos especiales destinados a destruir las células leucémicas. Dicho tratamiento tiene tres *fases*: la de inducción a la remisión, la de consolidación y la de mantenimiento.

En la *fase de inducción a la remisión*, cuya duración es de cuatro a cinco semanas, se intenta destruir la mayor cantidad de células malignas. Cuando ocurre la remisión, es decir el control temporal de la afección, el niño suele lucir normal, ya que los síntomas de la leucemia desaparecen. En ciertas ocasiones la remisión es apenas parcial, por esta razón algunos síntomas no desaparecen del todo. Sólo un pequeño porcentaje de los parientes no logra entrar en remisión.

La *fase de consolidación* dura de dos a tres semanas, mientras que la de mantenimiento debe llevarse a cabo hasta completar tres años de tratamiento.

El *tratamiento* puede incluir: quimioterapia, radioterapia, trasplantes de médula, terapia biológica, transfusiones sanguíneas, fármacos antineoplásicos (desaparecer todas las células cancerosas).

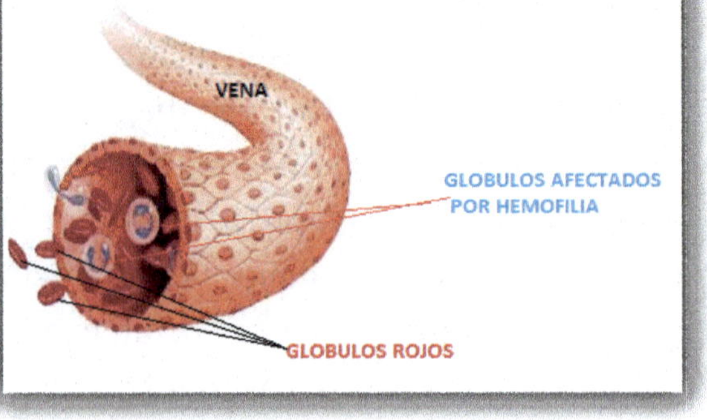

Vasos sanguíneos que sufren hemofilia y vasos sanos después de una hemorragia

El *trasplante de médula* puede ser de tres tipos:

- *Autólogo*: La médula es del paciente

- *Alogénico*: La médula es donada por otra persona
- *Singénico*: La médula es donada por un gemelo idéntico.

4.3 Hemofilia

La hemofilia es una enfermedad de origen genético que afecta a los genes recesivos que impiden la buena coagulación de la sangre. Está directamente relacionada con el cromosoma X (sexual) y podemos distinguir tres *tipos*:

- *Hemofilia* A, cuando hay un déficit del factor VIII de coagulación
- *Hemofilia* B, cuando hay un déficit del factor IX de coagulación
- *Hemofilia* C, que es el déficit del factor XI.

4.3.1 Causas

En cada célula se encuentran 23 pares de cromosomas: la mitad de la información genética la recibimos como herencia de la madre y la otra mitad del padre. Los cromosomas contienen las instrucciones necesarias para ordenar a las células cómo fabricar las proteínas que el organismo requiere para su funcionamiento. Estas instrucciones se encuentran contenidas en pequeñas formaciones que se llaman genes, constituidos de ADN.

Los cromosomas vienen en pares, por lo que tenemos dos copias de todos nuestros genes; si hay algún daño en algún gen o un cromosoma, hay una copia de respaldo de ese gen o cromosoma que podrá cumplir las funciones normalmente. Pero hay una excepción, los cromosomas sexuales: X e Y.

El sexo femenino está determinado por dos cromosomas X (XX), y el sexo masculino tiene un cromosoma X y un Y (XY). El cromosoma X contiene muchos genes que son comunes a ambos sexos, como los genes para la producción del factor VIII y el factor IX, relacionados con la coagulación sanguínea.

La mujer tiene dos copias de esos genes específicos mientras que los varones solo uno. Si el varón hereda un cromosoma con un gen dañado del factor VIII, es el único gen que recibe y no tiene información de respaldo, por lo que no podrá producir ese factor de coagulación.

Esta anomalía hereditaria se manifiesta en las mujeres, pero en muy bajo porcentaje, ya que las mujeres normalmente son portadoras del gen, igualmente están expuestas a sus consecuencias, ya que para manifestar la enfermedad necesitarían dos copias defectuosas, cosa muy poco probable. Actualmente, en España, la incidencia de personas nacidas con hemofilia es una de cada 15.000.

4.3.2 Síntomas

La característica principal de la hemofilia A y B es la hemartrosis y el *sangrado prolongado espontáneo*. Las hemorragias más graves son las que se producen en articulaciones, cerebro, ojo, lengua, garganta, riñones, hemorragias digestivas, genitales, etc.

La manifestación clínica más frecuente en los pacientes con hemofilia es la *hemartrosis*, sangrado intraarticular que afecta especialmente a las articulaciones de un solo eje como la rodilla, el codo o el tobillo. Si se produce una hemartrosis en repetidas ocasiones en una articulación, se origina una deformidad y atrofia muscular llamada *artropatía hemofílica*.

4.3.3 Tratamientos

No hay en la actualidad ningún tratamiento curativo disponible y lo único que se puede hacer es corregir la tendencia hemorrágica administrando por vía intravenosa el factor de coagulación que falta, el factor VIII o el IX.

El tratamiento sustitutivo supuso un avance importantísimo tanto para la calidad de vida como para la supervivencia de los pacientes. La obtención de factores de coagulación a partir de plasma humano dio lugar, en muchas ocasiones, a la transmisión de virus, sobre todo el VIH (SIDA) en los años 80, lo que significó un grave retroceso en la vida de los pacientes con hemofilia.

Los concentrados que se vienen administrando en la actualidad son liofilizados de doble inactivación viral, estos derivados del plasma son más seguros y se están evaluando e introduciendo constantemente tecnología punta en estos productos que permitan inactivar nuevos virus y otros agentes infecciosos, como los priones, que podrían representar una amenaza para los que utilizan productos derivados del plasma humano.

Gracias al desorrollo en los últimos años de la ingeniería genética, ha hecho posible iniciar una nueva era en el tratamiento de la enfermedad. Se han desarrollado preparados más puros de los factores de coagulación, con los cuales no hay necesidad de plasma humano.

Por otra parte, respecto al tratamiento de lesiones, la fisioterapia muestra su colaboración y su resolución del episodio hemorrágico, actúa sobre la inflamación, disminuye el dolor y recupera la función perdida, procurando evitar o disminuir las secuelas.

Tipos de tratamiento

- *Profilaxis* (el enfermo se inyecta por vía intravenosa su medicina correspondiente varias veces a la semana).
- *Demanda* (el enfermo se inyecta la medicina cada vez que se produce una hemorragia).

Hoy en día la supervivencia de un paciente con hemofilia es alta, gracias al suministro por vía intravenosa del factor antihemofílico. Las personas que presentan esta enfermedad pueden llevar una vida completamente normal con un tratamiento adecuado.

Directrices de actuación con pacientes con hemofilia

- Nunca suministrar ácido acetilsalicílico a un paciente con hemofilia.
- Está totalmente contraindicada la inyección intramuscular.
- Cobertura hemostática con factor.

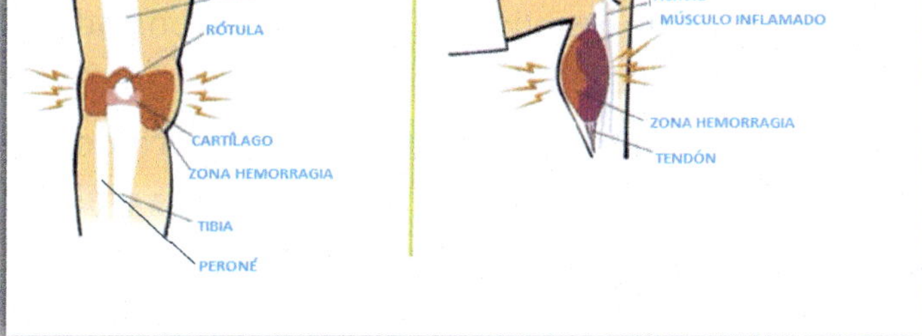

Zonas con dolor por hemorragia en articulación y en músculo

4.3.4 Situaciones que requieren acudir a un hospital

Es muy importante para un hemofílico saber cuándo debe acudir al hospital y con quién puede contactar para consultar acerca de un problema de hemorragia antes de que se presente, y tener localizado el centro más cercano, donde acudir en caso de necesitarlo.

Situaciones que requieren de una consulta rápida y un tratamiento inmediato:

- Dolor en articulaciones o músculos. No esperar a que la hinchazón sea visible.
- Hemorragia externa que no puede ser detenida o que recurre después de un tratamiento de primeros auxilios.
- Sangre en la orina o en las heces.
- Después de una caída con golpe en la cabeza u otra lesión en la cabeza, o si existe dolor de cabeza o náuseas y vómitos prolongados sin causa justificada.
- Hemorragia o hinchazón en la zona alrededor del cuello.
- Dolor abdominal inexplicable.

Es importante a la hora de llegar a un centro hospitalario, decir la condición de hemofilia y preguntar por el hematólogo del centro.

4.3.4.1 Herencia

Las hemofilia A y la hemofilia B son de transimisión hereditaria, teniendo una *prevalencia* mucho mayor en los varones, donde actúa como carácter holándrico:

- Con un padre con hemofilia y madre sana no portadora: el 100% de sus hijas serán portadoras sanas (heredan el alelo mutado del padre), y el 100% de los hijos serán sanos no portadores (no tienen de quién recibir el X mutado).
- Con un padre con hemofilia y madre sana portadora (heterocigota): el 50% de las hijas serán portadoras sanas y el 50% de las hijas serán hemofílicas. En cuanto a los hijos varones, el 50% serán pacientes con hemofilia (pues reciben un único X materno, que en

este caso es el mutado) y el 50% serán sanos no portadores (han recibido el X sin defecto).

- Con un padre sano y madre portadora sana: El 50% de las hijas serán sanas no portadoras, y el 50% serán sanas portadoras. En cuanto a los hijos varones, al igual que en el caso anterior, el 50% serán pacientes con hemofilia y el 50% serán sanos no portadores.

La hemofilia C es de herencia autosómica recesiva, con igual frecuencia en ambos sexos.

La hemofilia es una afección que padecen casi exclusivamente los varones, y casi todos los pacientes con hemofilia son hijos de madres sanas, portadoras del gen, es decir que en sus antepasados existió algún paciente, pero en casi un tercio de los pacientes ha ocurrido sin que haya un historial familiar. En estos casos, la hemofilia es producida por una mutación en el gen de la madre o del niño.

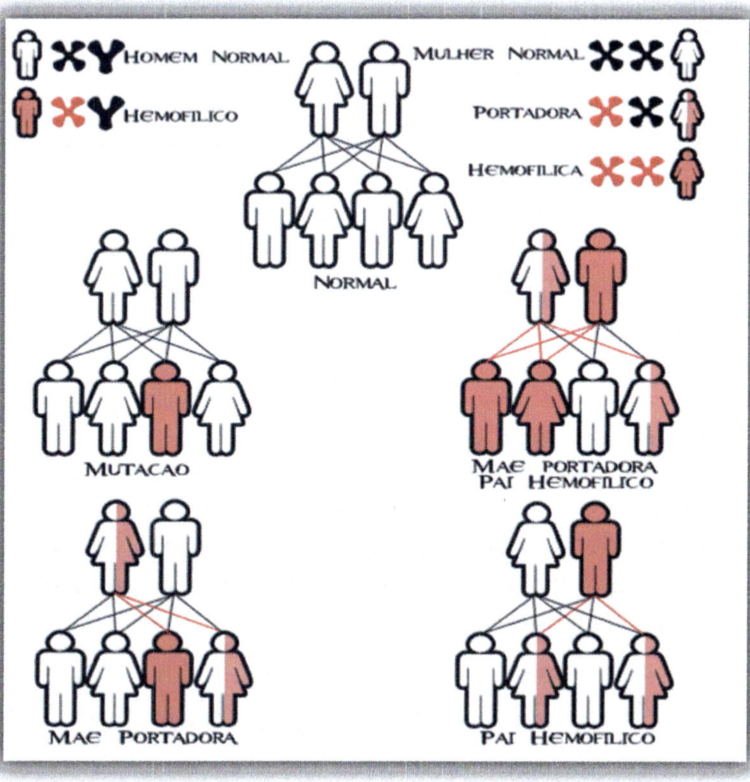

Posibles resultados entre hemofílicos, portadores y personas sanas

La enfermedad ha sido especialmente estudiada porque afecta a gran parte de las familias reales europeas, por lo menos aquellas cuyos miembros descienden de la reina Victoria de Inglaterra quien transmitió la hemofilia a uno de sus hijos (que falleció de hemorragia interna tras una caída) y a al menos a dos de sus hijas que fueron las que extendieron la enfermedad por las familias reales europeas. No se conocían casos de hemofilia entre los antepasados de la reina Victoria y esto era normal, se supone que la enfermedad apareció por mutación de uno de los alelos normales de esta.

4.3.5 Asesoramiento genético

En las familias en las que algún miembro se encuentre afectado es importante detectar las mujeres con riesgo de ser portadoras y realizar el asesoramiento genético. Lo ideal es realizar este asesoramiento antes de que cualquier mujer con riesgo de la familia se plantee tener descendencia.

El asesoramiento debe considerar dos aspectos: los datos que indican la gravedad de las manifestaciones hemorrágicas y el conocimiento de que las mujeres de una familia con parientes con hemofilia son portadoras de la enfermedad.

La familia debe conocer las implicaciones de la enfermedad, cómo se hereda, la probabilidad de que vuelva a suceder y las alternativas que existen. El asesoramiento genético debe ser un proceso educativo e informativo, pero de ningún modo impositivo.

4.4. Otros trastornos de la sangre

- *Policitemias o poliglobulias:* Se caracterizan por un aumento de los eritrocitos debido a un mecanismo no identificado, incremento de la hemoglobina, el volumen sanguíneo, la viscosidad, el número de leucocitos y plaquetas.

  Suelen ser *síntomas* de estas patologías: dolor de cabeza, zumbido de oídos, vértigos, cuadros de trombosis, conjuntivas hiperémicas y congestionadas, úlcera péptica, color rojo de piel y mucosas, y hepatomegalia.

- *Leucocitosis:* Aumento del número de leucocitos/mm^3 por encima de sus valores normales. Según el tipo de célula que predomina se habla de neutrofilia, linfocitosis, monocitosis, eosinofilia y basofilia.
- *Leucopenias:* Disminución del número de leucocitos/mm^3 por debajo de sus valores normales. Según el tipo de célula que disminuye anormalmente se habla de neutropenia, linfopenia, monocitopenia y eosinopenia.
- *Trombocitosis:* Tiene lugar cuando se produce un aumento del número de plaquetas por encima de los valores normales (> 350 000/mm^3).
- *Trombocitopenia:* Se produce cuando el número de plaquetas es inferior a los valores normales (150 000/mm^3). Por lo general se debe a un defecto en su producción, a su secuestro debido a la existencia de esplenomegalia o a un proceso de destrucción acelerado. Se producen hemorragias, de mayor o menor importancia, en función de la cantidad de plaquetas que haya en sangre.

BIBLIOGRAFÍA RECOMENDADA

1) Boltom-Maggs PHB. Deficiencias del factor XI y su manejo. Colección El tratamiento de la hemoglobina. Nº 16. World Federation of Hemophilia; 1999.

2) De Castro del Pozo S. Manual de patología general, 7ª ed. Salamanca: Librería Cervantes; 2013.

3) Evatt BL, et al. Estimación del riesgo a largo plazo de exposición al VIH por el crioprecipitado. Colección El tratamiento de la hemoglobina. Nº 20. World Federation of Hemophilia; 1999.

4) Kelley KC. Una introducción a la terapia gética. Genente producto de ADN del New England Biolanbs. Colección El tratamiento de la hemofilia. Nº17. World Federation of Hemophilia; 1999.

5) Lee C. Hepatitis C: la infección y su tratamiento. Colección El tratamiento de la hemofilia. Nº 21. World Federation of Hemophilia; 1999.

6) Carol Mattson Port. Fisiopatología, salud enfermedad un enfoque conceptual. 7ª Edición, Editorial Médica Panamericana; 2007: 279-321.

7) Hurlén González JM, García-Porrero Pérez A.; Anatomia Humana; Editorial Panamericana, 2019

8) Técnicas básicas de enfermería. Higiene en el medio hospitalario; Evangelina Pérez de la Plaza, Ana María Frenández Espinosa; 6ª Edición McGraw-Hill Interamericana: 2013

9) José Carlos Jaime Pérez; Hematología. La sangre y sis enfermedades; 4º Edición McGraw-Hill Interamericana de España S.L; 2015

WEBGRAFÍA RECOMENDADA

1) http//carefirst.staywellsolutionsonline.com/Sphaish/Diseasesconditions/Pediatric/90,p05608. Consultado 17/08/2021.
2) http//carefirst.staywellsolutionsonline.com/Sphaish/Encyclopedia/85,p03220. Consultado 17/08/2021.
3) http//www.elembarazo.net/el-factor-rh-en-el-embarazo.html. Consultado 17/08/2021.

10.

RECONOCIMIENTO DE LA ESTRUCTURA, FUNCIONAMIENTO Y ENFERMEDADES DEL APARATO DIGESTIVO

ÍNDICE

1. INTRODUCCIÓN

El sistema digestivo es el productor de enzimas y hormonas en el que se sintetizan y almacenan. El alimento y las vitaminas se descomponen a través del tracto gastrointestinal, facilitando así las vitaminas, minerales y nutrientes a las células de nuestro organismo, desechando los residuos que se generan.

2. APARATO DIGESTIVO

Es el conjunto de órganos (boca, faringe, esófago, estómago, intestino delgado e intestino grueso) encargados del proceso de la digestión, es decir, la transformación de los alimentos para que puedan ser absorbidos y utilizados por las células del organismo.

La función que realiza es la de transporte (alimentos), secreción (jugos digestivos), absorción (nutrientes) y excreción (mediante el proceso de defecación).

2.1 Descripción y funcionamiento

El aparato digestivo se encuentra formado por un conjunto de órganos, con glándulas asociadas. Se encarga de transformar los alimentos en sustancias simples y fácilmente utilizables por el organismo.

Desde la boca hasta el ano, el tubo digestivo mide aproximadamente unos once metros de longitud. La boca es el lugar donde comienza propiamente la digestión. Los dientes son los encargados de triturar los alimentos y las secreciones de las glándulas salivales los humedecen e inician su descomposición

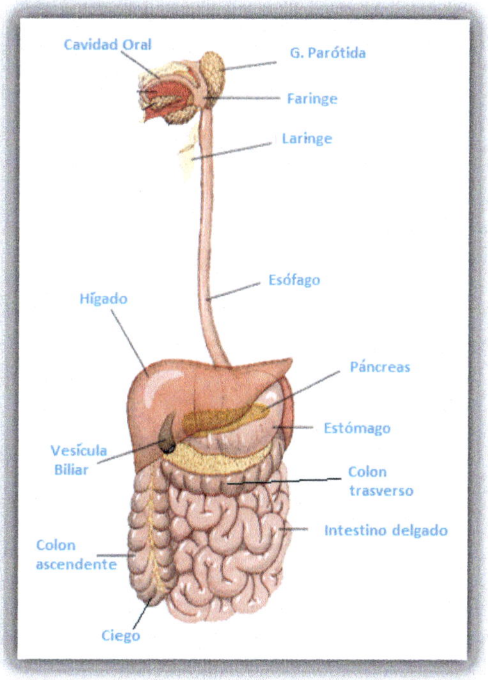

Tracto gastrointestinal y órganos sólidos del aparato digestivo

química transformándose en el bolo alimenticio. El bolo alimenticio cruza la faringe, continúa por el esófago y llega al estómago, el cual podemos decribir como una bolsa muscular de litro y medio de capacidad, cuya mucosa segrega el potente jugo gástrico; en el estómago, el alimento es agitado hasta convertirse en el quimo.

A la salida del estómago, el tubo digestivo se extiende con el intestino delgado, de unos seis metros de largo aproximadamente, aunque se encuentra muy replegado sobre sí mismo. En su primera porción o duodeno se encuentran secreciones de las glándulas intestinales, la bilis y los jugos del páncreas. Todas estas secreciones contienen una gran cantidad de enzimas que degradan los alimentos y los transforman en sustancias solubles simples.

El tubo digestivo continúa por el intestino grueso, de algo más de metro y medio de longitud. Su porción final es el recto, que termina en el ano, por donde se evacúan al exterior los restos indigeribles de los alimentos.

3 ESTRUCTURA DEL TUBO DIGESTIVO

El tubo digestivo, es un órgano llamado también *conducto alimentario o tracto gastrointestinal.*

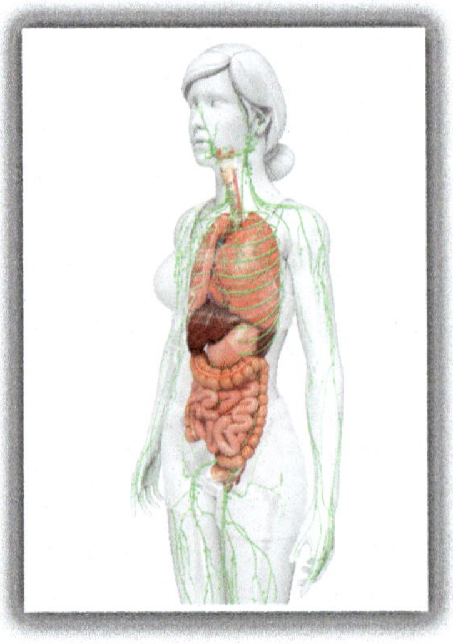

Localización del aparato digestivo en el cuerpo humano

Comienza en la cara concretamente en la boca, desciende luego por el cuello, atraviesa las tres grandes cavidades del cuerpo: torácica, abdominal y pélvica. En el cuello está en relación con el conducto respiratorio, en el tórax se sitúa en el mediastino posterior entre los dos pulmones y el corazón, y en el abdomen y pelvis se relaciona con los diferentes órganos del aparato genitourinario.

El tubo digestivo procede embriológicamente del endodermo, al igual que el aparato respiratorio. El tubo digestivo y las glándulas anejas (glándulas salivales, hígado y páncreas), forman el aparato digestivo.

3.1 Histología del aparato digestivo

Histológicamente está formado por cuatro *capas* concéntricas que son de adentro hacia afuera:

- **Capa interna o mucosa** (donde pueden encontrarse glándulas secretoras de moco y HCl, vasos linfáticos y algunos nódulos linfoides). Incluye una capa muscular interna o *muscularis mucosae* compuesta de una capa circular interna y una longitudinal externa de músculo liso.
- **Capa submucosa** compuesta de tejido conectivo denso irregular fibroelástico. Contiene el llamado *plexo submucoso de Meissner*, que es un componente del sistema nervioso entérico y controla la motilidad de la mucosa y en menor grado la de la submucosa, y las actividades secretorias de las glándulas.
- **Capa muscular externa**, compuesta al igual que la *muscularis mucosae*, por una capa circular interna y otra longitudinal externa de músculo liso (excepto en el esófago, donde hay músculo estriado). Esta capa muscular tiene a su cargo los movimientos peristálticos que desplazan el contenido de la luz a lo largo del tubo digestivo. Entre sus dos capas se encuentra otro componente del sistema nervioso entérico, el *plexo mientérico de Auerbach*, que regula la actividad de esta capa.
- **Capa serosa o adventicia.** Se denomina según la región del tubo digestivo que reviste, como serosa si es intraperitoneal o adventicia si es retroperitoneal. La adventicia está conformada por un tejido conectivo laxo. La serosa aparece cuando el tubo digestivo ingresa al abdomen, y la adventicia pasa a ser reemplazada por el peritoneo.

Los **plexos submucoso y mientérico** constituyen el sistema nervioso entérico que se distribuye a lo largo de todo el tubo digestivo, desde el esófago hasta el ano.

Por debajo del diafragma, existe una cuarta capa llamada *serosa*, formada por el peritoneo.

El bolo alimenticio pasa a través del tubo digestivo y se desplaza así, con ayuda tanto de secreciones como de movimiento peristáltico que es la elongación o estiramiento de las fibras longitudinales y el movimiento para afuera y hacia adentro de las fibras circulares.

La mucosa puede presentar criptas y vellosidades, la submucosa puede presentar *pliegues permanentes o pliegues funcionales*. El pliegue funcional de la submucosa es posible de estirar, no así la válvula connivente.

El pliegue de la mucosa y submucosa es llamado *válvula connivente o pliegue de Kerckring*. La válvula connivente puede mantener la presencia de vellosidades. La válvula connivente es perpendicular al tubo digestivo, y solo se presenta en el intestino delgado.

3.2 Cavidad bucal

La boca es la primera porción del tubo digestivo. Se trata de una cavidad irregular que se compone de dos *elementos*:

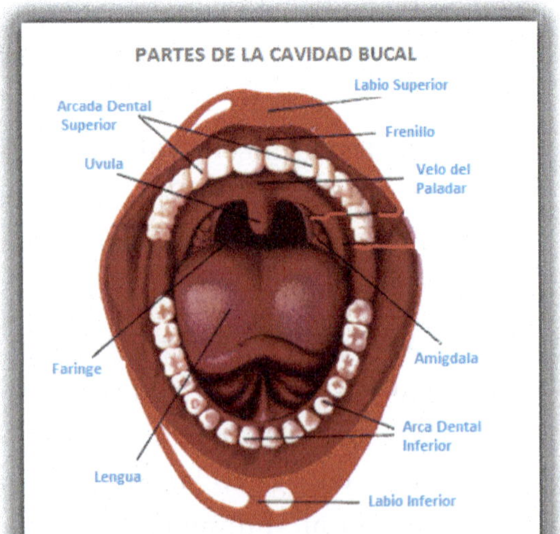

El tubo digestivo comienza en la boca

- *Vestíbulo*: Es un espacio en forma de hendidura comprendido entre los dientes, la encía bucal, los labios y las mejillas. El vestíbulo se comunica con el exterior.
- *Cavidad bucal* propiamente dicha: Es el espacio situado entre las arcadas dentales superiores e inferiores. Li-

mita a los labios y por delante a las arcadas alveolares maxilares y mandibulares, que alojan los dientes.

3.3 Faringe

Está situada en el cuello y se encuentra revestido de una membrana mucosa; conecta la nariz y la boca con la laringe y el esófago respectivamente, y por ella pasan tanto el aire como los alimentos, por lo que forma parte del aparato digestivo así como del respiratorio. La faringe se encuentra recubierta por una mucosa la cual es diferente según la *zona* que se estudie:

- **Rinofaringe:** Epitelio cilíndrico ciliado pseudo-estratificado.
- **Mesofaringe:** Epitelio escamoso estratificado.
- **Hipofaringe:** Epitelio cilíndrico ciliado pseudo-estratificado.

3.3.1 Funciones de la faringe

- *Deglución*: Es el paso del bolo alimenticio desde la boca hacia el esófago.
- *Respiración*: Por respiración generalmente se entiende al proceso fisiológico indispensable para la vida de los organismos que consta de inspiración o inhalación y espiración (suele simplificarse en 'aeróbicos' y 'anaeróbicos' vulgarmente).
- *Fonación*: Es el trabajo muscular realizado para emitir sonidos inteligibles, es decir, para que exista la comunicación oral.
- *Audición*: Interviene en la audición ya que la trompa auditiva está lateral a ella y se unen a través de la trompa de Eustaquio.
- Otras funciones de la faringe son la olfación, salivación, masticación, funciones gustativas, protección y continuación de la cámara de resonancia para la voz.

3.4 Esófago

Formado por un tubo muscular de unos 30 centímetros, que comunica la faringe con el estómago. Se extiende desde la sexta o séptima vértebra cervical hasta la undécima vértebra torácica.

El esófago discurre por el cuello y por el mediastino posterior, hasta introducirse en el abdomen superior, atravesando el diafragma. Durante el recorrido esofágico encontramos distintas *trazas* producidas por las estructuras vecinas con las que está en íntimo contacto, como son:

- El cartílago cricoides de la laringe.
- El cayado aórtico de la arteria aorta.
- El atrio izquierdo del corazón.
- El hiato esofágico, que es el orificio del diafragma por el que pasa el esófago.

3.4.1 Estructura del esófago

El esófago es una estructura en forma de tubo formada por dos *capas* superpuestas:

- **Capa mucosa-submucosa:** Epitelio estratificado, que recubre la luz del esófago en su parte interna. Este epitelio está renovándose continuamente por la formación de nuevas células de sus capas basales. Para facilitar la propulsión del alimento hacia el estómago el epitelio está recubierto por una fina capa de mucus.
- **Capa muscular:** Está formada a su vez por una capa interna de células musculares lisas en dirección perimetral circular y otra capa externa de células musculares longitudinales, que cuando se contraen forman ondas peristálticas que conducen el bolo alimenticio al estómago. Además de su estructura tubular el esófago posee dos *válvulas*, una a la entrada y otra a la salida, que son:
    - *Esfínter esofágico superior* (EES): Divide la faringe del esófago. Está formado por el músculo cricofaríngeo que lo adhiere al cricoides.
    - *Esfínter esofágico inferior* (EEI): Separa el esófago del estómago. Realmente no es un esfínter anatómico, sino fisiológico.

Este esfínter, disminuye su tono normalmente elevado, en respuesta a varios *estímulos* como:

- La llegada de la onda peristáltica primaria.
- La distensión de la luz del esófago cuando pasa el bolo alimenticio.
- La distensión gástrica.

3.4.2 Fisiología del esófago

La función esofágica es el transporte del bolo alimenticio desde la boca al estómago. Ésta se lleva a cabo mediante las *ondas peristálticas*, entre los esfínteres esofágicos superior e inferior.

- **En la fase oral** se eleva el velo del paladar, produciéndose el cierre de la epiglotis y la lengua propulsa el bolo hacia la faringe, dando lugar a la deglución. Ésta ocurre de forma involuntaria.
- **En la fase faríngea,** se relaja el esfínter esofágico superior y se contrae el constrictor faríngeo. Esta fase es involuntaria o refleja. Posteriormente, en la fase esofágica es donde se forman las ondas primarias esofágicas y se abre el esfínter esofágico inferior. Por último, se producen las ondas esofágicas secundarias y terciarias, estas últimas no peristálticas.

3.5 Estómago

El estómago es un órgano en el que se acumula comida. Varía de forma según el estado de repleción en que se halla, habitualmente tiene forma de J. Consta de varias *partes* que son: fundus, cuerpo, antro y píloro. Su borde menos extenso se denomina curvatura menor y la otra, curvatura mayor. El car-

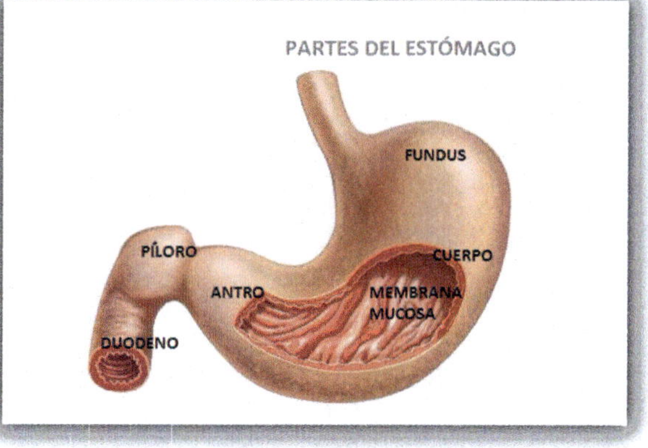

El estómago tiene forma de saco

dias es el límite entre el esófago y el estómago y el píloro es el límite entre el estómago y el intestino delgado. En un individuo mide aproximadamente 25 cm del cardias al píloro y el diámetro transverso es de 12 cm.

Es el encargado de hacer la transformación química ya que los jugos gástricos transforman el bolo alimenticio que anteriormente había sido transformado mecánicamente (desde la boca).

En su interior encontramos dos tipos de células, las células parietales, las cuales secretan el ácido clorhídrico (HCL) y el factor intrínseco, una glucoproteína utilizada en la absorción de vitamina B12 en el intestino delgado.

En el estómago se realiza la *digestión de:*

- Proteínas (principalmente pepsina).
- Lípidos.

Otras funciones del estómago son la eliminación de la flora bacteriana que viene con los alimentos por acción del ácido clorhídrico.

3.6 Intestino

3.6.1 Intestino delgado

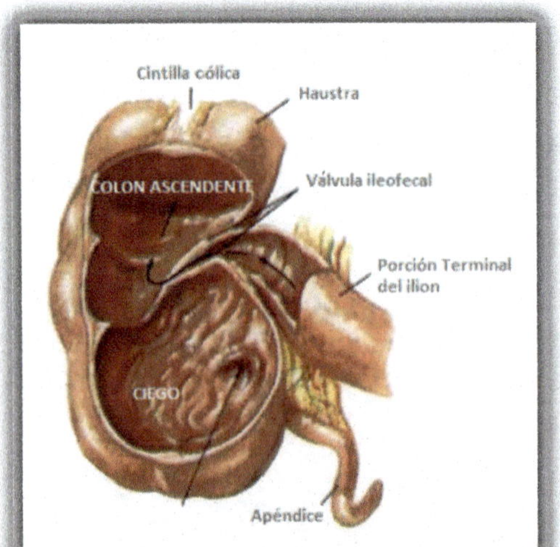

Corte transversal de la unión del intestino delgado y grueso

El intestino delgado tiene su origen en el duodeno (tras el píloro) y finaliza en la válvula ileocecal, zona en la que forma la unión con la primera parte del intestino grueso. Su longitud es variable y su calibre disminuye progresivamente desde su origen hasta la válvula ileocecal y mide de 6 a 7 metros de longitud.

El intestino delgado es el lugar donde se absorben los nutrientes de los diferentes alimentos ya digeridos. El tubo está repleto de vellosidades que amplían la superficie de absorción.

El duodeno, que se localiza como una parte del intestino delgado, mide unos 25-30 cm de longitud; el intestino delgado consta de una parte próximal o yeyuno y una distal o íleon. El duodeno se une al yeyuno a unos 30 cm por debajo del píloro.

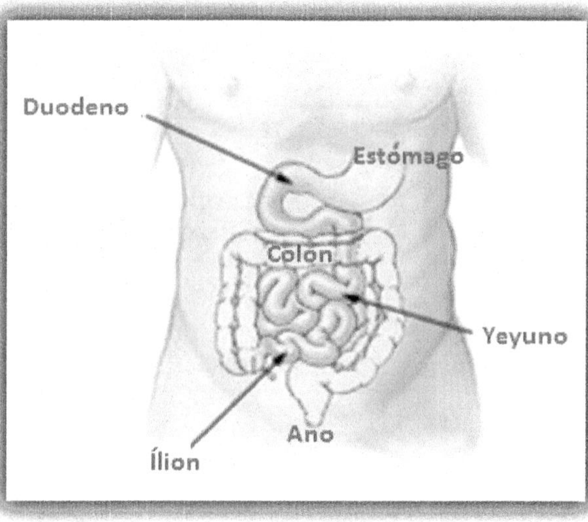

El intestino delgado conecta el estómago con el intestino grueso

En el intestino delgado se localizan numerosas vellosidades intestinales que aumentan la superficie de absorción en el intestino de los nutrientes y de las proteínas. Al intestino delgado, principalmente al duodeno, se vierten una diversidad de secreciones, como la bilis y el jugo pancreático.

3.6.2 Intestino grueso

El intestino grueso tiene su origen o comienzo a partir de la válvula ileocecal en un fondo de saco denominado *ciego* de donde sale el apéndice vermiforme y termina en el recto. Teniendo como origen el ciego, el recto describe una serie de curvas, formando un marco en cuyo centro están las asas del *yeyuno íleon*. Su longitud es variable, entre 120 y 160 cm, y su calibre disminuye progresivamente, siendo la porción más estrecha la región donde se une con el recto o unión rectosigmoidea donde su diámetro no suele sobrepasar los 3 cm, mientras que el ciego es de 6 o 7 cm.

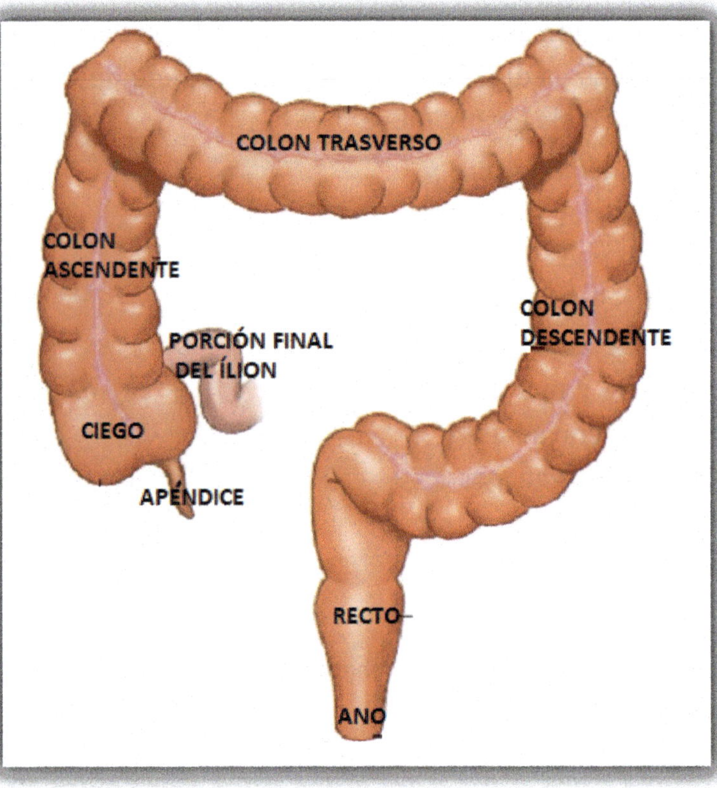

Intestino grueso

La porción que continúa al ciego, en el intestino grueso es denominada *colon ascendente* con una longitud aproximada de 15 cm, para dar origen a la tercera porción que es el *colon transverso* con una longitud media de 50 cm, siendo este el origen de la cuarta porción que es el *colon descendente* con 10 cm de longitud. Por último se distinguen el *colon sigmoideo, recto y ano.* El recto es la parte terminal del tubo digestivo.

4. GLÁNDULAS DIGESTIVAS

4.1 Glándulas salivares

Las glándulas salivales son glándulas exocrinas en el sistema digestivo superior que producen la saliva que vierten en la cavidad oral.

La saliva es un líquido generado por las glandulas y que presenta una consistencia acuosa o mucosa, que contiene proteínas, glucoproteínas, hidratos de carbono y electrolitos, células epiteliales descamadas y leucocitos. Su función, entre otras, es iniciar la digestión de los alimentos al humedecerlos para ayudar en el proceso de masticación y deglución, y contiene enzimas que comienzan el proceso de digestión de carbohidratos y grasas.

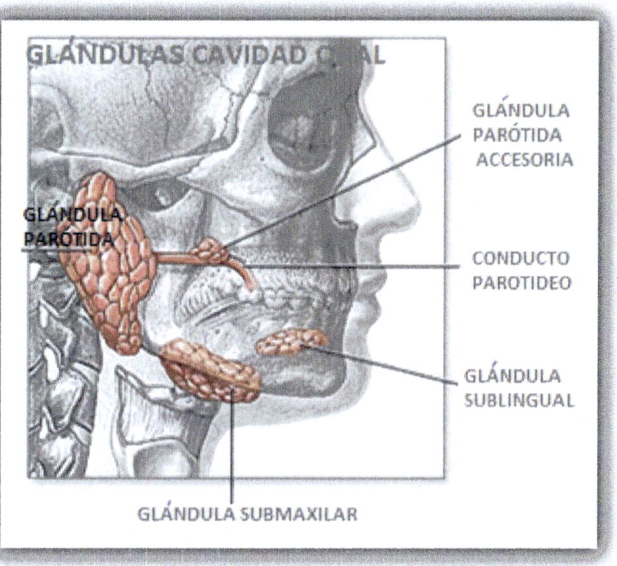

Las glándulas salivares se ubican en la boca

Parótida: Se encuentra situada en la cara lateral de la fosa retromandibular. Tiene un tamaño más o menos de 6 cm de longitud y de 3 a 4 cm de ancho, rodeada por una gruesa cápsula de tejido conectivo desde donde parten tabiques de tejido conectivo hacia el interior de la glándula.

Submaxilar: La glándula submaxilar es una glándula salival que presenta una forma irregular y un tamaño parecido a una nuez con un peso de 8 a 15 gr. Se localiza en la parte posterior del piso de la boca. Esta glándula produce una secreción musinosa acuosa, llamada mucoserosa, a través del conducto de Wharton.

Sublingual: Es la más pequeña. Se localiza en el surco alveololingual, subyacente a la mucosa con un borde craneal que produce una elevación denominada eminencia sublingual. Su forma es elipsoidal y está aplanada transversalmente.

4.1.1 Salivares menores

Son pequeñas, numerosas y superficiales, situadas en los diferentes órganos de la cavidad bucal con excepción de las encías y parte anterior del paladar duro. Son labiales, genianas o vestibulares, palatinas y linguales. A excepción de las linguales de Von Ebner que son de secreción serosa, la mayoría son mixtas, con predominio mucoso.

Son las que, mantienen la lubricación o humedad de la boca y contribuyen a mantenerla libre de infecciones y caries por producir una película protectora y, con su alto contenido de mucinas inmunoglobulinas, fosfatasas ácidas y lizosimas, impedir la colonización de los gérmenes y su ataque al esmalte dental.

4.2 Glándulas gástricas

Glándulas oxínticas, gástricas o fúndicas: Se localizan sobre todo en el fondo y cuerpo del estómago y producen la mayor parte del volumen del jugo gástrico. Se estima que el estómago posee 15 millones de glándulas oxínticas, que están compuestas por cinco *tipos de células*:

- **Principales o zimógenas:** Son las células que producen el pepsinógeno (I y II).
- **Oxínticas o parietales:** Son las células que segregan el ácido clorhídrico y el factor intrínseco gástrico o factor intrínseco de Castle.
- **Mucosas del cuello:** Segregan mucosa alcalina.
- **Endocrinas:** Pueden ser células G (liberadoras de gastrina), D (segregan somatostatina), EC (segregan serotonina) o células cebadas (liberadoras de histamina).
- **Células madre:** Se supone que generan todos los tipos célulares, excepto las células endocrinas.

4.3 Hígado

El hígado es la mayor víscera del cuerpo. Pesa 1500 gramos. Consta de cuatro lóbulos, derecho, izquierdo, cuadrado y caudado, los cuales a su vez se dividen en segmentos. Las vías biliares son las vías excretoras del hígado, por ellas la bilis es conducida al duodeno. Normalmente salen dos conductos: derecho e izquierdo, que confluyen entre sí formando un conducto único. El conducto hepático, recibe un conducto más fino, el conducto cístico, que proviene de la vesícula biliar alojada en la cara visceral del hígado. De la reunión de los conductos cístico y el hepático se forma el colédoco, que desciende al duodeno, en la que desemboca junto con el conducto excretor del páncreas.

La vesícula biliar es una víscera hueca pequeña. Su función es la de almacenar y concentrar la bilis segregada por el hígado, hasta ser requerida por los procesos de la digestión. En este momento se contrae y expulsa la bilis concentrada hacia el duodeno. Es de forma ovalada o ligeramente piriforme y su diámetro mayor es de unos 5 a 7 cm.

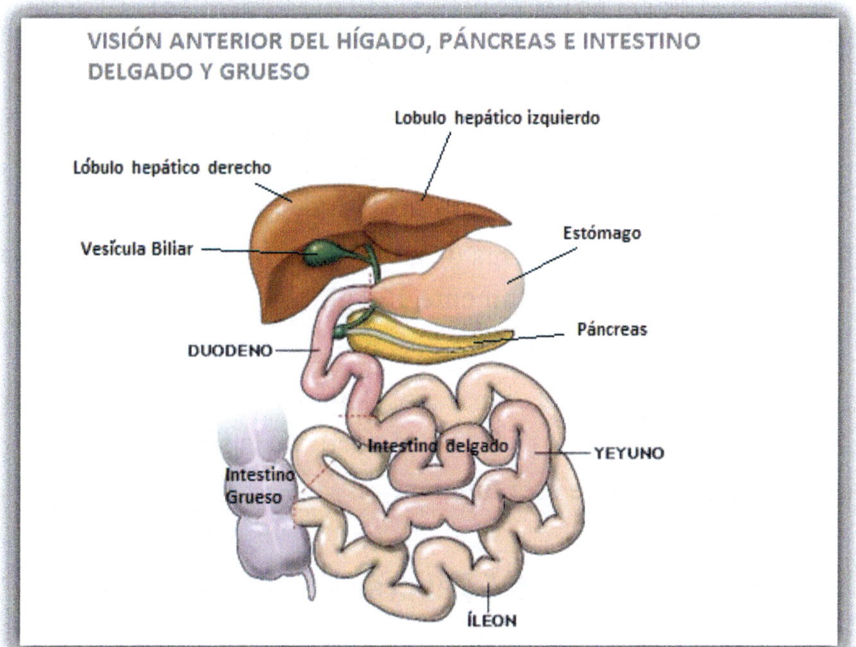

Estructuras digestivas

4.3.1 Funciones

El hígado desempeña múltiples funciones en el organismo como son la producción de bilis; el hígado excreta la bilis hacia la vía biliar, y de allí al duodeno. La *bilis* es necesaria para la digestión de los alimentos y el metabolismo de los carbohidratos:

- La gluconeogénesis es la formación de glucosa a partir de ciertos aminoácidos, lactato y glicerol.
- La glucogenólisis es la fragmentación de glucógeno para liberar glucosa en la sangre.
- La glucogenogénesis o glucogénesis es la síntesis de glucógeno a partir de glucosa; metabolismo de los lípidos.
- Síntesis de colesterol.
- Producción de triglicéridos.
- Síntesis de proteínas, como la albúmina y las lipoproteínas.
- Síntesis de factores de coagulación como el fibrinógeno, la protrombina, la globulina aceleradora, proconvertina, el factor antihemofílico B y el factor Stuart-Prower.
- Desintoxicación de la sangre: Neutralización de toxinas, la mayor parte de los fármacos y de la hemoglobina; transformación del amonio en urea; depósito de múltiples sustancias, como:
    - Glucosa en forma de glucógeno (un reservorio importante de aproximadamente 150 g);
    - Vitamina B12, hierro, cobre,...

En el primer trimestre del embarazo, el hígado es el principal órgano de producción de glóbulos rojos en el feto. A partir de la semana 12 de la gestación, la médula ósea asume esta función.

4.4 Páncreas

Es una glándula íntimamente relacionada con el duodeno, es de origen mixto, segrega hormonas a la sangre para controlar los azúcares y jugo pancreático que se vierte al intestino a través del conducto pancreático, e interviene y facilita la digestión, sus secreciones son de gran importancia en la digestión de los alimentos

4.5 Glándulas intestinales

Están formadas por células epiteliales especializadas y se dividen en dos *grupos*:

a) *Glándulas de secreción externa o glándulas exocrinas*, denominadas también *glándulas abiertas*, en las que podemos distinguir un conducto que lleva la secreción fuera de ellas.

Están formadas por una cavidad tapizada por células que producen la secreción. Están provistas de un conducto que puede desembocar en la piel (glándulas sudoríparas) o en algún órgano hueco (boca, estómago, intestinos, etc.). De acuerdo con la forma y complicación de su cavidad, se dividen en varios *grupos*:

a.1.- *Glándulas tubulosas*, si tienen forma de tubo. Se dividen en glándula tubulosas simples y compuestas.

a.2.- *Glándulas racimadas*, si tienen forma de racimo. Se dividen en glándulas racimadas simples y compuestas.

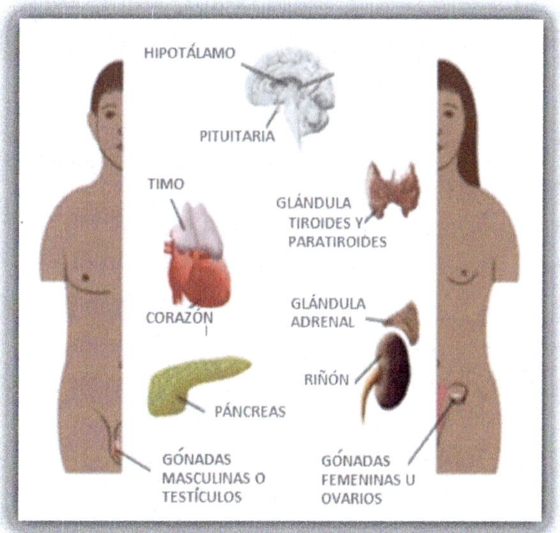

Sistema endocrino

b) *Glándulas de secreción interna o glándulas endocrinas*, llamadas también *glándulas cerradas*, ya que carecen de conducto y vierten su secreción en los capilares que rodean las glándulas.

Glándulas mixtas

El páncreas y las glándulas reproductoras (testículos en el hombre y ovarios en la mujer) desempeñan una doble función. Están provistas de un conducto por el cual vierten su secreción externa, pero hacen pasar a la sangre otras sustancias que representan su secreción interna.

4.5.1 Funciones del tracto gástrico intestinal

- **Motilidad:** Genera movimientos gastrointestinales los cuales mezclan y hacen avanzar el contenido gastrointestinal a lo largo del tubo.
- **Secreción:** Generan liberación de agua y sustancias al tracto gastrointestinal desde las glándulas asociadas.
- **Digestión:** Generan degradación química y mecánica de los alimentos ingeridos. Transformación de moléculas grandes a moléculas más pequeñas.
- **Absorción:** Realizan el paso de las moléculas sencillas obtenidas de la digestión a la sangre.

5. ANÁLISIS DEL PROCESO DE DIGESTIÓN Y METABOLISMO

5.1 Cavidad oral

- Procesos: Secreción, digestión
- Comienza la digestión mecánica de la comida
- Se lubrica el alimento con el moco salival
- Mezcla del alimento con la amilasa salival, y con el resto de las secreciones salivales
- El reflejo deglutorio hace que la comida pase desde la boca al estómago

5.1.1 Funciones de la saliva

- Glándulas salivales no son esenciales para la vida
- Funciones de lubricación, protección y digestión
- Lubricación del bolo alimenticio, facilitando la deglución
- Inicia la digestión del almidón
- Función de tampón y dilución de las sustancias ingeridas
- Aporte de minerales ($Ca2+$ y $F-$): Remineralización de los dientes
- Actividad antibacteriana: Inmunoglobulina A, lisozima, lactoferritina (quelante de Fe) y lactoperoxidasa

- Actúa como solvente de los alimentos: Facilita el gusto

5.1.2 Fisiología de la saliva

- La saliva mucosa contiene mucina (función lubricadora y protectora)
- Flujo salival:1-1.5 litros/día
- Contiene al pha-amilasa: Digestión del almidón
- Contiene lipasa lingual
- Tasa de secreción altamente regulada
- Tasa de secreción puede alcanzar 1 ml/minuto
- Tasa metabólica muy elevada
- Gran vascularización

5.1.3 Regulación de la secrección salivar

Sólo existe *regulación nerviosa:*

- *Simpática*: Estimula una secreción mucosa y escasa
- *Parasimpática*: Estimula una secreción serosa

5.1.4 Deglución

En el reflejo deglutorio se distinguen tres *fases*:

➢ *Oral (fase voluntaria)*

El bolo se mueve con la lengua desde la boca hacia la faringe. Se estimulan los receptores faríngeos.

➢ *Faríngea (fase involuntaria)*

Se previene la entrada de la comida en las vías respiratorias (la glotis se cierra). La respiración queda inhibida y el esfínter esofágico superior se relaja. Se inicia una onda peristáltica que se desplaza hacia el esófago.

➢ *Esofágica (fase involuntaria)*

La onda peristáltica recorre el esófago vaciándolo de alimento.

5.1.4.1 Fases de la deglución

- **Fases oral:** La lengua empuja el bolo contra el paladar blando y parte trasera de la boca, disparando el reflejo de la deglución.

- **Fases faríngea:** El esfínter esofágico superior se relaja mientras la glotis se cierra para mantener lo que se traga fuera de las vías respiratorias
- **Fase esofágica:** La comida se mueve hacia el esófago propulsado por ondas peristálticas y ayudado por la gravedad. Las contracciones peristálticas son responsables del movimiento hacia delante.

5.2 Estómago

- Procesos: Motilidad, secreción y digestión.
- La función gástrica es en su mayor parte digestiva gracias a su secreción ácida y enzimática.
- La motilidad gástrica permite completar la trituración mecánica y su progresión hacia el intestino.
- Fisiológicamente el estómago se divide en:

a) La zona proximal del estómago, la cual corresponde al fundus y 1/3 del cuerpo.

b) Estómago distal, 2/3 del cuerpo, antro y píloro.

5.2.1 Motilidad gástica

Una vez producida la ingesta se inician contracciones peristálticas en el cuerpo del estómago que van siendo cada vez más fuertes según van aproximándose al píloro y alcanzan un máximo en la unión gastroduodenal. Estos mismos *factores* nerviosos y hormonales que estimulan la secreción gástrica estimulan la motilidad:

- **Distensión del estómago:** Aumenta la respuesta contráctil del estómago.
- **Gastrina:** Aumenta la respuesta contráctil del estómago.
- **Acetilcolina (parasimpático):** Estimula la actividad contráctil del estómago.

5.2.2 Secreción gástrica

- El estómago secreta hasta 3 litros diarios de jugos gástricos.

- Los *componentes principales* del jugo gástrico son:
  - El agua.
  - El moco sintetizado por las células mucosas (barrera mucosa gástrica).
  - Pepsinógenos: Sintetizados por las células principales del fundus.
  - Ácido clorhídrico (HCl): Sintetizado en las células parietal oxínticas del fundus y cuerpo. Aporta el pH ácido del jugo gástrico.
  - Factor intrínseco gástrico (FI): Sintetizado por las células parietales.

5.2.3 Histología de las glándulas gástricas

- Células epiteliales superficiales (moco y HCO3-)
- Células mucosas cervicales (moco)
- Células parietales (oxínticas) (HCl y FI)
- Células principales o pépticas (pepsinógenos)
- Células G (gastrina)
- Células enterocromafines (histamina)

5.2.4 Fases de la secreción gástrica

- **Fase cefálica:** Libera acetilcolina por reflejos condicionados: Olor, sabor, masticación, deglución.
- **Fase gástrica:** Estimulada por la presencia de alimento en el estómago (distensión). Supone el 50-80% de la secreción ácida. Predomina secreción de gastrina.
- **Fase intestinal:** La presencia de aminoácidos en el duodeno estimula la secreción de gastrina. Secreción moderada que puede terminar en inhibición.

5.2.5 Digestión gástrica

Digestión de proteínas

Los pepsinógenos convertidos en pepsinas por el pH ácido del estómago hidrolizan las proteínas de la dieta en un 15%. Las pepsinas se inactivan en el duodeno.

Digestión de grasas

La grasa forma una capa aceitosa en el estómago que se vacía más tarde que otros contenidos gástricos.

La lipasa gástrica (células principales) hidroliza los triglicéridos.

6. HÍGADO Y PÁNCREAS

En el proceso de la secrección, la bilis sale del hígado por los conductos biliares terminales que se unen para formar el grueso conducto hepático común. En este recorrido hacia el duodeno, este conducto se une al conducto cístico el cual drena la vesícula biliar para formar el conducto biliar (colédoco).

El conducto biliar va a unise al pancreático mayor y desembocan en la ampolla de Vater. El esfínter de Oddi, que tiene forma de un anillo, se encuentra formado por musculatura lisa que regula el flujo de bilis y de jugo pancreático al duodeno.

6.1 Funciones del hígado

- **Funciones metabólicas:** Conversión de glucosa en glucógeno, degrada lípidos, gluconeogénesis.
- **Detoxificación:** Los hepatocitos convierten el amoníaco en urea, añade grupos polares a fármacos, hormonas y determinados metabolitos para que puedan ser excretados en la orina.
- **Fagocitosis:** Las células de Kupffer fagocitan eritrocitos muertos o dañados, leucocitos, algunas bacterias.
- **Síntesis:** Albúmina, fibrinógeno, globulinas, heparina, factores de la coagulación.

6.2 Funciones de la vesícula

Es la encargada de almacenar la bilis entre la ingesta. La vesícula biliar concentra la bilis por medio de la reabsorción de sodio, cloruro, bicarbonato y agua, de modo que las sales biliares se concentran hasta 20 veces.

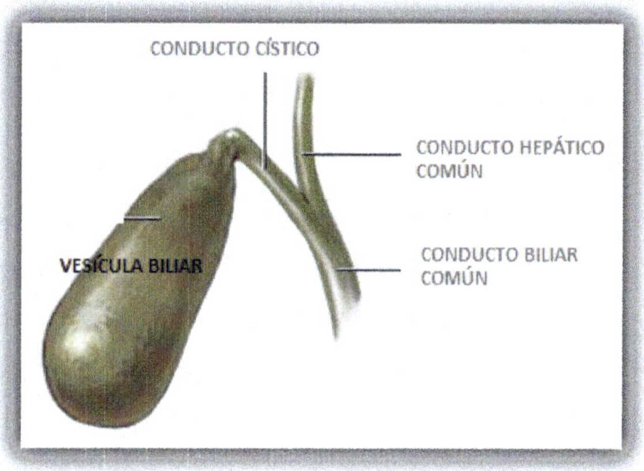

Vesícula biliar y conductos próximos

6.2.1 Secrección biliar

La bilis contiene ácidos biliares (sales biliares), colesterol, lecitinas, fosfolípido que solubiliza el colesterol, pigmentos biliares (bilirrubina conjugada), secreción acuosa rica en bicarbonato producida por las células epiteliales que recubren los conductos biliares.

6.2.1.1 Vaciamiento de la vesícula biliar

Se produce después de comenzar una comida (aumento de flujo sanguíneo). La secreción acuosa rica en bicarbonato es estimulada por la secretina. La CCK (secretada por la presencia de quimo en el duodeno), provoca fuertes contracciones de la vesícula biliar y la relajación del esfínter de Oddi, estimulando de esta manera su vaciamiento. Cuando el quimo llega a la porción terminal del íleon, la grasa ingerida ya se ha absorbido. Los ácidos biliares de la bilis se absorben en el íleon y se transportan hacia el hígado (circulación entero hepática). Los hepatocitos se encargan de extraer los ácidos biliares de la sangre, donde son de nuevo secretados a la bilis junto con ácidos biliares recién sintetizados.

6.3 Páncreas

El páncreas es una glándula exocrina que genera la secreción exocrina fundamental para el proceso digestivo. Neutraliza el quimo ácido del duodeno proveniente del estómago. La unidad secretora del páncreas exocrino es el *ácido pancreático.*

6.3.1 Secrección pancreática

- Secreción de las células centro acinares.
- Secretan iones (Na+, K+, Cl-, HCO3-, Mn2+, Mg2+ y Ca2+) y agua.
- Poseen la enzima anhidrasa carbónica, que sintetiza HCO3-. Este ion se bombea a la luz pancreática, lo que asegura un pH de 8,2.
- Se secretan 1 litro diario de líquido rico en HCO3-e isotónico con el plasma.
- Secreción de las células acinares.
- Secretan enzimas digestivas que se encuentran en forma inactiva (zimógeno) que se activan en la luz del duodeno.
- Se secretan 1,5-2 litros diarios enzimas digestivos entre los que se incluyen:
  - Lipolíticos: Lipasa, colipasa.
  - Proteolíticos: Tripsina, quimiotripsina, carboxipeptidasa A y B.
  - Glucolíticos: Alfa-amilasa.
  - Nucleolíticos: Ribonucleasa, desoxirribonucleasa.

6.3.2 Regulación de la secreción pancreática

- **Fase cefálica** (regulación nerviosa)

La visión, el olor, y el sabor del alimento estimulan la actividad parasimpática vagal. Se libera acetilcolina que estimula el flujo sanguíneo y la secreción pancreática (rica en enzimas).

- **Fase gástrica** (regulación hormonal)

La gastrina, que se secreta en respuesta a la distensión del estómago, es la responsable de esta fase de secreción pancreática relativamente pequeña.

- **Fase intestinal** (regulación hormonal)

Se produce en respuesta a la CCK y a la secretina secretada por la parte superior del intestino cuando su superficie es bañada por monoglicéridos, ácidos grasos, péptidos, aminoácidos y ácidos.

La CCK estimula una secreción rica en enzimas (células acinares) y la secretina una secreción de líquido rico en bicarbonato (células centro acinares).

6.4 Intestino delgado

La principal función del intestino delgado es la absorción. Para ello, el intestino delgado presenta una gran superficie de absorción.

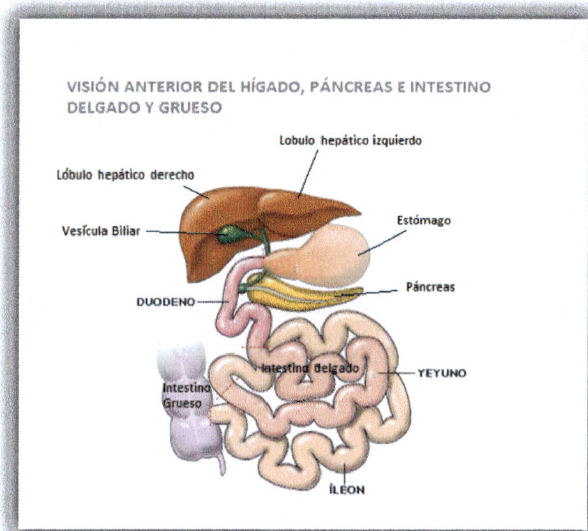

El aparato digestivo dispone del diseño perfecto para desempeñar sus funciones

6.4.1 Motilidad del intestino delgado

El músculo liso intestinal se caracteriza por su ritmicidad inherente, de forma que se producen una sondas lentas regulares. Estas sondas se convierten en movimientos por efecto de estímulos locales (distensión). El tipo de movimiento más frecuente en el intestino delgado es el de segmentación, responsable de la mezcla del bolo con las secreción.

6.4.2 Secreción intestinal

Las células de las criptas son responsables de la secreción de 2-3 l de líquido isotónico cada día. El principal estimulante de la secreción de líquido es la distensión del intestino por quimo ácido o hipertónico.

6.4.3 Composición de la secrección del intestino delgado

- Moco: Secretado por las glándulas de Brunner, protege la mucosa dudodenal de la lesión mecánica y de la erosión por el ácido y la pepsina que contiene el quimo que llega desde el estómago.
- Enzimas digestivas del ribete en cepillo.

- Disacaridasas: Degrada los disacáridos en monosacáridos.
- Peptidasas: Hidroliza los enlaces peptídicos (enteropeptidasa o enterocinasa: Fragmenta el tripsinógeno pancreático).
- Nucleasas: Rompe ácidos nucleicos.
- Células endocrinas que producen somatostatina (células D), secretina (células S), y CCK (células I).

6.5 Absorción

La absorción es el proceso mediante el cual los productos de la digestión son transportados al interior de las células epiteliales que recubren el intestino y desde él hacia la sangre o la linfa.

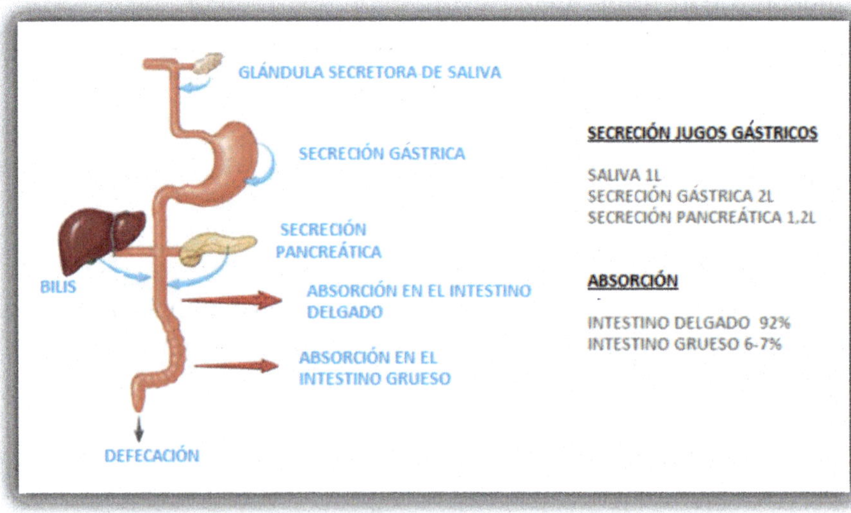

Secreciones de jugos gástricos y absorción en ambos intestinos

6.5.1 Absorción de carbohidratos

Los monosacáridos se absorben por medio de un mecanismo de transporte dependiente de sodio, por transporte activo secundario y por difusión facilitada. Una vez absorbidos son llevados hacia el hígado (vena porta).

6.5.2 Absorción de lípidos

Los lípidos procedentes de la dieta son fundamentalmente triglicéridos, fosfolípidos, colesterol, diversos ésteres y vitaminas liposolubles. Las sales biliares desarrollan un papel importante en la digestión y absorción de las grasas. Las grandes gotas de grasa que se forman en el estómago son recubiertas de sales biliares en el duodeno (emulsión). La dispersión de moléculas de grasa aumenta el número de triglicéridos expuestos a las lipasas pancreáticas (digestión). Se generan monoglicéridos y ácidos grasos los cuales son rodeados de sales biliares (micelas). Los ácidos grasos, monoglicéridos, colesterol y las vitaminas liposolubles se absorben pasivamente (yeyuno). Las sales biliares se reciclan en el íleon (circulación enterohepática).

6.5.3 Absorción de proteínas

Se absorben los aminoácidos mediante un mecanismo conocido como *cotransporte* el cual es dependiente de sodio. Hay absorción de péptidos de pequeño tamaño. Una vez absorbidos desde el intestino pasan a la vena porta.

6.6 Intestino grueso

- **Procesos:** Motilidad, secreción y absorción.
- **Ciego:** Saco ciego, apéndice vermiforme adherido. Va desde el esfínter ileocecal hasta el colon.
- **Colon:** Ascendente, transverso, descendente, sigmoide.
- **Recto:** Tubo muscular recto.
- **Conducto anal:** Esfínter anal interno (músculo liso), esfínter anal externo (músculo esquelético).

6.6.1 Secreción intestino grueso

Se genera una secreción de moco por medio de las células caliciformes que son muy abundantes en el epitelio de revestimiento. Lubrica y confiere adhesión a las heces. Provee un pH alcalino que protege la mucosa intestinal.

6.6.2 Movimientos del intestino grueso

➢ **Movimientos de mezcla (haustraciones)**

Contracción de la capa circular de músculo liso que constriñe la luz del colon. El objetivo de este movimiento es estrujar y hacer girar al material fecal para que todas sus partes que den expuestas a la mucosa y se produzca la absorción de agua y electrolitos.

➢ **Movimientos propulsores: Peristálticos y en masa**

Se generan ondas peristálticas de corto alcance que tienen la función de impulsar el contenido intestinal hacia el ano. Se generan en el colon proximal, transverso y descendente. Varias veces al día (después de las comidas) se produce un movimiento propulsor del colon especialmente vigoroso. Los movimientos de masa se inician con la distensión del estómago y duodeno (reflejo gastrocólico y duodenocólico). La acetilcolina aumenta la motilidad del colon. La gastrina y CCK facilitan la relajación del esfínter ileocecal. El simpático inhibe la motilidad cólica.

6.6.3 Absorción intestino grueso

- *Absorción de:*
  - Agua (400-1000 mL)
  - Iones (Na+, K+, Cl-)
  - Vitamina K y algunas vitaminas del grupo B (sintetizadas a partir del metabolismo de las bacterias)
  - Ácidos grasos de cadena corta (sintetizados a partir del metabolismo de las bacterias)

6.7 Defecación

Cuando un movimiento de masa fuerza la entrada de heces en el recto, la persona siente deseos de defecar. El esfínter interno no está sometido a control voluntario (recibe inervación simpática (contracción) y para simpática (relajación). El esfínter externo está sometido a control voluntario desde los 18 meses de edad (nervio pudendo). Bajo la influencia del sistema parasimpático las paredes del colon sigmoide y del recto se contraen para impulsar las heces. Los esfínteres anales se relajan para permitir el paso de las heces por el conducto anal.

Cuando el recto se distiende por las heces, los receptores comienzan a generan impulsos locales y reflejos nerviosos que provocan las ganas de defecación. El recto comienza a contraerse, los esfínteres anales provocan un relajacion y las heces son eliminadas. La salida de las heces puede ser generadas de manera voluntariamente inhibida mediante la contracción del esfínter anal externo.

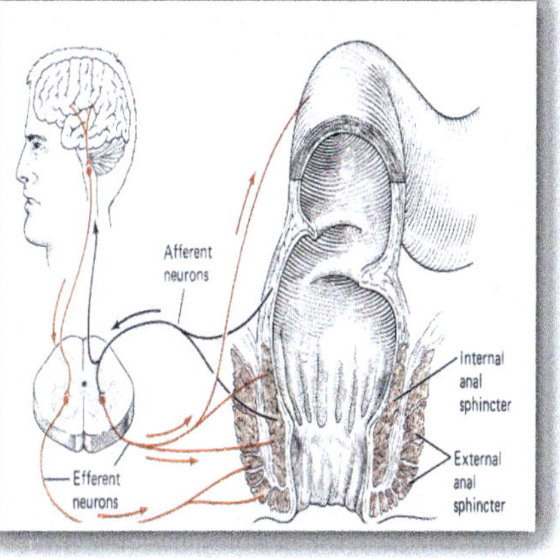

Vías nerviosas que controlan el esfínter rectal y anal para el control de la defecación

7. CLASIFICACIÓN DE LAS MANIFESTACIONES PATOLÓGICAS Y ENFERMEDADES DIGESTIVAS

Las lesiones de la mucosa oral son muy diversas y con grandes diferencias pronósticas. Una clasificación basada en la inspección de estas lesiones facilita una primera orientación diagnóstica, a partir de la cual se puede realizar una anamnesis dirigida detallada.

Hay muchas enfermedades y diferentes clasificaciones de lesiones mucosas. Las alteraciones del color son las lesiones más características y se puede distinguir entre lesiones blancas y rojas.

Lesiones blancas

La apariencia de las lesiones blancas son las más frecuentes y se deben a la difracción de la luz que se produce en la superficie alterada de la mucosa bucal, que se suele corresponder con un engrosamiento de alguna de las capas o de todo el epitelio de la mucosa. Los exudados y restos superficiales adherentes también aparecen como zonas blancas, con la diferencia de que se eliminan al rasparlas. que pueden ser eliminadas con el raspado (ej. candidosis) y las que no (ej. leucoplasia o liquen).

Principales lesiones blancas de la cavidad oral:

Variantes de la normalidad:

- Gránulos de Fordyce: Pápulas blanquecino-amarillentas, bilaterales, de 1-2 mm de diámetro, que corresponden a glándulas sebáceas ectópicas sin folículo piloso asociado. Se localizan en la mucosa yugal y los labios.
- Leucoedema: Cubierta por velo grisáceo de la mucosa yugal, bilateral y simétrico; que corresponde a la acumulación de líquido en las células epiteliales.

Lesiones por agentes mecánicos, físicos y químicos

- Mucositis por radiación: Paciente en radioterapia.
- Quemaduras químicas: Ocurre cuando se expone el tejido vivo a una sustancia corrosiva como un ácido o una base
- Hiperqueratosis friccional: Se debe al frotamiento crónico o la fricción contra superficie de la mucosa bucal
- Morsicatio buccarum: Hiperqueratosis típicamente en línea en la mucosa yugal, bilateral, provocada por el mordisqueo de la mucosa.
- Estomatitis por nicotina: Pápulas sobre fondo de aspecto áspero, blanco, de localización habitualmente en el paladar duro o la mucosa yugal. Desaparecen con el cese del hábito tabáquico.

Enfermedades infecciosas

- Manchas de Koplik: Pequeñas pápulas, blanquecinas, agrupadas en pseudoplacas en la mucosa yugal, en el contexto de una infección por sarampión.
- Candidiasis oral: Infección fúngica que muestra diversas formas de presentación en la mucosa oral. Asociada a tratamiento con antibióticos o corticoides, así como a situaciones de inmunosupresión; se manifiesta como sequedad bucal, dolor o sensación urente. Hay dos formas de presentación con lesiones blancas: candidiasis pseudomembranosa (Muguet) y candidiasis hiperplásica crónica.

Lesiones inflamatorias no infecciosas

- Liquen plano oral: En la mucosa oral también se presenta de diversas formas, siendo la más común la forma blanca, reticular. Lesión bilateral y simétrica, en la que aparecen líneas blanquecinas en forma de empedrado en la mucosa yugal (estrías de Wickham). Asintomática.

Enfermedades autoinmunes

- Lupus eritematoso sistémico: Áreas leucoplásicas anulares, combinadas con zonas eritematosas y úlceras. Más frecuentes en el lupus discoide, se suelen asociar con lesiones cutáneas.

Lesiones blancas hereditarias no premalignas

- Nevus blanco esponjoso y disqueratosis intraepitelial benigna hereditaria. Trastornos autosómicos dominantes de aparición en la infancia. Placas blancas queratósicas en la mucosa yugal bilateral.

Lesiones premalignas

- Leucoplasia: Lesión premaligna más frecuente (afecta al 3 % de los adultos de raza blanca)2, aunque su potencial malignizante es bajo. Se trata de una placa blanca en la mucosa bucal, que no se desprende al raspado, y que no puede clasificarse clínica ni microscópicamente como otra patología. El factor predisponente más importante es el consumo de tabaco, seguido del alcohol y de la infección por VPH. La sintomatología es anodina (sensación de tirantez, escozor). Solo en caso de persistir las lesiones tras eliminar los posibles factores etiológicos, se debe realizar una biopsia para establecer el diagnóstico histopatológico.
- Queilitis actínica: Se trata de un área pálida, atrófica, con bordes mal definidos, localizada en el labio. Se relaciona con la exposición solar

Lesiones malignas:

- Carcinoma escamoso: El carcinoma de células escamosas (CCE) de la piel es la segunda forma más frecuente de cáncer de piel, caracterizado por el crecimiento anormal y acelerado de las células escamosas.

7.1 Lesiones de la mucosa bucal

Lesiones rojas

Las lesiones de la mucosa bucal pueden aparecer de color rojo por atrofia epitelial, lo que permite que se vean los vasos de la submucosa. Otra causa de este tipo de lesiones es debida a un aumento real en el número de vasos sanguíneos en la submucosa, o bien por la extravasación sanguínea hacia los tejidos blandos. Es importante considerar también la presencia de estas lesiones en la cavidad bucal que podrán estar asociada con el hábito tabaquito, las cuales pueden mostrar cambios microscópicos de pre-malignidad.

Lesiones blancas y rojas

- Candidiasis: Lengua geográfica, patrón cambiante componentes blancos desprendibles.
- Liquen plano: Estrías blancas, atrófico, erosiones bilaterales y en mejillas.
- Quemadura: Por pizza, canapés, aspirina.
- Queilitis actínica: Borde bermellón labio inferior, exposición continua al sol.
- Estomatitis nicotínica: Paladar duro asociado a fumar en pipa.
- Eritroleucoplasia: Displasia epitelial o carcinoma.
- Reacción liquenoide: Parecido al liquen plano, leucoplasia, mejillas parecido a liquen plano; necesario realizar test de hipersensibilidad.
- Eritema migrans: Mejillas, parecido a liquen plano, lesiones en piel.
- Xantoma verruciforme: Encías, paladar duro, superficie papilar.
- Fiebre escarlatina: Secundario a infecciones por estreptococo beta hemolítico, lengua aframbuesada.

Lesiones rojas

- Faringitis: Faringitis viral.
- Eritema traumático: Irritación local.
- Estomatitis protésica: Zona de apoyo de prótesis.
- Candidiasis ertiematosa: Paladar duro, dorso lengua.

- Eritema migrans: Asociado a lengua geografica.
- Queilitis angular: Eritema y fisuras en comisura labial.
- Quemadura térmica: Por líquido caliente.
- Eritroplasia: Generalmente es displasia epitelial o carcinoma.
- Anemia: Lengua depapilada, roja, atrófica, por anemia perniciosa, deficit de Fe o vit B.
- Hemangioma: Niños, se palidece a la presión, a veces azulado.
- Petequias, equinosis y telangiectasias.
- Leucemia: Causada por trombocitopenia secundaria, hemorragia gingival.
- Telangiectasia hemorrágica hereditaria: Múltiples telangiectasias de 1-2 mm de diámetro, antecedente de epistaxis o hemorragia gastrointestinal.
- Síndrome CREST: Telangiectasis múltiples de 1-2 mm., calcinosis cutis, fenómeno Raynaud, defecto motilidad esofágica, esclerodactilia, telangiectasias.
- Lupus eritematoso: Asociado a lesiones cutáneas, mejillas.
- Fiebre escarlatina: Secundario a infección por estreptococo beta hemolítico, lengua aframbuesada.
- Mucositis por radiación: Paciente en radioterapia.
- Gingivitis linear: Eritema en encía marginal, asociado a VIH.
- Gingivitis: Asociada a placa bacteriana.
- Reacción liquenoide: Alergia a alimentos, materiales dentales, realizar test de hipersensibilidad.

7.1.1 Sialolitiasis

Concepto. Es la aparición de cálculos en los conductos de excreción de una glándula salival la cual provocan obstrucción y un proceso inflamatorio secundario.

Clínica. En la forma aguda el paciente presenta una brusca hinchazón muy dolorosa de la glándula que se encuentra afecta, que aparece típicamente en el momento de la ingesta alimentaria. Al continuar comiendo aumenta la distensión.

En la forma crónica o recidivante los pacientes presentan tumefacción recidivante de la glándula afectada durante las comidas (debido a la obstrucción del conducto excretor) y después de ellas.

Diagnóstico: El diagnóstico depende de la clínica que presente, y puede corroborarse al palpar el cálculo. Cuando el contenido en calcio es elevado, los cálculos pueden visualizarse en la radiografía simple.

Tratamiento: El tratamiento inicial se basa en analgésicos, relajantes y medidas locales. Si fuera posible se realiza la extirpación del cálculo, lo que comporta una rápida desaparición del dolor. En los casos recidivantes debe procederse a la extirpación de la glándula salival correspondiente.

7.1.2 Síndrome de Sjögren

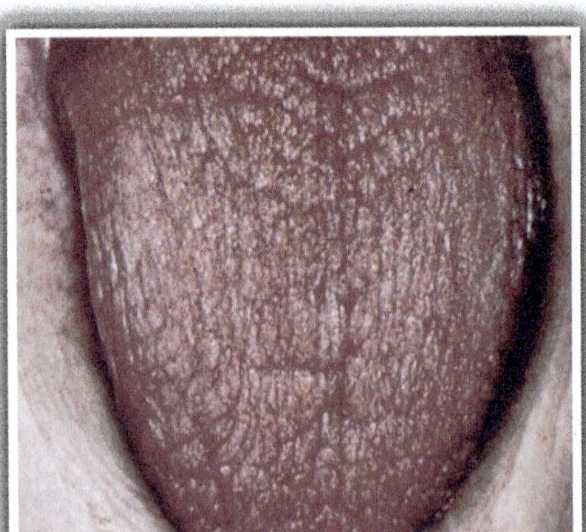

Efectos de enfermedad autoinmune en la lengua

Concepto. Es una enfermedad de origen autoinmune que se identifica por la inflamación y destrucción de las glándulas lagrimales y salivales. Se produce una infiltración linfocitaria destructiva que conlleva un aumento del tamaño de las glándulas salivares, en especial la parótida.

Clínica: Hay dos formas de Sjögren: primaria y secundaria.

La *forma primaria* consiste en el síndrome seco solo, mientras que la *secundaria* dicho síndrome seco se acompaña de afectación del tejido conectivo, especialmente con artritis reumatoide. Hay hipertrofia parotídea en el 80% de las formas primarias y en el 35% de las secundarias. A nivel salival y lagrimal se caracteriza por la xerostomía y la queratoconjuntivis seca.

Diagnóstico. Se confirma mediante la presencia de anticuerpos específicos y mediante la biopsia de la glándulas salivales labiales menores.

Tratamiento. Está centrado en combatir la sequedad, la afectación glandular salival y las alteraciones sistémicas. Para la sequedad de la boca y faringe se administra saliva artificial.

7.2 Esófago

7.2.1 Trastornos motores del esófago

Engloban toda aquella afección cuyos síntomas, casi siempre disfagia y dolor torácico, son probablemante de origen esofágico. Estas alteraciones se diagnostican con manometría esofágica y se han propuesto varias clasificaciones para esos trastornos.

Acalasia: Es la incapacidad para que se producca la relajación de las fibras de los músculo liso del aparato gastrointestinal en cualquiera de las uniones, por lo que podemos definir, en especial, la *acalasia esofágica*, como la incapacidad del esfínter gastroesofágico para relajarse al deglutir, por degeneración de las células ganglionares en la pared del órgano. El esófago torácico también pierde la actividad peristáltica normal y se vuelve dilatada produciendo un *megaesófago*. La acalasia esofágica o simplemente acalasia es una rara enfermedad en la cual el esófago se encuentra inhabilitado para llevar el alimento hacia el estómago. La enfermedad afecta ambos sexos y puede aparecer a cualquier edad, sin embargo, se diagnostica generalmente entre la tercera y la cuarta década de la vida.

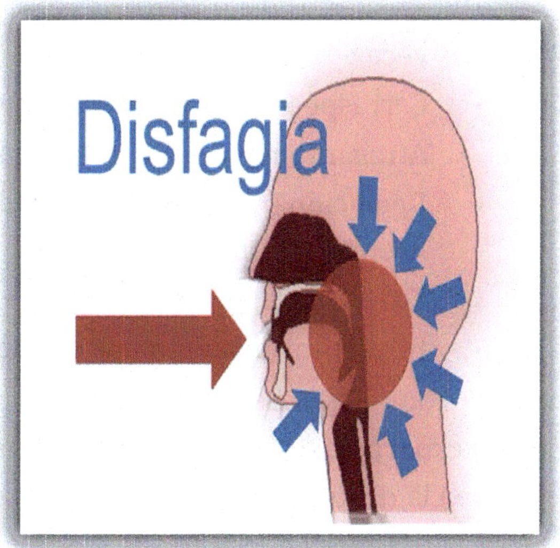

Deglución díficil

Diagnóstico: La acalasia se puede llegar a confundir con trastornos más comunes, tales como la enfermedad de reflujo gastroesofágico, la hernia de hiato, e incluso trastornos psicosomáticos. Las pruebas diagnósticas suelen ser mediante endoscopia, un esofagograma y la mamometría esofágica.

7.2.2 Disfagia

La podemos definir como la dificultad para la deglución. Esta dificultad también puede generalmente ir acompañada de dolores, a veces.

Regularmente es un signo de enfermedad subyacente del esófago o de los órganos colindantes del esófago, que puede ser debida a reflujo gastroesofágico (RGE), cáncer, enfermedad tiroidea, ictus y diversas enfermedades neurodegenerativas como el Alzheimer, síndrome de Guillain Barré o la esclerosis lateral amiotrófica.

Síntomas:

- Molestias o dolor al tragar.
- Expulsión de los alimentos en la boca o rechazo con la lengua.
- Aumento del tiempo que dura la deglución con masticación prolongada.
- Babeo.
- Inadecuado cierre labial.
- Presencia de residuos de alimento en la boca o lengua.
- Sensación de atasco en la garganta y necesidad de tragar repetidas veces.
- Carraspeo continuo o frecuente.
- Atragantamiento con determinadas consistencias.
- Deglución fraccionada, necesidad de fragmentar el bolo y de tragarlo en varios intentos.
- Voz *húmeda*.
- Bronquitis o neumonías de repetición.

Tratamiento: Se trata de un síntoma que no conoce tratamientos curativos específicos, sino que se debe buscar tratamiento de la patología que origina la disfagia. Sobre la disfagia caben tratamientos paliativos, que intentan mejorar o evitar el proceso de deglución, debiendo adaptarse siempre al proceso concreto de la persona que la sufre: Evitar la ingesta de picantes, excitantes, alcohol y cualquier otro factor que pueda interferir en el proceso de deglución. Adaptar la textura de los alimentos y líquidos a las que la persona mejor degluta, utilizando para ello agentes espesantes, trituración y similares. Utilizar una sonda nasogástrica, por el que se introducen los alimentos y bebidas. Realizar una gastrostomía, que consiste en una leve intervención de cirugía que introduce una sonda directa al estómago a través de la pared anterior del abdomen y por la que se realiza parte o toda la alimentación y bebida.

7.2.3 Enfermedades por reflujo gastroesofágico (ERGE)

Esta enfermedad se caracteriza por la presencia de síntomas crónicos que producen daño en la mucosa del esófago que es producido por un reflujo anormal del contenido gástrico hacia el esófago. Es debido comúnmente a cambios transitorios o permanentes en los mecanismos que naturalmente evitan que el contenido del estómago regrese al esófago. Las causas que lo generan pueden ser una insuficiencia del esfínter esofágico inferior, que produce su relajación transitoria, una alteración en la expulsión del reflujo gástrico desde el esófago o una hernia hiatal. Si el reflujo alcanza la faringe, se llamará *enfermedad por reflujo laringo-faríngeo* y producirá pirosis con mayor frecuencia.

Sintomas: El reflujo puede ser asintomático. La pirosis es el síntoma que aparece con mayor frecuencia, pudiendo aparecer también regurgitación, dolor torácico o disfagia. La odinofagia (dolor con la deglución) es un síntoma raro en esta enfermedad y si es importante se debe sospechar la existencia de una erosión o una úlcera esofágica.

También pueden aparecer hemorragias, faringitis, laringitis, crisis de broncoespasmo (similares a las crisis asmáticas), neumonías aspirativas o incluso fibrosis pulmonar. Las manifestaciones en el aparato respiratorio pueden deberse a aspiraciones directas del contenido refluido hacia el árbol respiratorio o a reflejos de broncoespasmo desencadenados por la presencia del ácido en el esofágo, vía nervio vago.

El dolor de esófago puede ser producto además del exceso de alcohol durante un período extendido. Principalmente cuando no se le da mayor descanso a los órganos.

Tratamiento: Actualmente el tratamiento del reflujo se basa en la supresión del ácido provocado en el estómago. Los medicamentos que han mostrado ser efectivos son los inhibidores de la bomba de protones como omeprazol, lansoprazol, pantoprazol, rabeprazol y esomeprazol. Los síntomas de la esofagitis erosiva característica de ciertos estudios avanzados del reflujo gastroesofágico tienden a recurrir en más del 80% de los pacientes antes de los 6 meses después de cesar la administración de inhibidores de la bomba de protones. Por esa razón, puede que sea necesaria una terapia de mantenimiento a largo plazo con una dosis completa o a mitad de la dosis para inhibir la recurrencia u otras complicaciones de la enfermedad.

Otros medicamentos como los bloqueadores de los receptores que generan la histamina 2 (cimetidina, famotidina, nizatidina, ranitidina) y los promotílicos como la metoclopramida y la domperidona no son tan efectivos en el tratamiento de esta patología.

Cuando existe hernia hiatal, se puede usar la alternativa quirúrgica para el tratamiento del RGE. La cirugía que generalmente más se utilizada es la fundoplicatura de Nissen. Esta cirugía consiste en que se toma parte del fondo gástrico y se tracciona alrededor del EEI, posteriormente se fija. Esto cura la hernia hiatal. Antes se hacían cirugías como la gastropexia de Hill, en la cual se fija la curvatura mayor del estómago a la pared abdominal anterior, aunque la efectividad de la cirugía era mejor, muchos de los pacientes seguían teniendo ERGE después del tratamiento quirúrgico, por lo que se propusieron las fundoplicaturas.

7.2.4 Cancer esofágico

Las dos *formas* más comunes de cáncer de esófago se denominan de acuerdo con el tipo de células que se vuelven malignas (cancerosas):

- **Carcinoma de células escamosas:** Cáncer que se forma en las células escamosas, que son las células delgadas, planas que revisten el esófago. Este tipo de cáncer se encuentra con mayor frecuencia en la parte superior y media del esófago, pero se puede presentar en cualquier lugar del esófago. También se llama *carcinoma epidermoide.*
- **Adenocarcinoma:** Cáncer que comienza en las células glandulares (secretorias), que son aquellas que revisten el esófago que producen y liberan líquidos como el moco. Los adenocarcinomas habitualmente se forman en la parte inferior del esófago, cerca del estómago.

Causas: Entre los *factores de riesgo* están los siguientes:

- Consumo de tabaco.
- Consumo alto de alcohol.
- Esófago de Barrett: Afección en la cual las células que revisten la parte inferior del esófago han cambiado o fueron reemplazadas por células anormales que pueden llevar al cáncer de esófago. El reflujo gástrico (el retorno del contenido del estómago a la sección inferior del esófago) puede irritar el esófago y, con el transcurso del tiempo, causar esófago de Barrett.
- Edad avanzada.
- Sexo masculino.
- Ser afroestadounidense.

Sintomas: Estos y otros síntomas pueden ser ocasionados por el cáncer de esófago o por otras afecciones. Consultar con el médico si tiene alguno de los *problemas* siguientes:

- Dolor o dificultad para tragar.
- Pérdida de peso.
- Dolor detrás del esternón.

- Ronquera y tos.
- Indigestión y acidez estomacal.

7.3 Estómago y duodeno

7.3.1 Dispepsia

Cuando nos referimos al término *dispepsia* decimos que comprende todo trastorno de la secreción, motilidad o sensibilidad gástricas que alteren la digestión; designa cualquier alteración funcional que se encuentra asociada al aparato digestivo. Por lo general, se presenta cuando no hay una alimentación saludable.

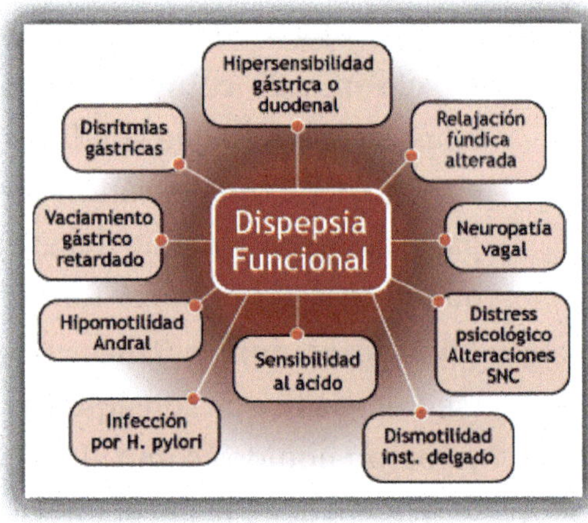

Causas de dispepsia funcional

Normalmente, la dispepsia es benigna y curable. Su origen puede estar en un trastorno físico o emocional y en algunos casos se puede deber a un proceso tumoral; se caracteriza por alteraciones digestivas consecutivas a disfunciones gástricas e intestinales. Produce molestias físicas del tracto gastrointestinal superior, asociadas con la ingestión de alimentos sólidos o líquidos. Presenta síntomas como ardores o acidez, eructos, distensión gaseosa, flatulencia, sensación de plenitud o presión abdominal, náuseas y vómitos.

Causas: La mayor parte de los ataques de indigestión están relacionados con la comida o con la bebida ingeridas. La indigestión más frecuente es el resultado de una comida copiosa, si bien cada persona es más sensible a algunas sustancias que a otras. Por otra parte, muchas personas con trastornos de la conducta alimentaria (bulimia o anorexia) refieren a esta para ocultar su enfermedad.

La *indigestión* se puede desencadenar por:

- Consumir alcohol en exceso.
- Comer alimentos condimentados, grasosos o grasos.
- Comer demasiado (en exceso).
- Comer demasiado rápido.

- Estrés emocional o nerviosismo.
- Alimentos ricos en fibra.
- Tabaquismo.
- Demasiada cafeína.

Hay cuatro tipos de dispepsia

- *Dispepsia no investigada:* La padecen todos los pacientes con síntomas en los que no se ha realizado procedimiento diagnóstico o no se ha hecho un diagnóstico concreto.
- *Dispepsia orgánica*: Se refiere a aquella que padecen pacientes sintomáticos en los cuales se ha encontrado causa.
- *Dispepsia funcional*: Pacientes investigados pero en los que no se encuentra causa orgánica.
- *Dispepsia nerviosa*: Pacientes que la padecen debido a causas psicológicas como el estrés, nervios y demás motivos emocionales.

Tratamiento: Esta es una patología que suele durar años y, por desgracia, no se dispone de un tratamiento eficaz para solucionarla, por lo que tendrá múltiples recaídas. Las *recomendaciones* que puede seguir serían las siguientes normas ya que podrían ayudarle a disminuir su sintomatología:

- Elimine de la dieta aquellos alimentos con los que usted ve que le aparecen más frecuentemente los síntomas.
- Haga comidas menos copiosas de lo habitual, coma despacio y mastique adecuadamente la comida. Todo esto le ayudará a hacer más fácilmente la digestión de los alimentos que haya ingerido.
- No fume, ni tome bebidas que contengan alcohol.
- Si su médico le ha prescrito medicación antisecretora, tómela solo en las épocas de mayor molestia y siguiendo siempre sus indicaciones.
- Si le han recetado un medicamento para facilitar el vaciamiento del estómago (cinitaprida, metoclopramida, etc), es importante que lo tome unos 20 o 30 minutos antes de las comidas para facilitar que puedan hacer su efecto.

- En épocas en las que esté más ansioso, previa consulta con su médico especialista, puede ser útil que tome medicación para disminuir este síntoma.
- Si tiene que tomar medicación analgésica, el fármaco más aconsejable es el paracetamol. Procure no tomar aspirina (acido acetil salicílico), ni antiinflamatorios no esteroideos. En caso de absoluta necesidad, consulte con su especialista para tomarlos bajo protección del estómago con medicación antisecretora.

7.3.2 Gastritis

Cuando nos referimos a la gastritis hablamos de inflamación de la mucosa gástrica, que en la gastroscopia se ve enrrojecida, presentándose en forma de manchas rojizas, las cuales representan irritación o hemorragias subepiteliales. Sin embargo, el diagnóstico preciso se obtiene por exploración endoscópica.

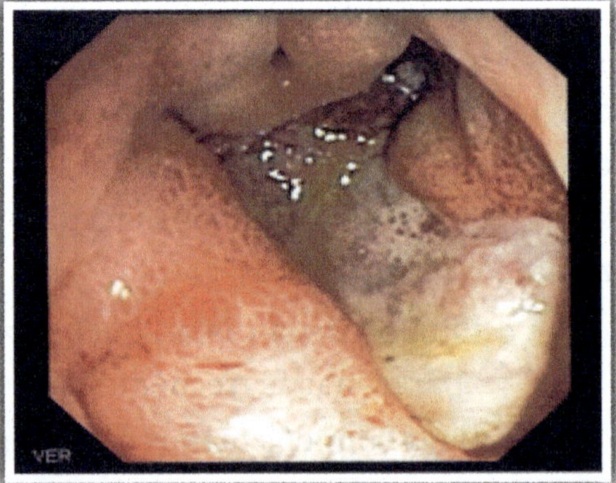

Imagen de una gastroscopia

Síntomas: En algunas ocasiones no aparecen síntomas siendo lo más habitual la aparicion de ardor o dolor en el epigastrio, que suele ir acompañado de náuseas, mareos, etc. Es frecuente encontrar otros síntomas relacionados al reflujo gastroesofágico, como pueden ser la acidez en el estómago. Los ardores en el epigastrio los cuales suelen ceder a corto plazo tras la ingesta de alimentos, sobre todo con la leche. Pero, unas dos horas tras la ingesta, los alimentos pasan al duodeno y el ácido clorhídrico secretado para la digestión queda en el estómago, lo que hace que se agudicen los síntomas.También puede aparecer un ligero dolor abdominal en la parte superior (que puede empeorar al comer), indigestión o pérdida del apetito. Si presentáramos un componente ulceroso hemorrágico, pueden presentarse vómitos con sangre o con un material similar a manchas de café, y heces oscuras.

Clasificación de las gastritis:

I. Gastritis aguda

A. Infección aguda por *Helicobacter pylori*

B. Otras gastritis infecciosas agudas

1. Bacteriana (aparte de *Helicobacter pylori*).
2. *Helicobacter helmanni*
3. Flegmonosa
4. Micobacterias
5. Sífilis
6. Víricas
7. Parasitarias
8. Fúngicas

II. Gastritis atrófica crónica

- *Tipo A:* Autoinmunitaria, predominante en el cuerpo del estómago.
- *Tipo B:* Relacionada con *Helicobacter pylori*, predominante en el antro del estómago.
- *Química* (producida por agentes antiinflamatorios, alcohol, estrés, tabaco).

III. Formas poco frecuentes de gastritis

Linfocítica, eosinófila, enfermedad de Crohn, sarcoidosis, gastritis granulomatosa aislada.

Las causas más frecuentes de gastritis aguda son infecciosas. La infección aguda por *Helicobacter pylori* conduce a la gastritis. La gastritis por *H. pylori* se describe como un cuadro que se presenta bruscamente con dolor epigástrico y algunas veces náuseas y vómitos. También se demuestra un intenso infiltrado de neutrófilos con edema e hiperemia en el estudio histológico. Si este cuadro no se trata con un nivel de atención de primer y segundo nivel, avanzará a gastritis crónica.

Después de la infección aguda por *Helicobacter pylori* se puede producir una hipoclorhidria de más de un año de duración.

Gastritis crónica

Se genera una inflamación del revestimiento de las paredes del estómago que se presenta gradualmente y que puede persistir durante un tiempo considerablemente prolongado. Las hay de un mes y hasta de un año.

Tipo A: Afecta al cuerpo y el fondo del estómago sin involucrar el antro, suele ir asociado por lo general a una anemia perniciosa. Se cree que se genera por causas autoinmunes.

Tipo B: Es la forma de gastritis más común, afecta al antro en pacientes jóvenes y a toda la mucosa del estómago en personas mayores, y es causada por la bacteria *Helicobacter pylori.*

Tratamiento: La gastritis tipo B se trata solo en las ocasiones en las que se presenta infección sintomática. Se usa claritromicina, amoxicilina y tetraciclina. Anteriormente se utilizaba metronidazol, pero tras diferentes estudios se ha podido ver que ahora presenta resistencia en más del 80% de los casos. Los tratamientos de gastritis suelen ser antiácidos (Almax, Urbal) o reguladores de la acidez gástrica (ranitidina) o que disminuyan la secreción gástrica (omeprazol) y sobre todo lo mejor es una dieta adecuada; las bebidas gaseosas retrasan la digestión, por lo que aumentan la secreción de ácidos en el estómago. Una dieta para el estómago delicado se suele llamar *dieta blanda.*

Gastritis atrófica

Puede verse como el paso final de una gastritis crónica y que *puede causar*:

- Desaparición de los pliegues (se observan los vasos sanguíneos de la submucosa).
- Pérdida de parte o la totalidad de la mucosa.

Los factores que pueden desencadenarla son múltiples. Puede haber cambios de metaplasia intestinal.

Síntomas: Son inespecíficos, el diagnóstico se realiza mediante una endoscopia y la biopsia. En los últimos estudios se ha encontrado asociación con la anemia megaloblástica perniciosa.

Gastritis erosiva

Es una enfermedad que se puede tratar con un tratamiento que consiste en el reforzamiento de las paredes del estómago a través de la boca.

Tratamiento: Este depende de la causa de la gastritis. Para la gastritis crónica causada por infección con *Helicobacter pylori*, se utiliza la terapia con antibióticos.

Los antiácidos u otros medicamentos, como ranitidina, que se utilizan para disminuir o neutralizar el ácido gástrico en el estómago, como el omeprazol (inhibidor de la bomba de protones), generalmente eliminan los síntomas y favorecen la curación.

La anemia perniciosa que se genera por la gastritis se trata con vitamina B12.

También existen tratamientos orales (como la ranitidina en cápsulas) o intramusculares, trimebutina y pargeverina HCl (propinox clorhidrato), este mezclado con clonixinato de lisina, entre otros.

Se deben suspender los medicamentos que se sabe son causantes de gastritis, como la aspirina, los AINES (antiinflamatorios no esteroideos).

7.3.3 Úlcera péptica

Las úlceras podemos clasificarlas en gástricas y duodenales, estas últimas son mucho más frecuentes. Las úlceras pépticas podemos encontrar tanto en las mujeres como en los hombres en cualquiera de las etapas de la vida.

Es una enfermedad común que afecta a una de cada 10 personas en algún momento de su vida.

La causa más común de la úlcera es un desequilibrio entre los factores agresivos para la mucosa gastroduodenal y los defensivos. Entre los agentes agresivos podemos distinguir como los más importantes la secreción de ácido gástrico que se realiza por las células parietales secretoras de ácido clorhídrico, la infección por la bacteria Helicobacter pylori (causante de la mayoría de los casos) y los tratamientos reiterados con AINES como la aspirina y el ibuprofeno. Los factores protectores son la secreción gástrica de moco y bicarbonato, el flujo sanguíneo adecuado a la mucosa gastroduodenal, los mecanismos naturales de reparación de la mucosa y la secreción de prostaglandinas que estimulan la producción de moco y bicarbonato.

Sintomas: El síntoma que aparece como más característico es la existencia de dolor que podemos localizar en la zona central y superior del abdomen (epigastrio). El paciente puede definirlo como corrosivo y suele hacer su aparición entre 1 y 3 horas después de las comidas o durante el sueño. Suele suceder tras la realizacion de la ingesta de alimentos, y seguir una evolución cíclica con exacerbaciones de semanas o meses de duración que se intercalan con periodos en los que no se manifiesta.

Otros síntomas frecuentes son la existencia de reflujo gastroesofágico, pirosis, ardores o acidez que desaparecen con la toma de algún agente alcalino como el bicarbonato o los antiácidos. También náuseas, vómitos y pérdida de peso. En algunos casos hasta sangrado.

Muchos de estos síntomas son parecidos con otras afecciones como la gastritis erosiva, litiasis biliar, pancreatitis, cáncer de estómago, etc.

Tratamiento: Los más comunes son los inhibidores de la bomba de protones, agentes antisecretores potentes los cuales actúan sobre las células parietales del estómago disminuyendo la producción de ácido mediante la inhibición de la enzima H+K+ATPasa, estas son las encargadas de expulsar los hidrogeniones (H+) a la luz gástrica, los cuales al unirse al ion cloro forman el ácido clorhídrico. Se aconseja administrarlos unas horas antes de la medicación, siendo recomendable por la mañana en pacientes plurimedicados o a lo largo del día para incrementar su efectividad. Son más efectivos que los antagonitas H2 (cimetidina, ranitidina y análogos).

Actúan bloqueando los receptores H2 para la histamina e inhibiendo la secreción ácida, lo que facilita la cicatrización de las úlceras. Dentro de este grupo se incluyen la ranitidina, famotidina, cimetidina, nizatidina y roxatidina.

Tratamiento erradicador de H. pylori

La forma más eficaz de tratar el problema hoy en día consiste en administrar durante dos semanas lo que se conoce como *terapia triple*. Ésta exige tomar dos antibióticos para matar las bacterias y un supresor de la secreción de ácido. La terapia triple administrada durante dos semanas disminuye los síntomas ulcerosos, destruye las bacterias y evita la recurrencia de la úlcera en más de 90% de los pacientes.

Para cerciorarse de que el tratamiento ha destruido todas las bacterias *H. pylori*, el médico puede efectuar una endoscopia de seguimiento o una prueba del aliento entre 1 y 12 meses después del diagnóstico para comprobar la evolución.

7.3.4 Cáncer gástrico

Dentro de los cáncer gástricos podemos diferenciar varios tipos. El más común se denomina *adenocarcinoma*, comienza a partir de uno de los tipos comunes de células que se encuentran en el revestimiento del estómago. El pronóstico es variable en función de qué tanto se ha propagado el cáncer para el momento del diagnóstico. Los tumores en la parte inferior del estómago suelen curarse más a menudo que los tumores en el área superior.

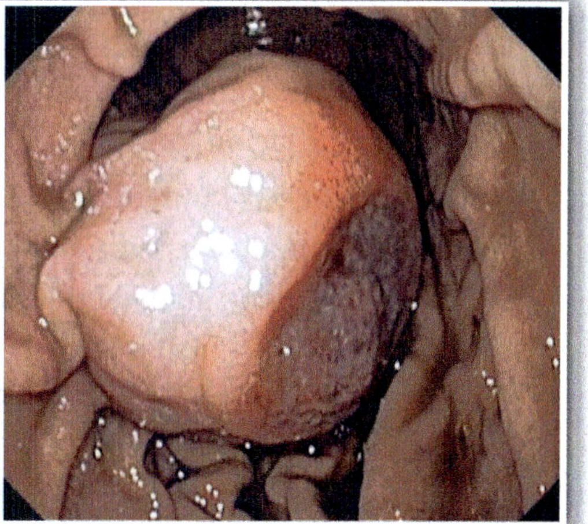
Carcinoma gástrico

La posibilidad de cura es más difícil en cuanto más tarde se detecte el tumor por lo que habrá invadido mayor cantidad de la pared estomacal y existiendo compromiso de los ganglios linfáticos.

Cuando el tumor se ha diseminado por fuera del estómago, la cura no es posible. En este caso, el objetivo del tratamiento es paliativo.

Síntomas: El cáncer de estómago por lo general puede ser difícil de ser detectado en sus inicios ya que a menudo no da la cara, no produciendo síntomas, y en muchos casos, el cáncer se ha extendido antes de que se encuentre.

Puede causar los siguientes *efectos*: Indigestión o una sensación ardiente, malestar o dolor abdominal, náuseas y vómitos, diarrea o estreñimiento, hinchazón del estómago después de comidas, pérdida del apetito, debilidad y fatiga, sangrados inhabituales, cambios en el ritmo intestinal o urinario, heridas que tarden en cicatrizar, dificultad en ingerir alimentos, cambios repentinos en el aspecto de verrugas cutáneas, tos persistente o ronquera, pérdida de peso, mal aliento.

Cualquiera de estos síntomas puede ser causado por el cáncer o por otros problemas de salud menos serios, tales como un virus del estómago o una úlcera. Por tanto, solamente un médico puede determinar la causa real.

Tratamiento: El cáncer del estómago es uno de los más difíciles de curar a menos que se encuentre en fases tempranas. Desafortunadamente, ya que el cáncer temprano de estómago genera pocos síntomas, la enfermedad se detecta cuando se hace el diagnóstico durante un examen de rutina o en estudios más avanzados. Sin embargo, el cáncer avanzado de estómago puede ser tratado y sus síntomas eliminados. Las medidas terapéuticas tradicionales incluyen la radiación ionizante, quimioterapia y la cirugía.

La cirugía es el tratamiento más utilizado para el cáncer del estómago, una operación llamada *gastrectomía*. El cirujano quita parte afectada o todo el estómago y así como algo del tejido fino alrededor.

7.4 Intestino delgado y grueso

7.4.1 Síndrome del intestino irritable (SII)

El SII se describe por molestias o dolor abdominal. Los dolores suelen afectar la parte baja del abdomen, aunque la ubicación e intensidad de los dolores son variables, incluso en un mismo individuo. También se pueden distinguir cambios en la frecuencia o consistencia de los excrementos, pudiendo observarse diarrea crónica o recurrente, estreñimiento o ambos ocurriendo alternadamente.

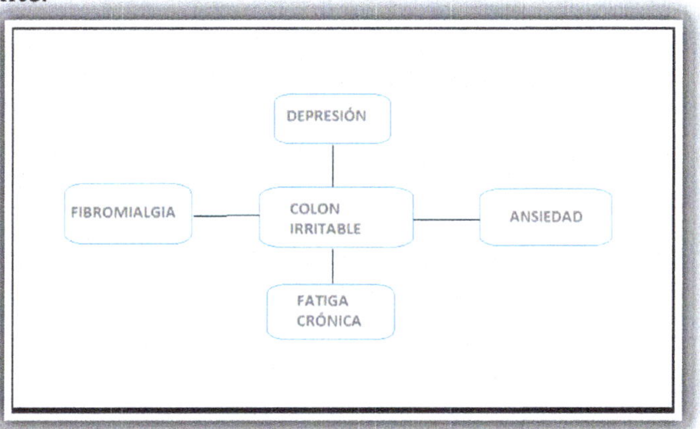

El colon irritable engloba diferentes patologías

Síntomas

Podemos distinguir variados y dispersos síntomas, caracterizados principalmente por molestias o dolor abdominal, diarrea, despeños diarreicos o estreñimiento crónicos a veces alternados o a veces con solo uno de estos síntomas y sensación de plenitud. Pero generalmente se trata de molestias abdominales con cierto tipo de disfunción en la motilidad intestinal y con resultado negativo de todos los análisis realizados en el tracto digestivo, desde estudios contrastados del intestino, analítica, escáner, endoscopias, etc. Otro dato indicativo es la hipersensibilidad a cualquier distensión abdominal producida por gases o alimentos irritantes.

Tratamiento: Dependiendo del tipo de síntomas, el tratamiento puede consistir en: el seguimiento de una dieta equilibrada, los laxantes suaves para el estreñimiento predominante, o antidiarreicos (loperamida) cuando se presenta diarrea. El uso de medicamentos antiespasmódicos no es muy recomendable, ya que el beneficio terapéutico reacciona casi como placebo. Los medicamentos más recientes incluyen Alosetron y Tegaserod, ambos se recomiendan frecuentemente pero tienen un efecto limitado.

7.4.2 Enfermedades celíacas

Hablamos de una enfermedad autoinmune que se caracteriza por una inflamación crónica de la parte próxima del intestino delgado o yeyuno, viene causada por la exposición a la gliadina, una proteína vegetal de algunos cereales en la dieta.

La causa de la intolerancia celíaca es desconocida, se cree que es debida a susceptibilidad genética a la intolerancia, aunque no existe una concordancia en el 100% de los gemelos, agentes ambientales, probablemente infecciones virales u otra infección, asociación con otras enfermedades autoinmunes que también son producidas por la combinación de susceptibilidad genética e infecciones.

Clasificación

- *Celiaquía clásica*: Predominan los trastornos intestinales, es la más fácil de detectar y constituye la punta del iceberg celíaco.
- *Celiaquía potencial*: Comprende a las personas que tienen predisposición genética (familiares en primer grado celíacos), presentan alteraciones inmunitarias pero las vellosidades de su intestino están intactas.
- *Celiaquía silente:* La sintomatología es prácticamente nula pero los enfermos tienen alterada la mucosa yeyunal (atrofia en las vellosidades). Presentan marcadores serológicos positivos y HLA- DQ2/DQ8.
- *Celiaquía latente:* Los enfermos no tienen síntomas, en general se trata de personas con predisposición genética. Pueden desarrollar la enfermedad de manera súbita. Esta tipología es la más difícil de diagnosticar.
- *Celiaquía refractaria*: La dieta libre de gluten no elimina los trastornos intestinales, estos enfermos tienen solo 50% de supervivencia ya que la predisposición a desarrollar procesos neoformativos, como el linfoma intestinal e infecciones concomitantes es muy alta.

Síntomas: Aumento del riesgo de desarrollar un linfoma de células T, en los casos no tratados, predominio de la enfermedad en la población del norte de Europa, dermatitis herpetiforme, distensión abdominal, esteatorrea y desnutrición, talla baja (afecta el crecimiento en los niños no tratados), dolor abdominal recurrente, diarrea, vómitos, vientre hinchado, erupciones en la piel, fatiga habitual, depresión, irritabilidad, trastornos psiquiátricos, retardo de menarquia (mujeres), infertilidad y aborto.

7.4.3 Enfermedad del Crohn

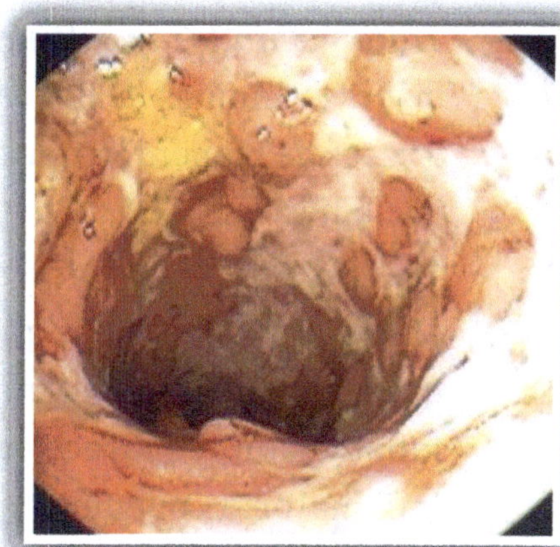

La enfermedad de Crohn se caracteriza por periodos de actividad e inactividad

Es una enfermedad de origen desconocido que se caracteriza por ser crónica, quizás tiene un componente autoinmune por el que el sistema inmunitario del individuo ataca su propio intestino produciendo inflamación.

Comúnmente la parte que se encuentra afectada suele ser el íleon o tramo final del intestino delgado, aunque la enfermedad puede aparecer en cualquier lugar del tracto digestivo.

Dependiendo del lugar donde localicemos la inflamación *se clasifica* el Crohn en:

- *Ileocolitis*, es la forma más común, afecta la parte inferior del intestino delgado (íleon) y el intestino grueso (colon).
- *Enteritis de Crohn*, afecta al intestino delgado en general.
- *Ileítis*, que afecta al íleon o porción final del intestino delgado.
- *Enfermedad de Crohn gastroduodenal*, que causa inflamación en el estómago y la primera parte del intestino delgado, denominada duodeno.
- *Yeyunoileítis*, que ocasiona parches de inflamación desiguales en la mitad superior del intestino delgado (yeyuno), colitis de Crohn (granulomatosa), que afecta al colon.
- *Crohn en estado crítico estenosante*, se han documentado pocos casos en el mundo y se da cuando la enfermedad no responde a ningún tratamiento, en este caso se procedería a la cirugía si el área afectada no fuese muy extensa.

Tratamiento: Hoy en día, la enfermedad de Crohn no tiene curación, pero sí es posible el control de esta, y la mayoría de las personas pueden hacer una vida normal. La pretensión del tratamiento es evitar que puedan surgir nuevos brotes o reducir la duración de los que surgen. Algunos de los *tratamientos* son:

- *Tratamiento farmacológico*, que sigue siendo la base, y que incluye diversas familias de fármacos, que consiguen detener la inflamación, a veces de manera importante, aunque no son necesarias en todos los pacientes.
- *Tratamiento quirúrgico:* En el cual se extirpa la parte de intestino afectada y la persona queda libre de síntomas a corto plazo. Esta operación nunca es curativa, ya que en la mayoría de los casos la inflamación reaparece cerca del lugar de la cirugía. El uso de antiinflamatorios puede retrasar la recurrencia de la inflamación. Hay casos en que los pacientes han durado hasta más de 15 años sin síntomas.
- *Tratamiento por fotoféresis:* El paciente es sometido al procedimiento de fotoféresis extracorpórea con lo cual se ha observado evolución positiva en un importante número de pacientes.
- *Tratamiento alternativo dietético:* Ciertos productos, al margen de los medicamentos, han demostrado tener cierta eficacia. Son el caso de los probióticos y el aminoácido llamado L-glutamina, principal carburante del intestino delgado. Además, la ingesta de ácidos grasos esenciales (omega 3 y 6) ayudarán a restaurar la mucosa intestinal.

  Sin embargo, es preciso apuntar que no hay estudios excesivamente concluyentes al respecto y que generalmente, estas dietas solo consiguen disminuir la intensidad de la enfermedad de Crohn y patologías similares.
- *Tratamientos sintomáticos:* En ocasiones, es necesario tomar ciertos medicamentos para aliviar los síntomas, como pueden ser las resinas tipo colestiramina o colestipol, para reabsorber la bilis que

el intestino no es capaz de eliminar. También a veces se emplean antidiarreicos (siempre con vigilancia médica). No hay que olvidar el apoyo psicológico que estos pacientes necesitan a veces.

7.4.4 Colitis ulcerosa

Es un tipo de enfermedad intestinal inflamatoria (EII) que afecta el revestimiento del intestino grueso.

Causa: La colitis ulcerativa es de origen desconocido. Las personas que sufren esta afección suelen tener problemas con el sistema inmunitario, no estando del todo claro si los problemas inmunitarios causan esta enfermedad. Aunque el estrés y ciertos alimentos pueden ser uno de los factores que la desencadenen.

La colitis ulcerativa puede afectar a cualquier grupo de edad, aunque hay picos entre los 15 y 30 años y de nuevo entre los 50 y 70.

La enfermedad comienza, en el área del recto y puede comprometer todo el intestino grueso con el tiempo.

Entre los *factores de riesgo* están tener antecedentes familiares de colitis ulcerativa o ser de origen judío.

Síntomas: Varían en funcion de la gravedad y se pueden generar de manera gradual o repentinamente. Aproximadamente la mitad de las personas solo tienen síntomas leves. Otras tienen episodios más graves que ocurren con mayor frecuencia. Muchos factores pueden llevar a que se presenten ataques, incluyendo infecciones respiratorias o estrés físico.

Los *síntomas* abarcan: Dolor abdominal y cólicos, borborigmos (un sonido de gorgoteo o chapoteo que se escucha sobre el intestino), sangre y pus en las heces, diarrea, desde solo unos cuantos episodios a diarrea muy frecuente durante todo el día, fiebre, tenesmo (dolor rectal), pérdida de peso, el crecimiento de los niños puede ser lento.

Pruebas y exámenes

La colonoscopia con biopsia generalmente se utiliza para diagnosticar la colitis ulcerativa.

La colonoscopia también se utiliza para examinar a personas con colitis ulcerativa en busca de cáncer de colon, ya que esta enfermedad aumenta el riesgo de este tipo de cáncer.

Otros exámenes que se pueden hacer para ayudar a diagnosticar esta afección abarcan al enema opaco, conteo sanguíneo completo (CSC), proteína C reactiva (PCR), tasa de sedimentación (ESR, por sus siglas en inglés).

Los objetivos del tratamiento son controlar los ataques agudos, prevenir los ataques repetitivos, ayudar a cicatrizar el colon, en episodios graves, con frecuencia se necesita hospitalización. El médico puede prescribir corticosteroides para reducir la inflamación.

Cirugía: Extirpar el colon cura la colitis ulcerativa y elimina la amenaza de que se presente cáncer de colon. La cirugía generalmente se recomienda para pacientes que tengan colitis que no responde al tratamiento médico completo, cambios en el revestimiento del colon que se piense que son precancerosos, complicaciones serias como ruptura (perforación) del colon, sangrado profuso (hemorragia) o megacolon tóxico, la mayoría de las veces, se extirpa el colon entero, con inclusión del recto. Después de esto, los pacientes pueden necesitar una abertura quirúrgica en la pared abdominal (ileostomía) o un procedimiento que conecta el intestino delgado con el ano para ayudar a que el paciente recupere un funcionamiento intestinal más normal.

7.4.5 Enfermedades proctológicas

La patología de la defecación puede tener su origen en dos problemas: problemas orgánicos y funcionales. Los orgánicos son aquellos que pueden ser detectados durante el proceso de la exploración clínica habitual del anorrecto. Sin embargo, los segundos puede ser que presenten una exploracion clínica normal y el enfermo puede manifestar graves problemas defecatorios.

Enfermedades funcionales.

Se pueden diferenciar tres *grupos*:

- *Desórdenes motores hipoquinéticos.* Su base fisiopatológica es una baja presión de la válvula esfinteriana, y tienen como rasgo clínico fundamental la pérdida del control voluntario del acto defecatorio. Podemos distinguir *cuadros* como:

1. La incontinencia fecal idiopática.
2. La incontinencia fecal por enfermedades neurológicas.
3. El anorrecto del anciano: La pérdida del control voluntario de la defecación se debe a la formación de fecalomas por falta de fuerza muscular para expulsar las heces y por fracaso de los sistemas sensitivos que no detectan el llenado de ampolla.

- *Desórdenes hiperquinéticos.* Es la hiperpresión del esfínter anal interno, que no consigue que se relaje adecuadamente durante el acto defecatorio. El rasgo clínico fundamental es el dolor anal intenso durante la defecación. Dentro de este grupo se incluye la fisura anal y algunos autores incluyen también las hemorroides, como hemos comentado.
- *Desórdenes disquinéticos.* Mala coordinación en los movimientos esfinterianos. Así, ante la orden de relajar el esfínter se contrae. Por ello, tienen como rasgo clínico fundamental la gran dificultad defecatoria, que hace que la exoneración sea extraordinariamente laboriosa.

7.4.6 Prolapso rectal

El *síntoma principal* es una masa rojiza que sobresale desde la abertura anal, especialmente después de una deposición. La masa rojiza es en realidad el revestimiento interno del recto. Puede sangrar ligeramente y puede ser molesto y doloroso.

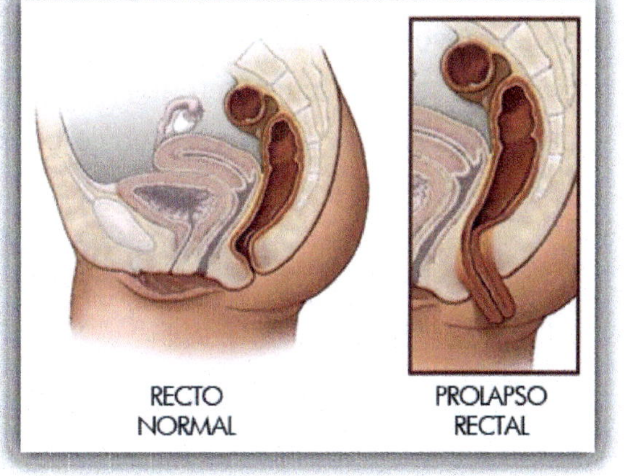

Comparativa entre recto normal y con prolapso

Síndrome hemorroidal

Conjunto de trastornos y de complicaciones que generan las hemorroides, demasiado dilatadas o exteriorizadas. Así las hemorroides, ocasionan crisis dolorosas y sangrantes, siendo está la complicación más frecuente; y de ulceración, trombosis, estrangulación, etc. como complicaciones de mayor importancia.

Fístula anal

Una fístula anal es producida en las glándulas anales, que se encuentran localizadas entre las dos capas de los esfínteres anales y que drenan al canal anal. Si la salida de las glándulas anales resultara bloqueada, se forma un absceso, el cual, eventualmente, protruye a la superficie de la piel perianal.

7.4.7 Cáncer colorrectal

Incluye cualquier tipo de neoplasias del colon, recto y apéndice. Se cree que muchos de los casos de cáncer colorrectal nacen de un pólipo adenomatoso en el colon. Estos crecimientos celulares en forma de hongo son usualmente benignos, pero de vez en cuando se vuelven cancerosos con el tiempo. En la mayoría de los casos, el diagnóstico del cáncer localizado es por colonoscopia. El tratamiento es por lo general quirúrgico, y en muchos casos es seguido por quimioterapia.

El cáncer colorrectal no suele dar síntomas hasta fases avanzadas y por eso la mayoría de pacientes presentan tumores que han invadido toda la pared intestinal o han afectado los ganglios regionales. Cuando aparecen, los síntomas y signos del carcinoma colorrectal son variables e inespecíficos.

7.5 Hígado y vías biliares

7.5.1 Hepatitis

Es una afección o enfermedad inflamatoria que afecta al hígado. Su causa puede ser infecciosa (viral, bacteriana, etc.), inmunitaria o tóxica (por ejemplo por alcohol, venenos o fármacos). También por es una enfermedad de transmisión sexual.

Hay virus específicos para la hepatitis (virus hepatotropos), es decir, aquellos que solo provocan hepatitis. Existen muchos: virus A, B, C, D, E, F, G. Los más importantes son los virus A, B, C y, en menor medida, el D y el E, siendo los últimos, F y G los últimos descritos y los menos estudiados.

Vías de trasmisión

- **Virus A** (HAV) y E (HEV): Fecal-oral. La forma de transmisión más frecuente es por el agua contaminada: Verduras lavadas con esta agua, mariscos de aguas pantanosas, etc., por lo que la higiene es fundamental para una buena prevención. También lo puede contagiar un familiar o cualquier otra persona infectada por el virus.
- **Virus B** *(HBV), D (HDV).* Por vía parenteral: Transfusiones, heridas, jeringas contaminadas; por contacto sexual al estar presente los virus en los distintos fluidos corporales (semen, saliva) o por relaciones sexuales traumáticas con heridas.
- **Virus C** *(HCV).* Por vía parenteral, contaminación con sangre infectada, se ha encontrado presencia del virus en algunos fluidos aunque no puede considerarse en cantidad como para producir la trasmisión del virus. El contagio por vía sexual de la hepatitis C es muy poco frecuente; se cree que se transmite por vía parenteral únicamente en aquellos casos en los que haya relaciones sexuales con sangrado y altos niveles de daño en la mucosa anogenital. Se cree que el sexo vaginal con penetración implica un nivel de riesgo menor de transmisión en comparación con las prácticas sexuales que implican niveles mayores de traumatismo para la mucosa anogenital (penetración anal, *fisting* o el uso de juguetes sexuales).

7.5.2 Litiasis biliar

Se refiere a la formación de cálculos en la vías biliares, sobre todo en la vesícula biliar. Son acrecencias de materias sólidas que pueden ser tan pequeñas como granos de arenilla o, en ocasiones excepcionales, tan grandes que ocupan toda la vesícula.

Los cálculos biliares habitualmente están formados por una mezcla de colesterol, bilirrubinato cálcico, proteínas y mucina. En función de sus compuestos predominantes *se clasifican* en:

- *Cálculos de colesterol*, son los más frecuentes en los países industrializados.
- *Cálculos de pigmento negro*, formados fundamentalmente de bilirrubinato cálcico a partir de la hemólisis.
- *Cálculos de pigmento marrón*, se forman a partir de infecciones bacterianas o helmínticas en el sistema biliar, son frecuentes en poblaciones orientales.
- *Cálculos mixtos*, constan fundamentalmente de pequeñas cantidades de calcio y sales de bilirrubinato.

Síntomas: Cuando los síntomas se hacen evidentes, la persona portadora de cálculos biliares puede experimentar dolor fuerte y seguido en el abdomen superior (hipocondrio derecho); este dolor puede propagarse al tórax, hombros y espalda y se confunde a veces con los síntomas de un ataque al corazón. Indigestión, náuseas o vómitos, pancreatitis, fístulas, perforación, dolor intenso de abdomen y sensibilidad al tacto en el lado derecho del abdomen cuando la vesícula biliar está inflamada, ictericia, escalofríos y fiebre cuando los cálculos biliares impiden el paso de la bilis.

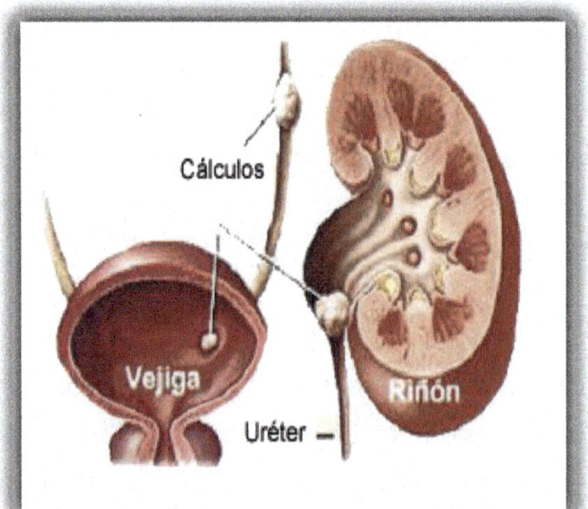

Cálculos renales

7.6 Páncreas

7.6.1 Pancreatitis aguda

Es un proceso inflamatorio agudo del páncreas, generado por la activación inapropiada de los enzimas pancreáticos, con afección tisular y respuesta inflamatoria local, y respuesta inflamatoria y compromiso variable de otros tejidos o sistemas orgánicos distantes.

Sintomatología: Dolor abdominal en barra, irradiado a espalda, intenso, de inicio rápido, calma en posición de plegaria mahometana y con la descompresión del tracto gastro-intestinal que puede llegar a durar días. Náuseas y vómitos que persiste por varias horas.

Tratamiento:

- *Casos leves:* Control del dolor con meperidina, y dieta absoluta.
- *Grave:* Además de las medidas citadas, se colocará una sonda nasoyeyunal y se valorarán las siguientes *medidas*:
  - Antibioterapia: No se utiliza en todos los casos. Imipenem en caso de infección de necrosis pancreática.
  - Papilotomía por CPRE: En caso de sospecha de causa litiásica.
  - Tratamiento quirúrgico si existe necrosis pancreática infectada o no infectada pero con síndrome compartimental.

7.6.2 Pancreatitis crónica

Es una inflamación progresiva del páncreas, que desemboca en la destrucción, provocando la pérdida de sus funciones principales: Alteración de la absorción de los alimentos (malabsorción) y aumento de los niveles de azúcar en sangre (diabetes mellitus).

Etiología: Se describe como la causa más frecuente de la pancreatitis crónica la ingesta de mucho alcohol la cual da lugar al 70 a 90% de los casos. En un 10 a 30% de las pancreatitis crónicas las causas son desconocidas (es lo que se llama *pancreatitis crónica idiopática*). Una pequeña parte de los casos de pancreatitis crónica tienen origen hereditario. También se ha relacionado con el aumento de los niveles de calcio o de triglicéridos en la sangre. En los niños, la causa más frecuente es la fibrosis quística.

Clínica: La pancreatitis crónica se caracteriza por ataques recurrentes de dolor abdominal superior y dorsalgia intensos, que suelen venir acompañados de vómitos. Conforme avance la enfermedad los ataques recurrentes de dolor son cada vez más intensos, frecuentes y prolongados.

BIBLIOGRAFÍA RECOMENDADA

1) Alcedo J, Martín M, Mearín F. La enfermedad por reflujo gastroesofágico y sus complicaciones. En: Montoro MA. Problemas comunes en la práctica clínica. Gastroenterología y hepatología 2006; 2: 175-88.
2) Fonseca FJ, Cerezo A, García EI. Dispepsia ulcerosa y no ulcerosa. En: García Criado EI. Preguntas al experto sobre urgencias por dolor abdominal. Barcelona: Profármaco; 2008.
3) Gómez España A, Serrano Blanch R, Aranda Aguilar R. Revisiones y actualizaciones. Enfermedades oncológicas: cáncer de colon. Medicine 2005; 9 (25): 1621-7.
4) Peña E. Síndrome del intestino irritable. En: Gracia Criado EI. Preguntas al experto sobre urgencias por dolor abdominal. Barcelona: Profármaco; 2008.
5) Váquez-Iglesias JL. De los signos y síntomas al diagnóstico y tratamiento en patología digestiva. Madrid: Sociedad Española de Patologías Digestivas; 2003.
6) Carol Mattson Port. Fisiopatología, salud enfermedad un enfoque conceptual. 7ª Edición, Editorial Médica Panamericana; 2007: 869-917.

AÑADIR WEBGRAFÍA

7) http://www.secom.org/area-profesional/protocolos-clinicos-de-la-secom. Consultado el 08/10/2021

11.

RECONOCIMIENTO DE LA ESTRUCTURA, FUNCIONAMIENTO Y ENFERMEDADES DE LOS SISTEMAS URINARIO Y GENITAL

ÍNDICE

1. INTRODUCCIÓN

El aparato urinario está formado por un conjunto de órganos en los que tiene lugar una serie de fenómenos cuyo resultado final son productos que, a altas concentraciones, son tóxicos para el organismo y este los ha de eliminar.

Su función principal es la excretora por la que elimina dichos productos a través de la orina, aunque también tiene función reguladora del medio interno del organismo, participa en la regulación de la presión arterial y en el mantenimiento del volumen en el torrente sanguíneo, contribuye al equilibrio acido-básico, intervienen en el metabolismo de la vitamina D, en la producción de renina-eritropoyetina y estimula la producción de glóbulos rojos.

2. ANATOMOFISIOLOGÍA DEL URINARIO

2.1 Anatomía del aparato urinario

Se describe como el conjunto de órganos encargados de la producción de orina siendo este el mecanismo mediante el cual se eliminan los desechos nitrogenados del metabolismo (urea, creatinina y ácido úrico), y de la osmorregulación. Su estructura se encarga de la filtración los fluidos corporales (líquido celomático, hemolinfa, sangre). En los invertebrados la unidad básica de filtración es el nefridio, mientras que en los vertebrados es la nefrona o nefrón. El aparato urinario humano se encuentra constituido, fundamentalmente, de dos *partes* que son:

a) **Órganos secretores:** Los riñones, que producen la orina y desempeñan otras funciones.

b) **La vía excretora,** que recoge la orina y la expulsa al exterior. Está *formado por* un conjunto de conductos que son:

- Los *uréteres*, que conducen la orina desde los riñones a la vejiga urinaria.
- La *vejiga urinaria*: Es una bolsa muscular y elástica en la que se acumula la orina antes de ser expulsada al exterior. En el extremo inferior de esta tiene un músculo circular llamado esfínter, que se abre y cierra para controlar la micción (acto de orinar).

- La *uretra*, es un conducto que transporta la orina desde la vejiga hasta el exterior. En su parte distal presenta el esfínter uretral, por lo que se puede resistir el deseo de orinar. La salida de la orina al exterior se produce por el reflejo de micción.

Los residuos, para poder llegar hasta los riñones, es necesario un proceso llamado *nutrición*, siendo este el proceso necesario para adquirir energía. Los nutrientes se van directos a la sangre, la cual realiza el intercambio gaseoso por medio de los pulmones.

Los desechos son transportados por la arteria renal hasta los riñones, los cuales se encargan de crear la orina, con ayuda de las nefronas.

Después de generar la orina, la sangre ya filtrada es comprimida en las *nefronas* en su parte superior, las cuales son las encargadas de transportar la sangre en buen estado por medio de la vena renal de nuevo al corazón y pulmones para oxigenarla.

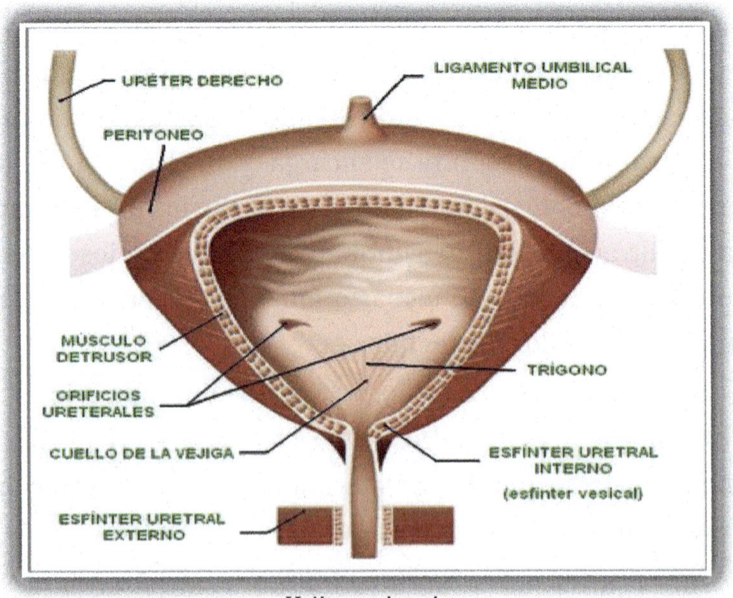

Vejiga urinaria

2.1.1 Riñón

Los riñones son los órganos responsables de eliminar los desechos del cuerpo, regular el equilibrio electrolítico y estimular la producción de glóbulos rojos.

Son dos órganos con forma de habichuela que forman parte del sistema urinario. Se encuentran situados en la parte posterior del abdomen, uno a cada lado de la columna vertebral. Están rodeados de tejido adiposo y se extienden entre la onceava costilla y la tercera vértebra lumbar.

Características generales

El aparato excretor está constituido por un conjunto de órganos encargados de la eliminación de los residuos nitrogenados generados por el metabolismo, conocido como orina, que lo conforman la urea y la creatinina.

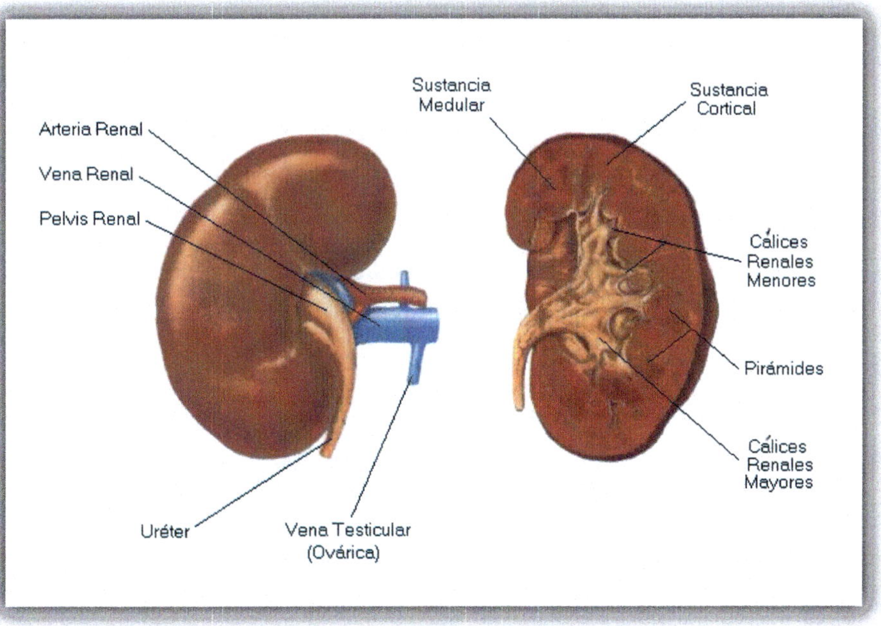

Partes más importantes de los riñones

Los riñones poseen 10-20 cm de largo y 3 cm de grosor y pesan alrededor de unos 150 gramos.

Están divididos en tres zonas diferentes: corteza, médula y pelvis.

En la parte superior de cada riñón se encuentran las glándulas suprarrenales.

En la corteza se filtra el fluido que sale de la sangre y que da origen a la orina y en la médula se reabsorben sustancias de ese fluido que son necesarias para el organismo.

Las llamadas *pirámides* son canales de forma aplanada y parecidos a un embudo, que conducen la orina al uréter, luego, a través de este conducto, la orina se dirige a la vejiga.

La vía excretora, que recoge la orina y la expulsa al exterior está formada por un conjunto de *conductos* que son:

- Los *uréteres*, que conducen la orina desde los riñones a la vejiga urinaria.
- La *vejiga urinaria*, receptáculo donde se acumula la orina.
- La *uretra*, que permite la salida al exterior de la orina contenida en la vejiga.

Formación de orina

La orina se forma básicamente a través de tres procesos que se desarrollan en las nefronas. Los tres *procesos* básicos de formación de orina son:

Filtración

Es un proceso que permite el paso de líquido desde el glomérulo hacia la cápsula de Bowman por la diferencia de presión sanguínea que hay entre ambas zonas.

El líquido que entra en el glomérulo tiene una composición química similar al plasma sanguíneo, pero sin proteínas, estas no logran atravesar los capilares glomerulares. Bajo condiciones normales, los glóbulos rojos, los glóbulos blancos y las plaquetas, tampoco atraviesan los glomérulos. La razón anatómica principal por la que se produce la filtración del plasma en los glomérulos es debida, en primer lugar, a la permeabilidad del capilar glomerular; y en segundo lugar, a que la arteriola eferente tiene un diámetro ligeramente menor al de la arteriola aferente, por lo que se genera de esta manera en el interior del glomérulo las presiones necesarias para que se produzca la filtración del plasma.

El volumen de filtrado glomerular, cada 24 h, en ambos riñones, es aproximadamente de 180 litros. Los factores que influyen en la filtración glomerular son flujo sanguíneo y efecto de las arteriolas aferente y eferente.

Reabsorción

La mayoría de los componentes del plasma que son filtrados en el glomérulo, regresa de nuevo a la sangre. Este proceso, permite la recuperación de agua, sales, azúcares y aminoácidos que fueron filtrados en el glomérulo.

Secreción

Una vez formada la orina en los glomérulos, discurre por los túbulos hasta llegar a la pelvis renal, desde donde pasa al uréter y llega a la vejiga, lugar donde es almacenada. Cuando el volumen supera los 250-500 cm^3, sentimos la necesidad de orinar, debido a las contracciones y relajaciones del esfínter, que despierta el reflejo de la micción. La cantidad de orina emitida en 24 horas en el hombre es de aproximadamente 1500 cm^3. En caso de retención se puede acumular hasta 3 litros y con cistitis aparecen ganar de orinar hasta con 50 ml. El aumento por encima de esta cifra se denomina *poliuria* y la disminución *oliguria*.

Estructura del riñón

Todo el riñón está cubierto por una cápsula de tejido conectivo colagenoso denso denominada *cápsula nefrótica*, y sobre su borde medial se encuentra una incisura denominada *hilio renal* donde podemos apreciar la salida de estructuras vitales como la arteria y vena renales y el uréter.

Zona cortical o corteza: Situada en la parte más externa es de color rojo claro. La cortical, de color más amarillento, presenta en su parte más externa pequeños puntitos rojos que corresponden a los *corpúsculos de Malpighi.* La sustancia cortical cubre a la medular y rellena también los espacios que dejan entre sí las pirámides de Malpighi.

Zona medular: Se localiza la parte interna, la sustancia medular, de color rojo oscuro, compuesta por 8 a 18 formaciones triangulares (pirámides renales de Malpighi). Su base está en contacto con la sustancia cortical y su vértice, se halla en comunicación con un cáliz renal, que lleva la orina a la pelvis renal.

En un corte longitudinal de un riñón, se pueden reconocer tres *partes*:

a) Corteza renal. Ostenta un aspecto rojizo oscuro granulado y rodea completamente a la médula renal enviando prolongaciones denominadas *columnas renales* que se injertan en toda la profundidad medular.

b) Médula renal, distinguimos el doble de espesor que la corteza y unas estructuras de color rojizo muy claro con forma de pirámides, denominadas *pirámides renales.*

c) Papilas renales. Se observa cada una dentro de un cáliz menor en forma de embudo, tomando en cuenta que cada riñón humano posee 8 a 18 pirámides renales, existiendo también de 8 a 18 *cálices menores*, y de 2 a 3 *cálices mayores.*

2.1.2 Uréteres

Son dos conductos o tubos de unos 21 a 30 cm de largo, y unos 3 o 4 milímetros de diámetro, con una estructura bastante delgada, que transporta la orina desde los riñones en la pelvis renal a la vejiga, en cuya base desembocan formando los llamados *meatos ureterales*, cuya disposición en válvula permite a la orina pasar gota a gota del uréter a la vejiga, pero no viceversa. Su interior está revestido de un epitelio y su pared contiene músculo liso.

2.1.3 Vejiga

Es el órgano principal del sistema excretor, se trata de un órgano hueco que se encuentra localizado en la parte inferior del abdomen y superior de la pelvis, su función es la de contener la orina que llega de los riñones a través de los uréteres. La vejiga es una bolsa que está constituida por músculos que se encarga de almacenar la orina y liberarla. Su capacidad es de unos 700-800 ml. Su parte interior está revestida de una mucosa con un epitelio poliestratificado pavimentoso, impermeable a la orina. Las paredes contienen un músculo liso, que contrayéndose y con la ayuda de la contracción de los músculos abdominales, produce la evacuación de la vejiga a través de la uretra. La parte de la vejiga que comunica con la uretra está revestida de un músculo circular o esfínter, que impide normalmente la salida involuntaria de la orina. Además de estas fibras lisas hay otras estriadas que ayudan a retener voluntariamente la orina.

Recibe la orina por los uréteres, que se abren en la parte trasera de la vejiga, cuando se vacía la vejiga puede ser casi igual de pequeña que una ciruela. Tiene una gran capacidad de ampliarse, tanto que aunque pueda contener entre 200 a 400 ml aproximadamente antes de que una persona note la sensación de orinar.

En la base, la vejiga se localiza a la uretra, es un tubo que lleva la orina al exterior, la apertura y cierre de esta es controlada por el esfínter, siendo esta la última fase del sistema excretor.

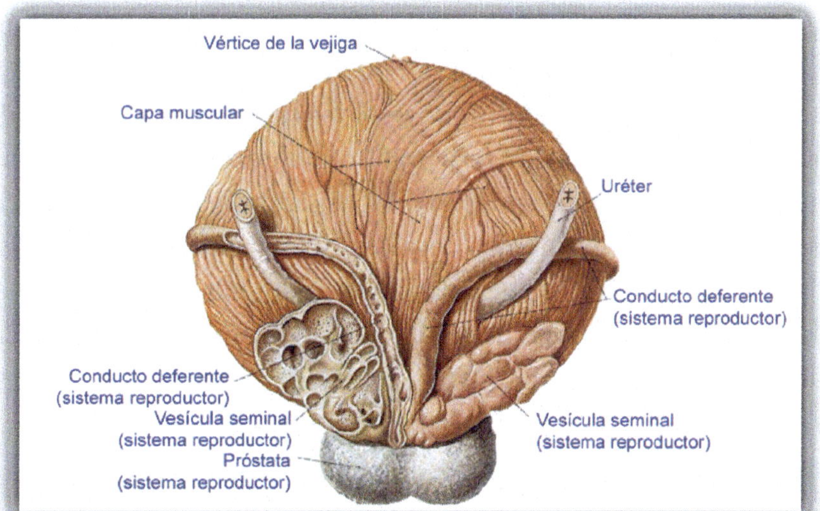

Vejiga urinaria masculina

2.1.4 Uretra

Se trata de un conducto altamente sistematizado el cual se encarga de transportar y permite la salida al exterior a través de la uretra de la orina contenida en la vejiga. En la mujer es un simple canal de 3 a 4 cm de largo, algo más estrecho en ambas ramas que en el resto de su trayecto. Es casi vertical y se halla por delante de la vagina, abriéndose en la vulva por delante del orificio vaginal.

En el hombre la uretra mide de 18 a 20 cm. de longitud, y en la mujer 6 cm. Es de calibre irregular, presentando partes ensanchadas y otras estrechadas. Además no es recta sino que presenta ciertos ángulos. Tiene muchos segmentos: uretra prostática, uretra membranosa y uretra esponjosa. En el hombre es bifuncional porque sirve para el sistema excretor y reproductor.

Desde el punto de vista de sus enfermedades la uretra puede dividirse en dos segmentos: la uretra anterior y la uretra posterior, separados por un esfínter de músculo estriado, situado a unos 3,5 cm. de la vejiga.

2.2 Funcionamiento del riñón

La principal función del riñón es generar la orina, lo cual *se consigue* del siguiente modo: En primer lugar, la sangre que llega al riñón pasa del glomérulo al espacio de Bowman, filtrándose. El líquido que se forma es idéntico al plasma sanguíneo, aunque carece prácticamente de proteínas plasmáticas (albúmina, globulinas y fibrinógeno). En segundo lugar, el líquido filtrado ingresa en un sistema de túbulos donde el agua y algunas sustancias específicas son reabsorbidas o secretadas, este hecho hace que cambie la composición y concentración del líquido. Finalmente, el líquido modificado es excretado.

Otras funciones, no menos importantes, son las de participar en la regulación del volumen hídrico corporal, de la presión arterial para lo que segrega renina (enzima que convierte al angiotensinógeno en angiotensina I), de la producción de hemoglobina gracias a la producción de eritropoyetina.

El aparato excretor es un conjunto de órganos encargados de la eliminación de los residuos nitrogenados del metabolismo, conocidos como orina que lo conforman la urea y la creatinina. Su estructura se encarga de filtrar los fluidos corporales (líquido celomático, hemolinfa, sangre). Los riñones son dos órganos colocados en el abdomen a ambos lados de la columna vertebral. Se hallan aproximadamente a la altura de la última vértebra dorsal y de las dos primeras lumbares. Las últimas dos costillas cubren su mitad superior. Tiene unos 10 a 12 centímetros de largo, unos 5 o 6 centímetros de ancho y unos 2,5 a 3,5 centímetros de espesor. Pesan unos 150 gramos cada uno. Su color es rojo castaño. Están separados de la piel del dorso por varios músculos, y de los órganos del abdomen por el peritoneo parietal. Hay una capa de grasa que los rodea y los fija, pero facilita, que se deslicen hacia abajo en cada inspiración. El riñón derecho se localiza un poco más bajo que el izquierdo. Sobre su extremo superior se hallan las cápsulas suprarrenales. Su borde interno es cóncavo y recibe el nombre de hilio, pues llegan y salen por ese lugar la arteria renal y la vena renal. Es el punto en donde se puede localizar también la llamada pelvis renal, que tiene forma de embudo y en la cual desembocan los llamados cálices, que reciben cada uno la orina de una de las pirámides renales.

La unidad más importante del riñón es el llamado *nefrón*. Hay aproximadamente un millón de nefrones en cada riñón. Cada nefrón se halla constituido por el llamado *corpúsculo renal, o de Malpighi*, y del llamado *túbulo urinífero*, que tiene diversas partes. Estos desembocan en canales colectores, que llevan la orina a los cálices y a la pelvis renal.

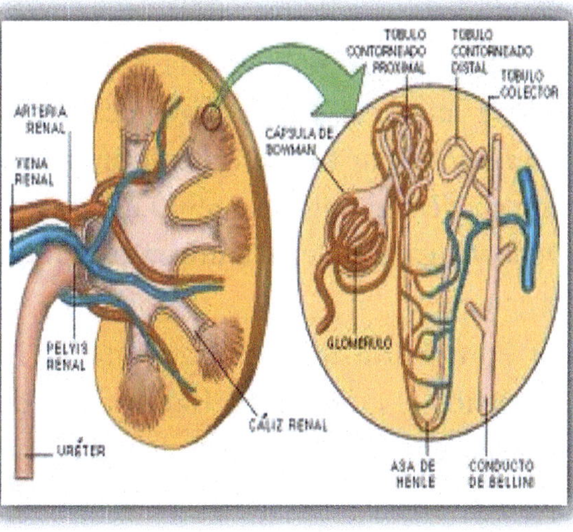

Riñon y nefrona

En el corpúsculo renal o de Malpighi se encuentra localizado un vaso capilar ramificado, el cual forma un ovillo que recibe el nombre de *glomérulo*, que recibe la sangre de la vena aferente, que a su vez trae sangre arterial procedente de la arteria renal. La sangre sale del glomérulo por la vena eferente. La sangre proveniente del vaso eferente, en su mayor parte irriga a los túbulos renales y va a dar después e la vena renal, perdido ya su oxígeno, pero eliminadas también las sustancias nocivas.

Rodeando el glomérulo se localiza la *cápsula de Bowman*, donde se localizan dos capas que dejan entre sí un espacio, que comunica con el comienzo del túbulo renal. En realidad, la cápsula de Bowman es la extremidad ensanchada del túbulo renal que hunde o invagina el glomérulo.

El riñón filtra aproximadamente un litro de sangre por minuto, por ello, cada cinco minutos pasa toda la sangre proveniente de la arteria renal por el riñón. Ese líquido contiene todos los elementos solubles del plasma sanguíneo, salvo las proteínas. Eso daría una enorme cantidad de orina que si se eliminara así haría que el organismo perdiese junto con las sustancias que debe eliminar, otras que necesita. Para evitar esto, los túbulos renales se encargan de reabsorber aproximadamente el 99% del agua que filtran los glomérulos y seleccionan las sustancias que esa agua contiene disueltas, reabsorbiendo por completo algunas como la glucosa, y dejando pasar parte de otras, como la sal. Otras no vuelven a pasar por la sangre, como la creatinina.

Vías urinarias: La orina pasa a través de las papilas renales hacia los cálices menores, y de ahí a los cálices mayores, la pelvis renal y mediante el uréter llegan a la vejiga en donde sirve de reservorio para la orina, tiene una capacidad normal de 500 ml, y alcanzando su capacidad máxima de 1 l. De la vejiga atraviesa la uretra por donde es expulsada hacia el exterior del organismo.

Inervación del sistema urinario: Las fibras nerviosas alcanzan el riñón siguiendo el plexo renal. Hay una red de fibras nerviosas que siguen con la arteria renal desde la aorta hasta el riñón. La mayor parte de las fibras del plexo renal corresponden a la porción de sistema nervioso simpático del sistema vegetativo y provienen de las células de los ganglios celiaco y aórtico. En el plexo renal hay un número menor de fibras parasimpáticas. Provienen del nervio vago, cuyas fibras, para alcanzarlo, atraviesan el plexo celíaco sin interrupción.

Las fibras nerviosas del plexo renal siguen las paredes arteriales y penetran en la sustancia del riñón. Pasan a los glomérulos para constituir en ellos amplias redes perivasculares. También pueden inervar el epitelio de los tubos contorneados, el epitelio de transición de la pelvis, y las paredes de arterias y venas.

Como tanto los riñones trasplantados, que carecen de inervación, como los riñones in situ desprovistos de sus nervios, funcionan de forma prácticamente normal, se podría decir que las funciones renales no dependen fundamentalmente de mecanismos nerviosos. Sin embargo, estos la controlan hasta cierto punto. Es muy probable que la mayor parte de esta acción se ejerza por vía de las fibras simpáticas que terminan en los vasos sanguíneos.

A lo largo del uréter hay fibras simpáticas y fibras parasimpáticas, pero no parecen guardar relación particular con los movimientos peristálticos normales que se producen en la musculatura del conducto, ya que tales movimientos continúan cuando dichos nervios han sido cortados. Algunos de estos nervios llevan impulsos aferentes.

La vejiga está inervada tanto por fibras simpáticas como por fibras parasimpáticas. Las parasimpáticas provienen de la porción sacra. Los ganglios terminales a los cuales van a parar dichas fibras se hallan en la propia pared vesical; por lo tanto, en cortes de vejiga, un estudiante puede alguna vez encontrar células ganglionares.

3. Enfermedades renales y urinarias

3.1 Uretritis

Es la inflamación de las paredes de la uretra debido a una infección bacteriana o a sustancias químicas que ocasionan un estrechamiento del conducto uretral. La dieta sumada a la poca ingesta de líquidos y la deshidratación en días calurosos, genera que se produzca una orina concentrada, la cual favorece esta inflamación.

3.2 Cistitis

Es la inflamación de la vejiga urinaria que puede ser tanto aguda como crónica, con infección o sin ella. Las causas que la produce pueden ser muy distintas.

Los síntomas más frecuentes son el aumento de la frecuencia de las micciones, presencia de turbidez de la orina.

La causa más frecuente es la infección por bacterias gram negativas. Para que un germen produzca cistitis, primero debe colonizar la orina de la vejiga (bacteriuria) y posteriormente producir una respuesta inflamatoria en la mucosa vesical. A esta forma de cistitis se le denomina *cistitis bacteriana aguda*. Afecta a personas de todas las edades, aunque es mucho más común encontrarla en mujeres en edad fértil o ancianos de ambos sexos.

Otras formas de cistitis: Cistitis tuberculosa (producida en el contexto de una infección tuberculosa del aparato urinario), la cistitis química (causada por efectos tóxicos directos de algunas sustancias sobre la mucosa vesical, por ejemplo la ciclofosfamida), cistitis glandular (una metaplasia epitelial con potencialidad premaligna) o la cistitis intersticial (una enfermedad funcional crónica que cursa con dolor pélvico, urgencia y frecuencia miccional).

3.3 Insuficiencia renal o pielonefritis aguda

La insuficiencia renal es la disminución de la filtración glomerular. Algunos de los problemas que podemos encontrar en los riñones ocurren rápidamente, como un accidente que causa lesiones renales. La pérdida de mucha sangre puede causar insuficiencia renal repentina. Algunos medicamentos o sustancias venenosas pueden producir que los riñones dejen de funcionar. Esta baja repentina de la función renal se llama *insuficiencia renal aguda*, que puede llevar a la pérdida permanente de la función renal. Pero si los riñones no sufren un daño grave, esa insuficiencia puede contrarrestarse con una operación quirúrgica, que en la mayoría de los casos es un trasplante renal, dejando los que ya posee la persona y poniendo otros sanos.

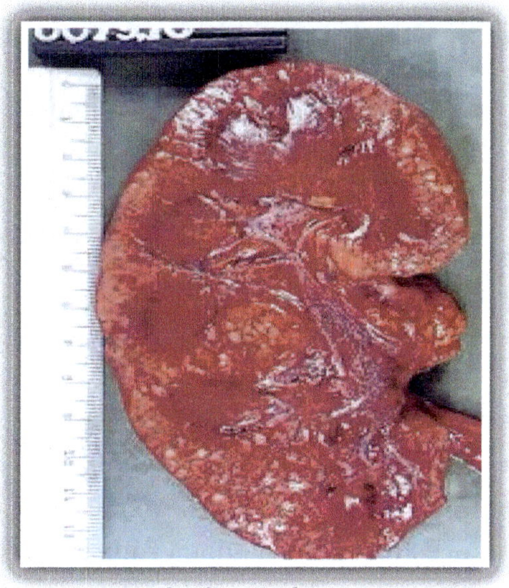

Las patologías agudas se tratan a tiempo y de forma correcta para evitar cronicidades e incluso hemodiálisis

3.4 Cólico nefrítico

Produce un intenso dolor en la zona de los riñones y de los órganos genitales, en algunas ocasiones va acompañado de hematuria. Se debe a cálculos renales o precipitados de diversas sales, como fosfatos, uratos y oxalatos, que al ser expulsados del riñón por los uréteres y tener bordes angulosos que produce los dolores.

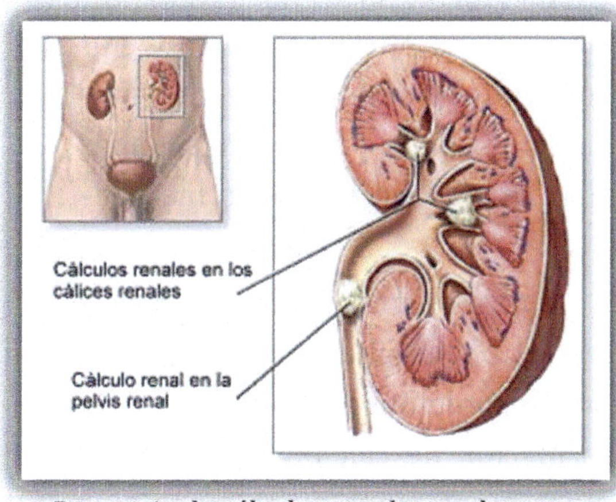

Presencia de cálculos renales en el riñón

3.5 Cálculos renales

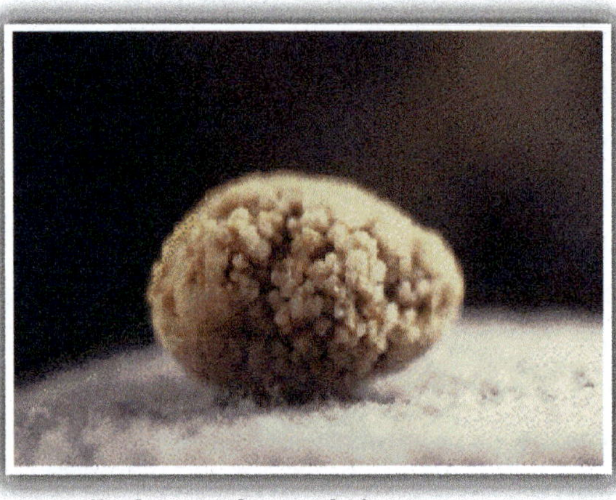

Los cálculos renales también se conocen como nefrolitiasis o urolitiasis

Es un trozo de material sólido que se forma dentro del riñón a partir de sustancias que están en la orina. La piedra se puede quedar en el riñón o puede desprenderse e ir bajando a través del tracto urinario. En ocasiones se produce su expulsión casi sin sintomatología.

3.6 Litiasis renal

Es una enfermedad crónica que viene caracterizada por la formación de cálculos en el aparato urinario, cuyo tratamiento no se fundamenta solo en medidas médicas o quirúrgicas.

Existen excepciones en algunos casos en los que hay factores estructurales, morfológicos u otras condiciones médicas claramente predisponentes, la mayor parte de los pacientes tienen algún trastorno en la absorción, metabolismo o excreción de los componentes de los cálculos (calcio, ácido oxálico, ácido úrico, fosfato, etc), de las sustancias inhibidoras de la formación de los mismos (ácido cítrico y magnesio) o de la acidez (pH) de la orina.

En algunas ocasiones, no es posible saber si dichos trastornos son congénitos o adquiridos y la formación de cálculos puede ser secundaria a más de un trastorno metabólico.

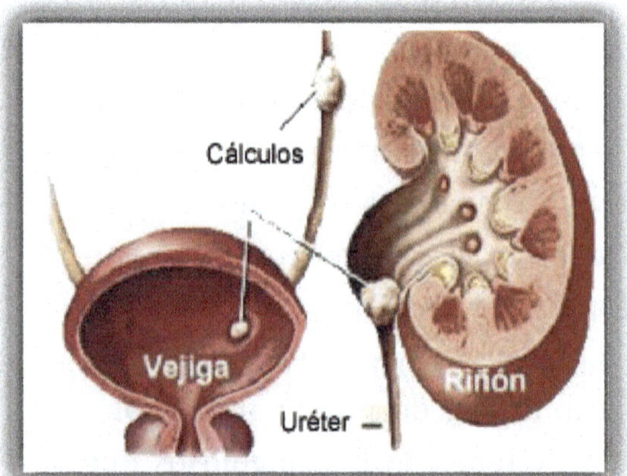

La patología más frecuente de la litiasis renal es el cólico nefrítico

Causas: Con los estudios actuales, se puede alterar la cadena de acontecimientos que acaba en la formación de cálculos, cambiando algunos factores ambientales, como la dieta (hábitos alimentarios) de los pacientes, a quienes se pueden indicar normas comprensivas para cada tipo específico de trastorno litiásico.

La mayor parte de los pacientes tienen algún trastorno en la absorción, metabolismo o excreción de los componentes de los cálculos (calcio, ácido oxálico, ácido úrico), de los inhibidores de la formación de cálculos (ácido cítrico y magnesio) o de la acidez (pH) de la orina.

Síntomas: Las formas son variables dependiendo del tamaño, composición y de la situación de los cálculos en el aparato urinario. Algunos pueden pasar desapercibidos.

- *Cólico nefrítico:* Dolor, a veces muy intenso, que se origina por el taponamiento de la salida de orina del riñón, que se localiza en la zona lumbar o espalda baja y se irradia hacia el abdomen anterior y hacia los genitales. Es un dolor intermitente, inquietante, que se asocia a náuseas, vómitos, sudoración y sensación de hinchazón abdominal. No suele dar fiebre.
- *Hematuria*: Es la aparición de sangre en la orina. Puede ser visible a simple vista o no, dependiendo del sangrado. Se produce por las lesiones que produce el cálculo a su paso por la vía urinaria.
- *Infecciones de orina*: Los cálculos renales pueden ser causa o consecuencia de infecciones frecuentes de la orina.

Diagnóstico: Se realiza por los síntomas clínicos y el análisis de la orina.

También es necesario saber la situación y tamaño de los cálculos, su composición y descartar la existencia de enfermedades que pudieran favorecer la formación de cálculos. La situación, tamaño y repercusión del cálculo se evalúa mediante ecografía renal, radiografías simples de abdomen y urografía con contraste endovenoso. La composición de los cálculos expulsados se realiza mediante análisis específicos.

Los cálculos del aparato urinario pertenecen al grupo de los biominerales. Los principales constituyentes de los cálculos son diversas sustancias orgánicas o inorgánicas con estructura cristalina o amorfa. Sólo un tercio de todos los cálculos del aparato urinario tiene composición monomineral, siendo frecuente la disposición en capas o en mezcla homogénea de diferentes fases de cristales.

El oxalato cálcico es, con mucho, el más frecuente de los constituyentes, ya que aparece en el 65% de los cálculos. Dependiendo de su composición y de otros factores debe realizarse un estudio metabólico-mineral para descartar cualquier trastorno que pueda suponer la reaparición de los cálculos o la presencia de enfermedades asociadas con ellos.

Tratamiento

El 95% de los cálculos situados en el uréter se expulsan espontáneamente en 3 o 4 semanas, dependiendo de su tamaño y posición. Cualquier cálculo no expulsado en 2 meses requiere una actuación terapéutica. Dependiendo de una valoración basada en factores tales como la experiencia y tolerancia del dolor, frecuencia de episodios de cólico, profesión, repercusión sobre la vía urinaria, etc., se valora cual es la decisión terapéutica más adecuada, que puede incluir una actitud conservadora con tratamiento del dolor o una actitud intervencionista.

Entre el 90 y el 95% de los cálculos pueden eliminarse mediante procedimientos poco agresivos, como la litotricia extracorpórea que consiste en romper los cálculos mediante ondas de choque, para que se puedan expulsar más fácilmente, la extracción endoscópica de los cálculos (a través de los propios conductos urinarios, uretra, vejiga, etc). El objetivo del tratamiento médico de la litiasis es prevenir la reaparición de los cálculos.

El aumento del aporte de líquido pueden permitir un mejor control de la enfermedad litiásica (la primera y más simple de las medidas para prevenir la enfermedad litiásica), seguir una dieta la cual no sea superior a las 2.000 Kcal, basada en tomar poca sal, limitando las proteínas animales, los azúcares y el alcohol.

3.7 Infección del tracto urinario (ITU)

Causada por gérmenes patógenos que se encuentran en la orina, generando infección de la uretra, la vejiga, el riñón o la próstata. Los síntomas que podemos describir y que acompañan a una infección de orina son los que componen el *síndrome miccional*, teniendo en cuenta que las infecciones de orina también pueden ser asintomáticas.

Patogenia: Una infección del tracto urinario se produce en el 95-98% de casos con aumento de agentes microbianos instalados a través de la uretra. Dichos agentes en la mayoría de los casos provienen del mismo cuerpo, fundamentalmente de la microbiota intestinal, acceden por la apertura exterior de la uretra y viajan por la uretra hasta la vejiga, donde se instala generando una inflamación de la vejiga llamada *cistitis*. Cuando la colonización asciende hasta el riñón, puede conducir inflamación de la pelvis renal, incluyendo la infección del propio tejido renal (pielonefritis) y, por último, colonización de la sangre (urosepsis).

Algunos *factores que aumentan el riesgo de una ITU* incluyen:

- Actividad sexual
- Embarazo
- Obstrucción urinaria
- Disfunción neurógena
- Reflujo vesicoureteral

Factores genéticos: El agente colonizante es capaz de superar los mecanismos de defensa del hospedador. Algunos de estos mecanismos de defensa consisten en el flujo de líquido durante la micción, el urotelio o epitelio del tracto urinario, así como los anticuerpos IgA que se encuentran en el urotelio. Esto genera que la vejiga en individuos sanos se mantenga estéril.

Clasificación: En función de donde se localiza la infección se considera:

- *Uretritis:* Infección urinaria localizada en la uretra.
- *Cistitis:* Localizada en la vejiga urinaria.
- *Pielonefritis:* Localizada en los riñones.

- *Prostatitis:* Localizada en la próstata.

Recientemente se ha discutido la utilidad de clasificar las infecciones urinarias basadas en los hallazgos clínicos porque tiene la ventaja de dividir a los pacientes en grupos basados en factores clínicos comunes, lo que puede tener impacto sobre la morbilidad y el tratamiento. Basado en ello, *se clasifican las infecciones urinarias* en:

- Cistitis no complicadas en mujeres jóvenes
- Cistitis recurrentes en mujeres jóvenes
- Pielonefritis aguda no complicada en mujeres jóvenes
- Infección urinaria complicada y sus variedades
- Infección urinaria asociada a colocación de catéteres
- Infección urinaria en hombres
- Bacteriuria asintomática
- Cistitis no complicada en mujeres jóvenes

Las mujeres jóvenes en edad sexualmente activas son el grupo de mayor riesgo de infecciones urinarias. Esto es debido a su anatomía, especialmente a una uretra corta y a factores de conducta, incluyendo el hecho de posponer la micción, actividad sexual y el uso de diafragmas y espermicidas que promueven la colonización de bacterias coliformes en el área periuretral. En estudios de mujeres que acuden a consulta por dolor al orinar y frecuencia urinaria aumentada, al realizar en ellas estudios de pielografía intravenosa y ultrasonido se demostró una muy baja cantidad de anormalidades del tracto urinario.

Patogenia: La cistitis no complicada se limita a pocos patógenos. Prácticamente la mayoría de los episodios de cistitis no complicada son causados por *E. coli* y el resto por *Staphylococcus saprophyticus* coagulasa negativa y otros Enterobacteriaceae y enterococos. La mayoría, hasta un tercio, son resistentes a la ampicilina y sulfonamidas pero la mayoría, son susceptibles al trimetoprim-sulfametoxazol (TMP-SMX) y fluoroquinolonas.

Diagnóstico: El diagnóstico de una ITU consiste en cultivos urinarios que presentaban más de 100 mil unidades formadoras de colonias (UFC) por cada mililitro de orina, un valor con gran especificidad para el diagnóstico de una verdadera infección, aún en pacientes asintomáticos. Sin embargo, en estudios recientes se ha podido observar que un tercio o más de los casos de mujeres asintomáticas tenían UFC por debajo al acostumbrado de 100 mil por mililitro. Un contaje de 100 CFU/mil resultó ser un valor altamente predictivo de una cistitis en mujeres asintomáticas. Desafortunadamente, algunos laboratorios clínicos no reportan conteos menores de 10 mil CFU por mil de orina. En vista de ello, las infecciones urinarias causadas por un reducido número de bacterias, muchas veces no llegan a ser detectadas.

Por lo tanto, no se justifican los cultivos de orina como parte de los perfiles rutinarios en estas pacientes.

Tratamiento: Las opciones de tratamiento incluyen una dosis diaria entre tres y siete días con antibióticos. Se ha estudiado el uso de una sola dosis de 3 g de amoxicilina, 400 mg de trimetoprim y TMP-SMX a dosis dos o tres veces más altas de lo usualmente indicado, 800 mg de norfloxacina, 125 mg de ciprofloxacina y 200 mg de ofloxacina, los cuales confirmaron que la terapia con una sola dosis es altamente efectiva en el tratamiento de la cistitis no complicada con tasas de curación que van del 80 a 90%.

Se ha observado que el uso de antibióticos en una sola dosis ha perdido preferencia ya que los pacientes tenían un mayor riesgo de recurrencia en las primeras seis semanas posterior al tratamiento inicial. El riesgo se le atribuye a que el antibiótico tomado en una sola dosis no eliminaba las bacterias gram negativas del recto, la fuente o reservorio de los patógenos causantes de la ITU.

La terapia por tres días si que reduce la carga bacteriana del recto y no suele estar asociado a recurrencias. Por lo tanto, el tratamiento por tres días parece ofrecer la combinación más óptima en cuanto a conveniencia, bajo costo, efectividad y menores efectos secundarios en comparación con tratamientos por siete días o más.

3.8 Cistitis recurrentes en mujeres jóvenes

Las infecciones que son causadas por el mismo microorganismo son, en principio, infecciones urinarias complicadas y que requieren periodos más prolongados de antibioticoterapia, así como otras posibles medidas de diagnóstico. Afortunadamente, las estadísticas demuestran que las ITU recurrentes por lo general no se asocian con el mismo organismo. Estas infecciones tampoco suelen ser causadas por anomalías anatómicas y en la mayoría de los casos no requieren extensas medidas genitourinarias diagnósticas.

3.9 Traumatismo renal

La lesión de origen traumática del riñón es, con frecuencia, el resultado de golpes violentos con objetos romos y contusos, por lo general se pueden asociar a accidentes automovilísticos, caídas y lesiones deportivas. Las lesiones penetrantes del riñón pueden también ser el resultado de disparos o heridas punzantes.

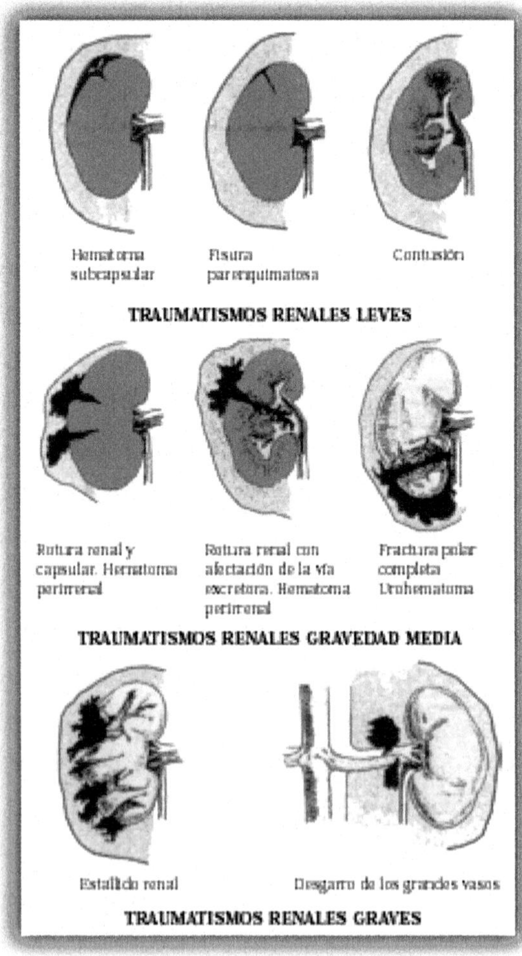

Traumatismos renales leves, medios y graves

Clasificación

La lesión renal se suele clasificar usando los *criterios de Moore*:

- *Grado I*: Contusión o hematoma que sobrepasan levemente la cápsula renal sin laceración del parénquima, asociado a hematuria macroscópica o microscópica.
- *Grado II*: Hematoma perirrenal o laceración del parénquima con profundidad menor de 1 cm, sin extrava-

sación de orina.

- *Grado III*: Laceración del parénquima extendida más de 1 cm hacia la corteza, sin extravasación de orina.
- *Grado IV*: Laceración profunda del parénquima renal que comprometen la corteza, la médula renal e interior del sistema colector. También puede presentarse laceración de un vaso sanguíneo; trombosis de una arteria renal segmentaria sin laceración del parénquima necesariamente, pero con la correspondiente isquemia de su territorio de irrigación sanguínea.
- *Grado V*: Laceraciones mayores múltiples o estallido renal; desprendimiento de la arteria renal principal, vena renal o ambas o trombosis de la arteria renal principal.

Se consideran los grados I-II como *traumatismos renales menores*; los grados III-IV-V se consideran *traumatismos mayores.*

Diagnóstico: Una lesión del riñón debe sospecharse en personas que presenten un antecedente reciente de lesión física, o abrasiones en el tórax, el abdomen o los flancos, así como en aquéllos con exposición a sustancias potencialmente tóxicas o infecciones del tracto urinario superior. Los signos de hemorragia y shock a menudo están presentes en traumatismos mayores, incluyendo frecuencia cardíaca rápida y disminución de la tensión arterial. La lesión tóxica o por infección severa puede causar insuficiencia renal crónica o aguda.

El análisis de orina puede mostrar sangre, presencia de sedimentos o cristales, los cuales nos indica la presencia de inflamación o acumulaciones tóxicas de ácido úrico u otras substancias.

Un hemograma nos puede indicar la existencia de sangrado, infección, o inflamación. Otros exámenes de sangre pueden revelar niveles tóxicos de sustancias sospechosas. Los electrolitos en sangre pueden revelar incremento del potasio, urea o creatinina cuando hay falla renal o extravasación de orina moderada.

La urografía que se realiza con contraste, tomografía abdominal o resonancia magnética abdominal pueden mostrar daños específicos al riñón. Otros exámenes usados por algunos especialistas incluyen la gammagrafía renal, la angiografía de la arteria o de la vena renal y el pielograma intravenoso. La ecografía ha sido utilizada, pero su sensibilidad en casos de la evaluación renal es muy baja en comparación con la tomografía.

Tratamiento: En los casos de traumatismo renal contuso y seleccionados casos de traumatismo renal penetrante, el enfoque no-quirúrgico puede ser efectivo.

La estructura anatómica que podemos observar en el riñón se presta para el manejo no-quirúrgico de un traumatismo renal. El riñón tiene un suministro de sangre arterial final (aproximadamente el 25% del gasto cardíaco) con un patrón arterial segmentario que suministra irrigación al parénquima renal. Al ser sometido a la fuerza contundente se genera una laceración, la cual tiende a ocurrir a través del parénquima. El hematoma resultante de una contusión renal puede llegar a lesionar el tejido renal. El espacio retroperitoneal cerrado en el que está envuelto el riñón también origina el taponamiento de una hemorragia traumática. Finalmente, el riñón es productor del factor tisular, una molécula que activa la cascada de coagulación extrínseca, lo cual promueve la hemostasia después de una lesión.

Tratamiento quirúrgico: Los objetivos que se buscan en una intervención invasiva del riñón son el control de una hemorragia y la preservación del tejido renal. Un beneficio adicional es la capacidad para hacer frente a las lesiones concurrentes en el abdomen.

3.10 Insuficiencia renal

Se produce en el momento en el cual los riñones no son capaces de filtrar las toxinas y otras sustancias de desecho de la sangre adecuadamente. Fisiológicamente, la insuficiencia renal se describe como una disminución en el índice de filtrado glomerular, lo que se manifiesta en una presencia elevada de creatinina en el suero.

3.10.1 Insuficiencia renal aguda

Algunos problemas de los riñones ocurren rápidamente, como el caso un accidente en el que la pérdida importante de sangre puede causar insuficiencia renal repentina, o algunos medicamentos o sustancias venenosas que pueden hacer que los riñones dejen de funcionar correctamente. Esta bajada tan repentina de la función renal se llama *insuficiencia renal aguda.*

La insuficiencia renal aguda (IRA) es, como su nombre indica, una pérdida rápida y progresiva de la función renal, generalmente viene caracterizada por la oliguria, una producción disminuida de la orina (cuantificada como menos de 400 ml por día en adultos, menos de 0,5 ml/kg/h en niños, o menos de 1 ml/kg/h en recién nacidos), desequilibrios del agua y de los fluidos corporales, y desorden electrolítico. La diálisis puede ser necesaria durante el tiempo requerido para tratar estas causas fundamentales.

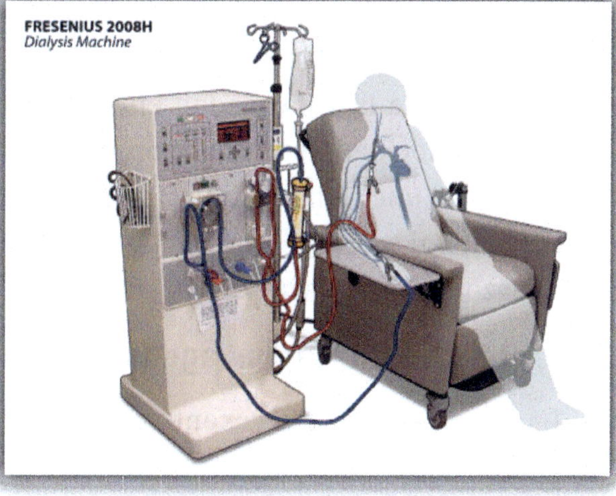

La diálisis sustituye funciones del los riñones

La IRA puede llevar a la pérdida permanente de la función renal.

3.10.2 Insuficiencia renal crónica

Se produce por un daño permanente e irreversible de la función renal. Las *causas* más frecuentes (pero no las únicas) de enfermedad renal crónica son: Diabetes, hipertensión, enfermedades obstructivas de las vías urinarias (como cálculos, tumores, etc.). La insuficiencia renal crónica puede resultar de la complicación de una gran cantidad de enfermedades del riñón, tales como nefropatía por IgA (enfermedad de Berger), enfermedades inflamatorias de los riñones (llamadas en conjunto glomerulonefritis), pielonefritis crónica y retención urinaria, y el uso de medicamentos tóxicos para el riñón (especialmente medios de contraste y algunos antibióticos). La insuficiencia renal terminal (IRT) o (ESRF) es la última consecuencia, en la cual generalmente la diálisis se requiere hasta que se encuentre un donante para un trasplante renal.

Cualquier persona puede sufrir de enfermedad renal, pero los pacientes de alto riesgo son los diabéticos, los hipertensos y los familiares de personas que sufren de enfermedad renal. Como la enfermedad renal no siempre producen síntomas visibles, las personas en riesgo que mencionamos antes deben hacerse estudios para detectar la enfermedad, los básicos son: Creatinina y filtracion glomerular.

Si se detecta la enfermedad en su fase temprana se puede llegar a reducirse la velocidad de producción del daño, retrasando de esta manera la necesidad de iniciar las terapias de reemplazo de la función renal y preparando mejor al paciente para cuando sea necesario su inicio. Las terapias de reemplazo renal son la hemodiálisis, diálisis peritoneal, y el trasplante renal.

3.10.3 Insuficiencia renal aguda sobre crónica

La IRA puede estar presente encima de la insuficiencia renal crónica. Esto se llama *insuficiencia renal aguda sobre crónica* (AoCRF). La parte aguda del AoCRF puede ser reversible y el objetivo del tratamiento, como en ARF, es conseguir retornar al paciente a su función renal básica, que es típicamente medida por la creatinina del suero. Tanto el AoCRF, como el ARF, pueden ser difíciles de distinguir de la insuficiencia renal crónica si el paciente no ha hecho un seguimiento por su médico y no hay disponible un trabajo de base para poder realizar una comparación.

4. La reproducción humana

La reproducción humana emplea la fecundación interna y su éxito depende de la acción coordinada de las hormonas, el sistema nervioso y el sistema reproductivo. Las gónadas son los órganos sexuales que producen los gametos.

Las *gónadas masculinas* se conocen como los testículos, los cuales producen espermatozoides y hormonas sexuales masculinas.

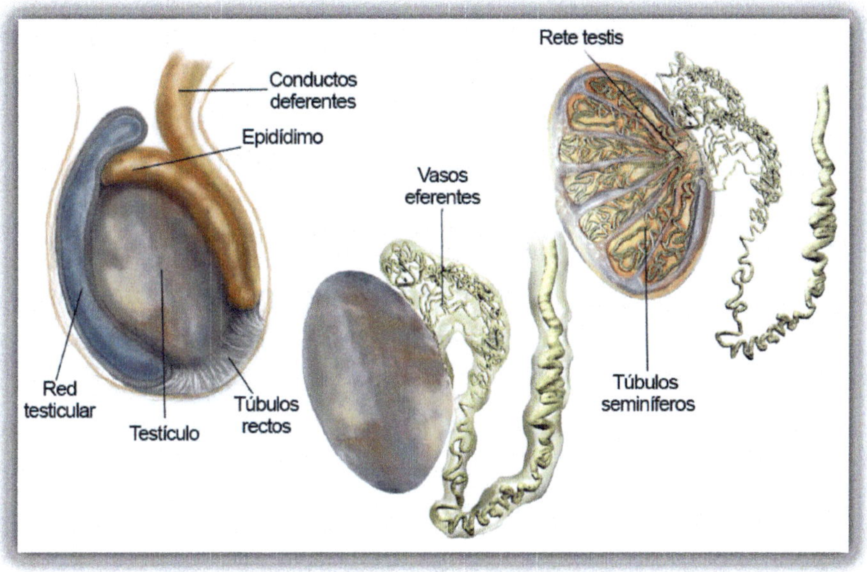

Órganos masculinos externos e internos

Las *gónadas femeninas* son los ovarios, producen óvulos y hormonas sexuales femeninas.

4.1 Partes del aparato reproductor femenino

El sistema reproductor femenino está *compuesto por:*

Órganos internos

- *Ovarios*: Son los órganos productores de gametos femeninos u ovocitos; a diferencia de los testículos, están ubicados en la cavidad abdominal. El proceso de formación de los óvulos, o gametos femeninos, se llama *ovulogénesis* y se realiza en unas cavidades o folículos cuyas paredes están cubiertas de células que protegen y nutren el óvulo. Cada folículo contiene un solo óvulo, que madura cada 28 días, aproximadamente. La ovulogénesis es periódica, a diferencia de la espermatogénesis, que es continua.

  Los ovarios también producen estrógenos y progesteronas, hormonas que se encargan de regular el desarrollo de los caracteres sexuales secundarios, como la aparición de vello o el desarrollo de las mamas y preparan el organismo para un posible embarazo.
- *Trompas de Falopio:* Tienen aproximadamente de 10 a 13 cm, comu-

nican los ovarios con el útero y tienen como función llevar el óvulo hasta él para que se produzca la fecundación. En raras ocasiones el embrión se puede desarrollar en una de las trompas, cuando esto ocurre se produce un embarazo ectópico. El orificio de apertura de la trompa al útero se llama *ostium tubárico*.

- *Útero:* Es un órgano hueco y musculoso que alberga el feto. La pared interior del útero es el endometrio, el cual presenta cambios cíclicos mensuales relacionados con el efecto de hormonas producidas en el ovario, los estrógenos.
- *Vagina:* Es el canal que comunica con el exterior, conducto por donde entrarán los espermatozoides. Su función es recibir el pene durante el coito y dar salida al bebé durante el parto.

Los genitales internos están irrigados por la arteria uterina, rama de la arteria hipogástrica y la arteria ovárica, rama de la aorta.

En lo que a las fibras nerviosas se refiere está inervado por fibras simpáticas del plexo celíaco y por fibras parasimpáticas provenientes del nervio pélvico.

Órganos externos

En conjunto se conocen como la *vulva* y están compuestos por:

- *Clítoris:* Órgano eréctil y altamente erógeno de la mujer y se considera homólogo al pene masculino, concretamente al glande.
- *Labios:* En número de dos a cada lado, los *labios mayores* y los *labios menores*, pliegues de piel saliente, de tamaño variables, constituidas por glándulas sebáceas y sudoríparas e inervadas.
- *Monte de Venus:* Una almohadilla adiposa en la

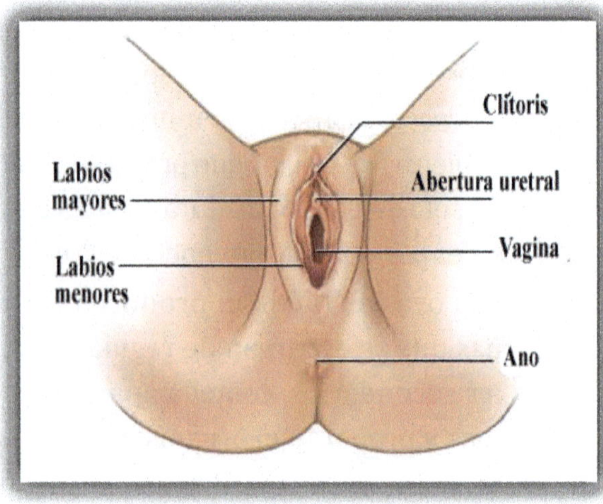

Órganos femeninos externos

cara anterior de la sínfisis púbica, cubierto de vello púbico y provista de *glándulas sebáceas* y sudoríparas.

- *Vestíbulo vulvar*: Un área en forma de almendra perforada por seis orificios, el meato de la uretra, el orificio vaginal, las glándulas de Bartolino y las glándulas parauretrales de Skene.

La forma y apariencia de los órganos sexuales femeninos varía considerablemente de una mujer a otra.

4.1.2 Ovogénesis

Es el proceso por el cual se produce la generación de óvulos por medio de la división meiótica, la cual comienza en la sexta semana de gestación fetal. Estas células de forma primaria son unos 2.000.000 de ovocitos presentes al nacer, los cuales a la llegada de la pubertad y debido a la muerte celular se reduce hasta aproximadamente unos 300.000.

4.1.2.1 Ovarios

Los ovarios de las mujeres en el proceso neonatal, son lisos, pálidos y elongados, disminuyendo de largo y aumentando su grosor así como el peso antes de la llegada de la menarquia y a la llegada a la edad madura estos son como una almendra, aplanada y miden aproximadamente 3 a 5 cm de longitud y 2 o 3 g de peso. Este proceso dura aproximadamente hasta los 50 años cuando comienza la menopausia.

4.2 Aparato reproductor masculino

Los principales órganos que forman el aparato reproductor masculino son el pene y los testículos. Tanto el pene como los testículos son órganos externos que se encuentran en la zona exterior de la cavidad abdominal, a diferencia de los principales órganos del sistema reproductor femenino, vagina, ovarios y útero que son órganos internos por encontrarse dentro del abdomen.

Los testículos son los productores de espermatozoides y liberan a la sangre hormonas sexuales masculinas (testosterona). Es un sistema de conductos que incluyen el epidídimo y los conductos deferentes los cuales almacenan los espermatozoides y los conducen al exterior a través del pene. En el transcurso de las relaciones sexuales se produce la eyaculación, esta consiste en la liberación en la vagina de la mujer del líquido seminal o semen.

El semen está constituido por los espermatozoides producidos por el testículo y diversas secreciones de las glándulas sexuales accesorias que son la próstata y las glándulas bulbouretrales.

Órganos genitales externos

- *Testículos:* Son los principales órganos del sistema reproductor masculino. Estos producen las células espermáticas y las hormonas sexuales masculinas. Se encuentran alojados en el escroto o saco escrotal que es un conjunto de envolturas que cubre y aloja a los testículos en el varón.
- *Pene:* Está formado por varias partes en las que distinguimos, el cuerpo esponjoso y los cuerpos cavernosos, su función es penetrar en la vagina de la mujer cuando se halle erecto y deposite semen con las espermatozoides para la fecundación y la supervivencia de la especie.
- *Cuerpo esponjoso*: El cuerpo esponjoso es la parte más pequeña de las tres columnas de tejido eréctil que se encuentran en el interior del pene (las otras dos son los cuerpos cavernosos). Está localizado en la parte inferior del miembro viril. El glande es la última porción y la parte más ancha del cuerpo esponjoso; presenta una forma cónica.

  Su función es la de evitar que, durante la erección se comprima la uretra (conducto por el cual son expulsados tanto el semen como la orina).
- *Cuerpo cavernoso*: Los cuerpos cavernosos constituyen un par de columnas de tejido eréctil situadas en la parte superior del pene, que se llenan de sangre durante las erecciones.

Órganos internos

- *Epidídimo:* Está compuesto por la reunión y concurrencia de los conductos seminíferos. Se distingue una cabeza, cuerpo y cola que continúa con el conducto deferente. Tiene aproximadamente 5 cm de longitud por 12 mm de ancho. Está presente en todos los mamíferos machos.

- *Conducto deferente:* Los conductos deferentes son un par de conductos que se encuentran rodeados de músculo liso, cada uno de 30 cm de largo aproximadamente, que conectan el epidídimo con los conductos eyaculatorios, intermediando el recorrido del semen entre estos.

Durante la eyaculación, el músculo liso de los conductos se contrae, generando el impulso del semen hacia los conductos eyaculatorios y luego a la uretra, desde donde es expulsado al exterior. La vasectomía es un método de anticoncepción en el cual los conductos deferentes son cortados.

- *Vesículas seminales:* Secretan un líquido alcalino viscoso que neutraliza el ambiente ácido de la uretra. En condiciones normales el líquido contribuye alrededor del 60% del semen. Las vesículas o glándulas seminales son unas glándulas productoras de aproximadamente el 3% del volumen del líquido seminal situadas en la excavación pélvica. Detrás de la vejiga urinaria, delante del recto e inmediatamente por encima de la base de la próstata, con la que están unidas por su extremo inferior.
- *Conducto eyaculador*: Los conductos eyaculatorios forman parte de la anatomía masculina; cada varón tiene dos de ellos. Comienzan al final de los vasos deferentes y terminan en la uretra. Durante la eyaculación, el semen pasa a través de estos conductos y es posteriormente expulsado del cuerpo a través del pene.
- *Próstata:* Es un órgano glandular del aparato genitourinario, es exclusivo de los hombres, tiene forma de castaña, se encuentra localizado enfrente del recto, debajo y a la salida de la vejiga urinaria. Contiene células que producen parte del líquido seminal que protege y nutre a los espermatozoides contenidos en el semen.
- *Uretra:* Es el conducto por el cual discurre la orina desde la vejiga urinaria hasta el exterior del cuerpo durante la micción. La función de la uretra es excretora en ambos sexos, cumpliendo una función

reproductiva en el hombre al permitir el paso del semen desde las vesículas seminales que abocan a la próstata hasta el exterior.

- *Glándulas bulbouretrales*: Las glándulas bulbouretrales, también son conocidas como *glándulas de Cowper*, son dos glándulas que se localizan debajo de la próstata. Su función es secretar un líquido alcalino que se encarga de lubricar y neutralizar la acidez de la uretra antes del paso del semen en la eyaculación. Este líquido puede contener espermatozoides, por lo cual la práctica de retirar el pene de la vagina antes de la eyaculación no es un método anticonceptivo efectivo.

4.2.1 Espermatogénesis

Es el proceso por el cual se produce el aumento o crecimiento, maduración, transformación y la liberación del empaquetamiento del ADN de los espermatozoides en la pubertad. También es el mecanismo encargado de la producción de espermatozoides; es la gametogénesis en el hombre. Este proceso se produce en las gónadas, activado por la hormona GnRH que se produce en el hipotálamo, y la maduración final de los espermatozoides se produce en el epidídimo. La espermatogénesis tiene una duración aproximada de 62 a 75 días en la especie humana, y consta de tres *fases*: mitosis o espermatocitogénesis, meiosis y espermiogénesis o espermiohistogénesis. A veces incluye aterogénesis y retrogénesis.

Espermatogénesis o espermaticitogénesis

Los espermatozoides son células haploides que tienen la mitad de los cromosomas que una célula somática, son móviles y son muy diferenciadas. La meiosis en el cual una célula diploide (2n), experimentará dos divisiones celulares sucesivas sin un paso de duplicación del ADN entre dichas divisiones, con la capacidad de generar cuatro células haploides (n). En este proceso es necesario pasar de unas células diploides, inmóviles e indiferenciadas a otras haploides, móviles y muy diferenciadas.

Espermiogénesis o espermiohistogénesis

Los gametos así producidos siguen el proceso de maduración conocido como espermiogénesis, donde las espermátidas se convierten en espermatozoides; para ello, se reduce el citoplasma, el núcleo de la célula se alarga, queda en la cabeza del espermatozoide generando la forma puntiaguda característica de este tipo de células y finalmente se forma el flagelo que permite el movimiento. Por tanto, se trata de la última fase de la espermatogénesis, en la que tiene lugar la maduración de las espermátidas hasta adquirir las estructuras morfológicas del espermatozoide.

4.3 Meiosis

Es un proceso en el que, a partir de una célula con un número diploide de cromosomas (2 n), se obtienen cuatro células hijas haploides (n), cada una con la mitad de cromosomas que la célula madre o inicial. Este tipo de división reduccional solo se da en la reproducción sexual, y es necesario para evitar que el número de cromosomas se vaya duplicando en cada generación.

El proceso de gametogénesis o formación de gametos, se realiza mediando dos *divisiones meióticas* sucesivas:

Primera división meiótica. Una célula inicial o germinal diploide (2 n) se divide en dos células hijas haploides (n).

Segunda división meiótica. Las dos células haploides (n) procedentes de la primera fase se dividen originando cada una de ellas dos células hijas haploides (n).

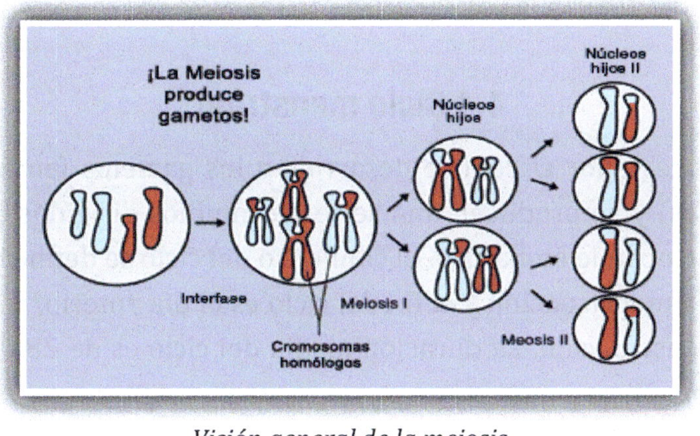

Visión general de la meiosis

Primera división meiótica

- Interfase o fase de reposo. En una célula en la que hay una masa de ADN procedente del padre y otra procedente de la madre se va a iniciar una meiosis.
- Final de la interfase. Duplicación del ADN.
- Profase I A. Formación de los cromosomas.
- Profase I B. Entrecruzamiento. Los cromosomas homólogos intercambian sectores. El núcleo se rompe.
- Metafase I. Aparece el huso acromático. Los cromosomas se fijan por el centrómero a las fibras del huso.
- Anafase I. Las fibras del huso se contraen separando los cromosomas y arrastrándolos hacia los polos celulares.
- Telofase I. Se forman los núcleos y se originan dos células hijas. Los cromosomas liberan la cromatina.

Segunda división meiótica

- Profase II. Se forman los cromosomas y se rompe el núcleo.
- Metafase II. Los cromosomas se colocan en el centro celular y se fijan al huso acromático.
- Anafase II. Los cromosomas se separan y son llevados a los polos de la célula.
- Telofase II. Se forman los núcleos. Los cromosomas se convierten en cromatina y se forman las células hijas, cada una con una información genética distinta

4.4 Ciclo menstrual

Es el proceso por el cual se desarrollan los gametos femeninos (óvulos u ovocitos) y se producen una serie de cambios dirigidos al establecimiento de un posible embarazo. El comienzo del ciclo se define como el primer día de la menstruación y el fin del ciclo es el día anterior al inicio de la siguiente menstruación. La duración media del ciclo es de 28 días, aunque puede ser más largo o más corto.

Primera menstruación: *S*e le denomina *menarquia o menarca*. La edad media de la menarquia es 12.5 años, pero varía de niña a niña (esto puede ocurrir entre 8-16 años). La menarquia no aparece hasta que todas las partes del aparato reproductor de una niña han madurado y están funcionando en conjunto. La menarquia es el principal marcador psicológico de la transición de la infancia a la edad adulta.

Menstruación: También denominada *regla, periodo o sangrado menstrual.* Comienza el primer día del ciclo menstrual. Durante esta fase se descama el endometrio junto a una pequeña cantidad de sangre. Este sangrado indica que una mujer no está embarazada. La menstruación media suele durar unos días, normalmente entre tres y cinco, aunque se considera normal las que estén entre dos y siete días. La pérdida de sangre suele ser de unos 35 ml, considerándose normal entre 10 y 80 ml. Las mujeres que tienen menorragia tienen predisposición a sufrir anemia. Es por culpa de una enzima llamada *plasmina* que evita que el fluido menstrual se coagule.

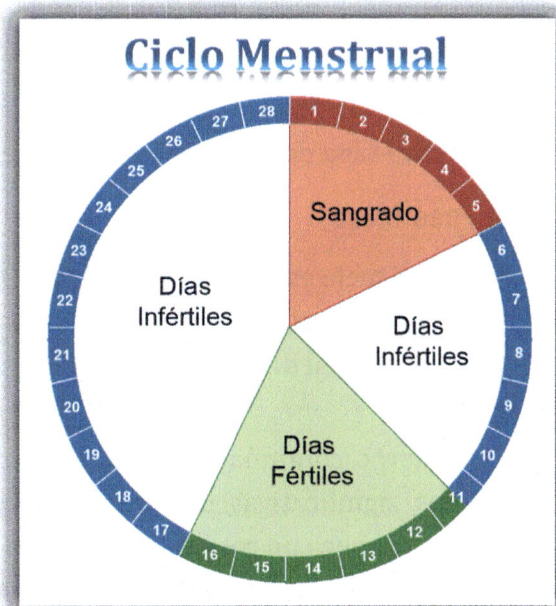

Diagrama del ciclo menstrual

Durante los primeros días de la menstruación son comunes los dolores en el abdomen, la espalda o la parte superior de los muslos. El dolor uterino severo se conoce como *dismenorrea* y es más frecuente entre las adolescentes y mujeres jóvenes. Cuando da comienzo la menstruación los síntomas del síndrome premenstrual, como irritabilidad o hinchazón y dolor de los pechos, decrecen.

4.4.1 Fase folicular

Es el periodo en el que la hormona hace que el tejido del útero crezca. Suele durar desde el 1º hasta el 13º día del ciclo. El ovario produce estrógenos, el óvulo madura y el endometrio se engrosa.

A través de la influencia de la hormona foliculoestimulante, que aumenta durante los primeros días del ciclo, se estimulan unos pocos folículos ováricos. Estos folículos, se encuentran presentes desde el nacimiento, se van desarrollando en un proceso llamado *foliculogénesis*, que se completa a si mismo por dominancia. Bajo la influencia de varias hormonas, todos los folículos excepto uno dejan de crecer, mientras que ese folículo dominante en el ovario continuará hasta su madurez. El folículo que llega a su madurez es llamado *folículo terciario o folículo graafiano*, y forma el *óvulo*.

A medida que van madurando, los folículos segregan cantidades crecientes de un estrógeno conocido como *estradiol*. Los estrógenos inician la formación de una nueva capa del endometrio en el útero, el endometrio proliferativo.

4.4.2 Fase lútea

Esta fase suele estar comprendida del 16º hasta el 28º día del ciclo. Si no se ha producido fecundación del óvulo, este se desintegra y se expulsa por el sangrado vaginal de la siguiente menstruación, comenzando así un nuevo ciclo.

Este cuerpo continúa creciendo un tiempo tras la ovulación y produce cantidades significativas de hormonas, principalmente progesterona. La progesterona juega un rol vital haciendo al endometrio receptivo para la implantación del blastocisto y para que sirva de soporte durante el inicio del embarazo. Como efecto secundario eleva la temperatura basal de la mujer.

Los niveles en caída de progesterona desencadenan la menstruación y el inicio del siguiente ciclo. Desde la ovulación hasta la bajada de progesterona que provoca la menstruación el tiempo que suele trascurrir es de dos semanas, aunque catorce días se considera normal. La fase folicular suele variar en cada mujer de ciclo a ciclo, contrastando con la fase lútea, que se mantiene igual.

Al fecundar un óvulo, no se pierde el cuerpo lúteo. El embrión resultante, produce gonadotropina coriónica humana (hCG), muy similar a la LH y a través de la cual se conserva el cuerpo lúteo. Ya que esta hormona solo se produce por el embrión, la mayoría de pruebas de embarazo buscan la presencia de esta hormona.

4.5 Fecundación, embarazo y parto

4.5.1 Fecundación

Es el proceso por el cual dos gametos (masculino y femenino) se fusionan para dar origen a un nuevo individuo con un genoma derivado de ambos progenitores. Los dos fines principales de la fecundación son la combinación de genes derivados de ambos progenitores y la generación de un nuevo individuo (reproducción).

Ambos progenitores aportan 23 cromosomas cada uno de los cuales 22 son autosomas y 1 es el cromosoma sexual. El cigoto presentará un total de 46, de los cuales 2 son los cromosomas sexuales que establecerán el sexo XX para la mujer y XY para el hombre.

4.5.2 Embarazo

Es el período que transcurre entre la implantación en el útero del óvulo fecundado y el momento del parto en cuanto a los significativos cambios fisiológicos, metabólicos e incluso morfológicos que se producen en la mujer encaminados a proteger, nutrir y permitir el desarrollo del feto, como la interrupción de los ciclos menstruales, o el aumento del tamaño de las mamas para preparar la lactancia. El término *gestación* hace referencia a los procesos fisiológicos de crecimiento y desarrollo del feto en el interior del útero materno.

4.5.2.1 Primer trimestre

Es una etapa fundamental en la que se forman los órganos vitales del bebé, aunque la tripa aún está poco abultada.

Primer mes

Unos seis días después de la fecundación llega al útero y anida en él. En pocos días, una parte de las células dará origen a la placenta, y la otra, al embrión. A partir de ese momento el organismo materno empieza a cambiar.

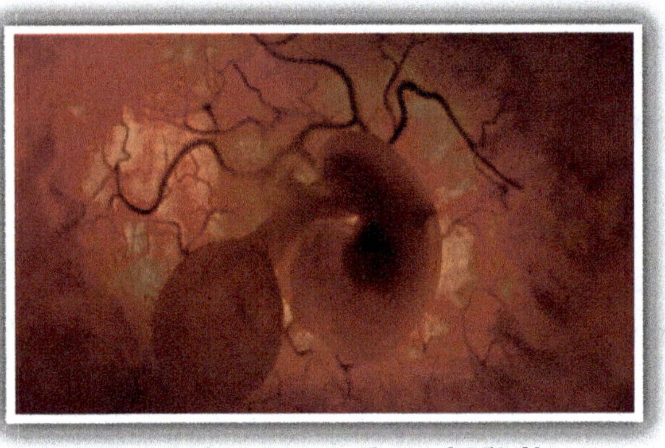

El corazón empieza a latir el 25º día

Los primeros síntomas se confunden con el *síndrome premenstrual*: cansancio, tirantez en el pecho, aumento de la secreción vaginal, manía a determinados alimentos, mayor sensibilidad olfativa o un extraño sabor metálico en la boca...

Segundo mes

Las alteraciones de ánimo son frecuentes por la revolución hormonal que se está produciendo en la mujer.

El pecho ha crecido y duele un poco. En la areola se distinguen unos nódulos pequeños, llamados *tubérculos de Montgomery.*

Es probable que aparezcan náuseas y mareos, y que aumente la producción de saliva y la necesidad de orinar.

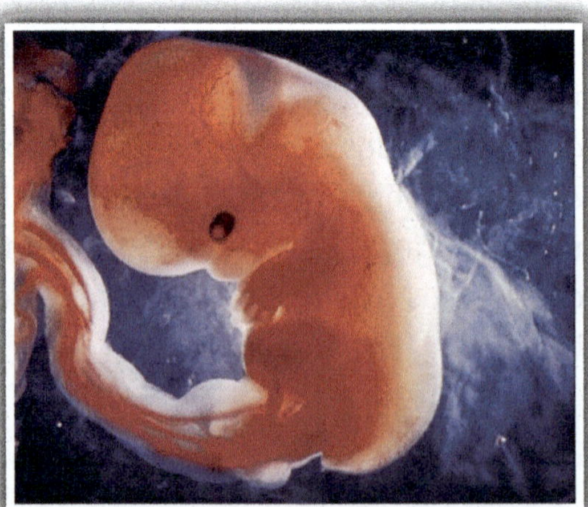

El segundo mes comienza un gran desarrollo para el embrión

Muchas mujeres se sienten cansadas y necesitan dormir más de lo habitual. Es una defensa del organismo, que se prepara para el sobreesfuerzo que le espera en los próximos meses.

Algunas embarazadas sienten un gran apetito, otras son incapaces de probar bocado y hasta pierden peso. Estas sensaciones remitirán a medida que el cuerpo se adapte a la gestación.

Tercer mes

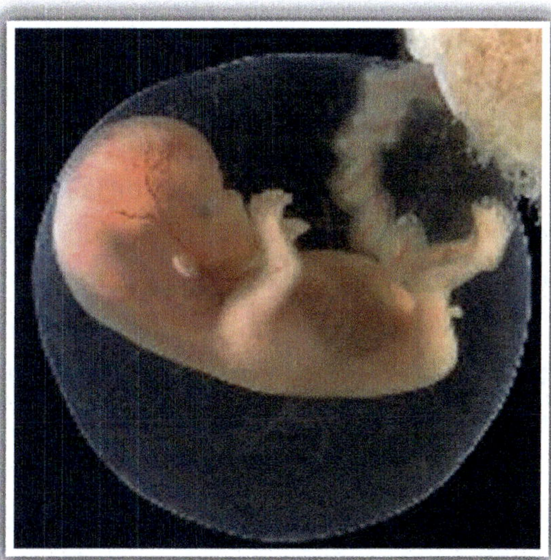

En el tercer mes el embrión es como un bebé en miniatura

El abdomen empieza a abultarse ligeramente. Disminuye la producción de la hormona gonadotropina coriónica, causante de las desagradables náuseas y los cambios en el apetito.

Las encías pueden inflamarse y sangrar con facilidad debido a los cambios hormonales. Es aconsejable hacerse una revisión odontológica.

Al final de este mes se han formado los órganos vitales del futuro bebé, que deja de llamarse embrión para recibir el nombre de *feto*. La madre puede estar tranquila. Ha pasado el periodo de mayor riesgo de malformaciones congénitas.

4.5.2.2 Segundo trimestre

Las molestias iniciales han desaparecido, se puede lucir la tripa y sentir las pataditas del bebé. Es la etapa más gratificante.

Cuarto mes

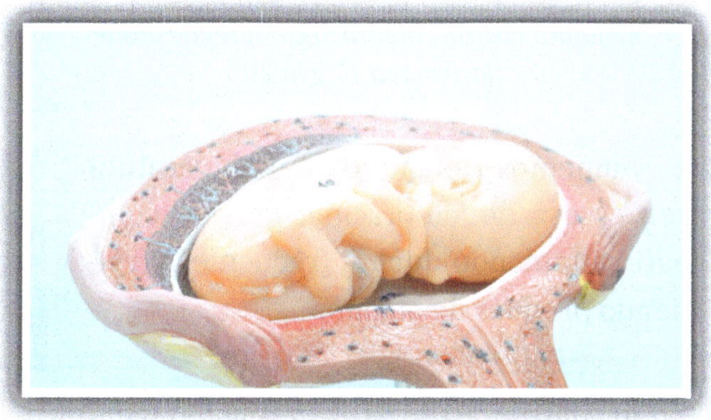

Feto en cuarto a quinto mes, en posición de propensión

Las náuseas, los vómitos y el cansancio característico de los primeros meses suelen remitir después de la semana 12. La cintura ha desaparecido y las caderas han empezado a redondearse, pero la incipiente tripa aún no resulta molesta.

Los pezones aumentan de tamaño y se vuelven más oscuros.

En el centro del abdomen suele aparecer una línea vertical de tono negruzco que se desvanecerá después del parto.

Los cambios producidos por la generación de hormonas pueden oscurecer también las zonas sensibles de la piel (pecas, lunares). Procurar evitar exponerse al sol o, si se hace, usar cremas con alto factor de protección.

La presión que genera el útero sobre el estómago puede empezar a entorpecer las digestiones y causar estreñimiento. Es importante comentarlo con el tocólogo y seguir sus recomendaciones.

Quinto mes

En la mitad del embarazo la respiración se hace más profunda y el ritmo cardíaco se acelera.

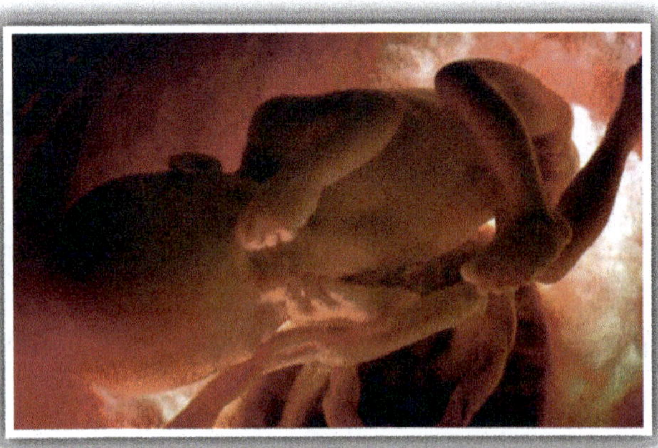

El quinto mes de embarazo comprende desde la semana 17 y la 20

La tripa empieza a resultar evidente y hay que vestirse con prendas premamá.

Mayor retención de líquidos. Algunas mujeres notan una ligera hinchazón en brazos y tobillos. El vello puede hacerse más abundante. Mayor riesgo de gases por el estreñimiento.

Aumentos repentinos de temperatura con exceso de sudoración. Pueden combatirse tomando duchas frecuentes y vistiendo prendas de algodón.

Sexto mes

El volumen de la tripa se acentúa notablemente. El útero sigue creciendo y se extiende por encima del ombligo.

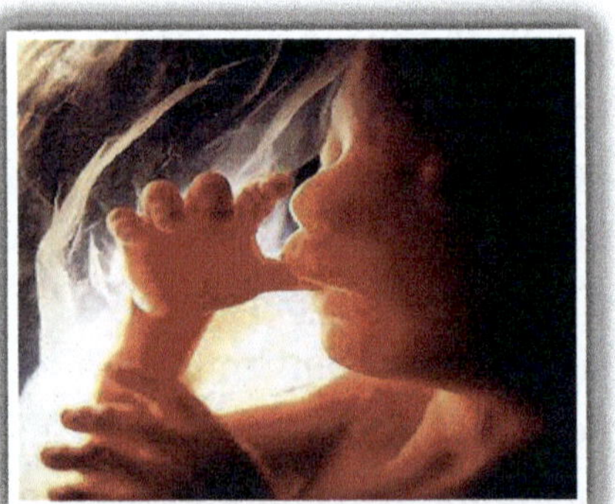

En el sexto mes de embarazo la altura y el peso aumentan muy rápidamente

La piel de la barriga se estira y pueden aparecer picores. Se alivian aplicando crema hidratante, que también previene las estrías.

El ombligo puede sobresalir y quedar así hasta el parto. Luego volverá a normalizarse.

El niño crece deprisa y cambia de posición con frecuencia. La futura mamá siente sus movimientos.

El útero ya no cabe en la pelvis. Al ampliar su espacio, desplaza los intestinos y presiona ligeramente el hígado y el diafragma. Eso puede dar lugar a una sensación pasajera de ahogo.

La vejiga también está más oprimida. Vuelven las ganas de hacer pis más a menudo.

Los pezones suelen estar más sensibles, ya que se empieza a generar la prolactina (la hormona que prepara los senos para la lactancia y estimula la producción de leche).

4.5.2.3 Tercer trimestre

El niño continúa creciendo y la tripa es cada vez más voluminosa. En las últimas semanas, el cuerpo de la madre se prepara para el momento del parto. La preparación a la maternidad ayuda a afrontar mejor la llegada del bebé.

Séptimo mes

Las relaciones sexuales pueden mantenerse mientras no haya contracciones y el ginecólogo no las desaconseje.

El útero se extiende por encima del ombligo y la barriga empieza a resultar prominente.

Pueden generarse molestias en la espalda, por el aumento del peso.

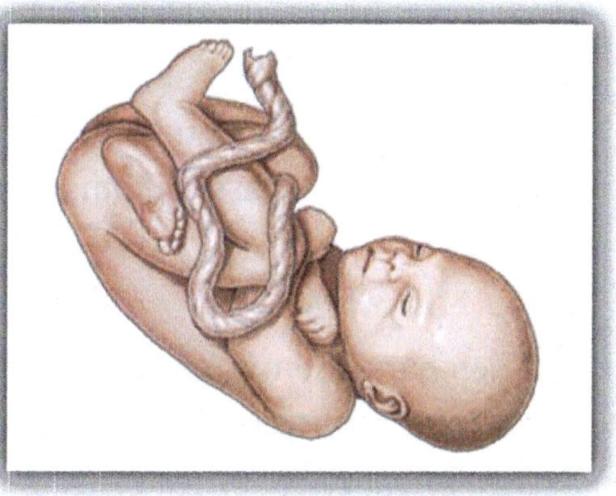

En el séptimo mes de gestación la embarazada experimenta algunas molestias

La mujer puede sentir dificultades para respirar. El corazón ha de latir más deprisa para bombear la sangre hacia la placenta. Es normal sentir cansancio a veces.

Los cambios de humor, los miedos y la ansiedad suelen acentuarse. El parto está cerca y la preocupación por lo que va a pasar se refleja en los sueños.

Octavo mes

Quizá, el más incómodo. El bebé se ha colocado con la cabeza hacia abajo y cada día tiene menos espacio para moverse. La futura madre se siente más torpe y cansada.

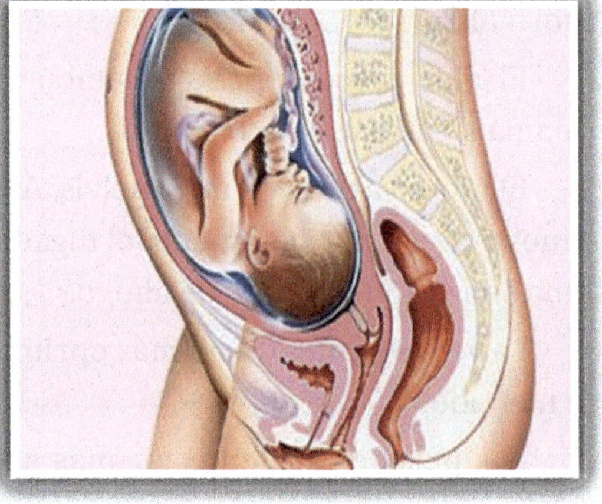

Al octavo mes de gestación el bebé ya ha descendido hacia la parte baja de la pelvis

Las molestias típicas de los últimos meses (dolor de espalda, acidez, estreñimiento...) se hacen más acusadas por el sobreesfuerzo. Es posible que la mujer haya engordado alrededor de 11 kilos.

Hacia la semana 36, el feto suele colocarse en la posición definitiva para el nacimiento: con la cabeza hacia abajo. Cuando ocurre, la embarazada puede sentir contracciones aisladas o dolores difusos en la parte baja del abdomen.

Pueden aparecer hemorroides provocadas por el estreñimiento y por la presión que ejerce la cabecita del bebé en la pelvis.

El niño puede nacer en cualquier momento, así que conviene aumentar el reposo y consultar con el ginecólogo antes de emprender un viaje. Algunos ginecólogos aconsejan tomarse ya la baja laboral.

Noveno mes

El embarazo entra en su recta final y los días parecen eternos. ¡Queda tan poco para conocer al bebé...!

Si el niño que viene en camino es el primer hijo, su cabeza desciende y se encaja en la pelvis preparándose para el nacimiento; si la

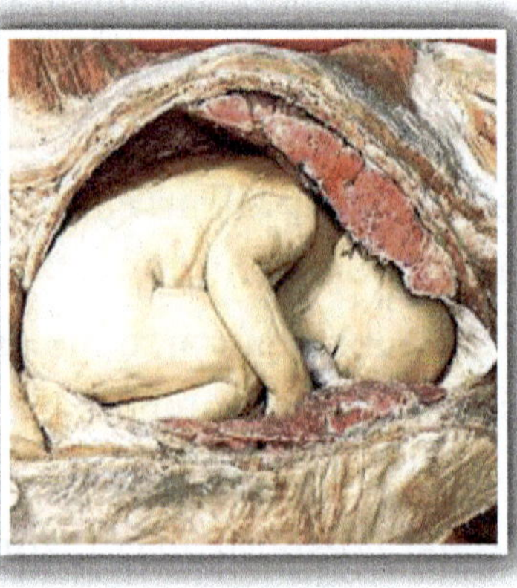

En el octavo mes el cuerpo de la madre se prepara para el parto

mujer no es primeriza, este descenso podría producirse al inicio de las contracciones.

La tripa baja y disminuye la tensión sobre el tórax y el estómago. La mujer quizás necesite orinar más a menudo, por la presión que ejerce la cabeza del pequeño sobre la vejiga.

La fecha prevista del nacimiento es orientativa: puede tener lugar 15 días antes o después. Si en la semana 42 el niño no ha nacido, es muy probable que se decida provocar el parto.

4.5.3 El parto

Se considera que una mujer inicia el parto con la aparición de contracciones uterinas regulares, que aumentan en intensidad y frecuencia, acompañadas de cambios fisiológicos en el cuello uterino.

El proceso del parto se categoriza en tres *fases*: el borramiento y dilatación del cuello uterino, el descenso y nacimiento del bebé y el alumbramiento de la placenta.

Prodrómico o preparto

Comienza con la aparición progresiva de un conjunto de síntomas y signos que le advertirán a la madre del momento del parto, aunque no siempre en forma inmediata. Este periodo puede durar hasta dos semanas y finaliza con la dilatación del útero. No todas las embarazadas perciben que están pasando por la etapa del preparto, por tanto, comienzan directamente con las contracciones rítmicas características del trabajo de parto. Durante este periodo se produce un aumento progresivo de la frecuencia e intensidad de las contracciones, se expulsa a veces el tapón mucoso y se incrementan las molestias a nivel de la pelvis.

Dilatación

La primera fase del trabajo de parto tiene como finalidad dilatar el cuello uterino. Se produce cuando las contracciones uterinas empiezan a aparecer con mayor frecuencia, aproximadamente cada 3 - 15 minutos, con una duración de 30 o más cada una y de una intensidad creciente. Las contracciones son cada vez más frecuentes y más intensas, hasta que ocurre una cada dos minutos y se produce el borramiento o adelgazamiento y la dilatación del cuello del útero, lo que permite denominar a este período como *período de dilatación*. La duración de este periodo es variable según si la mujer ha tenido trabajos de parto anteriores (en el caso de las primerizas hasta 18 horas) y se divide en fase latente, activa y de desaceleración. La etapa termina con la dilatación completa (10 centímetros) y borramiento del cuello uterino. Usualmente entre la dilatación completa y la fase de nacimiento se da un corto periodo de latencia en el que las contracciones desaparecen por completo.

Nacimiento o expulsión

También llamada *período expulsivo* o *período de pujar* y termina con el nacimiento del bebé. En el período expulsivo o segundo período distinguimos dos *fases*: la *fase temprana no expulsiva*, en la que la dilatación es completa, y no existe deseo de pujar ya que la presentación fetal no ha descendido y la *fase avanzada expulsiva*, en la que al llegar la parte fetal al suelo de la pelvis, se genera deseo de pujo materno. Es deseable no forzar los pujos hasta que la madre sienta esta sensación, para no interferir con el normal desarrollo del parto.

Alumbramiento

Comienza en la expulsión de la placenta, el cordón umbilical y las membranas; esto lleva entre 5 y 30 minutos. El descenso del cordón umbilical por la vulva después del parto es una indicación del desprendimiento final de la placenta, cuanto más sale el cordón, más avanza la placenta hacia fuera de la cavidad uterina. Ese movimiento natural del cordón umbilical proporcional al descenso de la placenta se conoce con el nombre de *signo de Ahlfeld*.

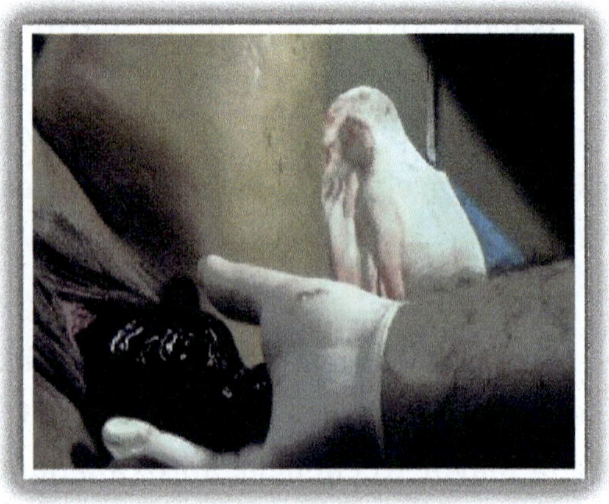

Expulsión de la placenta

5. Clasificación de las manifestaciones patológicas y enfermedades del aparato genital masculino y femenino

5.1 Enfermedades de transmisión sexual

Son un conjunto de afecciones clínicas infecto-contagiosas que se transmiten de persona a persona por medio de contacto sexual que se produce, de forma casi exclusiva, durante las relaciones sexuales, incluido el sexo vaginal, el sexo anal y el sexo oral. Pueden transmitirse también por uso de jeringas contaminadas o por contacto con la sangre, algunas de ellas pueden transmitirse durante el periodo de embarazo o el parto, desde la madre al hijo.

La mayor parte de las enfermedades de transmisión sexual son causadas por dos *tipos de gérmenes:* bacterias y virus, pero algunas también son causadas por hongos y protozoarios.

Para prevenir las ETS, optar por una conducta sexual segura, ya sea abstenerse del contacto sexual, tener pareja única o practicar el sexo seguro, en caso de sospecha o presentar síntomas, acudir con la mayor celeridad posible a la atención sanitaria. También es imprescindible evitar compartir jeringas (para el consumo de sustancias adictivas).

5.1.1 Enfermedades de transmisión sexual más importantes y/o frecuentes

Gonorrea

Es una de las infecciones de *transmisión sexual* (ITS) más frecuentes. La causante que la produce es la bacteria *Neisseria gonorrhoeae*, que puede crecer y multiplicarse fácilmente en áreas húmedas y tibias del aparato reproductivo, incluidos el cuello uterino, el útero y las trompas de Falopio en la mujer, y en la uretra en la mujer y en

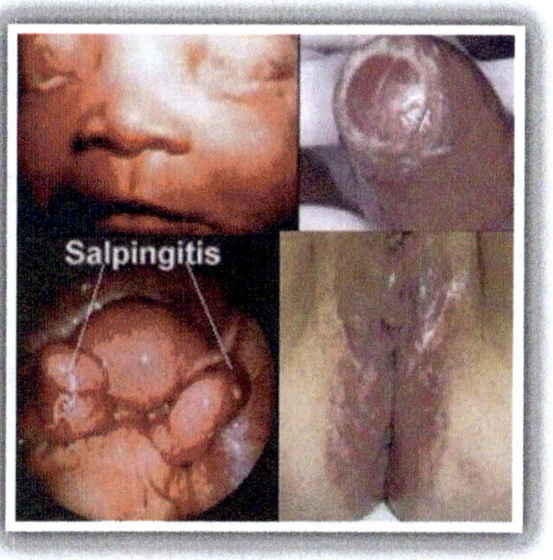

Efectos de enfermedades infecciosas de transmisión sexual

el hombre. Esta bacteria también puede proliferar en la boca, en la garganta, en los ojos y en el ano.

Síntomas en la mujer:

- Secreción vaginal inusual
- Sangrado vaginal inusual
- Dolor en la parte inferior del abdomen

La mujer infectada puede no tener síntomas o presentar ligeras molestias al orinar o flujo.

En el hombre:

- Dolor al orinar
- Secreción uretral purulenta

En el varón transcurren entre dos a tres días después de la exposición mediante contacto sexual antes de que se presenten los síntomas (dolor al orinar, pues sale por la uretra). La gonorrea y la infección por clamidia pueden ocasionar esterilidad cuando no se aplica el tratamiento.

La gonorrea predomina sobre la sífilis y no es menos importante que esta.

5.1.2 Sífilis

Es una infección de transmisión sexual ocasionada por la bacteria *Treponema pallidum*, microorganismo que necesita un ambiente tibio y húmedo para sobrevivir. También se transmite cuando se entra en contacto con las heridas abiertas de una persona infectada. Esta enfermedad tiene varias *etapas*: la primaria, secundaria, latente y terciaria (tardía). En la etapa secundaria es posible contagiarse al tener contacto con la piel de alguien que tiene una erupción cutánea en la piel causada por la sífilis.

Síntomas: Si no es tratada a tiempo la enfermedad atraviesa cuatro *etapas*:

- **Etapa primaria:** El primer síntoma es una llaga en la parte del cuerpo que entró en contacto con la bacteria. Estos sín-

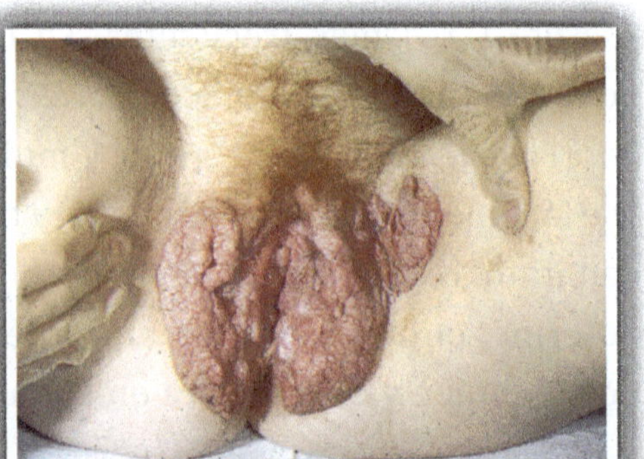

Grave erupción cutánea causa por sífilis

tomas son difíciles de detectar porque por lo general no causan dolor, y en ocasiones ocurren en el interior del cuerpo. Una persona que no ha sido tratada puede infectar a otras durante esta etapa.

- **Etapa secundaria:** Surge alrededor de tres a seis semanas después de que aparece la llaga. Aparecerá una erupción en todo el cuerpo, en las palmas de las manos, en las plantas de los pies o en alguna otra zona. Otros síntomas posibles son fiebre leve, inflamación de los ganglios linfáticos y pérdida del cabello.
- **Etapa latente:** Si no es diagnosticada ni tratada durante mucho tiempo, la sífilis entra en una etapa latente, en la que no hay síntomas notables y la persona infectada no puede contagiar a otras. Sin embargo, una tercera parte de las personas que están en esta etapa empeoran y pasan a la etapa terciaria de la sífilis.
- **Etapa terciaria (tardía):** Esta etapa puede causar serios problemas como, por ejemplo, trastornos mentales, ceguera, anomalías cardíacas y trastornos neurológicos. En esta etapa, la persona infectada ya no puede transmitir la bacteria a otras personas, pero continúa en un periodo indefinido de deterioro.

5.1.3 Virus del papiloma humano

Es una enfermedad infecciosa causada por el VPH (virus del papiloma humano). Se transmite principalmente por vía sexual, aunque puede contagiarse también en piscinas, baños y saunas. Se presenta en la piel de las zonas genitales en forma de verrugas.

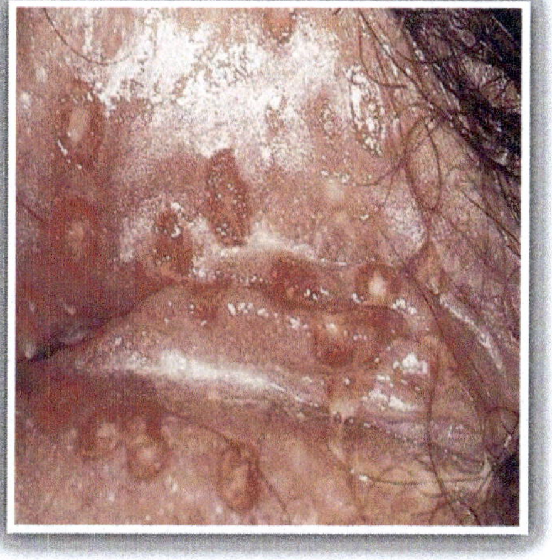

Verrugas características del virus del papiloma humano

Síntomas: Algunos de los síntomas más importantes que sugieren la presencia de virus del papiloma humano son irritaciones constantes en la entrada de la vagina con ardor y sensación de quemadura durante las relaciones sexuales (se denomina *vulvodinia*), pequeñas verrugas en el área ano-genital: Cérvix, vagina, vulva y uretra (en mujeres) y pene, uretra y escroto (en varones). Pueden variar en apariencia (verrugas planas no visibles o acuminadas sí visibles), en número y en tamaño, por lo que se necesita un especialista para su diagnóstico.

5.1.4 VIH

El *virus de la inmunodeficiencia humana* (VIH) es responsable del *síndrome de inmunodeficiencia adquirida* (SIDA) y ataca al sistema inmunitario concretamente a los linfocitos T-4. Como consecuencia, disminuye la capacidad de respuesta del organismo para hacer frente a infecciones oportunistas originadas por virus, bacterias, protozoos, hongos y otros tipos de infecciones.

La causa más frecuente de muerte entre las personas que contraen el VIH es la neumonía. La mortalidad disminuyó mucho con los medicamentos antirretrovirales.

El VIH se puede transmitir por vía sexual (vaginal o anal) mediante el intercambio de fluidos vaginales o rectales o semen, así como mediante el contacto con el líquido preeyaculatorio durante las prácticas sexuales o por transfusiones de sangre. Una madre infectada con VIH también puede infectar al niño durante el embarazo.

Es muy importante destacar que una persona infectada por el VIH puede o no desarrollar el SIDA.

Las tres principales *vías de transmisión* del VIH son:

- *Sexual* (acto sexual sin protección). La transmisión se produce por el contacto de secreciones infectadas con la mucosa genital, rectal u oral de la otra persona.
- *Parenteral* (por sangre). Es una forma de transmisión a través de jeringuillas infectadas que se da por la utilización de drogas intravenosas o a través de los servicios sanitarios, como ha ocurrido a veces en países pobres; también en personas con hemofilia que han recibido una transfusión de sangre infectada o productos infectados derivados de la sangre.

- *Vertical* (de madre a hijo). La transmisión puede ocurrir durante las últimas semanas del embarazo, durante el parto o al amamantar al bebé.

5.2 Torsión testicular

Se refiere a la torsión del cordón espermático del que se sostiene un testículo al resto del tracto genital. Dicho cordón espermático usualmente contiene los vasos sanguíneos que llevan irrigación sanguínea al testículo, de modo que una torsión del cordón suele provocar una isquemia testicular asociada a dolor súbito que puede causar náuseas y vómitos. La torsión testicular es una urgencia quirúrgica y en caso de retraso, la isquemia puede conllevar a la muerte del testículo por necrosis.

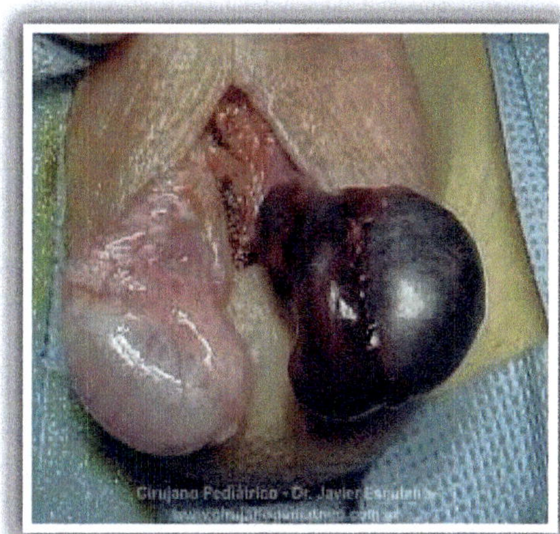

Testículo sano y testículo con torsión testicular

Si la cirugía se lleva a cabo dentro de las 6 primeras horas, se pueden salvar la mayoría de los testículos operados.

5.3 Traumatismos genitales

Los traumatismos genitales, se tratan de manera aislada. Las lesiones por traumatismo en la zona genital no suelen ser de gran transcendencia ya que se suelen resolver con cirugías menores.

El tratamiento que se les suele dar a este tipo de traumatismos no difiere del tratamiento de heridas, se realizan curas aisladas con SF manteniendo la zona lo más aséptica posible, cubriendo la zona con compresas húmedas. Por su puesto se tiene que valorar las diferentes estructuras afectadas y la necesidad que pudiera haber de aplicar otros tratamiento en zonas adyacentes que hayan sido afectadas como lesiones en miembro inferiores, RX, cervicalgias, etc.

BIBLIOGRAFÍA RECOMENDADA

1) Cabero Roura L. Tratamiento de ginecología obstetricia y medicina de la reproducción. 2ª ed. Barcelona: Editorial Médica Panamericana; 2013.
2) Calvo Manuel E, del Río Gallego F. Guía práctica de urgencias y emergencias. 1ª ed. Madrid: Aymo; 2008.
3) De Castro del Pozo S, Pérez de Arellano JL. Manual de patología general. 7ª ed. Barcelona: Masson; 2013.
4) Rouvière H. Anatomía humana descriptiva y topográfia. Tomo II. 11ª ed. Madrid: Bailly-Bailliere; 2005.
5) Paulsen F, Waschke J; Sobotta. Atlas de anatomía humana 3 vols; 24ª edición; 2018; Elsevier.
6) Tortora GJ, Derrickson B. Introducción al cuerpo humano. 13ª ed. Editorial Médica Panamericana; 2013.
7) Carol Mattson Port. Fisiopatología, salud enfermedad un enfoque conceptual. 7ª Edición, Editorial Médica Panamericana; 2007: 1017-1039.
8) Gerald J. Tortora; Fundamentos de Anatomía y Fisiología; 7ª edición; 2021.
9) María del Carmen Cuerva Gutiérrez; Enfermería básica y avanzada 4ª edición; formación Alcalá, 2020.

12.

RECONOCIMIENTO DE LA ESTRUCTURA, FUNCIONAMIENTO Y ENFERMEDADES DEL SISTEMA ENDOCRINO

ÍNDICE

1. INTRODUCCIÓN

El sistema endocrino del ser humano, está constituido por todos aquellos órganos y glándulas que se encargan de la producción de las diferentes sustancias las cuales se las conoce como *hormonas*, que son secretadas al torrente sanguíneo, con la finalidad de actuar como reguladores de la actividad de los diferentes organismos a los que van dirigidas. Estas hormonas reguladas en los organismos tanto la producción en exceso como en defecto de su actividad, la mala regulación de estos sistemas que a su vez están regulados por las hormonas, da lugar a una variedad de enfermedades.

El principal regulador del sistema endocrino es el eje hipotálamo-hipófisis, que se localiza a nivel cerebral.

Los diferentes *órganos* que constituyen el sistema endocrino son: el hipotálamo, hipófisis, glándulas tiroideas, glándulas paratiroides, islotes de páncreas, glándulas suprarrenales, gónadas (testículo y ovarios), podemos incluir la placenta la cual está presente en el periodo del embarazo en el útero de la madre durante el periodo que dura este.

2. SISTEMA ENDOCRINO

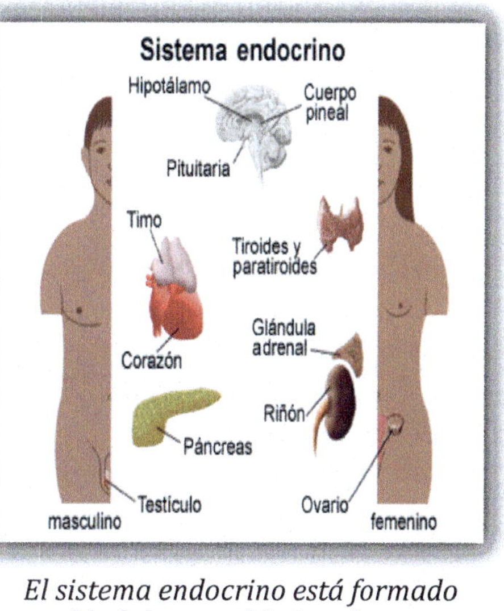

El sistema endocrino está formado por glándulas que fabrican hormonas

Es el conjunto de órganos que se encargan de segregar un tipo de sustancias llamadas hormonas, las cuales son liberadas al torrente sanguíneo y se encargan de regular las funciones del cuerpo. Es un sistema de señales similar al del sistema nervioso, pero en este caso, en lugar de utilizar impulsos eléctricos a distancia, funciona exclusivamente por medio de sustancias (señales químicas). Las hormonas regulan muchas de las funciones en los organismos, incluyendo entre otras el estado de ánimo, el crecimiento, la función de los tejidos y el metabolismo, por células altamente especializadas y glándulas endocrinas. Funciona como una gran red de comunicación celular que responde a los estímulos liberando hormonas y es el encargado de diversas funciones metabólicas del organismo.

2.1. Hormonas

Son sustancias químicas que se localizan en las glándulas endocrinas. Básicamente funcionan como mensajeros químicos que transportan información de una célula a otra. Por lo general son liberadas directamente dentro del torrente sanguíneo, solas (biodisponibles) o asociadas a ciertas proteínas (que extienden su vida media) y realizan su efecto en determinados órganos o tejidos que se encuentran alejados de donde se sintetizaron, de ahí que las glándulas que las producen sean llamadas *endocrinas* (*endo* dentro). Las hormonas pueden actuar sobre la misma célula que la sintetiza (*acción autocrina*) o sobre células contiguas (*acción paracrina)* interviniendo en el desarrollo celular.

Características

1) Intervienen en el corazón.
2) Se liberan al espacio extracelular.
3) Se difunden a los vasos sanguíneos y viajan a través de la sangre.
4) Afectan tejidos que pueden encontrarse lejos del punto de origen de la hormona.
5) Su efecto es directamente proporcional a su concentración.
6) Independientemente de su concentración, requieren de adecuada funcionalidad del receptor, para ejercer su efecto.
7) Regulan el funcionamiento del cuerpo.

Efectos

- *Estimulante*: Promueve actividad en un tejido. (ej, prolactina).
- *Inhibitorio*: Disminuye actividad en un tejido. (ej, somatostatina).
- *Antagonista*: Cuando un par de hormonas tienen efectos opuestos entre sí (ej, insulina y glucagón).

- *Sinergista*: Cuando dos hormonas en conjunto tienen un efecto más potente que cuando se encuentran separadas. (ej: hGH y T3/T4)
- *Trópico*: Esta es una hormona que altera el metabolismo de otro tejido endocrino (ej: gonadotropina sirve de mensajero químico).
- *Balance cuantitativo*: Cuando la acción de una hormona depende de la contracción de otra.

Clasificación química

Las glándulas endocrinas producen y secretan varios *tipos de hormonas*:

1) *Esteroideas*: Son solubles en lípidos, se propagan fácilmente hacia dentro de la célula diana. Se une a un receptor en el interior de la célula y viaja hacia algún gen del ADN nuclear al que estimula su transcripción. En el plasma, el 95% de estas hormonas viajan acopladas a transportadores proteicos plasmáticos.
2) *No esteroide*: Son derivadas de aminoácidos. Se fijan a un receptor en la membrana, en la parte externa de la célula. El receptor tiene en su parte interna de la célula un sitio activo que inicia una serie de reacciones que inducen cambios en la célula. La hormona actúa como un primer mensajero y los bioquímicos producidos, que inducen los cambios en la célula, son los segundos mensajeros.
3) *Aminas*: Aminoácidos modificados. Ej: adrenalina, noradrenalina.
4) *Péptidos*: Cadenas cortas de aminoácidos, ej: OT, ADH. Son hidrosolubles con la capacidad de circular libremente en el plasma sanguíneo (por lo que son rápidamente degradadas: vida media inferior a los 15 min). Interactúan con receptores de membrana activando y de ese modo segundos mensajeros intracelulares.
5) *Protéicas*: Proteínas complejas (ej, GH, PTH).
6) *Glucoproteínas*: (ej: FSH, LH).

2.2. Glándulas

Clasificación

Podemos distinguir dos *grupos*:

- *Endocrinas.* Se denominan también *glándulas cerradas*. Carecen de conducto y vierten su secreción en los capilares que rodean las glándulas.
- *Exocrinas.* También conocidas como *glándulas abiertas*. Secretan sus productos a un tubo excretor que a la vez secreta su producto tanto sobre la superficie como hacia la luz de un órgano hueco. Este tipo de glándulas se dividen en tres *grupos* de acuerdo a sus mecanismos diferentes para descargar sus productos secretados:
  - *Apocrinas*: El término *glándula apocrina* se usa con frecuencia para referirse a las glándulas sudoríparas.
  - *Holocrinas*: Toda la célula se desintegra para secretar sus sustancias, como en las glándulas sebáceas que se encuentran en el corion de la piel.
  - *Merocrinas*: Las células secretan sus sustancias por exocitosis, como en las glándulas mucosas y serosas.

Subdivisión

También *se dividen* en unicelulares y pluricelulares según su número de células:

- *Unicelulares.* Células individuales que se encuentran distribuidas entre células no secretoras.
- *Pluricelulares.* Compuestas por más de una célula, se pueden diferenciar entre la disposición de las células secretoras y si hay o no ramificación de los conductos secretores.

Tipo de secreción

El tipo de producto secretor de una glándula exocrina puede dividirse también en tres *clases*:

- *Seroso*: Producto acuoso a menudo rico en proteínas.
- Mucoso: Producto viscoso rico en carbohidratos, como las glicoproteínas.
- *Sebáceo*: Producto lípido.

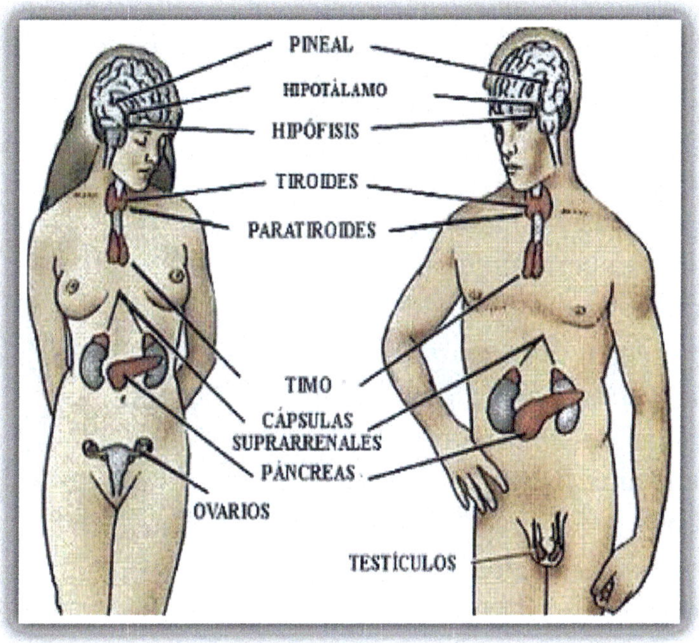

Glándulas comunes y propias de cada sexo

3. GLÁNDULAS QUE COMPONEN EL SISTEMA ENDOCRINO DEL CUERPO HUMANO

3.1 Hipotálamo

El hipotálamo también conocido como *glándula pituitaria* forma junto con la hipófisis la unidad que se encarga del control sobre las funciones de las glándulas endocrinas, tanto el hipotálamo como la porción anterior y posterior de la hipófisis se encargan de regular la función de las hormonas liberadoras e inhibidoras. Las *hormonas* que segregan son:

- La *ADH* incrementa la permeabilidad al agua en el túbulo contorneado distal y el conducto colector de la nefrona, promoviendo la reabsorción de agua y el volumen sanguíneo.
- La *TRH* estimula la liberación de hormonas que estimulan el tiroides, estimulando la liberación de prolactina de la adenohipófisis.
- La *dopamina* es la encargada de inhibir la liberación de prolactina de la adenohipófisis.

- La *hormona liberadora de somatocrinina o GHRH* es la hormona que estimula la liberación de la hormona del crecimiento (GH) de la adenohipófisis.
- La *somatostatina o GHIH* inhibe la liberación de la hormona de crecimiento de la adenohipófisis e inhibe la liberación de la hormona que estimula el tiroides.
- La *hormona liberadora de gonadotrofina* es la que estimula la liberación de la hormona foliculoestimulante (FSH) de la adenohipófisis.
- La *hormona liberadora de corticotropina (CRH)* estimula la liberación de hormona adrenocorticotropa (ACTH) de la adenohipófisis.
- La *oxitocina* es la causante de las contracciones uterinas durante el parto.

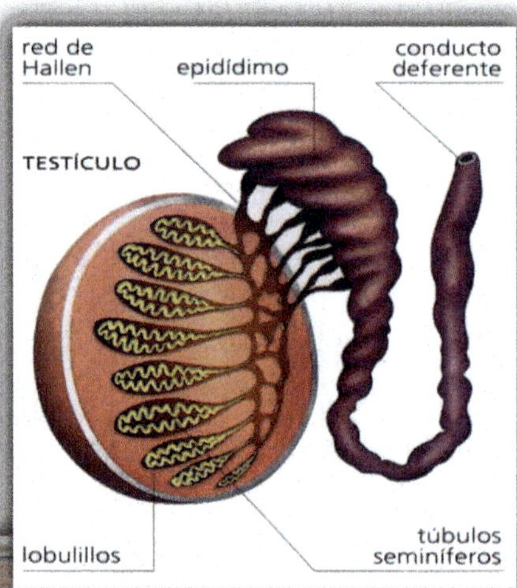

Anatomía del testículo

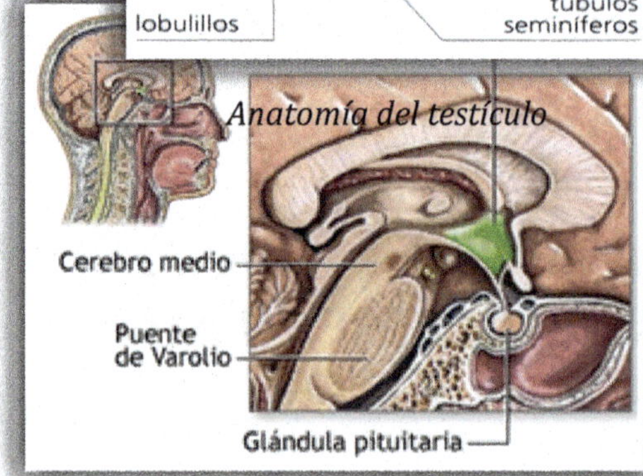

Corte transversas de la cabeza donde apreciamos glándulas y estructuras vecinas

3.1.1 Neurohipófisis (hipófisis posterior)

La neurohipófisis es la encargada de secretar las hormonas de la oxitocina que es la encargada de generar las contracciones en el proceso del parto así como la que genera la leche para la lactancia materna. También genera la hormona antidiurética (ADH) que incrementa la permeabilidad al agua en el túbulo contorneado distal el conducto colector de la nefrona, promoviendo la reabsorción de agua y el volumen sanguíneo.

La oxitocina y vasopresina no son secretadas en la neurohipófisis, solamente son almacenadas.

3.2 Glándula tiroides

La tiroides participa en la producción de hormonas, siendo la tiroxina (T_4) y triyodotironina (T_3) las principales. Estas hormonas son las encargadas de regular el metabolismo basal y afectan el crecimiento y grado de funcionalidad de otros sistemas del organismo. El yodo es uno de los principales componentes tanto para T_3 como para T_4.

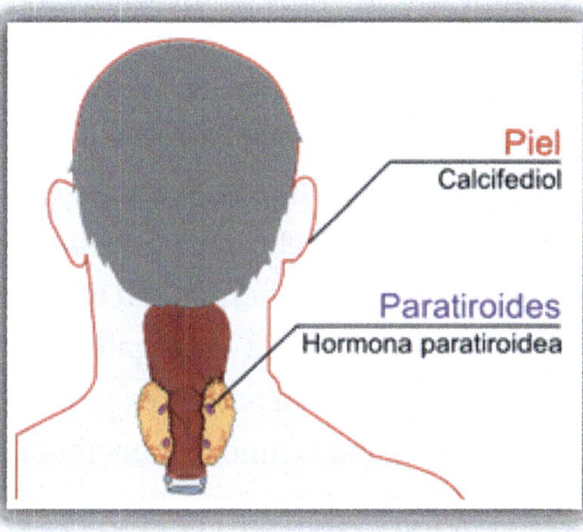

El paratiroides con cuatro glándulas que se encuentran en el cuello

La tiroides también sintetiza la hormona calcitonina que juega un papel importante en la homeostasis del calcio. La tiroides es controlada por el hipotálamo y la glándula pituitaria (o hipófisis).

3.3 Paratiroides

Se localiza situado en el cuello, por la parte posterior de los lóbulos tiroides. Es la productora de la hormona paratiroidea o paratohormona (PTH), esta estimula la liberación de calcio desde el hueso, aumentando los niveles sanguíneos del calcio. Generalmente, se pueden localizar cuatro glándulas paratiroides, de las cuales distinguimos dos superiores y dos inferiores, pero en ocasiones puede haber cinco o más. Cuando existe alguna glándula adicional, esta suele estar localizada en el mediastino, en relación con el istmo, o en el interior de la glándula tiroides.

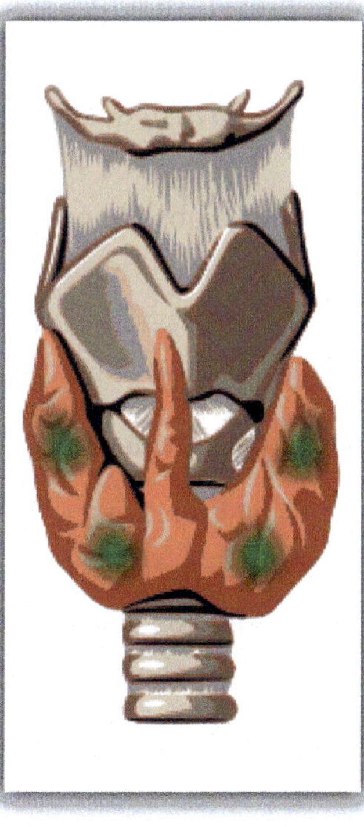

Tiroides y paratiroides

3.4 Páncreas

El órgano del páncreas se encarga de realizar las funciones exocrinas ya que secreta enzimas al interior del duodeno durante el proceso de la digestión. Secreta insulina que se encarga de la captación de la glucosa sanguínea, capta los lípidos y sintetiza los triglicéridos en adipocitos por efecto anabólico. Otra de las hormonas es el glucagón que mediante la glicogénesis y glucogénesis que se realiza en el hígado incrementa o disminuye los niveles sanguíneos de glucosa. La somatostatina es la encargada de inhibir la insulina y la liberación de glucagón, eliminando la acción exocrina secretora. Los polipéptidos pancreáticos (PP) autoregulan la función pancreática y los niveles de glucógeno hepático.

3.5 Riñón

Es el órgano principal del sistema renal que por su parte superior se localizan las glándulas suprarrenales. En el riñón podemos distinguir las siguientes *hormonas*:

- *Renina*: Que activa el sistema renina-angiotensina aldosterona.
- *Eritropoyetina*: Que estimula la producción de eritrocitos.
- *Calcitriol*: Que es la forma activa de la vitamina D la cual incrementa la absorción de calcio y fosfato del aparato digestivo y el riñón inhibe la liberación de PTH.
- *Trombopoyetina*: Que estimula la producción de plaquetas por parte de los megacariocitos.

3.5.1 Glándula suprarrenal

Cada una de estas glándulas están *constituidas* por una zona denominada:

➢ **Corteza adrenal:** Es la encargada de la secreción de glucocorticoides los cuales estimulan la degradación de ácidos grasos en el tejido adiposo e inhibe la síntesis proteica y la captación de glucosa en los tejidos musculares, inhibe la inmunológica.

- Los *mineralocorticoides* generan la estimulación de la reabsorción activa en los riñones, la reacción pasiva de agua en los riñones, incrementa el volumen sanguíneo y la presión arterial, favorecen la secreción de potasio en la nefrona del riñón.

- *Andrógenos* que regulan tanto en el hombre como en la mujer efectos tales como el crecimiento del vello en las mujeres o andrógenos en los testículos masculinos.

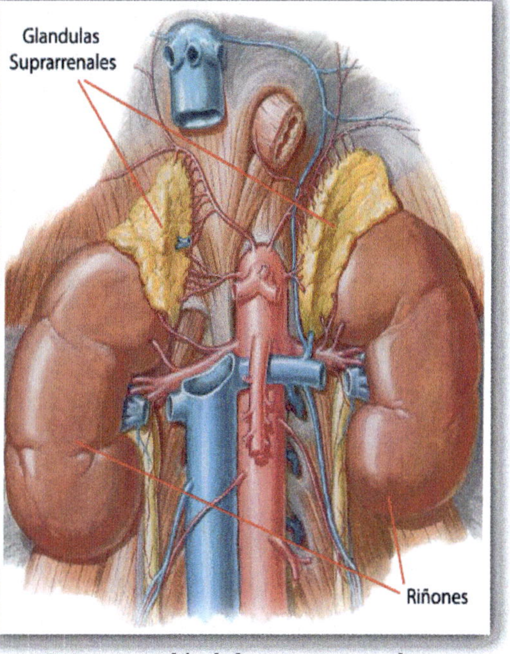

Riñones y glándulas suprarrenales

➢ **Médula adrenal:** Es la productora de la adrenalina la cual aumenta el suministro de oxígeno y glucosa al cerebro y músculos, dilatación de las pupilas, supresión de procesos fisiológicos, supresión de la respuesta inmune.

- *Noradrenalina* produce el incremento del suministro de oxígeno y glucosa al cerebro y músculos, puesta a punto del músculo esquelético.
- *Dopamina* genera el incremento de la frecuencia cardíaca y de la presión sanguíneas.
- La *encefalina* que se encarga de la regulación de la respuesta al dolor.

3.6 Sistema reproductivo

3.6.1 Testículos

Se encuentran localizados en la región perineal tras la base del pene, en el interior de la bolsa escrotal. Están encerrados en el interior de la bolsa que se conocen con el nombre de escroto, protegiéndolos y manteniéndolos en su temperatura idónea. En su interior es donde se originan los espermatozoides, a partir de espermatogonias, las cuales para poder madurar necesitan estar a una temperatura mayor que la corporal. Son los *productores de:*

- **Andrógenos:** Incrementan la masa muscular y fuerza así como la densidad ósea. Entre sus características masculinas participa en la formación del escroto, crecimiento de la laringe, aparición de la barba y el vello axilar.
- **Estradiol:** Que previene la apoptosis (muerte celular programada) de células germinales.
- **Inhibina:** Que se encarga de inhibir la producción de FSH.

3.6.2 Folículo ovárico / Cuerpo lúteo

Es el órgano reproductor femenino se encuentra por pares y tienen forma de almendra. Los ovarios poseen unas sujeciones que lo fijan en una *posición*:

- **El ligamento útero-ovárico:** Va desde la porción medial del ovario al fondo del útero.
- **El ligamento suspensorio:** Se dirige del ovario a la pared abdominal.
- **El meso ovárico:** Se une a lo largo del útero.

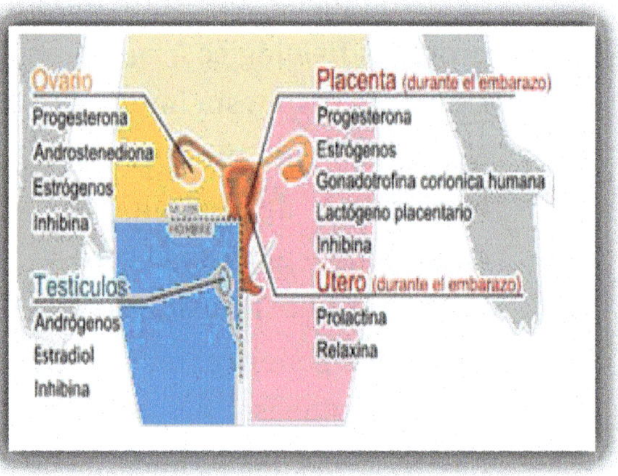

Hormonas que presentan ovario, testículos, placenta y útero

Las *hormonas* que presentan los ovarios son:

- **Progesterona:** Que induce la etapa secretora en el endometrio, hace el moco cervical permeable al semen, inhibe la respuesta inmune para evitar entre otras infecciones al embrión, disminuye la contractilidad del músculo liso y la lactancia, incrementa la temperatura basal durante la ovulación, favorece el crecimiento y la elasticidad de la vagina.

- **Estrógenos:** Aceleran la tasa de crecimiento de los órganos femeninos, aceleran su metabolismo, favorecen el crecimiento de las mamas así como el vello púbico.
- **Relaxina:** Que actúa sobre los ligamentos pélvicos y el cuello del útero provocando la relajación de estos durante el parto y de esa forma favorece el alumbramiento.

4. FUNCIONES DEL SISTEMA ENDOCRINO

El sistema endocrino colabora en las funciones de todos los sistemas integrantes de cuerpo humano y que son vitales para el mantenimiento de la vida, podemos distinguir el crecimiento, la diferenciación sexual, el metabolismo, etc.

El sistema endocrino utiliza de forma química las hormonas las cuales participan en la regulación de las funciones corporales. Estas funciones van desde la regulación digestiva, el desarrollo del metabolismo hasta las funciones reproductoras.

Antes se pensaba que el sistema endocrino radicaba exclusivamente en glándulas que actuaban de forma independiente, en la actualidad se ha podido observar que funciona de forma conjunta con otros tejidos que al liberar de forma química un mensaje este hace que el sistema endocrino module los procesos corporales.

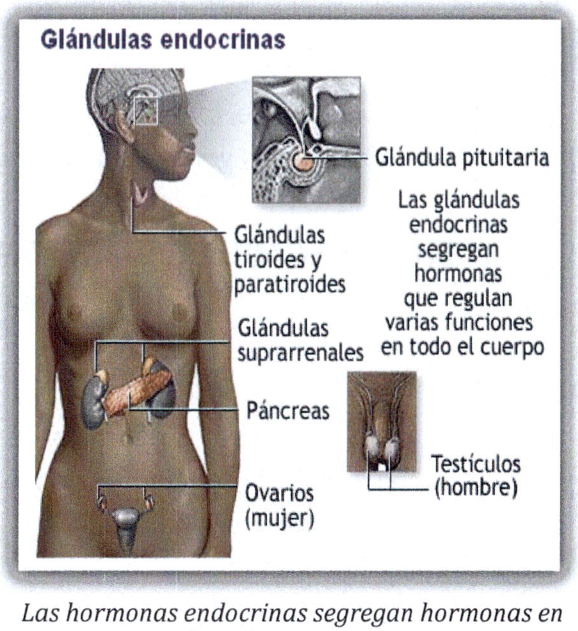

Las hormonas endocrinas segregan hormonas en el torrente sanguíneo

Las funciones del sistema endocrino se encuentran muy relacionadas con las funciones que ejerce el sistema nervioso e inmune.

Las hormonas son los mensajeros químicos que envían la información al organismo utilizando como transporte los líquidos corporales. Estas son moléculas orgánicas las cuales están sumamente especializadas que segregan los órganos endocrinos y que su función es la de actuar como mensaje o respuesta a nivel celular o sistémico y no como inhibidor de las reacciones. La característica principal de las hormonas es que pueden ejercer distintas efectos en los diferentes tejidos.

5. TRASTORNOS DE LA FUNCIÓN ENDOCRINA

Las patologías que afectan a este sistema principalmente se producen, porque las glándulas promueven una alteración en su funcionamiento, provocando problemas en el envío de las hormonas a la sangre. El sistema endocrino se encarga de la regulación y el equilibrio hormonal, cuando se produce alteraciones en este, bien originado por un aumento o descenso de la producción de hormonas genera una serie de enfermedades y trastornos.

5.1 ENFERMEDADES Y TRASTORNOS DE LAS GLÁNDULAS ENDOCRINAS

5.1.1 Trastornos de la hipófisis

Los principales trastornos de la hipófisis tienen que ver con la suspensión total o parcial de la función hormonal que produce una determinada glándula, y entre ellos *se encuentran:*

Hipopituitarismo

Es el abandono de una o más hormonas hipofisarias. La falta de una de estas conlleva una pérdida de la función de esta glándula o de la función del órgano al cual controla. Por ejemplo, la pérdida de la hormona estimulante de la tiroides ocasiona una disminución de la función de la glándula tiroides. Esto se produce por lesiones vasculares que provocan un infarto hipofisario (muerte de las células hipofisarias), infecciones, inflamaciones, tumores de órganos vecinos o de la propia hipófisis. En algunas ocasiones, también el hipopituitarismo es causado por un traumatismo craneal o por una cirugía o radioterapia.

Adenomas hipofisiarios

Son tumores, que normalmente suelen ser benignos, que pueden alcanzar un gran tamaño y se clasifican en funcionantes y no funcionantes. Los funcionantes son los que generan un exceso de algún tipo de hormona hipofisaria y los segundos no son por causa hormonal, sino que sus síntomas se deben a la compresión de estructuras vecinas o por destrucción de la glándula.

Acromegalia

Es generada por el exceso de hormona del crecimiento (GH), después del desarrollo normal de un individuo. Este fenómeno ocasiona un agrandamiento gradual de los tejidos corporales, incluyendo los huesos de la cara, la mandíbula, las manos, los pies y el cráneo. La causa mas común del aumento es un tumor benigno de la hipófisis.

Enanismo hipofisario

Es originado por la falta de la hormona del crecimiento durante los primeros años de vida.

Gigantismo

Es una enfermedad de origen hormonal, causada por un aumento excesivo de la secreción de la hormona del crecimiento, durante la época de desarrollo.

5.1.2 Patologías tiroideas

- **Tiroiditis crónica (o enfermedad de Hashimoto):** Es una inflamación de la glándula tiroides, ocasionada por una reacción del sistema inmunitario contra ella. El inicio de la enfermedad es progresivo y lento y pueden pasar meses o inclusive años para que pueda ser detectada.

- **Hipertiroidismo o tirotoxicosis:** Se produce por la liberación excesiva de hormonas T4 y T3, en un período corto (hipertiroidismo agudo) o largo (hipertiroidismo crónico). Los principales síntomas que aparecen son insomnio, palpitaciones, cansancio, sudoración, poca tolerancia al calor, temblor de manos, pérdida de peso y diarreas.

- **Hipotiroidismo:** Es una enfermedad en la cual la glándula tiroides no consiguen producir suficiente cantidad de hormonas T4 y T3. Las causas más comunes que podemos encontrar son la tiroiditis, defectos congénitos, extirpación quirúrgica de la glándula tiroides, irradiación a la glándula o trastornos inflamatorios.

- **Bocio:** Es el aumento excesivo del tamaño de la glándula tiroides y sus causas más comunes son la falta de yodo en la dieta, anomalías congénitas de la tiroides, tumores benignos y malignos y tiroiditis.

- **Cáncer de tiroides:** Es un tumor maligno que se desarrolla en la glándula tiroides. La procedencia más común para que se desarrolle esta enfermedad se encuentra en que el paciente haya recibido radioterapia. Otros factores que se consideran de riesgo son antecedentes familiares con este cáncer y con bocio crónico.

Existen cuatro *tipos* de cáncer de tiroides:

1. *Carcinoma papilar*: Es el más común y el menos maligno. Generalmente, afecta a mujeres en edad reproductiva.
2. *Carcinoma folicular*: Habitualmente, produce metástasis (diseminación del cáncer a otros órganos del cuerpo).
3. *Carcinoma medular*: Es un cáncer que tiene su origen en un tipo de células, conocida como células C, que se generan por la liberación la hormona calcitonina. Aunque su causa es desconocida, se cree que se encuentra relacionada con la radioterapia. Existen dos *formas* de este carcinoma:
    - Esporádico (no es hereditario).
    - Hereditario.
4. *Carcinoma anaplásico*: Este tipo de cáncer es la forma más maligna, agresiva y ataca más frecuentemente a personas que se encuentran por encima de 60 años. No responde a la terapia con

yodo radiactivo y hace metástasis rápidamente e invade órganos vecinos como, por ejemplo, la tráquea, causando dificultad respiratoria.

5.2. Trastornos suprarrenales

Las *patologías* que afectan a las glándulas suprarrenales son:

5.2.1 Síndrome de Cushing

Es una enfermedad generada por el incremento de la producción de la hormona cortisol. La causa más común que lo origina está en la aparición de un tumor en la glándula pituitaria o en la glándula suprarrenal o en otro lugar. También puede originarse por el uso prolongado de corticoides (medicamentos antiinflamatorios e inmunosupresores).

5.2.2 Síndrome de Conn o hiperaldosteronismo

Se distinguen dos tipos; el primario, que se describe como el aumento en la secreción de la hormona aldosterona que es originado por la falla de la glándula suprarrenal, y el secundario, que también se debe al aumento en la producción de aldosterona, pero que es provocado por algo externo a la glándula suprarrenal.

5.2.3 Feocromocitoma

Tumor, generalmente benigno, que se desarrolla en la médula de la glándula suprarrenal, es debido al exceso de producción de adrenalina y noradrenalina. Los síntomas más frecuentes son dolores de cabeza, palpitaciones y transpiración excesiva. De forma ocasional, también puede provocar temblores, palidez, náuseas, dolores abdominales o en el pecho y pérdida de peso.

5.3. Enfermedades de las paratiroides

5.3.1 Tetania

Es una enfermedad provocada por una insuficiencia en la secreción de la hormona paratiroidea, que es secretada por las glándulas del paratiroides. Su característica principal es que provoca contracciones dolorosas de los músculos de las extremidades y por la disminución del calcio en la sangre.

5.3.2 Hiperparatiroidismo

Es un aumento excesivo en la producción de la hormona paratiroidea. Existen dos tipos: el primario, que tiene su consecuencia en el aumento de una o más de estas glándulas, y el secundario, que aparece cuando el cuerpo produce hormona paratiroidea adicional, debido a que los niveles de calcio están demasiado bajos.

5.3.3 Hipoparatiroidismo

La poca producción de la hormona paratiroidea es la que lo origina. La causa más común viene provocada por una lesión de las glándulas durante una cirugía de cabeza y cuello.

5.3.4 Cáncer de paratiroides

Es una enfermedad poco común y está causada por la aparición de un tumor maligno en una o más de estas glándulas. La causa se desconoce, pero las personas que padecen neoplasia endocrina múltiple I (trastorno hereditario, en el que una o más de las glándulas endocrinas forman un tumor), presentan un riesgo mayor de contraer esta patología.

5.4 Diabetes

Es la enfermedad más común del sistema endocrino: la diabetes o diabetes mellitus. Esta es una enfermedad en donde un individuo presenta altos niveles de glucosa o azúcar en la sangre, debido a que el páncreas pierde la capacidad de producir suficiente insulina o a que el cuerpo (músculos, tejido graso y células hepáticas) no puede asimilarla en forma normal o ambos casos.

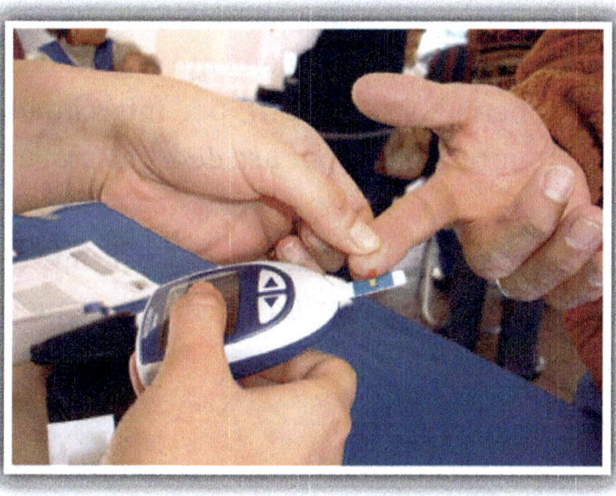

Los glucómetros son dispositivos que miden la concentración de glucosa en sangre

Existen dos *tipos* de diabetes:

- *Diabetes tipo I*: Se diagnostica en la infancia o pubertad. Como no se produce o se fabrica poca insulina, se necesitan inyecciones diarias de esta hormona para sobrevivir.
- *Diabetes tipo II*: Se presenta en la edad adulta y es porque el páncreas no produce suficiente insulina, es por ello, que el azúcar no pasa de la sangre a los órganos y el funcionamiento corporal se debilita.

Cabe señalar que se conoce otro tipo de diabetes identificada como *diabetes insípida o diabetes de agua*, ya que tiene relación con la hormona antidiurética o vasopresina. Esta hormona ocasiona la liberación de grandes cantidades de orina, lo que provoca un aumento de la sensación de sed (polidipsia).

5.5 Enfermedad de Adisson

Es un déficit en la producción de hormonas que viene provocado por un daño en la corteza de la glándula suprarrenal. Puede generarse por varias razones: porque el sistema inmunitario ataca equivocadamente la glándula (enfermedad autoinmunitaria), por tuberculosis, por VIH, por infecciones micóticas (hongos), por hemorragias, por tumores o por uso de medicamentos anticoagulantes.

Los principales síntomas de la enfermedad de Addison son cansancio, presión arterial baja, adelgazamiento y una pigmentación excesiva de la piel.

BIBLIOGRAFÍA RECOMENDADA

1) Larry Jameson J, Fauci A , Kasper D, Hauser S, Longo D, Loscalzo J; Harrison. Principios de medicina interna Vols 1 Y 2; 20º edición; 2019;
1) McGraw-Hill Interamericana de España S.L
2) De Castro del Pozo S. Manual de patología general. 7ª ed. Salamanca; 2013.
3) Carol Mattson Port. Fisiopatología, salud enfermedad un enfoque conceptual. 7ª Edición. Editorial Médica Panamericana; 2007: 949-987.
4) Pérez Arellano JL, Sisinio de Castro. Manual de Patología general, 8º edición; 2019; Elsevier

WEBGRAFÍA RECOMENDADA

1) http//www.nlm.nih.gov/medlineplus/spanish/adrenalglanddisorders.html. Consultado el 20/10/2021.
2) kidshealth.org/teen/en_espanol/cuerpo/endocrine_esp.html. Consultado el 20/07/2021.
3) www.uag360.com/Courses/Serventh_semester/Endocrinologia/Act1/OLD-slides/EJE-HIPOTALAMO-HIPOFISIS-TIROIDES1.ppt. Consultado el 20/07/2021.

13.

EL SISTEMA INMUNOLÓGICO

ÍNDICE

1. INTRODUCCIÓN

El *sistema inmune* está constituido por un conjunto de órganos, tejidos, células y de más componentes que forman el cuerpo humano y que se autorrelacionan y efectúan funciones estrechamente relacionadas y cuya ocupación es la de reconocer las diferentes sustancias extrañas que penetran en nuestro organismo, y provocar una respuesta defensiva.

Este sistema existe desde el mismo momento del nacimiento y que se consolida y madura durante el proceso del desarrollo, produciendo un declive en las últimas décadas de la vida.

La *inmunidad* se conoce como el proceso o capacidad del organismo para combatir un agente externo invasivo, produciendo una respuesta y una posterior eliminación de este. Podemos encontrar definiciones como conjunto de estructuras y procesos biológicos en el interior de un organismo que le protege contra enfermedades identificando y matando células patógenas y cancerosas.

Tanto la *inmunidad innata* como la *adaptativa* dependen de la habilidad del sistema inmunitario para distinguir entre las moléculas propias y las que no lo son.

Varias barreras protegen los organismos de las infecciones, incluyendo barreras mecánicas, químicas y biológicas.

2. TIPOS DE INMUNIDAD

El sistema inmune constituye la principal *barrera* defensiva que poseemos para protegernos de las infecciones que nos afectan de forma general.

- **Inmunidad inespecífica:** Es aquella que actúa en contra de cualquier material extraño que invade al organismo; este tipo de inmunidad es innata y en ella podemos distinguir la *barreras físicas* como la piel y las membranas mucosas; por otro lado podemos distinguir las *barreras químicas* como el ácido clorhídrico del jugo gástrico o el ácido láctico presente en el sudor; *proteínas* que inactivan a los agentes infecciosos o destruyen a las células infectadas, como la lisozima que se encuentra presente en las lágrimas y secreciones mucosas, las enzimas del sistema de complemento y los interferones. Existe también una importante variedad de células que participan en los mecanismos de inmunidad inespecífica: los *macrófagos o fagocitos* que tienen la función de ingerir y destruir las células y las partículas extrañas, al igual que los *neutrófilos* que además son importantes mediadores del proceso de inflamación. Los macrófagos también actúan como células presentadoras de antígenos que estimulan la respuesta inmune específica; los *basófilos* que son los que secretan mediadores químicos que promueven la inflamación con el fin de facilitar el flujo sanguíneo y la accesibilidad de las células inmunitarias en las regiones donde se localiza una infección; los eosinófilos que son los encargados de la destrucción de parásitos y de células infectadas por parásitos intracelulares.

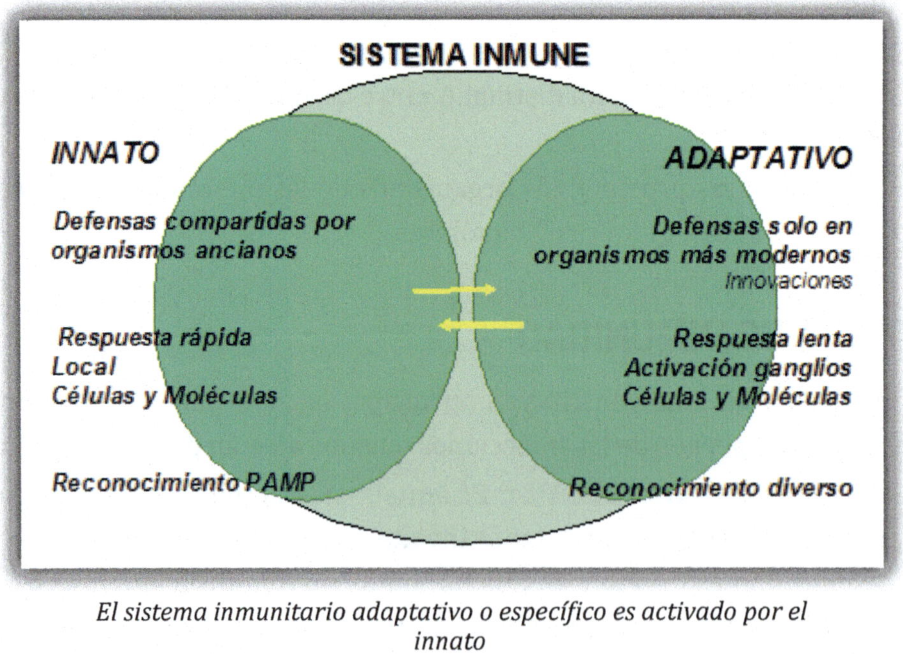

El sistema inmunitario adaptativo o específico es activado por el innato

Existen 2 tipos de inmunidad específica:

- **Inmunidad humoral:** Que es la que viene generada por los anticuerpos o inmunoglobulinas, que son proteínas específicas sintetizadas por las células plasmáticas. Los progenitores inmediatos de estas células son los *linfocitos B* los cuales son capaces de reaccionar con moléculas extrañas que invaden el organismo, llamadas *antígenos*. Son células que tienen la característica que se conoce como *memoria antigénica*, las células plasmáticas sintetizan y secretan moléculas de anticuerpos, las cuales reaccionan en forma específica con el antígeno que originalmente estimuló la producción de dichos anticuerpos. Las células con memoria antigénica aunque no sintetizan los anticuerpos si que conservan la capacidad potencial de sintetizar dichos anticuerpos contra un antígeno específico, pues las células con memoria antigénica pueden transformarse, en condiciones adecuadas, en células plasmáticas productoras de anticuerpos específicos. Es por esta razón, que el sistema inmune de un organismo genera una respuesta de forma más potente y rápida cuando se encuentra por segunda vez ante la presencia del mismo antígeno.
- **Inmunidad celular:** Es mediada en primer lugar por los linfocitos T, estos se originan en el timo. La especificidad de los linfocitos B y T está determinada por receptores específicos que están presentes en las membranas de estas células. Esta respuesta se obtiene durante el desarrollo o bien por las vacunas. Las *células que intervienen* son: los linfocitos B (que producen anticuerpos que son los responsables de la respuesta humoral), los linfocitos T (que son los responsables de la respuesta celular), y los macrófagos.

3. Componentes del sistema inmunitario

Son los componentes que constituyen la parte más importante del sistema inmunitario y que se encuentran distribuidos por todo el cuerpo.

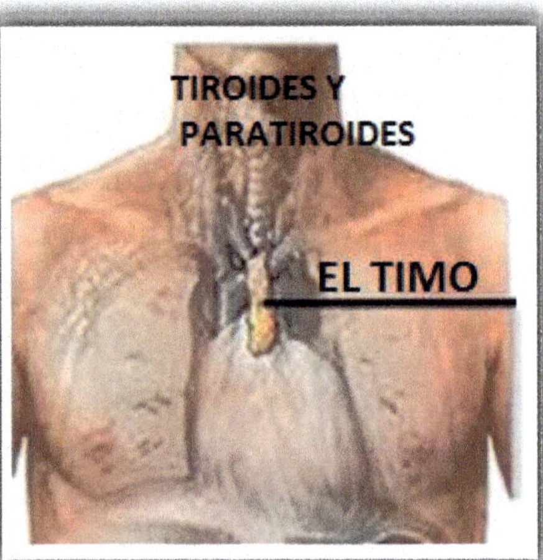

El timo es un órgano linfoide primario y especializado del sistema inmunológico

3.1 Barrera natural

Es la primera barrera defensiva que podemos encontrar en el organismo humano. Puede ser física, química o biológica, la cual forma parte de la inmunidad inespecífica y en la cual podemos *distinguir*:

- La piel: Es el tejido que como hemos podido ver en temas anteriores es el órgano más grande y cuya función es la de aislar de forma impermeable de los microorganismos externos.
- Las membranas mucosas como el revestimiento de la boca, la nariz, vías respiratorias y los párpados. De manera general, estas membranas están cubiertas de secreciones que combaten a los microorganismos.
- Las lágrimas, el cerumen de los oídos, el moco y el flujo de orina, que elimina los microorganismos que pueden ascender por el tracto urinario.
- El tracto gastrointestinal presenta una serie de barreras eficaces, como son el ácido del estómago, las enzimas pancreáticas, la bilis y las secreciones intestinales que pueden matar bacterias e impedir que se multipliquen.
- La vagina es normalmente ácida, lo que evita que las bacterias crezcan y ayuda a mantener el número de bacterias protectoras.
- La flora microbiana que se encuentra en la zona intestinal.

Órganos linfoides

Son los órganos que constituyen el sistema inmune, los que se encuentran formados por células que crecen, se desarrollan y maduran en estos órganos. Podemos *distinguir*:

- **Médula ósea:** Esta se localiza en el tejido esponjoso de los huesos planos como la pelvis y el esternón. En ella se originan las células sanguíneas así como las células del sistema inmune.
- **Timo:** Podemos decir que ejerce una clara influencia sobre el desarrollo y maduración del sistema linfático y en la respuesta inmunitaria o defensiva de nuestro organismo. También contribuye en el desarrollo de las gónadas sexuales. Es un órgano linfoide primario en el cual tiene lugar la diferenciación de los linfocitos T que salieron de la médula ósea; ingresan en el timo y van madurando y se diferencian, podemos diferenciar dos *zonas*:
    - o *Corteza*: Es la zona de maduración de las células provenientes desde la médula ósea.
    - o *Médula*: Donde las células se especializan dando lugar a los linfocitos T.
- **Bazo:** Es un órgano de tipo parenquimatoso, aplanado y oblongo, se encuentra localizado en la zona superior izquierda de la cavidad abdominal, en contacto con el páncreas, el diafragma y el riñón izquierdo. Su función principal es la eliminación de células sanguíneas rojas viejas, producir algunas nuevas y mantener una reserva de sangre. Forma parte del sistema linfático y es el centro de actividad del sistema inmune.

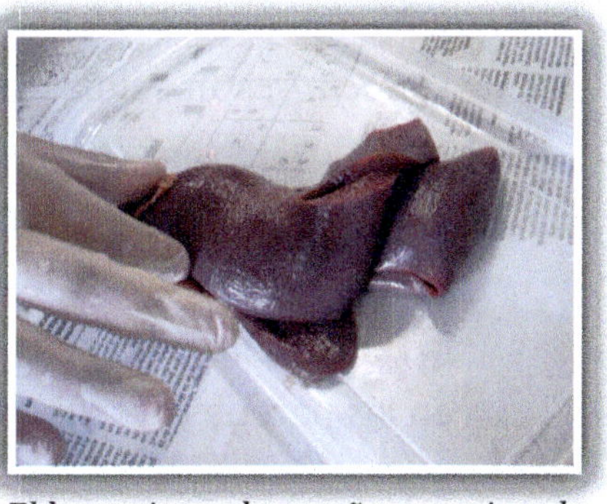

El bazo tiene el tamaño aproximado de un puño

- **Nodos linfáticos o ganglios linfáticos:** Forman parte del sistema linfático y forman agrupaciones en forma de racimos. Al poseer una estructura interna de tejido conectivo fino, en forma de red, destruyen bacterias y virus, por lo que estos nodos también forman parte del sistema inmunitario, ayudando al cuerpo a reconocer y combatir gérmenes, infecciones y otras sustancias extrañas.

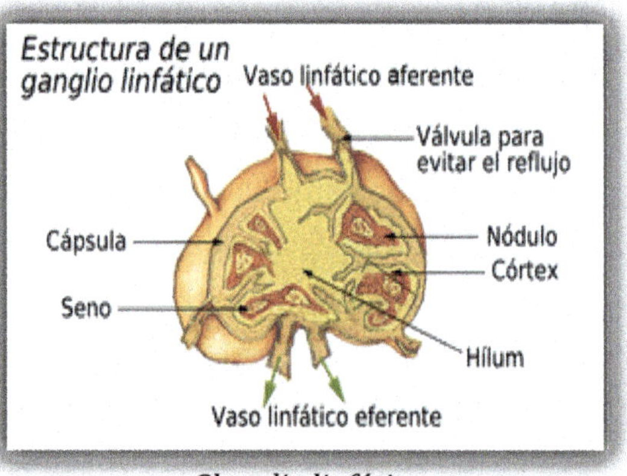

Glanglio linfático

Los nodos linfáticos se localizan en las axilas, ingle, cuello, mediastino y abdomen.

Componentes del sistema linfático:

- *Plexos linfáticos*, son redes de capilares que se originan en el espacio extracelular de los tejidos.
- *Vasos linfáticos*, son conductos ubicados en casi todos los lugares del cuerpo que presentan irrigación sanguínea, exceptuando dientes, sistema nervioso central, huesos y médula ósea (es un tejido linfático).
- *Linfocitos*, son células inmunitarias que reaccionan frente a agentes extraños.
- *Órganos linfoides*, son partes del cuerpo que producen linfocitos. Entre los órganos linfoides tenemos el bazo, el timo, la médula ósea roja, las amígdalas o tonsilas y los nódulos linfáticos solitarios y agregados en las paredes del tubo digestivo y del apéndice.

Los vasos linfáticos constituyen una red de conductos que comienzan en el intersticio y que desembocan progresivamente en otros conductos de mayor tamaño formando una serie de colectores que desaguan en el torrente sanguíneo a nivel de la base del cuello, en el ángulo formado por las venas yugular interna y subclavia. Los vasos linfáticos tienen diferentes tamaños, formas y funciones.

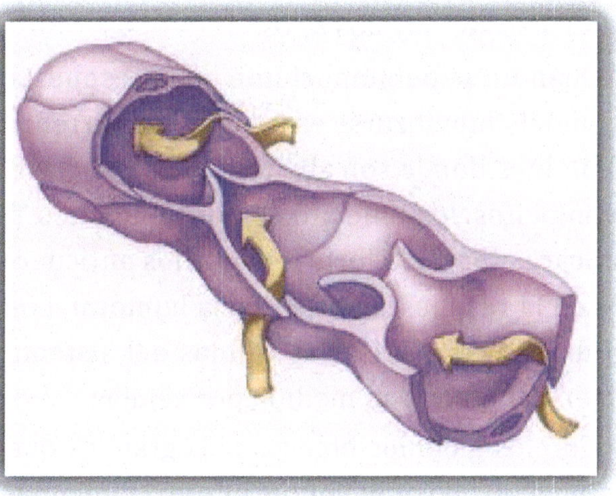

Se unen formando troncos colectores de calibre cada vez mayor que desembocan en los ganglios linfáticos regionales. Los vasos linfáticos que transportan la linfa a los ganglios linfáticos reciben el nombre de *vasos linfáticos aferentes.*

3.2 Elementos celulares

Leucocitos: Son células sanguíneas que intervienen en la defensa del organismo contra sustancias extrañas o agentes infecciosos, los cuales podemos clasificarlos en:

a) Granulocitos o polinucleares: Son todas aquellas células que tienen la capacidad de fagocitar ya que poseen gránulos citoplasmáticos. Se pueden distinguir tres *tipos*, los neutrofilos, eosinofilos y los basofilos.

- *Neutrofilos*: Son los encargados del mantenimiento de las defensas de nuestro organismo, cuando estos aparecen aumentados en las analíticas es porque se ha producido una respuesta defensiva antes de pasar a los tejidos y de 4 a 5 días contra bacterias y agentes extraños.
- *Eosinófilos*: Aparecen aumentados cuando se producen las reacciones alérgicas y las infecciones parasitarias.

- *Basófilos*: Contienen heparina e histamina que es un anticoagulante y un vasodilatador respectivamente. Los basófilos se asocian a las respuestas alérgicas y al estrés.

a) No granulocitos o mononucleares. Hay dos *tipos:*

- *Linfocitos*: Estos desempeñan un papel importante en la respuesta inmunitaria ya que su medio de movilizarse es a través del torrente sanguíneo y los tejidos linfoides donde son almacenados. Los clasificamos en dos tipos de linfocitos, los linfocitos B y los linfocitos T. Los *linfocitos B* son los encargados de la formación de los anticuerpos y están involucrados en la respuesta inmunitaria humoral. Los *linfocitos T* se encargan de activar a las otras células del sistema inmunitario y participan en la inmunidad medida por células.
- *Monocitos y macrófagos*: Son los glóbulos blancos más grandes que podemos distinguir. Desempeñan un papel importante en la inflamación crónica y participan en la respuesta inmunitaria.

3.3 Elementos humorales

Anticuerpos: Es el principal mecanismo de defensa contra los microorganismos extracelulares y sus toxinas, son componentes del sistema inmunitario que atacan a los antígenos, los anticuerpos secretados por activación antigénica.

Los anticuerpos son proteínas producidas por el sistema inmunológico sintetizadas para atacar a los antígenos, como las bacterias, los virus y los alérgenos.

El cuerpo genera diferentes inmunoglobulinas para combatir cada antígeno. A veces, el cuerpo puede equivocarse y generar anticuerpos que atacan a su propio tejido, lo que provocaría afectación a los órganos sanos ya que los identifica como cuerpos extraños. Esto es lo que se conoce como *enfermedad autoinmune.*

Los cinco *tipos* de anticuerpos son los siguientes:

1) *Inmunoglobulina A (IgA)*, presente en grandes concentraciones en las membranas mucosas, particularmente en las paredes internas de las vías respiratorias y el tracto gastrointestinal, como también en la saliva y las lágrimas.
2) *Inmunoglobulina G (IgG)*, el tipo de anticuerpo más abundante en los líquidos corporales. Brinda protección contra las bacterias y las infecciones virales.
3) *Inmunoglobulina M (IgM)*, se encuentra principalmente en la sangre y en el líquido linfático. Es el primer anticuerpo que el cuerpo genera para combatir una infección.
4) *Inmunoglobulina E (IgE)*, se la asocia principalmente con las reacciones alérgicas (lo que ocurre cuando el sistema inmunológico reacciona de manera exagerada a los antígenos del medio ambiente, como el polen o el polvillo de los animales). Se encuentra en los pulmones, la piel y las membranas mucosas.
5) *Inmunoglobulina D (IgD)*, se localizan en pequeñas cantidades en la sangre y es el anticuerpo del que menos conocimiento se tiene.

Lisozimas: Es una enzima que se encuentra en las lágrimas así como en la saliva, es por ello que constituyen una de las primeras barreras defensivas frente a las bacterias.

Citocinas: Es la base nitrogenada la cual forma parte de los ácidos nucleicos, su función principal es la de regular la respuesta inmunitaria.

Interferones: Pertenece a un grupo de proteínas antivirales que generan una respuesta infecciosa provocada por virus. Podemos distinguir, *interferones alfa*, estos son producidos por los glóbulos blancos, *interferones beta* producidos por las células de la piel y por último los *interferones épsilon* que son producidos por linfocitos que a su vez son estimulados por antígenos.

Complementos: Son el conjunto de proteínas que actúan, cuando se activan, en cascada y que tienen generalmente como fin último defender al organismo, esencialmente de microorganismos. La activación del complemento puede iniciarse de tres *formas* distintas:

- *Vía alternativa*: Se inicia directamente por componentes de las membranas bacterianas.
- *Vía clásica*: Se inicia en la superficie de células o bacterias cuando a ellas se unen anticuerpos formados frente a las mismas.
- *Vía lectinas*: Puede activarse en ausencia de anticuerpos y por tanto se puede poner en marcha incluso en individuos que no han sido previamente inmunizados.

4. MECANISMO DE LA RESPUESTA INMUNE

A las sustancias extrañas se las conoce como *antígenos*, estos son los causantes de la activación en las células y la correspondiente respuesta en los mecanismos de defensa.

4.1 Respuesta inmune inespecífica

Conocida también como *respuesta inmune innata*, es la primera barrera defensiva de nuestro cuerpo, la cual tenemos al nacer.

Las células encargadas de ejecutar esta respuesta son las *células fagocitarias* (neutrófilos y macrófagos). La característica principal que podemos observar de ambas células es que se activan de forma inmediata al detectar que en el organismo entró algún patógeno extraño, al identificar la sustancia invasora, la envuelven y la digieren, este proceso se conoce como *fagocitosis*. También encontramos que en este tipo de defensa participan las células asesinas naturales, las cuales son conocidas como *natural killer* (NK). Estas atacan a una amplia variedad de elementos tumorales y células infectadas por algún virus.

4.2 Respuesta inmune específica

La respuesta específica, también conocida como *respuesta inmune adquirida*, es la que se va desarrollando a lo largo de la vida a consecuencia de las diferentes exposiciones del organismo a gérmenes y sustancias presentes en el medio ambiente y que han superado los mecanismos de inmunidad inespecíficos. En ella podemos distinguir que participan las células denominadas *linfocitos*, que pueden ser de dos tipos: linfocitos B y linfocitos T. Estos últimos pueden ser linfocitos T colaboradores (Th), linfocitos T citotóxicos (Tc) y linfocitos T supresores/reguladores (Ts). A su vez, la respuesta inmune específica puede ser de dos tipos: humoral y celular.

Inmunidad humoral: Esta respuesta se genera gracias a los linfocitos B, por medio de unas proteínas que se conocen como *anticuerpos*, estos reconocen a los antígenos específicos a los que se unirán provocando una respuesta que concluirá con la eliminación de estos antígenos. Este *tipo de respuesta* puede ser:

- *Específica*: Solo actúan con un tipo de antígeno.
- *Clonalidad*: La activación de esta viene dada por un grupo de linfocitos que derivan de unas células que identifican marcadores de superficie, los reconocen el antígeno y activan la respuesta.
- *Memoria inmunológica*: Las células con las que actúa son capaces de mantener durante un largo tiempo en su memoria al invasor, y de esa manera poder combatir de nuevo al invasor por segunda vez, motivo por el que se utilizan las vacunas.
- *Autorregulación*: Es un mecanismo de autocontrol mediante el cual el organismo regula las inmunoglobulinas y citoquinas.

Inmunidad celular: Es la forma de respuesta inmunitaria adaptativa en la que participan los linfocitos T. Actúa como mecanismo de ataque frente a los microorganismos intracelulares, como virus y algunas bacterias, que son capaces de sobrevivir y proliferar en el interior de los fagocitos y otras células del huésped, lugar al que no tienen acceso los anticuerpos circulantes. La defensa que se genera frente a este tipo de infecciones va a depender de la inmunidad celular, que induce la destrucción del microorganismo residentes en los fagocitos o de las células infectadas.

5. Clasificación de las alteraciones del sistema inmune

5.1 Inmunodeficiencia

Es un estado que se conoce como de *disfunción patológica* en el que el sistema inmune no es capaz de cumplir con el papel defensivo que le corresponde dejando al organismo vulnerable a las infecciones. Las inmunodeficiencias provocan una gran susceptibilidad a padecer infecciones y una mayor prevalencia de cáncer.

Podemos distinguir dos *tipos*:

- **Inmunodeficiencia primaria:** Son un grupo de enfermedades en las cuales usualmente son enfermedades hereditarias, causadas por algún tipo de error en los genes de las células que conforman el sistema inmunológico. Tienen un amplio rango de síntomas que van desde leves a severos.

Las personas con una enfermedad de inmunodeficiencias primarias carecen en su sistema inmunológico de uno o varios tipos de tejidos inmunológicos, proteínas o células.

La susceptibilidad para las infecciones es uno de los síntomas más habituales de la inmunodeficiencia primaria. Puede aparecer a temprana edad en los niños. Sin embargo, los signos de inmunodeficiencia se pueden encontrar también en niños mayores, adolescentes y adultos.

Las enfermedades por inmunodeficiencias primarias son de muchas *tipos*:

- Niveles bajos de anticuerpos.
- Defectos en las células B, células T, granulocitos o en el sistema de complemento.
- Son susceptibles a diferentes tipos de enfermedades.

Actualmente la Organización Mundial de la Salud, enlista más de 150 tipos diferentes de inmunodeficiencias primarias.

Los *tipos* más comunes de IDP incluyen:

- Agammaglobulinemia ligada al X (XLA)
- Inmunodeficiencia variable común (CVID)/ hipogammaglobulinemia
- Síndrome de hiper IgM
- Deficiencia selectiva de IgA
- Subclase de deficiencia de IgG
- Inmunodeficiencia combinada severa (SCID)
- Síndrome de Wiskott – Aldrich
- Síndrome de DiGeorge
- Ataxia – telangiectasia

- **Inmunodeficiencias secundarias:** Son de menor gravedad, suelen ocurrir después de las *enfermedades infecciosas* intensas, especialmente de origen viral. Son transitorias y revierten de manera espontánea debido a la gran capacidad de defensa que presenta nuestro sistema inmune. Otro caso, de mayor gravedad, es la inmunodeficiencia que acompaña al *cáncer*, su intensidad aumenta aún como consecuencia de los tratamientos a los que son sometidos estos pacientes. Una tercera categoría de inmunodeficiencias secundarias, corresponden a una serie de condiciones iatrogénicas derivadas del tratamiento con *agentes inmunosupresores*. Los individuos afectados son principalmente pacientes receptores de trasplantes de órganos y aquellos que padecen alergias o enfermedades autoinmunitarias. Estos agentes aumentan la susceptibilidad del paciente a padecer enfermedades infecciosas. Sin embargo, en la actualidad es el SIDA o síndrome de inmunodeficiencia adquirida, de carácter epidémico y curso clínico fatal, el que causa mayor preocupación. El VIH, también denominado virus linfotropo de células T humanas. El modo de transmisión más frecuente, fue la relación homosexual. Sin embargo, en la actualidad, se ha comprobado un dramático aumento en la transmisión a través de relaciones heterosexuales. Las transfusiones sanguíneas o de plasma contaminadas, son otra de las vías de contagio más frecuentemente en personas hemofílicas. Finalmente, el uso de jeringas contaminadas con el virus por drogadictos constituye una vía frecuente de contagio. La transmisión vertical, de madre a hijo, durante el embarazo o el parto, es también posible.

5.2 Autoinmunidad

Es la deficiencia de un organismo para reconocer sus componentes propios, lo que ocasiona una respuesta inmune en contra de sus propias células y tejidos. Los ejemplos más destacados son la enfermedad celíaca, la diabetes mellitus tipo 1 (IDDM), lupus eritematoso sistémico (LES), síndrome de

Sjögren, síndrome de Churg-Strauss, tiroiditis de Hashimoto, enfermedad de Graves, púrpura trombocitopénica idiopática, y la artritis reumatoide (AR). Podemos clasificarla en 3 *tipos*: sistémica, específica y mixta.

5.3 Reacciones de hipersensibilidad: Alergias

Se refiere a una reacción inmunitaria exacerbada que produce un cuadro patológico causando diversos trastornos, incomodidad y a veces, la muerte súbita. La clasificamos en cuatro *grupos* distintos:

5.3.1 Tipo 1 inmediata (atópica o anafiláctica)

Es una reacción alérgica provocada por re-exposición a un tipo específico de antígeno referido como un alérgeno. La exposición puede haber sido por ingestión, inyección o por contacto directo. Los principales efectos de estos productos son la vasodilatación y la contracción del músculo liso.

Este tipo de reacción puede ser localizada o sistémica. Los síntomas varían de una irritación leve a la muerte súbita por anafilaxia. El tratamiento generalmente involucra el uso de epinefrina, antihistamínicos y corticosteroides.

5.3.2 Tipo 2 dependiente de los anticuerpos (citotóxicos y citolíticos)

Estas células son reconocidas por macrófagos o células dendríticas que actúan como células presentadoras de antígeno, lo que causa que los linfocitos B respondan produciendo anticuerpos en contra del susodicho antígeno.

Otro tipo de hipersensibilidad de tipo 2 es la conocida como *citotoxicidad celular dependiente de anticuerpos* (CMCDA o CCDA). En este caso, las células que exhiben los antígenos extraños son marcados con anticuerpos (IgG o IgM), los cuales son luego reconocidos por células asesinas naturales y macrófagos (reconocidos vía IgG unido a la superficie del receptor, CD16 y FcγRIII), los cuales terminan liquidando a la célula así marcada.

Algunos *ejemplos:*

- Anemia autoinmune hemolítica
- Síndrome de Goodpasture
- Eritroblastosis fetal
- Pénfigo
- Anemia perniciosa autoinmune
- Trombocitopenia inmune
- Reacciones de transfusión
- Tiroiditis de Hashimoto
- Enfermedad de Graves
- Miastenia gravis
- Fiebre reumática

5.3.3 Tipo 3 Complejo inmune

Se forman en la sangre complejos inmunes solubles, es decir, agregados de anticuerpos IgG e IgM, que son depositados en varios tejidos (típicamente la piel, riñón y las articulaciones) donde generan una respuesta inmunitaria. Hay dos etapas relacionadas al desarrollo de complejos inmunes, primero el complejo se forma cuando los anticuerpos IgG e IgM se unen al antígenos, los complejos se tornan de mayor tamaño. Es en la primera etapa de esta formación que no es posible eliminar estos complejos antígeno: anticuerpo del organismo, por lo que son esparcidos y depositados en los tejidos mencionados. La reacción puede tardar desde varias horas hasta días para desarrollarse.

Algunos *ejemplos:*

- Glomerulonefritis por complejos inmunes
- Artritis reumatoide
- Enfermedad del suero
- Endocarditis bacteriana subaguda
- Algunos de los síntomas del paludismo
- Lupus eritematoso sistémico
- Reacción de Arthus (pulmón del granjero)

5.3.4 Tipo 4 mediada por células (hipersensibilidad tipo retrasada o tardía)

Es frecuentemente llamada *tardía*, pues a la reacción le toma 2 o 3 días para instalarse. A diferencia de los otros tipos, no es mediada por anticuerpos, sino por células inmunitarias.

Los linfocitos T CD8 y CD4 cooperadores reconocen los antígenos en un complejo con el complejo mayor de histocompatibilidad tipo I y II. Las células presentadoras de antígeno en este caso son los macrófagos que secretan IL-12, el cual estimula la proliferación de más linfocitos T. Los CD4+ secretan también IL-2 e interferón gamma, estimulando aún más la liberación de citocinas, de ese modo mediando la respuesta inmunitaria. Las células CD8 destruyen las células diana al entrar en contacto con ellas mientras que los macrófagos activados producen enzimas hidrolíticas y, ante ciertos patógenos intracelulares, se transforman en células gigantes multinucleadas.

Algunos *ejemplos:*

- Arteritis temporal
- Algunos síntomas de la lepra
- Algunos síntomas de tuberculosis
- Rechazo de trasplantes
- Enfermedad celíaca

6. Reacción del sistema inmunitario en Sars-Covid2

Al igual que en otra infección, el sistema inmunitario humano reacciona ante la infección por el coronavirus SARS-CoV-2 adaptando sus defensas en función de las necesidades y en diferentes etapas. Todavía falta mucha información sobre cómo se desarrolla la infección y cómo actúa el sistema inmunitario, pero lo que sí se sabe es que, según la fase en la que se encuentre la infección, las respuestas son diferentes. En este proceso hay que tener en cuenta un factor importante como es la edad, dado que el sistema inmunitario, pierde parte de su efectividad según avanzan los años y puede generar reacciones exageradas. Controlar la reacción del sistema inmunitario es una de las claves principales en la infección, y que observamos que las personas mayores tienen más dificultad para combatir.

La contención inicial contra la invasión por parte del coronavirus la protagoniza el denominado *sistema de interferón* (IFN), que ofrece una respuesta que permitiría bloquear la diseminación del virus y conceder al organismo el tiempo necesario para la generación de una respuesta inmune más específica y potente.

En la primera fase de la infección se observa que hay diferentes respuestas celulares que tratan de combatir el virus. Los macrófagos, células que fagocitan al virus, son uno de los primeros mecanismos de defensa. A esa labor se suman otras células que son capaces de destruir las células infectadas, como las denominadas *natural killer* (NK) o asesinas naturales. El papel de estas defensas contra la infección por SARS-CoV-2 es poco conocido aún.

En una segunda fase de la infección se generan respuestas específicas contra el virus. En esta fase es fundamental el trabajo de los linfocitos B y T. Los linfocitos B producen anticuerpos frente al virus que lo neutralizan, y los linfocitos T generan linfocitos killer que identifican y destruyen las células infectadas con gran eficacia.

6.1 Tormenta de citoquinas

Una de las respuestas inmunitarias que más llaman la atención en la infección por SARS-CoV-2 es la que se ha denominado tormenta de citoquinas. Las citoquinas son unas proteínas que segregan los macrófagos. En una proporción de pacientes que se estima en torno al 10-20%, una reacción desproporcionada del sistema inmunitario es la culpable de que se genere mucha inflamación en los pulmones y que deriva en un empeoramiento de la enfermedad que puede llegar a ser fatal. La tormenta de citoquinas produce una retroalimentación en la producción de defensas, lo que acaba colapsando el sistema inmunitario.

Cuando una persona supera la infección, su sistema inmunitario ha generado anticuerpos, proteínas capaces de proteger contra un posible nuevo ataque del virus, inmunizando al organismo contra la infección. La generación de anticuerpos contra el SARS-CoV-2 se produce de forma muy rápida y en un plazo aproximado de dos semanas la mayoría de los pacientes han generado inmunoglobulinas IgG, uno de los tipos de anticuerpos con actividad neutralizante contra el virus. Todavía no se conoce el grado de protección que confieren estos anticuerpos, pero sí que su aparición está relacionada con el control de la carga viral en muchos pacientes, aunque no en todos.

Junto a la labor de los anticuerpos, podemos también destacar la del llamado sistema inmunitario adquirido, que gracias a cierto tipo de linfocitos puede volver a detectar la infección pasado el tiempo gracias a la memoria y así reiniciar una respuesta defensiva capaz de frenarla. Aún no se sabe cuánto dura la inmunidad adquirida tras la infección por SARS-CoV-2.

El estudio de los anticuerpos y las células del sistema inmunitario es fundamental para el desarrollo de posibles vacunas.

BIBLIOGRAFÍA RECOMENDADA

1) Peña Martínez J, coord. Inmunologia online. Disponible en: http//www.uco.es/grupos/inmunología-molecular/inmunología/. Consultado el 27/07/2021.
2) Harrison, Principios de medicina interna. 18ª ed. Décima parte. Sección 1-2. Trastornos del sistema inmunitario. McGraw-Hill Interamericana; 2012:1775-942.
3) Principios de urgencia, emergencia y cuidados críticos. Inmunidad e infecciones. SAMI-UC; 1999.
4) Carol Mattson Port. Fisiopatología, salud enfermedad un enfoque conceptual. 7ª Edición, Editorial Médica Panamericana; 2007: 427-339.
5) Impaired type I interferon activity and exacerbated inflammatory responses in severe Covid-19 patients. Hadjadj J. et al. https://doi.org/10.1101/2020.04.19.20068015
6) Robinson-Agramonte, M; Neuroinmunología Básica Aplicada; 1ª Edición, 2021; Editorial Libromed Panama

WEBGRAFÍA

1) http//www.inmunologíaenlinea. Consultado el 24/07/2021.
2) https://www.inmunologia.org. Consultado el 15/10/2021